Horst Claassen
Kompaktwissen Kopf- und Halsanatomie

Horst Claassen

Kompaktwissen Kopf- und Halsanatomie

---

für Zahnmedizinstudierende, Zahnärzte, Kiefer-,
Oral-, Kopf- und Halschirurgen, Kieferorthopäden,
Zahntechniker

DE GRUYTER

Autor
Professor Dr. Dr. Horst Claassen
Institut für Funktionelle und Klinische Anatomie
der Friedrich-Alexander-Universität Erlangen-Nürnberg
Universitätsstraße 19
91054 Erlangen
E-Mail: horst.claassen@fau.de
Homepage: www.claassen-anatomie.de

ISBN: 978-3-11-058559-9
e-ISBN (PDF): 978-3-11-058572-8
e-ISBN (EPUB): 978-3-11-058574-2

Library of Congress Cataloging-in-Publication data
Names: Claassen, Horst, 1952- author.
Title: Kompaktwissen Kopf und Halsanatomie : fuer Zahnmedizinstudierende, Zahnaerzte, Kiefer, Oral, Kopf und Halschirurgen, Kieferorthopaeden, Zahntechniker / Horst Claassen.
Description: Berlin ; Boston : De Gruyter, [2018] | Includes bibliographical references and index.
Identifiers: LCCN 2018027145 (print) | LCCN 2018028362 (ebook) | ISBN 9783110585728 (electronic Portable Document Format (pdf) | ISBN 9783110585599 (alk. paper) | ISBN 9783110585728 (pdf) | ISBN 9783110585742 (epub)
Subjects: LCSH: Head--Anatomy. | Neck--Anatomy.
Classification: LCC QM535 (ebook) | LCC QM535 .C53 2018 (print) | DDC   612.9/1--dc23
LC record available at https://lccn.loc.gov/2018027145

© 2018 Walter de Gruyter GmbH, Berlin/Boston

Bibliografische Information der Deutschen Nationalbibliothek
Die Deutsche Nationalbibliothek verzeichnet diese Publikation in der Deutschen Nationalbibliographie; detaillierte bibliografische Daten sind im Internet über http://dnb.d-nb.de abrufbar.

Der Verlag hat für die Wiedergabe aller in diesem Buch enthaltenen Informationen mit den Autoren große Mühe darauf verwandt, diese Angaben genau entsprechend dem Wissensstand bei Fertigstellung des Werkes abzudrucken. Trotz sorgfältiger Manuskripterstellung und Korrektur des Satzes können Fehler nicht ganz ausgeschlossen werden. Autoren und Verlag übernehmen infolgedessen keine Verantwortung und keine daraus folgende oder sonstige Haftung, die auf irgendeine Art aus der Benutzung der in dem Werk enthaltenen Informationen oder Teilen davon entsteht.
Die Wiedergabe der Gebrauchsnamen, Handelsnamen, Warenbezeichnungen und dergleichen in diesem Buch berechtigt nicht zu der Annahme, dass solche Namen ohne weiteres von jedermann benutzt werden dürfen. Vielmehr handelt es sich häufig um gesetzlich geschützte, eingetragene Warenzeichen, auch wenn sie nicht eigens als solche gekennzeichnet sind.

Einbandabbildung: Vom Autor restaurierter Schädel eines 30 Jahre alten Kelten aus dem hallstattkeltischen (750 bis 500 v. Chr.) Grabhügelfeld von Dietfurt a. d. Altmühl (Bayern) mit losen Zähnen des linken Oberkiefers. Ausgrabung des Bayerischen Landesamtes für Denkmalpflege in den 1980er Jahren.

Satz/Datenkonvertierung: L42 AG, Berlin
Druck und Bindung: CPI books GmbH, Leck

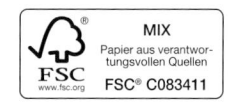

www.degruyter.com

Zum Geleit

Prof. Dr. med. Friedrich Paulsen

Es mag verwundern, dass es für Studierende der Zahnmedizin noch kein eigenes Anatomie-Lehrbuch gibt. Schließlich geht doch jeder Patient bewusst oder unbewusst zum Zahnarzt oder zur Zahnärztin, wenn er ein Problem mit seinen Zähnen hat und grenzt diesen Besuch klar von einem Gang zum Arzt oder zur Ärztin aus anderer Ursache ab. Grundlage des Zahnmedizinstudiums bilden allerdings komplexe Kenntnisse aus dem Bereich der Naturwissenschaften. Daher erlernen die Zahnmedizinstudierenden, genau wie die Humanmedizinstudierenden, im ersten Studienabschnitt der Vorklinik Grundlagen, um den Körper des Menschen zu verstehen.

Seit vielen Jahren gibt es hierauf basierend Bestrebungen, die Ausbildung im vorklinischen Abschnitt in den Fächern Zahn- und Humanmedizin aneinander anzugleichen. Allerdings ist dies bis heute nicht passiert und wurde durch die Verabschiedung des Masterplan Medizinstudium 2020 ein weiteres Mal hinausgeschoben. Bislang gibt es kaum medizinische Fakultäten im deutschsprachigen Raum, die spezielle Anatomie-Makroskopie-Kurse (Präparierkurse) für Studierende der Zahnmedizin anbieten. Meist laufen die Zahnmedizin Studierenden neben den Humanmedizinern her und müssen die gleichen Inhalte wie die Humanmedizin Studierenden lernen, allerdings fast immer eingeschränkt um den Bereich „Anatomie der Extremitäten". Da die Gruppe der Zahnmediziner deutlich kleiner ist als die der Humanmediziner, hat sich der anatomische „Lehrbuchmarkt" bislang nicht gesondert auf Zahnmedizin Studierende eingestellt. Man geht vielmehr davon aus, dass die Zahnmedizin Studierenden die gleichen Anatomie-Bücher nutzen wie die Humanmedizin Studierenden und einfach die Inhalte „weglassen", die für Zahnmedizin Studierende nicht relevant sind. Entsprechend der Approbationsordnung für Zahnmediziner sind als anatomischer Prüfungsstoff außer Kopf und Hals die dorsale und ventrale Rumpfwand sowie Brust-, Bauch- und Beckensitus aufgenommen. „Zahnmedizin-Makroskopie-Kurse" (Präparierkurse) und Zahnmedizin-Mikroskopier-Kurse (Histologiekurse) zeichnen sich daher leider oft dadurch aus, dass zahnspezifische Inhalte wie die Zähne, das Kiefergelenk und andere für die Zahnmedizin Studierenden relevanten Themen nicht in entsprechender Tiefe behandelt werden.

Das vorliegende Kurzlehrbuch für Studierende der Zahnmedizin und für Zahnärzte und Zahnärztinnen begegnet dieser unbefriedigenden Situation. Dabei hat Horst Claassen seine über Jahrzehnte gewachsene Expertise in der anatomischen Ausbildung von Zahnmedizin Studierenden zusammengetragen und in diesem Buch niedergelegt. Für Studierende der Zahnmedizin hat das Buch den großen Vorteil, dass sie sich die zu lernenden anatomischen Inhalte nicht „zusammensuchen" müssen, sondern alles kompakt und aus Expertenhand in einem Buch untergebracht ist. Auch für den oder die in der Zahnmedizin oder in der Mund-Kiefer-Gesichtschirurgie tätigen Zahnarzt oder Zahnärztin ermöglicht die äußerst informative und kompakte

Darstellung eine schnelle Orientierung und Rekapitulation der anatomischen Grundlagen.

Ich wünsche dem Buch, dass es sich in kurzer Zeit nicht nur als wichtige Ergänzung, sondern als „Klassiker" für Studierende der Zahnmedizin auf dem anatomischen Buchmarkt behauptet.

Erlangen im März 2018

Prof. Dr. med. Friedrich Paulsen
HonFAS
Institut für Funktionelle und Klinische Anatomie
Friedrich-Alexander-Universität Erlangen-Nürnberg
Universitätsstr. 19
91054 Erlangen

Professor Dr. Jürgen M. Setz

Lehrbücher, Atlanten und computerunterstütze Lehrmittel der Anatomie haben heute ein Qualitätsniveau erreicht, das vor 30 Jahren noch gar nicht vorstellbar war. Es gibt Werke der topographischen Anatomie und der systematischen Anatomie ganz hervorragender Qualität. Und die digitalen Unterrichtsmedien haben, z.B. durch die 3D-Darstellung, ganz neue Möglichkeiten eröffnet. Leider geht dabei nicht selten der klinische Bezug verloren. Das ist schade, denn die Kenntnis der Anatomie ist kein Selbstzweck. Vielmehr soll sie Arzt oder Ärztin und Zahnarzt oder Zahnärztin in die Lage versetzen, den jeweiligen Beruf praktisch auszuüben. Außerdem ist es erfahrungsgemäß viel leichter, die Anatomie zu lernen, wenn der praktische Bezug erkennbar ist. Dies gilt besonders, wenn sich Erkrankungen und ihre Behandlung durch anatomische Zusammenhänge unmittelbar erklären lassen.

In dieser Hinsicht fehlt seit dem vergriffenen Buch von Rosenbauer, Engelhardt und Koch aus dem Jahr 1998 ein Lehrbuch der „klinischen" Anatomie für Zahnmediziner. Denn tatsächlich gibt es in allen Subdisziplinen der Zahnmedizin eine Vielzahl von Befunden, die direkt von der Anatomie her ableitbar sind. Das vorliegende Buch von Herrn Claassen, das auf jahrzehntelanger Lehrerfahrung im Unterricht des Studiengangs Zahnmedizin basiert, füllt daher eine Lücke. Ich wünsche dem Buch vor allem, dass es dem Zahnmedizinstudierenden hilft, Anatomie nicht nur zu „pauken", sondern auch zu verstehen.

Halle (Saale) im März 2018

Professor Dr. Jürgen M. Setz
Direktor der Universitätsklinik und
Poliklinik für Zahnärztliche Prothetik
Universitätsklinikum Halle (Saale)
Magdeburger Straße 16
06114 Halle (Saale)

Vorwort

Den Plan, den Studierenden der Zahnmedizin und den Zahnärzten und Zahnärztinnen ein eigenes Lehrbuch zur Verfügung zu stellen, um ihnen bei ihrer Ausbildung, bei der Examensvorbereitung und in ihrem Beruf zu helfen, verfolge ich schon seit vielen Jahren. Wegen anderweitiger Verpflichtungen in der Lehre und im Prüfungswesen sowie in der Forschung und den damit verbundenen Veröffentlichungen musste dieses Projekt immer wieder zurückgestellt werden. Dieses Buch entstand auf der Basis meiner jahrelangen Erfahrungen im Präparierkurs und in Vorlesungen. Während meiner Kieler Zeit habe ich über viele Semester Vorlesungen zur Histologie und Entwicklung der Zähne gehalten. Während meiner Tätigkeit an der Rostocker Anatomie entstand ein Kapitel über den Schädel für ein kieferorthopädisches Lehrbuch. In Halle wurde ich schließlich über 5 Jahre selbst Patient der Kieferorthopädie. So bin ich dem Fach Zahnheilkunde sehr verbunden, was auch dazu beigetragen hat, dieses Lehrbuch zu vollenden.

Die Auffassungen der Hochschullehrer darüber, was ein Zahnmediziner, der ja auch Arzt ist, vom Bau des menschlichen Körpers wissen sollte, stimmen nicht in jeder Beziehung überein. An den meisten Universitäten absolvieren Zahn- und Humanmediziner in etwa dieselben Abschnitte des Präparierkurses: Rumpfwand, Situs, Hals und Kopf sowie Gehirn. Statt der für Humanmediziner üblichen Extremitätenpräparation beschäftigen sich die Zahnmediziner ausführlicher mit dem Kopf. Das vorliegende Buch beschränkt sich auf die Anatomie und Entwicklungsgeschichte von Kopf und Hals einschließlich einer kurzgefassten Abhandlung des zentralen Nervensystems. Hiermit ist das Hauptgebiet der späteren zahnärztlichen Tätigkeit umrissen.

Selbstverständlich werden auch Studierende der Humanmedizin und Ärzte und Ärztinnen von einer konzentrierten Kopf-Hals-Anatomie profitieren, da hier die Grundlagen für die Fachgebiete HNO-Heilkunde, Augenheilkunde, Neurologie und Neurochirurgie abgehandelt werden.

Bei der Vorbereitung dieses Buches ist mir Hilfe von vielen Seiten zuteilgeworden. Herrn Zahnarzt Dr. Norbert Enser (Coburg) danke ich für die Zurverfügungstellung zahnärztlicher Literatur und seine Hilfe bei der Einarbeitung in spezielle Probleme der Zahnheilkunde. Zu großem Dank bin ich meinem Kollegen, Herrn Professor Dr. sc. med. Rüdiger Schultka (Halle) verbunden, der das gesamte Manuskript vom Standpunkt des Fachanatomen durchgesehen hat. Zahlreiche Fachgespräche über Kernprobleme der makroskopischen Anatomie und die pädagogische Darstellung komplizierter Sachverhalte haben in angenehmer Weise zum Gelingen dieses Werkes beigetragen. Die Herren Zahnärzte Dr. Dusan Bogojevic (Bamberg) und Dr. Ulrich Lindemann (Kiel) haben dankenswerterweise ebenfalls die große Mühe auf sich genommen, das Gesamtmanuskript vom zahnmedizinischen Standpunkt aus durchzulesen.

Bei der Durchsicht der klinischen Hinweise aus dem Bereich der Zahnmedizin haben mir dankenswerterweise folgende Kollegen aus der Abteilung für Zahn-, Mund- und Kieferheilkunde der Martin-Luther-Universität Halle-Wittenberg geholfen: Professor Dr. Dr. Alexander W. Eckert (Klinik für Mund-, Kiefer- und Plastische Gesichtschirurgie), Professor Dr. Dr. Robert Fuhrmann (Klinik für Kieferorthopädie), Professor Dr. Hans-Günter Schaller (Klinik für Zahnerhaltungskunde und Parodontologie) und Professor Dr. Jürgen M. Setz (Klinik für Zahnärztliche Prothetik). Weiterhin danke ich Herrn Professor Dr. Dr. Friedrich W. Neukam (Mund-, Kiefer- und Gesichtschirurgische Klinik der Friedrich-Alexander-Universität Erlangen-Nürnberg) für seine Beratung bezüglich der Logen und Kompartimente im Halsbereich.

Bei der Korrektur derjenigen Kapitel, die Nachbarbereiche der Zahnheilkunde betreffen, bin ich folgenden Kollegen zu großem Dank verpflichtet: Privatdozent Dr. Thomas Hammer (Universitätsklinik für Augenheilkunde Halle), Professor Dr. Stephan Knipping (HNO-Klinik des Städtischen Klinikums Dessau), Professor Dr. Christian Strauss (Universitätsklinik für Neurochirurgie Halle) und Professor Dr. Stephan Zierz (Universitätsklinik für Neurologie Halle).

Besonderer Dank gilt auch meiner Frau, Monika Claassen, für ihre Hilfe beim Korrekturlesen.

Dem Verlag De Gruyter, insbesondere Herrn Daniel Tiemann (Editorial Director Medicine & Life Sciences), Frau Simone Witzel (Senior Acquisitions Editor Medicine & Life Sciences), Frau Simone Pfitzner (Project Editor) und Frau Karola Seitz (Production Editor Book Production) danke ich für die verständnisvolle Zusammenarbeit und das großzügige Eingehen auf meine Wünsche bei der Bearbeitung des Manuskriptes und der Drucklegung dieses Buches. Schließlich danke ich Herrn Dr. Martin Lay für die hervorragende zeichnerische Umsetzung der Tafelbilder aus meinen Anatomievorlesungen.

Ich hoffe, dass dieses Buch den Ansprüchen von Studierenden der Zahnmedizin und Zahnärzten und Zahnärztinnen gerecht wird sowie auch den Nachbardisziplinen der Zahnheilkunde hilfreich ist. Für Anregungen bin ich jederzeit dankbar.

Halle (Saale), im März 2018   Horst Claassen

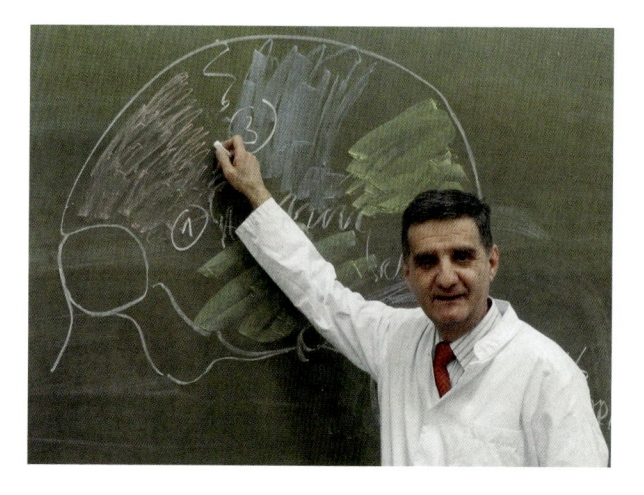

Inhalt

Zum Geleit —— V

Vorwort —— VII

1 Skelett des Kopfes und des Halses —— 1
1.1 Skelett des Kopfes —— 1
1.1.1 Der Schädel —— 1
1.2 Skelett des Halses —— 40
1.2.1 Die Halswirbelsäule —— 40
1.2.2 Die Kopfgelenke —— 43
1.2.3 Die Unkovertebralgelenke —— 44

2 Zähne und Gebiss —— 47
2.1 Allgemeines zum Zahnaufbau, zu Lagebezeichnungen, zu Milch- und Dauerzähnen, zur Kronen- und Wurzelbildung sowie zum Zahndurchbruch —— 47
2.2 Stellung des Gebisses —— 50
2.3 Makroskopie der Milchzähne —— 52
2.4 Makroskopie der bleibenden Zähne —— 54
2.5 Zahnentwicklung —— 59
2.5.1 Bildung der Zahnwurzel —— 61
2.5.2 Differenzierung des Zahnsäckchens —— 62
2.5.3 Bildung der Zahngewebe —— 62
2.5.4 Histologie von Dentin, Schmelz und Zement —— 63
2.5.5 Pulpahöhle —— 66
2.5.6 Periodontium —— 67
2.5.7 Parodontium —— 67
2.6 Altersveränderungen der Zähne und des Zahnhalteapparates —— 70
2.7 Erkrankungen der Zähne und des Zahnhalteapparates —— 71

3 Gesichtsmuskeln und Haut des Gesichtes —— 75
3.1 Die mimische Muskulatur —— 75
3.2 Corpus adiposum buccae (Bichatscher Fettpropf) —— 80
3.3 Galea aponeurotica —— 80
3.4 Pericranium —— 81
3.5 Kopf- und Gesichtshaut —— 81
3.6 Spezielle Aspekte des Weichteilmantels des Gesichts —— 82
3.6.1 Bänder —— 82
3.6.2 Fettkompartimente —— 82
3.6.3 Oberflächliches musculo-aponeurotisches System (SMAS) —— 83

4 Das Kiefergelenk — 87
- 4.1 Aufbau des Kiefergelenks — 87
- 4.2 Funktion des Kiefergelenks — 90

5 Der Kauapparat — 95
- 5.1 Die Kaumuskeln im engeren Sinn — 95
- 5.1.1 Funktion der Kaumuskeln — 98
- 5.2 Die Verteilung der Kaukraft — 99
- 5.3 Die Muskeln des Mundbodens — 100
- 5.3.1 Funktion der suprahyalen Muskeln — 102
- 5.4 Mechanik und Steuerung des Kauens — 103

6 Die Mundhöhle — 105
- 6.1 Die Lippen — 106
- 6.2 Die Mundhöhlenschleimhaut — 107
- 6.3 Nerven und Gefäße der Mundhöhle — 108
- 6.3.1 Nerven- und Gefäßversorgung der Zähne und des Zahnfleisches — 108
- 6.3.2 Palpation der Mundhöhle — 109
- 6.3.3 Schmerzleitung über den N. trigeminus — 110
- 6.4 Abwehrmechanismen der Mundhöhle — 110
- 6.5 Leitungsanästhesie — 111
- 6.6 Die Zunge — 112
- 6.6.1 Die Zungenmuskulatur — 113
- 6.6.2 Die Zungenschleimhaut — 115
- 6.6.3 Geschmacksorgan, Geschmacksnerven und Geschmacksleitung — 115
- 6.6.4 Nerven- und Gefäßversorgung der Zunge — 116
- 6.7 Die Speicheldrüsen — 117
- 6.7.1 Funktion der Speicheldrüsen — 119
- 6.7.2 Nerven- und Gefäßversorgung der Speicheldrüsen — 120

7 Die Nase — 125
- 7.1 Morphologie der Nase — 125
- 7.2 Knorpelgerüst der Nase — 125
- 7.3 Nasenhöhle — 125
- 7.3.1 Schleimhautregionen der Nase — 126
- 7.3.2 Funktion der Nasenhöhle — 126
- 7.3.3 Nervöse Versorgung der Nasenhöhle — 127
- 7.3.4 Blut- und Lymphgefäßversorgung der Nasenhöhle — 129
- 7.4 Nasennebenhöhlen — 130
- 7.4.1 Entwicklung und Morphologie — 130
- 7.4.2 Die Öffnungen der Nasennebenhöhlen — 132
- 7.4.3 Funktion der Nasennebenhöhlen — 133
- 7.4.4 Nerven- und Gefäßversorgung der Nasennebenhöhlen — 134

8	**Das Auge** —— 137	
8.1	Schichtengliederung und Aufbau des Augapfels —— 137	
8.2	Die Augenhöhle —— 144	
8.3	Die Nerven der Orbita —— 145	
8.4	Die äußeren Augenmuskeln —— 146	
8.5	Weitere Bestandteile der Orbita —— 148	
8.6	Arterien und Venen der Orbita —— 149	
9	**Das Ohr** —— 151	
9.1	Äußeres Ohr —— 152	
9.2	Mittelohr —— 154	
9.3	Innenohr —— 157	
10	**Die Arterien, Venen und Lymphgefäße an Kopf und Hals** —— 163	
10.1	Arterien —— 163	
10.1.1	Arterien des Halses —— 167	
10.1.2	Arterien des Kopfes —— 169	
10.2	Venen —— 179	
10.2.1	Venen des Halses —— 180	
10.2.2	Venen des Kopfes —— 181	
10.3	Lymphabflüsse an Kopf und Hals —— 183	
10.3.1	Lymphabflüsse am Hals —— 184	
10.3.2	Lymphabflüsse am Kopf —— 185	
11	**Die Nerven an Kopf und Hals** —— 187	
11.1	Der I. Hirnnerv – N. olfactorius —— 187	
11.2	Der II. Hirnnerv – N. opticus —— 188	
11.3	Der III. Hirnnerv – N. oculomotorius —— 189	
11.4	Der IV. Hirnnerv – N. trochlearis —— 190	
11.5	Der V. Hirnnerv – N. trigeminus —— 191	
11.6	Der VI. Hirnnerv – N. abducens —— 202	
11.7	Der VII. Hirnnerv – N. facialis —— 202	
11.8	Der VIII. Hirnnerv – N. vestibulocochlearis —— 206	
11.9	Der IX. Hirnnerv – N. glossopharyngeus —— 207	
11.10	Der X. Hirnnerv – N. vagus —— 210	
11.11	Der XI. Hirnnerv – N. accessorius —— 214	
11.12	Der XII. Hirnnerv – N. hypoglossus —— 215	
12	**Die Eingeweide des Halses** —— 219	
12.1	Der Schlund (Pharynx) —— 219	
12.1.1	Schlundmuskeln —— 219	
12.1.2	Schleimhaut des Schlundes —— 222	

12.1.3	Topographische Beziehungen des Schlundes	223
12.1.4	Nerven und Gefäße des Pharynx	223
12.2	Weicher Gaumen	224
12.2.1	Muskeln des weichen Gaumens	225
12.2.2	Schleimhaut des Gaumensegels	226
12.2.3	Nerven- und Gefäße des weichen Gaumens	227
12.2.4	Der Schluckvorgang	227
12.3	Die Speiseröhre	228
12.4	Der Kehlkopf	228
12.4.1	Kehlkopfskelett	229
12.4.2	Bänder und Gelenke	231
12.4.3	Palpation des Kehlkopfs	234
12.4.4	Kehlkopfmuskeln	234
12.4.5	Funktion der Kehlkopfmuskeln	237
12.4.6	Innenrelief des Kehlkopfs (Cavum laryngis)	238
12.4.7	Das Kehlkopfspiegelbild	240
12.4.8	Schleimhaut des Kehlkopfs	240
12.4.9	Nerven und Gefäße des Larynx	242
12.4.10	Leistungen des Kehlkopfs	243
12.4.11	Topographie und Geschlechtsverschiedenheiten des Kehlkopfs	244
12.5	Die Trachea	245
12.6	Die Schilddrüse	245
12.6.1	Funktion der Schilddrüse	246
12.6.2	Nerven- und Gefäße der Schilddrüse	247
12.7	Die Nebenschilddrüsen	248
12.8	Der lymphatische Rachenring (Waldeyerscher Rachenring)	249
12.8.1	Funktion der Tonsillen	251
12.8.2	Nerven- und Gefäßversorgung der Tonsillen	251
12.9	Der Parapharyngealraum (Spatium lateropharyngeum)	251
12.10	Die Muskulatur des Halses	254
12.10.1	Oberflächliche Schicht	254
12.10.2	Suprahyale Muskulatur	256
12.10.3	Infrahyale Muskulatur	257
12.10.4	Die Scalenus-Gruppe	258
12.10.5	Die praevertebrale Gruppe	259
12.11	Die Halsfaszien	260
12.12	Topographie des Halses, Regionen und Dreiecke	262
12.12.1	Regio cervicalis anterior	263
12.12.2	Regio cervicalis lateralis	271
12.12.3	Regio cervicalis posterior	273
12.13	Die Logen des Halses	274
12.14	Der Nacken	276

12.14.1	Obere Schicht der Nackenmuskeln —— 276	
12.14.2	Mittlere Schicht der Nackenmuskeln —— 277	
12.14.3	Tiefe Schicht der Nackenmuskeln —— 278	

13 Entwicklung des kranio-fazialen und kranio-zervikalen Systems —— 283

13.1	Regionale Gliederung des Mesoderms nach der Gastrulation —— 283
13.1.1	Mesoderm im Rumpfbereich —— 283
13.1.2	Mesoderm im Kopfbereich —— 284
13.2	Regionale Gliederung des Mesoderms nach der Neurulation —— 285
13.3	Entwicklung des Kopfskeletts —— 285
13.4	Gehirnschädel (Neurocranium) —— 286
13.4.1	Knorpeliges Neurocranium (Chondrocranium) —— 286
13.4.2	Häutiges Neurocranium (Dermatocranium) —— 289
13.5	Gesichtsschädel (Viszerocranium) —— 289
13.5.1	Primäres und sekundäres Kiefergelenk —— 290
13.5.2	Kiemenbogenderivate des Gesichtsschädels —— 290
13.6	Gesichtsentwicklung —— 291
13.6.1	Störungen der Gesichtsentwicklung: Lippen-, Kiefer-, und Gaumenspalten —— 292
13.7	Entwicklung der Kiemenbogenderivate —— 293
13.7.1	Die Kiemenbögen (Schlundbögen) —— 294
13.7.2	Die Kiementaschen (Schlundtaschen) —— 295
13.7.3	Kiemenfurchen und Verschlussmembranen —— 296
13.7.4	Kiemenbogenarterien —— 296
13.7.5	Entwicklungsstörungen der Kiemenbögen und Kiemenbogenarterien —— 297
13.8	Entwicklung der einzelnen Schädelknochen —— 298
13.9	Zusammenfassende Darstellung der Schädelentwicklung —— 303
13.10	Entwicklung der Mundhöhle —— 304
13.11	Entwicklung des Chievitz-Organs —— 304
13.12	Entwicklung der Speicheldrüsen —— 305
13.13	Entwicklung des Gaumens —— 306
13.14	Entwicklung des Kiefergelenks —— 306
13.15	Entwicklung der Zunge —— 307
13.16	Entwicklung der Schilddrüse —— 308

14 Gehirn und Rückenmark —— 311

14.1	Die Hüllen des Gehirns —— 311
14.2	Das Groß- oder Endhirn (Telencephalon) —— 315
14.2.1	Äußere Struktur des Großhirns —— 316
14.2.2	Innere Struktur des Großhirns —— 324
14.2.3	Das Riechhirn (Rhinencephalon) —— 329

14.2.4	Hippocampus und limbisches System —— 332	
14.3	Das Zwischenhirn (Diencephalon) —— 335	
14.3.1	Thalamus dorsalis —— 336	
14.3.2	Epithalamus —— 339	
14.3.3	Subthalamus —— 340	
14.3.4	Hypothalamus —— 340	
14.3.5	Hypophyse —— 342	
14.4	Das Mittelhirn (Mesencephalon) —— 345	
14.4.1	Tectum —— 345	
14.4.2	Tegmentum —— 346	
14.4.3	Crura cerebri —— 348	
14.5	Das Rhombencephalon —— 349	
14.5.1	Pons —— 349	
14.5.2	Medulla oblongata —— 352	
14.5.3	Fossa rhomboidea —— 355	
14.5.4	Cerebellum —— 355	
14.6	Medulla spinalis und Truncus sympathicus —— 359	
14.6.1	Medulla spinalis —— 359	
14.6.2	Truncus sympathicus —— 366	
14.7	Arterien des Gehirns und des Rückenmarks —— 367	
14.7.1	Arterielle Versorgung des Gehirns —— 367	
14.7.2	Arterielle Versorgung des Rückenmarks —— 374	
14.8	Venen des Gehirns und des Rückenmarks —— 375	
14.8.1	Venöse Drainage des Gehirns —— 375	
14.8.2	Venöse Drainage des Rückenmarks —— 378	
14.9	Die Plexus choroidei —— 379	
14.9.1	Entwicklung, Eigenschaften und Alterung —— 380	
14.9.2	Plexus choroideus des I. und II. Ventrikels —— 381	
14.9.3	Plexus choroideus des III. Ventrikels —— 381	
14.9.4	Plexus choroideus des IV. Ventrikels —— 382	
14.9.5	Der Liquor cerebrospinalis: Eigenschaften, Zirkulation und Resorption —— 382	
14.10	Die zirkumventrikulären Organe —— 384	
14.10.1	Organum subfornicale —— 384	
14.10.2	Organum vasculosum laminae terminalis —— 385	
14.10.3	Eminentia mediana und Neurohypophyse —— 385	
14.10.4	Organum subcommissurale —— 386	
14.10.5	Glandula pinealis —— 386	
14.10.6	Area postrema —— 386	
14.11	Funktionelle Systeme —— 387	
14.11.1	Absteigende Bahnen —— 387	
14.11.2	Aufsteigende Bahnen —— 394	

14.11.3	Bahnen der Sinnessysteme —— **400**
14.12	Entwicklung des Nervensystems —— **406**
14.12.1	Entwicklung des Gehirns —— **406**
14.12.2	Entwicklung des Rückenmarks —— **409**

Allgemeine und weiterführende Literatur —— 415

Stichwortverzeichnis —— 417

---

* Im Buch wird aus Gründen der besseren Lesbarkeit für alle Personen- und Funktionsbezeichnungen das generische (geschlechtsneutrale) Maskulinum verwendet, das die weibliche Form einschließt.

1 Skelett des Kopfes und des Halses

1.1 Skelett des Kopfes

1.1.1 Der Schädel

Der Schädel des Menschen besteht aus 8 paarig angelegten und 6 unpaarigen Knochen. Der Unterkiefer ist der einzige bewegliche Knochen des Schädelskeletts. Er ist mit dem Schläfenbein durch ein Gelenk verbunden. Die übrigen 21 Schädelknochen sind miteinander durch Nähte (Suturae) fest verbunden. Die Suturae bleiben bis in das Erwachsenenalter bindegewebig.

1.1.1.1 Die Schädelknochen

Die Form des menschlichen Schädels wurde in der Stammesgeschichte durch zwei Faktoren wesentlich beeinflusst: zum einen durch die Entwicklung des Gehirns und zum anderen durch die Anpassung des Kauapparates an unterschiedliche Ernährungsbedingungen. Der Schädel lässt sich in einen Hirnschädel, Neurocranium, und einen Gesichtsschädel, Splanchnocranium, gliedern. Das Neurocranium dient dem Gehirn als Schutz. Das Splanchnocranium liefert die knöcherne Grundlage für den Kauapparat und begrenzt mit seinen Knochen Teile der Augenhöhlen und der Mundhöhle sowie die Nasenhöhle. Nachfolgend werden die Schädelknochen einzeln beschrieben, wobei Morphologie, anthropologische Geschlechtsmerkmale und Typ der Verknöcherung berücksichtigt werden. Die Knochen des Schädels verknöchern teils desmal, teils chondral oder gemischt desmal/chondral. Bei der desmalen Verknöcherung erfolgt die Knochenbildung aus Bindegewebszellen, die sich zu Osteoblasten differenzieren. Bei der chondralen Osteogenese bilden Chondroblasten zunächst ein knorpeliges Modell, das der späteren Form des Knochens entspricht; im weiteren Verlauf ersetzen Osteoblasten dieses Modell durch Bildung von Knochengewebe, wobei das Knorpelgewebe abgebaut wird.

Das *Chondrocranium* bildet ursprünglich eine geschlossene Knorpelkapsel für die Aufnahme des Gehirns und der großen Sinnesorgane (Haifisch). Beim Menschen besteht keine in sich geschlossene Knorpelkapsel mehr, sondern eine offene Schale, die ungefähr der späteren Schädelbasis entspricht. Die Knochen des Schädeldaches und des Gesichtsschädels entstehen durch desmale Osteogenese, sie bilden das *Desmocranium*. In der 7. Embryonalwoche treten erste Knochenbälkchen im Unterkiefer (Mandibula) und kurz darauf im Oberkiefer (Maxilla) auf. Es folgen die Schuppenteile (Squamae) des Stirn- und Schläfenbeins sowie des Scheitelbeins. Gegen Ende der Fetalperiode ossifizieren das Felsenbein mit den Gehörknöchelchen chondral.

In diesem Kapitel wurde hinsichtlich der Fachsprache durchgehend auf die Terminologia Anatomica (Federative Committee on Anatomical Terminology, FCAT, Mainz, 1998) zurückgegriffen. Für Beschreibung der Schädelknochen wurde zum Teil die Darstellung von Tillmann und Töndury im „Rauber/Kopsch, Anatomie des Menschen, Band I" [1] benutzt.

Die Foramina des Schädels mit den durchtretenden Leitungsbahnen sind in Tab. 1.1 zusammengefasst.

Tab. 1.1: Foramina des Schädels mit durchtretenden Leitungsbahnen

Schädelknochen	Foramen / Struktur	Struktur / Verbindung zwischen	Nerv	Arterie / Vene
Os frontale	Foramen supraorbitale		Ramus lat. der N. supraorbitalis	
Os frontale	Incisura frontalis		Ramus med. des N. supraorbitalis	
Os frontale	Foramen caecum	Nasenvenen – Sinus sagittalis sup. (nur beim Kind)		V. emissaria
Os parietale	Foramen parietale			V. emissaria parietalis
Os occipitale	Canalis nervi hypoglossi		N. hypoglossus	
Os occipitale (zusammen mit Os temporale)	Foramen jugulare	Hintere Schädelgrube – Fossa jugularis	Nn. glossopharyngeus, vagus, accessorius	A. meningea post. (< A. pharyngea ascendens), Sinus petrosus inf.
Os occipitale	Canalis condylaris			V. emissaria condylaris
Os occipitale	Foramen magnum		Medulla oblongata, Radices spinales des N. accessorius	Aa. vertebrales, A. spinalis ant., Aa. spinales post.
Os occipitale	Foramen magnum			V. emissaria occipitalis
Os temporale	Foramen stylomastoideum		N. facialis (Austritt)	A. stylomastoidea (< A. auricularis post.)
Os temporale	Foramen lacerum	Mittlere Schädelgrube – Canalis pterygoideus	N. petrosus major, N. petrosus profundus	
Os temporale	Fissura petrotympanica (Glaser-Spalte)		Chorda tympani	

Tab. 1.1: (Fortsetzung) Foramina des Schädels mit durchtretenden Leitungsbahnen

Schädelknochen	Foramen / Struktur	Struktur / Verbindung zwischen	Nerv	Arterie / Vene
Os temporale	Apertura externa aqaeductus vestibuli (Apertura canaliculi vestibuli)	Darunter liegt der Saccus endolymphaticus		
Os temporale	Fossa subarcuata	Enthält beim Erwachsenen einen Durafortsatz		
Os temporale	Canalis caroticus			A. carotis int.
Os temporale	Canaliculus tympanicus (Fossula petrosa)		N. tympanicus (> Gl. parotidea)	A. tympanica inf. (< A. pharyngea ascendens)
Os temporale	Apertura externa canaliculi cochleae	Hier mündet der Ductus perilymphaticus		
Os temporale	Eminentia arcuata	Darunter liegt der vordere Bogengang		
Os temporale	Canalis caroticus		Plexus caroticus int.	A. carotis int.
Os temporale	Foramen mastoideum			R. mastoideus (< A. occipitalis), V. emissaria mastoidea
Os temporale	Canaliculus mastoideus		R. auricularis N. vagi	
Os temporale	Canalis musculotubarius	M. tensor tympani (kranial), Tuba auditiva (kaudal)		
Os temporale	Meatus acusticus int.		N. facialis (Eintritt), N. vestibulocochlearis	A. stylomastoidea (< A. auricularis post.)
Os temporale	Canaliculi caroticotympanici		Sympathische Nn. caroticotympanici	
Os sphenoidale	Foramen rotundum		N. maxillaris	
Os sphenoidale	Foramen ovale		N. mandibularis,	Plexus venosus foraminis ovalis
Os sphenoidale	Canalis opticus		N. opticus	A. ophthalmica

Tab. 1.1: (Fortsetzung) Foramina des Schädels mit durchtretenden Leitungsbahnen

Schädelknochen	Foramen / Struktur	Struktur / Verbindung zwischen	Nerv	Arterie / Vene
Os sphenoidale	Canalis pterygoideus		N. petrosus major, N. petrosus profundus	
Os sphenoidale	Fossa scaphoidea	Hier lagert sich der knorpelige Teil der Tube an		
Os sphenoidale	Foramen spinosum		Ramus meningeus aus V/3	A. meningea med.
Os sphenoidale	Fissura orbitalis sup.		N. oculomotorius, N. trochlearis, N. ophthalmicus, N. abducens	V. ophthalmica sup.
Os sphenoidale	Fissura orbitalis inf.		N. infraorbitalis, N. zygomaticus	A./V. infraorbitalis, V. ophthalmica inf.
Os ethmoidale	Lamina cribrosa		Fila olfactoria	
Os ethmoidale	Foramen ethmoidale ant.		N. ethmoidalis ant.	
Vomer	Sulcus vomeris		N. nasopalatinus (V/2)	
Concha nasalis inf.				
Os nasale	Foramen nasale		Ramus nasalis ext. (< N. ethmoidalis ant.)	
Os lacrimale	Sulcus lacrimalis	Enthält den Saccus lacrimalis		
Maxilla	Foramen infraorbitale		N. infraorbitalis	A./V. infraorbitalis
Maxilla	Foramina alveolaria		Rami alveolares sup. post. (V/2)	Aa./Vv. alveolares sup. post.
Maxilla	Hiatus maxillaris, wird durch die Bulla ethmoidalis und den Processus uncinatus zum Hiatus semilunaris eingeengt	Ausgang der Kieferhöhle		

Tab. 1.1: (Fortsetzung) Foramina des Schädels mit durchtretenden Leitungsbahnen

Schädelknochen	Foramen / Struktur	Struktur / Verbindung zwischen	Nerv	Arterie / Vene
Maxilla	Foramen incisivum	Nn. nasopalatini (V/2)		
Os zygomaticum	Foramen zygomaticofaciale		Ramus zygomatico-facialis (< N. zygomaticus)	
Os zygomaticum	Foramen zygomaticotemporale		Ramus zygomatico-temporalis (< N. zygomaticus)	
Os zygomaticum	Foramen zygomaticoorbitale		N. zygomaticus	
Os palatinum	Foramen sphenopalatinum		Rami nasales post. sup. lat., Rami nasales post. sup. med. Rami nasales post. inf. (< V/2)	Aa. nasales post. lat., Rami septales post.
Os palatinum	Canalis palatinus major			A. palatina descendens
Os palatinum	Canalis palatovaginalis			Ramus pharyngeus der A. palatina descendens
Os palatinum	Foramen palatinum majus			A. palatina major
Os palatinum	Foramina palatina minora			Aa. palatinae minores
Mandibula	Foramen und Canalis mandibulae		N. alveolaris inf.	A./V. alveolaris inf.
Mandibula	Foramen mentale		N. mentalis	

1.1.1.1.1 Knochen des Hirnschädels (Neurocranium)

Stirnbein (Os frontale)

Das Stirnbein entsteht aus zwei Anlagen. Zwischen rechter und linker Anlage liegt die Sutura frontalis. Die Verknöcherung dieser Naht beginnt im zweiten Lebensjahr und endet um das achte Lebensjahr. Danach liegt das Stirnbein als einheitlicher Knochen vor. Bei 7 bis 10 % der Erwachsenen bleibt die Stirnnaht als Sutura frontalis persistens (Sutura metopica) erhalten.

Das Stirnbein ist ein platter Knochen, an dem zwei Partes orbitales zur Bildung des Augenhöhlendaches sowie eine gewölbte Squama unterscheidbar sind (Abb. 1.1). In die Incisura ethmoidalis ist das Siebbein (Os ethmoidale) eingelagert. Am Stirnbein sind zahlreiche Geschlechtsmerkmale ausgebildet. Die paarigen Stirnhöhlen (Sinus frontales) wölben den Knochen in Form der Überaugenbrauenbögen, Arcus superciliares, welche bei Männern kräftiger als bei Frauen ausgeprägt sind, hervor. Der Ausführungsgang der Stirnhöhle, Ductus nasofrontalis, mündet über den Hiatus semilunaris in den mittleren Nasengang. Auch die Glabella, zwischen den Arcus superciliares gelegen, ist bei Männern durchschnittlich stärker ausgeprägt als bei Frauen. Die Wölbung der Squama frontalis, auch als Inclinatio frontalis bezeichnet, schwankt von nahezu vertikal beim typisch weiblichen Schädel bis zu stark fliehend beim typisch männlichen Schädel. Die Stirnbeinhöcker, Tubera frontalia, sind bei Männern schwächer als bei Frauen. Die Form der Augenhöhle, Orbita, ist bei Frauen runder, bei Männern viereckiger. Der Rand der Augenhöhle, Margo supraorbitalis, ist bei Frauen eher scharfkantig und bei Männern eher abgerundet. Das Stirnbein verknöchert desmal.

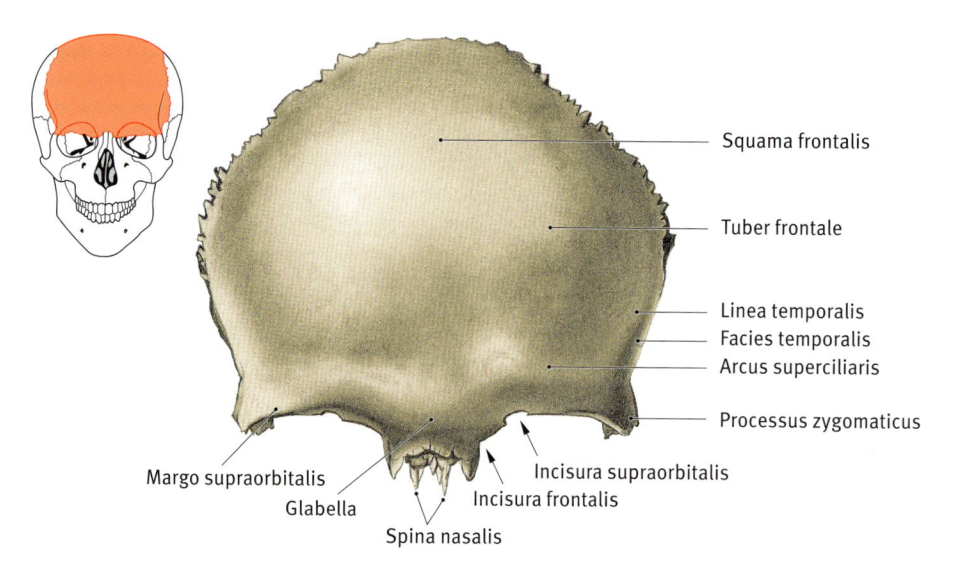

Abb. 1.1: Stirnbein, Os frontale. Ansicht von vorne.

Klinik
Der Sinus frontalis kann bei einer **Stirnhöhlenentzündung** betroffen sein.

Scheitelbein (Os parietale)

Durch die Kranznaht (Sutura coronalis) ist das Stirnbein mit den beiden Scheitelbeinen verbunden. Das Scheitelbein ist ein paariger, platter, schwach gewölbter Knochen mit vier Ecken: Anguli frontalis, sphenoidalis, occipitalis und mastoideus (Abb. 1.2). Beide Scheitelbeine sind durch die Pfeilnaht (Sutura sagittalis) miteinander verbunden. Das Tuber parietale liegt im Zentrum des Scheitelbeins und ist bei Frauen stärker ausgeprägt als bei Männern. In der Gegend des Tuber parietale wird das Schädeldach im Alter durch Osteoporose oft dünner (parietal thinning). Die nach lateral abfallenden Teile der Scheitelbeine bilden zusammen mit dem Schläfenbein (Os temporale) die Seitenwände des Schädels. An den Außenseiten dieser abfallenden Teile findet man eine Linea temporalis superior und eine Linea temporalis inferior. Von der Linea temporalis inferior entspringt der M. temporalis, ein wichtiger Kaumuskel. Das Scheitelbein verknöchert desmal.

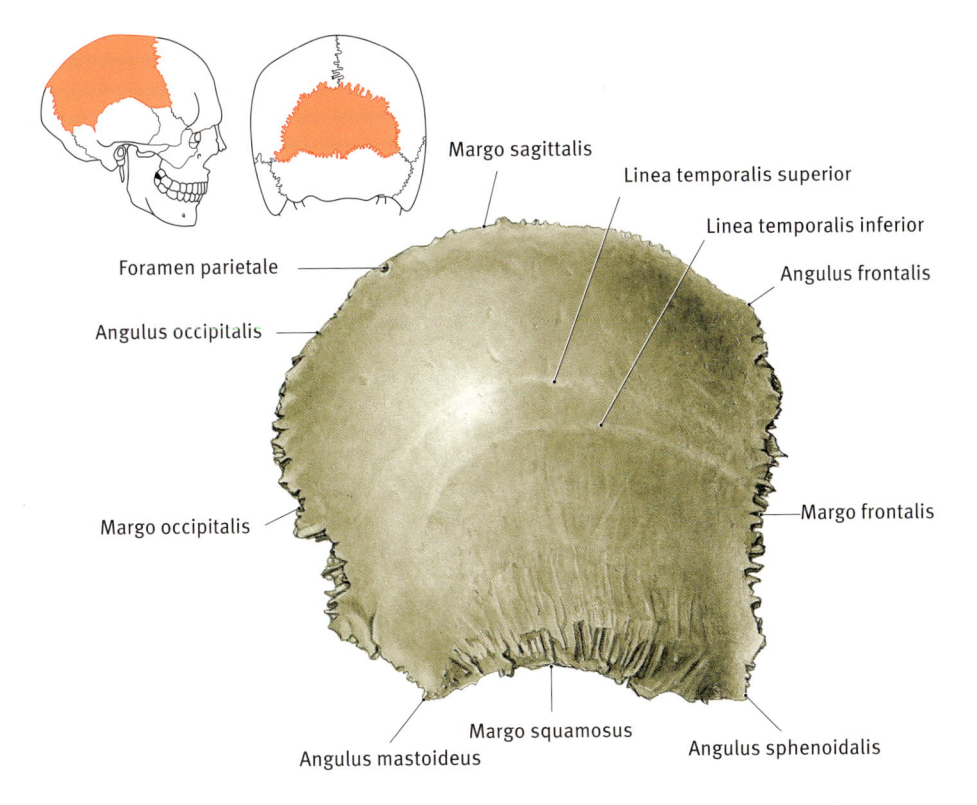

Abb. 1.2: Rechtes Scheitelbein, Os parietale. Ansicht von lateral, Inset oben rechts: Inkabein.

8 — 1 Skelett des Kopfes und des Halses

Klinik

In den Sulci arteriosi an der Innenseite des Scheitelbeins und der Squama temporalis des Schläfenbeins verlaufen die Äste der A. meningea media, die beim sogenannten **epiduralen Hämatom** oftmals Ursache der Blutung ist.

Hinterhauptsbein (Os occipitale)

Die Scheitelbeine sind über die Lambdanaht (Sutura lambdoidea) mit dem Hinterhauptsbein verbunden. Das Hinterhauptsbein lässt sich in eine Pars basilaris, zwei Partes laterales und eine Squama gliedern (Abb. 1.3). Durch die Linea nuchae supe-

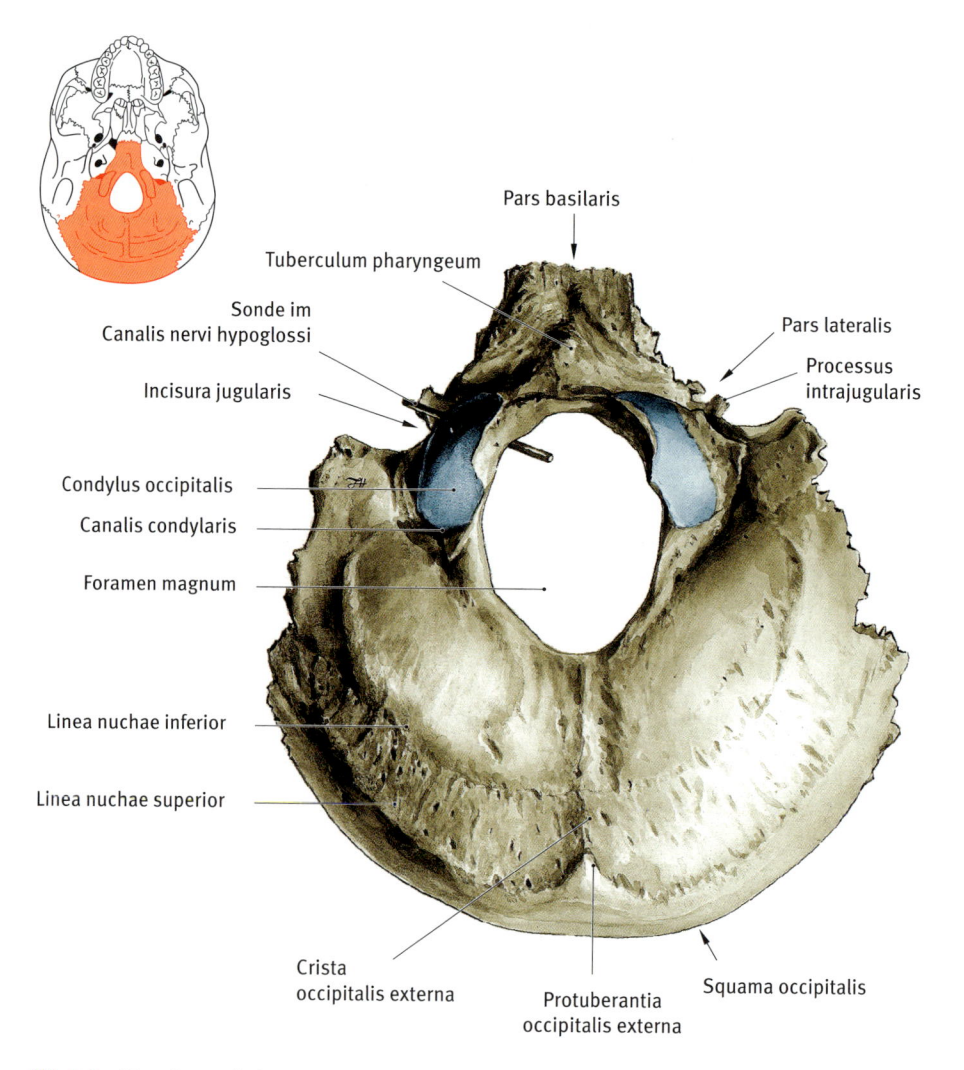

Abb. 1.3: Hinterhauptsbein, Os occipitale. Ansicht von unten.

rior wird an der Squama occipitalis ein unterer und ein oberer Teil abgegrenzt. Diese vier, während der Schädelentwicklung durch die Synchondroses intraoccipitalis anterior und posterior verbundenen Teile umgrenzen das Hinterhauptsloch (Foramen magnum).

An der Innenfläche der Squama werden durch eine vertikal gestellte Furche, gebildet durch den Sulcus sinus sagittalis superioris und die Crista occipitalis interna, sowie durch eine horizontal ausgerichtete Furche, gebildet durch den Sulcus sinus transversi, vier Gruben begrenzt. Die oberen beiden Gruben nehmen die Hinterhauptslappen des Großhirns auf, die unteren beiden Gruben enthalten die Kleinhirnhemisphären. Im Kreuzungspunkt der Furchen liegt die Protuberantia occipitalis interna. An der Außenfläche der Squama entspricht diesem Knochenvorsprung die Protuberantia occipitalis externa, die bei Frauen durchschnittlich schwächer ausgeprägt ist als bei Männern. An der Außenfläche der Squama sind drei Querleisten ausgeprägt: Linea nuchae suprema, Linea nuchae superior und Linea nuchae inferior. Diese leistenartigen Vorsprünge dienen der Nackenmuskulatur als Ansatz und sind ein geschlechtsdifferentes Merkmal. Bei Männern hat das Planum nuchale auf Grund der kräftigeren Nackenmuskulatur stärkere knöcherne Vorsprünge als bei Frauen.

Die Partes laterales bilden die Condyli occipitales zur gelenkigen Verbindung mit dem ersten Halswirbel, dem Atlas. Oberhalb des Condylus occipitalis liegt der Canalis hypoglossi, durch den der N. hypoglossus den Schädel verlässt. Die Pars basilaris bildet zusammen mit dem Keilbeinkörper (Corpus ossis sphenoidalis) den Clivus (Abhang). Auf dem Clivus liegt der Pons (die Brücke). Bis zum Wachstumsabschluss sind Pars basilaris ossis occipitalis und Corpus ossis sphenoidalis durch eine Wachstumsfuge, die Synchondrosis sphenooccipitalis, verbunden. Der obere Teil der Squama occipitalis verknöchert desmal, der untere chondral. Die Partes laterales und die Pars basilaris verknöchern ebenfalls chondral.

Die bisher beschriebenen Knochen, Os frontale, Ossa parietalia und Os occipitale bilden im Verband die Schädelkalotte.

Schläfenbein (Os temporale)

An der Bildung der Schädelseitenwand und der Schädelbasis ist das Schläfenbein beteiligt, das durch die Sutura occipitomastoidea mit dem Hinterhauptsbein sowie durch die Sutura squamosa und die Sutura parietomastoidea mit dem Scheitelbein verbunden ist. Das Schläfenbein ist ein paariger Knochen, an dem eine Pars petrosa (Os petrosum, Felsenbein), eine Pars tympanica und eine Pars squamosa zu unterscheiden sind.

Die Pars petrosa beherbergt die Schnecke (Cochlea) als Sitz des Hörorgans sowie die Bogengänge (Ductus semicirculares) und das Vestibulum (Utriculus und Sacculus) als Sitz des Gleichgewichtsorgans (Abb. 1.4). Die Pars petrosa hat die Form einer Pyramide, deren Spitze nach ventral-medial zeigt und deren Basis nach dorsal-lateral zum Warzenfortsatz (Processus mastoideus) hin gerichtet ist. An der vorderen Fläche

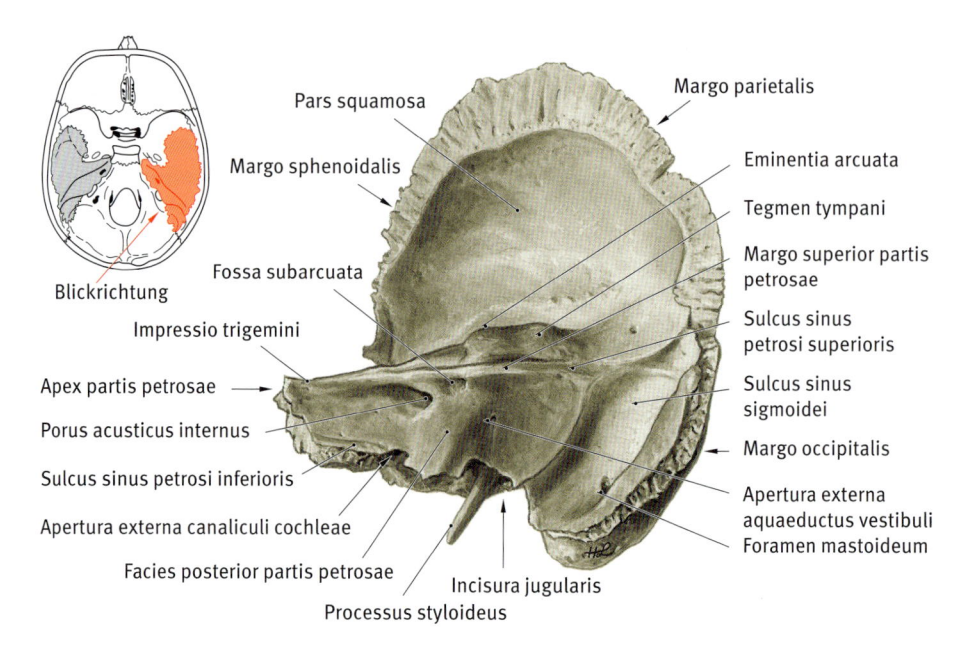

Abb. 1.4: Rechtes Schläfenbein, Os temporale (Pars petrosa und Pars squamosa), Ansicht von dorsomedial (entsprechend Pfeil im Inset).

(Facies anterior) der Felsenbeinpyramide wölbt sich die Eminentia arcuata hervor, unter der der vordere Bogengang (Ductus semicircularis anterior) zu finden ist. An der hinteren, zum Kleinhirn gewandten Fläche (Facies posterior) befindet sich der Porus acusticus internus, durch den der N. facialis, der N. vestibulocochlearis und die A. labyrinthi in das Felsenbein eintreten. Weiterhin findet man hier die Fossa subarcuata und die Apertura canaliculi vestibuli (früher Apertura externa aquaeductus vestibuli genannt). Unter der Apertura canaliculi vestibuli befindet sich des Saccus endolymphaticus, der in Zusammenhang mit der Resorption der Endolymphe des Hör- und Gleichgewichtsorgans steht. An der Unterfläche (Facies inferior) findet man das Foramen jugulare, das vom Os temporale und vom Os occipitale begrenzt wird (Abb. 1.5). Durch das Foramen jugulare verlässt die V. jugularis interna den Schädel; außerdem treten hier der N. glossopharyngeus, der N. vagus und der N. accessorius aus dem Schädel aus. Lateral vom Foramen jugulare liegt der Griffelfortsatz (Processus styloideus), der zum Kiemenbogenskelett (Reichert-Knorpel) gehört. Dorsal vom Processus styloideus liegt das Foramen stylomastoideum, durch das der N. facialis den Schädel verlässt. Vor dem Foramen jugulare liegt die äußere Öffnung des Karotiskanals (Apertura externa canalis carotici). Hier tritt die A. carotis interna in den Schädel ein, verläuft durch das Felsenbein, und tritt an dessen Spitze wieder aus. Der Karotiskanal ist annähernd rechtwinklig gebogen. Lateral vom Karotiskanal verläuft der knöcherne Teil der Ohrtrompete (Tuba auditiva) von der Felsenbeinspitze zur

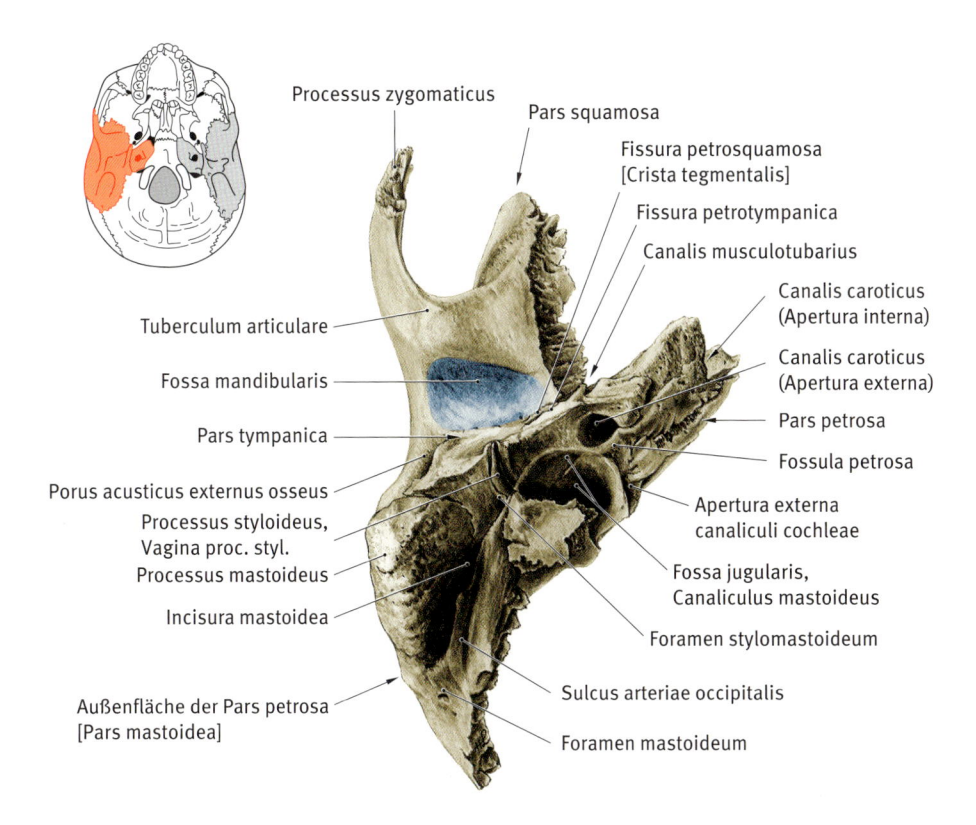

Abb. 1.5: Rechtes Schläfenbein, Os temporale, Ansicht von unten.

Paukenhöhle. Auf einem knöchernen Grat zwischen Canalis caroticus und Foramen jugulare liegt in der Fossula petrosa der Canaliculus tympanicus; hier tritt der N. tympanicus in die Paukenhöhle ein. Etwas medial von der Fossula petrosa trifft man die Apertura externa canaliculi cochleae, die in Zusammenhang mit der Resorption der Perilymphe des Hör- und Gleichgewichtsorgans steht, an.

Am Aufbau der Paukenhöhle ist die Pars petrosa zusammen mit der Pars squamosa und der Pars tympanica beteiligt. Die Paukenhöhle enthält, von lateral nach medial, die Gehörknöchelchen Hammer (Malleus), Amboss (Incus) und Steigbügel (Stapes). Die Paukenhöhle hat nach dorsal Verbindung mit dem Antrum mastoideum, welches sich in die Cellulae mastoideae des Warzenfortsatzes fortsetzt. Die Pars tympanica bildet den Meatus acusticus externus, in den das Trommelfell, Membrana tympani, eingelassen ist.

Die Pars squamosa ossis temporalis ist nach ihrer schuppenförmigen Gestalt benannt. Sie ist durch die Sutura squamosa mit dem Schläfenbein verbunden (Abb. 1.6). Oberhalb des Warzenfortsatzes springt außen die Crista supramastoidea vor, die, ebenso wie der Warzenfortsatz selbst, bei Männern stärker ausgeprägt ist als bei

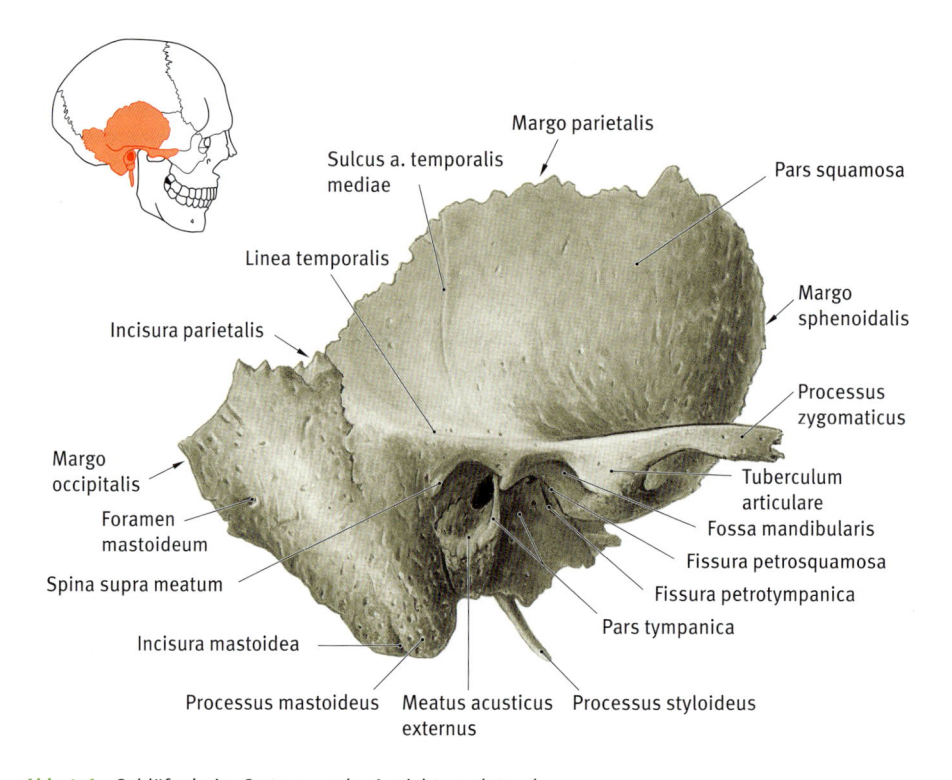

Abb. 1.6: Schläfenbein, Os temporale, Ansicht von lateral.

Frauen. Zur Verbindung mit dem Jochbein (Os zygomaticum) ragt der Processus zygomaticus hervor, dessen geschlechtsdifferente Ausprägung zwischen niedrig/dünn (Frauen) und hoch/kräftig (Männer) schwankt. Die Pars squamosa bildet unterhalb des Processus zygomaticus die Kiefergelenkspfanne (Fossa mandibularis), die nach ventral in das Tuberculum articulare übergeht. Am dorsalen Rand der Fossa mandibularis liegt die Fissura petrotympanica (Glaser-Spalte). Hier tritt die Chorda tympani in die Paukenhöhle ein und verläuft mit dem N. facialis zum Gehirn. Die Chorda tympani enthält afferent Geschmacksfasern und efferente parasympathische sekretorische Fasern für die Unterzungendrüsen (Glandulae sublingualis und submandibularis). Bei Frakturen und Luxationen des Kiefergelenkköpfchens (Caput mandibulae) ist die Chorda tympani gefährdet. Die Pars petrosa und die Pars tympanica verknöchern chondral, die Pars squamosa verknöchert desmal.

Klinik
Bei einer **Arthrose des Kiefergelenks** weist der Discus articularis frühzeitig Veränderungen auf, später auch die Pfanne des Kiefergelenks, die Fossa mandibularis. Altersschwerhörigkeit kann durch eine Ankylose des Stapes im ovalen Fenster (Fenestra vestibuli) verursacht sein.

Keilbein (Os sphenoidale)

Das Keilbein ist ein unpaarer Knochen, der an der Verbindung zwischen Hirn- und Gesichtsschädel beteiligt ist (Abb. 1.7, Abb. 1.8). Es hat die Gestalt eines Doppeldeckers. Vom Keilbeinkörper (Corpus ossis sphenoidalis) gehen nach lateral zwei Flügelpaare ab. Das Paar der kleinen Flügel (Alae minores) liegt oben, das Paar der großen Flügel (Alae majores) liegt darunter. Zwei vertikale Pfeiler, die Flügelgaumenfortsätze (Processus pterygoidei) sind nach caudal zum Gaumen hin ausgerichtet und dienen den Kaumuskeln Mm. pterygoideus medialis und lateralis als Ursprung.

Im Zentrum des Keilbeinkörpers liegt der Türkensattel (Sella turcica), der die Hypophyse aufnimmt. Schräg vor dem Türkensattel liegen die paarigen, durch ein knöchernes Septum voneinander getrennten Keilbeinhöhlen (Sinus sphenoidales). Der Ausführungsgang der Keilbeinhöhle mündet oberhalb der oberen Nasenmuschel (Concha nasalis superior) in den Recessus sphenoethmoidalis. Am Vorderrand des Türkensattels wird der kleine Keilbeinflügel (Ala minor) vom Canalis opticus, durch den die A. ophthalmica und der N. opticus zur Augenhöhle gelangen, durchbohrt. Der kleine Keilbeinflügel ist durch die Sutura sphenofrontalis mit dem Stirnbein und durch die Sutura sphenoethmoidalis mit dem Siebbein (Os ethmoidale) verbunden. Ala minor und Ala major lassen zwischen sich einen Spalt, die Fissura orbitalis

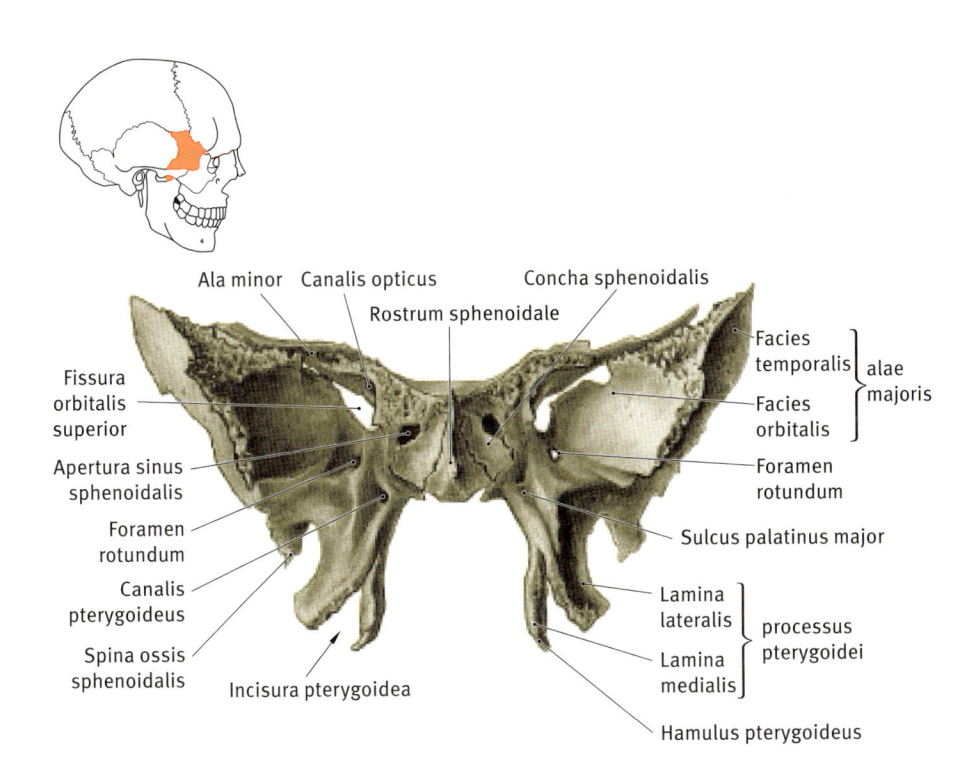

Abb. 1.7: Keilbein, Os sphenoidale, Ansicht von vorne (Inset von lateral).

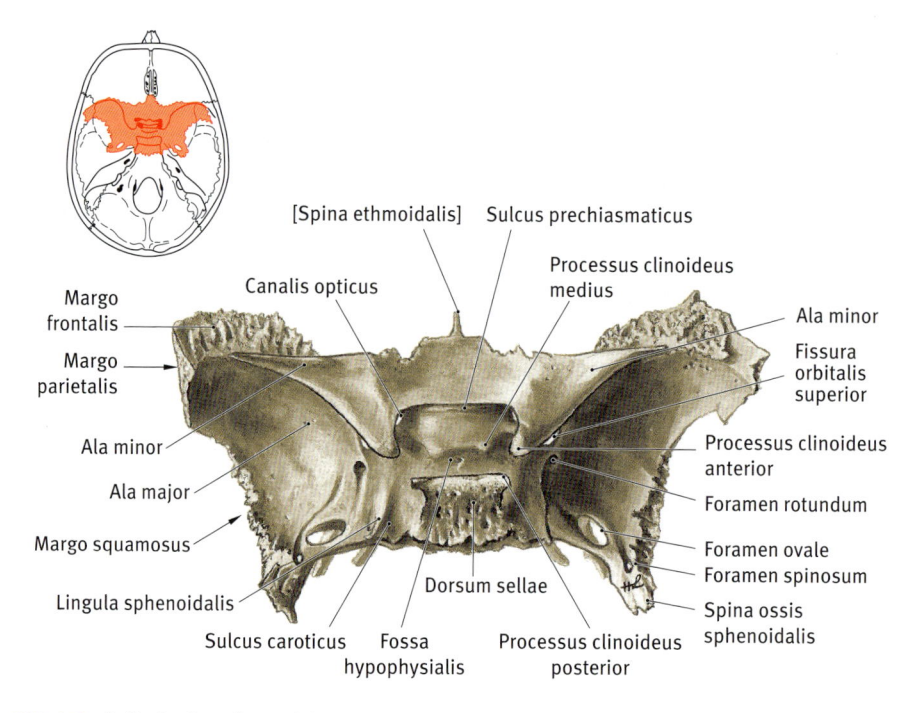

Abb. 1.8: Keilbein, Os sphenoidale, Ansicht von oben.

superior. Durch diese Spalte nehmen folgende Nerven ihren Weg zur Augenhöhle: N. oculomotorius, N. trochlearis, N. ophthalmicus als erster Ast des N. trigeminus und N. abducens.

Der große Keilbeinflügel weist in der Reihenfolge von cranial nach caudal folgende Öffnungen für durchtretende Leitungsbahnen auf: Durch das Foramen rotundum zieht der N. maxillaris als zweiter Trigeminusast, durch das Foramen ovale tritt der N. mandibularis als dritter Trigeminusast, durch das Foramen spinosum gelangen die A. meningea media und der Ramus meningeus des N. mandibularis in den Schädel. Der große Keilbeinflügel ist an der Bildung der mittleren Schädelgrube, der Schädelwand und der lateralen Orbitawand beteiligt. Der große Keilbeinflügel ist mit der Squama temporalis durch die Sutura sphenosquamosa, mit dem Scheitelbein durch die Sutura sphenoparietalis und mit dem Stirnbein durch die Sutura sphenofrontalis verbunden.

Am Flügelgaumenfortsatz kann eine Lamina lateralis und eine Lamina medialis unterschieden werden. Die Lamina medialis läuft in den Hamulus pterygoideus aus. An der Oberkante der Lamina medialis befindet sich eine schräg nach lateral verlaufende Rinne (Fossa scaphoidea), die den knorpeligen Teil der Ohrtrompete (Tuba auditiva) aufnimmt. Zwischen Lamina lateralis und medialis liegt die Fossa pterygoidea. An der Wurzel der Lamina medialis durchbohrt der Canalis pterygoideus den

Keilbeinkörper und mündet in die Fossa pterygopalatina. Durch den Canalis pterygoideus gelangt der parasympathische N. petrosus major, ein Ast des N. facialis, zum Ganglion pterygopalatinum, wo er auf ein zweites Neuron zur sekretorischen Innervation der Tränendrüsen, sowie der Nasen- und Gaumendrüsen umgeschaltet wird; des Weiteren verlaufen der sympathische N. petrosus profundus und die A. canalis pterygoidei durch diesen Kanal. In der Fossa pterygoidea entspringt ein großer Teil der Fasern der M. pterygoideus medialis. An der Außenseite der Lamina lateralis des Processus pterygoideus entspringt der M. pterygoideus lateralis. Das Keilbein verknöchert chondral bis auf die Lamina medialis des Processus pterygoideus, die desmal verknöchert.

Klinik

Die Foramina rotundum, ovale und spinosum können bei einem **Schädelbasisbruch** einreißen und zu einer großen Rissspalte verbunden sein.

1.1.1.1.2 Knochen des Gesichtsschädels (Viscerocranium)

1.1.1.1.2.1 Nasenskelett

Das Nasenskelett wird vom Os ethmoidale, vom Vomer, von den Conchae nasales inferiores, von den Ossa nasalia und von den Ossa lacrimalia gebildet (Abb. 1.9, Abb. 1.10).

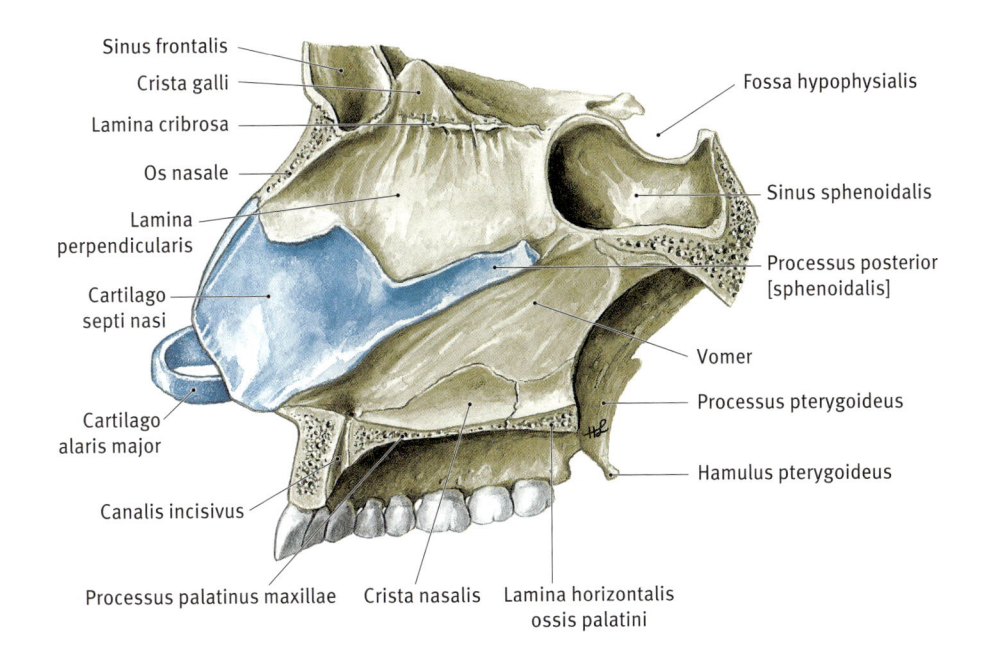

Abb. 1.9: Nasenscheidewand, Septum nasi. Ansicht von links.

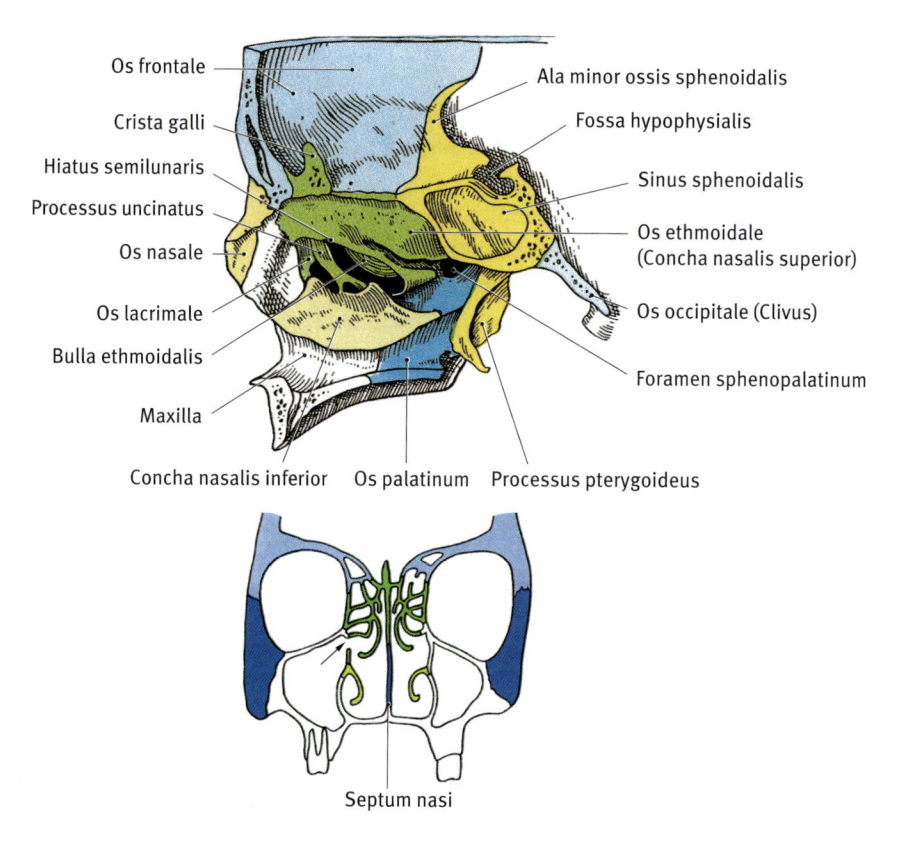

Abb. 1.10: *Oben:* Schematische Darstellung der lateralen Wand der Nasenhöhle, Cavitas nasi, nach Entfernung der Nasenscheidewand. Ansicht von links. *Unten:* Schematischer Frontalschnitt durch den Gesichtsschädel mit Darstellung der Nasen- und der Nasennebenhöhlen. Der unbeschriftete Pfeil kennzeichnet die Verbindung der rechten Kieferhöhle mit dem mittleren Nasengang. (Hellblau) Os frontale, (grün) Os ethmoidale, (hellgelb) Os nasale und Concha nasalis inferior, (gelb) Os sphenoidale, (mittelblau) (am Sagittalschnitt) Os palatinum, (dunkelblau) (am Frontalschnitt) Os zygomaticum und Vomer.

Siebbein (Os ethmoidale)

Das Siebbein ist ein unpaarer, von zahlreichen Kammern (Cellulae ethmoidales) durchsetzter, kastenförmiger Knochen (Abb. 1.10). In das Dach des Siebbeins ist eine von feinen Löchern durchzogene Platte (Lamina cribrosa) eingelassen: Die Platte wird durch die nach cranial in die vordere Schädelgrube hervorragende Crista galli symmetrisch in zwei Hälften geteilt. An der Crista galli ist die Großhirnsichel (Falx cerebri) befestigt. Die Lamina cribrosa fügt sich in die Incisura ethmoidalis des Stirnbeins ein, durch ihre feinen Löcher treten die Fila olfactoria des Riechnervs (N. olfactorius). In der Ebene der Crista galli geht in caudaler Richtung von der Lamina cribrosa die Lamina perpendicularis ab, welche das knöcherne Labyrinth des Siebbeins in zwei Hälften teilt und den oberen Teil der knöchernen Nasenscheidewand bildet. Die nach lateral gerichteten, hauchdünnen Flächen (Laminae orbitales) der beiden Siebbeinhälften sind am Aufbau der medialen Augenhöhlenwand beteiligt. Es werden vordere und hintere Siebbeinzellen (Cellulae ethmoidales anteriores und posteriores) unterschieden; manche Autoren grenzen zusätzlich noch mittlere Siebbeinzellen (Cellulae ethmoidales mediae) ab. Eine vordere, besonders große und nach caudal gerichtete Siebbeinzelle wird als Bulla ethmoidalis bezeichnet. Ebenfalls nach caudal ragt der Processus uncinatus hervor. Bulla ethmoidalis und Processus uncinatus verengen den Eingang zur Kieferhöhle, den Hiatus maxillaris, zum Hiatus semilunaris. Das knöcherne Skelett für die Concha nasalis superior und media wird ebenfalls vom Siebbein geliefert. Die vorderen Siebbeinzellen münden über den Hiatus semilunaris in den mittleren Nasengang, die hinteren Siebbeinzellen in den oberen Nasengang. Das Siebbein verknöchert chondral.

Klinik

Bei der operativen Behandlung einer **chronischen Kieferhöhlenentzündung (Sinusitis maxillaris)** werden Bulla ethmoidalis und Processus uncinatus reduziert, um den Eingang zur Kieferhöhle zu vergrößern.

Pflugscharbein (Vomer)

Das Pflugscharbein ist ein unpaarer Knochen, der zusammen mit der Lamina perpendicularis des Siebbeins die knöcherne Nasenscheidewand bildet (Abb. 1.9). Der plattenförmige Knochen lagert sich oben an den Keilbeinkörper an und ist unten mit dem harten Gaumen verbunden. Das Pflugscharbein verknöchert desmal. Die knöcherne Nasenscheidewand verläuft selten gerade, sondern weicht oft mehr oder weniger nach einer Seite ab *(Septumdeviation)*.

Untere Nasenmuschel (Concha nasalis inferior)

Die untere Nasenmuschel ist ein paariger Knochen, der sich in der seitlichen Nasenhöhlenwand an das Oberkieferbein und das Gaumenbein anlagert (Abb. 1.10). In den von der Concha nasalis inferior überdeckten unteren Nasengang mündet vorn der Tränennasengang (Ductus nasolacrimalis). Die Muschel ist beim Lebenden mit dem Finger erreichbar. Die untere Nasenmuschel ist chondralen Ursprungs.

Nasenbein (Os nasale)

Die paarigen Nasenbeine sind untereinander über die Sutura internasalis und mit dem Stirnbein über die Sutura frontonasalis verbunden. Die Unterränder beider Nasenbeine begrenzen zusammen mit dem Oberkieferbein die knöcherne Nasenöffnung (Apertura piriformis). Das Nasenbein verknöchert desmal.

Klinik

Bei einer **Fraktur des Nasenbeins** ist oft auch die knorpelige und knöcherne Nasenscheidewand betroffen.

Tränenbein (Os lacrimale)

Das Tränenbein ist ein paariger Knochen, der sich in die rechteckige Lücke zwischen Oberkieferbein, Stirnbein und Siebbein einschiebt. An der zur Augenhöhle gerichteten Seite besitzt das Tränenbein eine Furche, Sulcus lacrimalis, die durch eine Vertiefung im Processus frontalis maxillae zur Fossa sacci lacrimalis ergänzt wird. Die Fossa sacci lacrimalis nimmt den Tränensack (Saccus lacrimalis) auf. Das Tränenbein verknöchert desmal.

1.1.1.1.2.2 Kieferskelett

Das Kieferskelett wird vom Oberkiefer, Jochbein, Gaumenbein und Unterkiefer gebildet.

Oberkiefer (Maxilla)

Der Oberkiefer ist ein paariger Knochen, beide Oberkieferknochen sind in der Sutura palatina mediana miteinander verbunden. Der Oberkiefer hat einen pyramidenförmigen Körper mit vier Flächen (Facies orbitalis, anterior, nasalis, infratemporalis) und vier Fortsätzen (Processus frontalis, zygomaticus, palatinus, alveolaris (Abb. 1.11, Abb. 1.12).

Der Oberkieferkörper (Corpus maxillae) enthält die Kieferhöhle (Sinus maxillaris). Die Facies orbitalis bildet den Orbitaboden und wird vom Canalis infraorbitalis durchzogen. In diesem Kanal verlaufen A., V. und N. infraorbitalis; sie treten am Foramen infraorbitale auf der Facies anterior maxillae aus. Die Facies nasalis bildet die laterale Nasenwand, welche vom Hiatus maxillaris durchbrochen wird. Die Facies infratemporalis ist nach dorsal gerichtet und hat hinter dem letzten Molaren einen Vorsprung, das Tuber maxillare.

Der Processus frontalis verbindet den Oberkiefer durch die Sutura frontomaxillaris mit dem Stirnbein, der Processus zygomaticus verbindet es durch die Sutura zygomaticomaxillaris mit dem Jochbein (Os zygomaticum). Die beiden Processus palatini, welche über die Sutura palatina mediana miteinander verbunden sind, bilden den größten Teil des knöchernen Gaumens. In den knöchernen Gaumen ist im Bereich der Schneidezähne der Zwischenkieferknochen (Os incisivum; 1784 von Goethe entdeckt, allerdings 4 Jahre früher schon durch Vicq d'Azyr beschrieben) als selbständiger Knochen integriert. Der Processus alveolaris nimmt mit seinen Knochenfächern die Zähne auf. Der Oberkiefer verknöchert desmal.

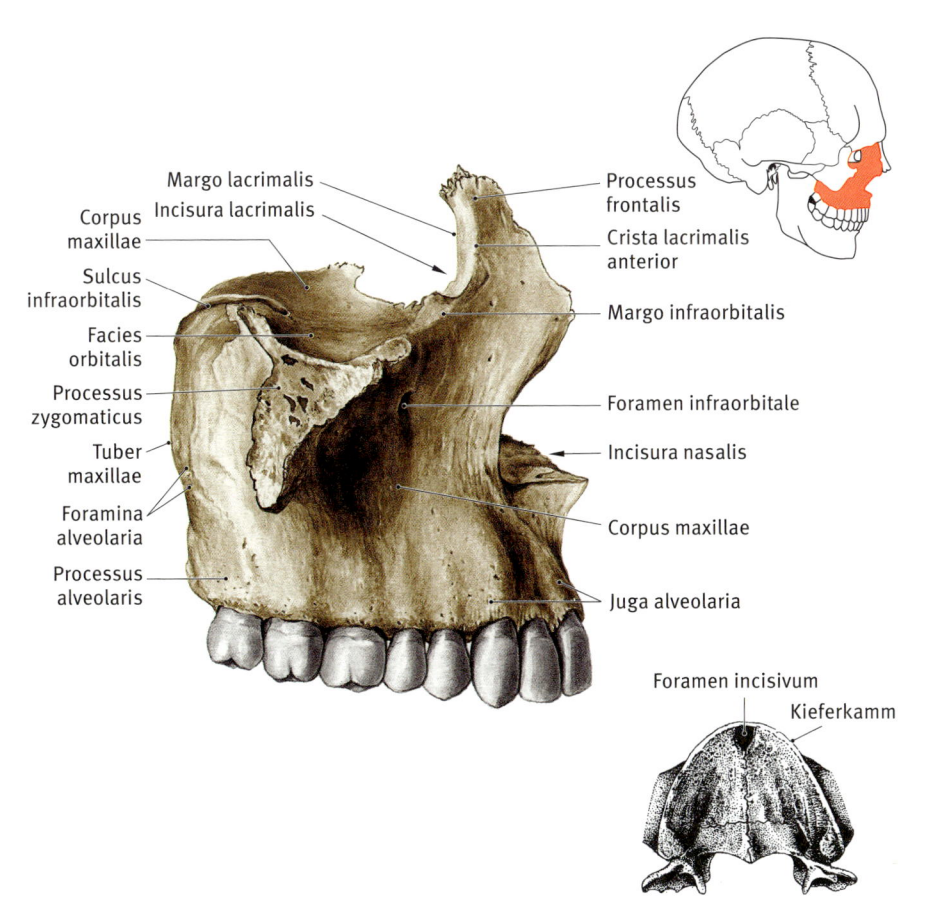

Abb. 1.11: Rechter Oberkiefer. Maxilla, von außen gesehen. Inset unten: knöcherner Gaumen eines Greisenschädels. Deutlich ist die Atrophie des Processus alveolaris der Maxilla zu erkennen.

Klinik

Die **Gesichtsfraktur nach Le-Fort I** verläuft durch den Processus alveolaris der Maxilla in Höhe des Nasenhöhlenbodens. Der Oberkiefer ist als Folge dieser Fraktur frei beweglich. Die **Gesichtsfraktur nach Le-Fort II** durchzieht die Verbindungen zu den Jochbeinen (Processus zygomaticus), zum Stirnbein (Processus frontalis) und zu den Nasenbeinen (Sutura frontonasalis). Der abgesprengte Teil des knöchernen Mittelgesichts hat eine pyramidenförmige Gestalt. Die **Gesichtsfraktur nach Le-Fort III** verläuft horizontal durch die Jochbeine (Sutura sphenozygomatica) sowie beidseits durch das Siebbein, das Tränenbein, den Processus frontalis der Maxilla und das Nasenbein. Hierbei kommt es zu einem Abriss des Gesichtsschädels von der Schädelbasis.

Bei einer Gaumenerweiterung im Rahmen einer kieferorthopädischen Behandlung versucht man mittels einer Apparatur die Sutura palatina mediana zu sprengen. Zu beachten ist, dass sich die erzeugte Spannung über das Os palatinum auch auf den großen Keilbeinflügel auswirken kann. Hierbei kommen auch die Foramina rotundum und ovale mitsamt dem durchtretenden zweiten und dritten Trigeminusast unter Spannung.

Beim zahnlosen Oberkiefer ist die Mundhöhle von der Kieferhöhle infolge Knochenatrophie nur durch eine dünne Knochenlamelle getrennt. Bei der Extraktion einer eventuell noch vorhandenen Zahnwurzel (Radix relicta) wird diese bei nur geringer Krafteinwirkung in die Kieferhöhle luxiert.

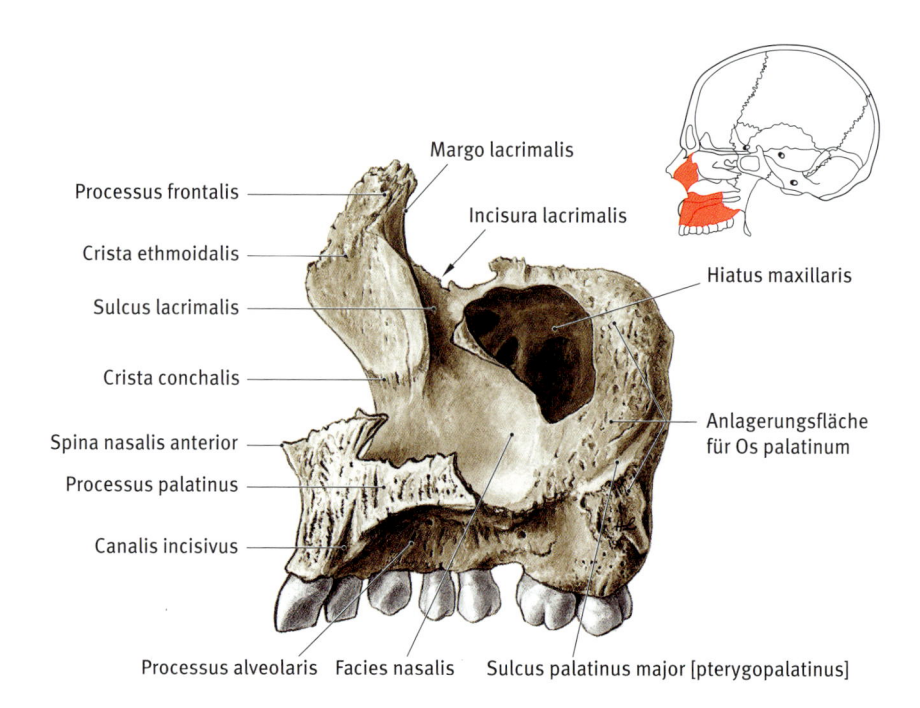

Abb. 1.12: Rechter Oberkiefer, Maxilla, Ansicht von nasal.

Jochbein (Os zygomaticum)

Das Jochbein ist ein paariger Knochen mit drei Fortsätzen, der die Form einer viereckigen gewölbten Platte hat. Der Processus maxillaris verbindet das Jochbein mit dem Oberkiefer. Der Processus frontalis stellt durch die Sutura frontozygomatica die Verbindung zum Stirnbein her. Der Processus temporalis stellt durch die Sutura temporozygomatica die Verbindung zum Schläfenbein her. Das Jochbein ist am Aufbau der lateralen Augenhöhlenwand beteiligt. An der Außenfläche und am Processus temporalis entspringt der M. masseter. Bei Männern ist das Jochbein im Durchschnitt hoch und hat eine raue Oberfläche, bei Frauen ist es eher niedrig und glatt. Das Jochbein verknöchert desmal.

Gaumenbein (Os palatinum)

Das Gaumenbein ist ein paariger Knochen, der die Form eines Winkels hat (Abb. 1.13). Die Lamina horizontalis, als der eine Winkelschenkel, bildet das dorsale Drittel des

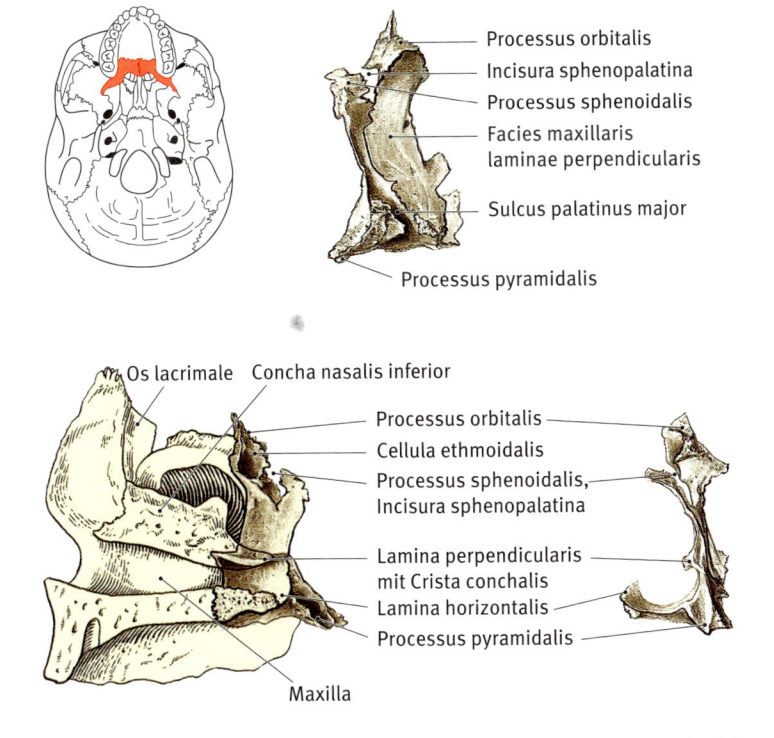

Abb. 1.13: Rechtes Gaumenbein (rot), Os palatinum, Ansicht von nasal, in Lagebeziehung zum Oberkiefer und zur unteren Nasenmuschel (unten links). Rechtes Gaumenbein, Ansicht von hinten (unten rechts) und von lateral (oben rechts).

knöchernen Gaumens und ist mit dem Processus palatinus maxillae durch die Sutura palatina transversa verbunden. Der andere Winkelschenkel, die Lamina perpendicularis, ergänzt dorsal die seitliche Nasenwand. Die Lamina perpendicularis trägt an ihrer Spitze zwei Fortsätze, den Processus sphenoidalis und den Processus orbitalis. Beide Fortsätze legen sich an den Keilbeinkörper an und bilden so das Foramen sphenopalatinum. Durch das Foramen sphenopalatinum betritt die A. sphenopalatina die Nasenhöhle. Seitlich läuft das Gaumenbein in den Processus pyramidalis aus, der sich mit dem Processus pterygoideus verbindet. Das Gaumenbein verknöchert desmal.

Klinik

In der Sutura palatina mediana stoßen die Processus palatini maxillae und die Laminae horizontales ossis palatinae in Form einer **Syndesmose**, die sich in der Regel nach dem 20. Lebensjahr allmählich zu einer **Synostose** entwickelt, zusammen und bilden den knöchernen Gaumen. Hier kann ein median gelagerter Längswulst von unterschiedlicher Länge und Breite, der **Torus palatinus**, auftreten. Ein Torus palatinus kann so große Ausmaße annehmen, dass er die prothetische Versorgung des Oberkiefers – vor allem bei der Anfertigung von Oberkiefertotalprothesen – stark behindert. In derartigen Fälllten empfiehlt es sich den Torus, bei dem es sich histologisch um eine gutartige Geschwulst (Exostose) handelt, operativ abzutragen [2].

Bei einem sehr schmalen oberen Zahnbogen besteht die Möglichkeit, den Oberkiefer mit einer Gaumennahterweiterungsapparatur innerhalb weniger Wochen zu erweitern. Dabei wird die Sutura palatina mediana auseinandergezogen und beide Oberkieferhälften nach der Seite verschoben. Die **Gaumennahterweiterung (GNE)** gelingt in der Regel nur bis in die frühen 20iger Jahre des dritten Dezenniums. Da die Synostose in anterior-posteriorer Richtung voranschreitet und dieses Geschehen interindividuell verschieden ausgeprägt sein kann, besteht eventuell auch noch zwischen dem 20. und 30. Lebensjahr die Möglichkeit einer erfolgreichen GNE.

Unterkiefer (Mandibula)

Der Unterkiefer ist ein unpaarer Knochen, der mehrere Geschlechtsmerkmale aufweist (Abb. 1.14, Abb. 1.15). Bis zum Ende des ersten Lebensjahres werden beide Unterkieferhälften durch eine Symphyse getrennt. Am Unterkiefer unterscheidet man einen Körper (Corpus) und zwei Äste (Rami). Die Äste laufen in jeweils zwei Fortsätze,

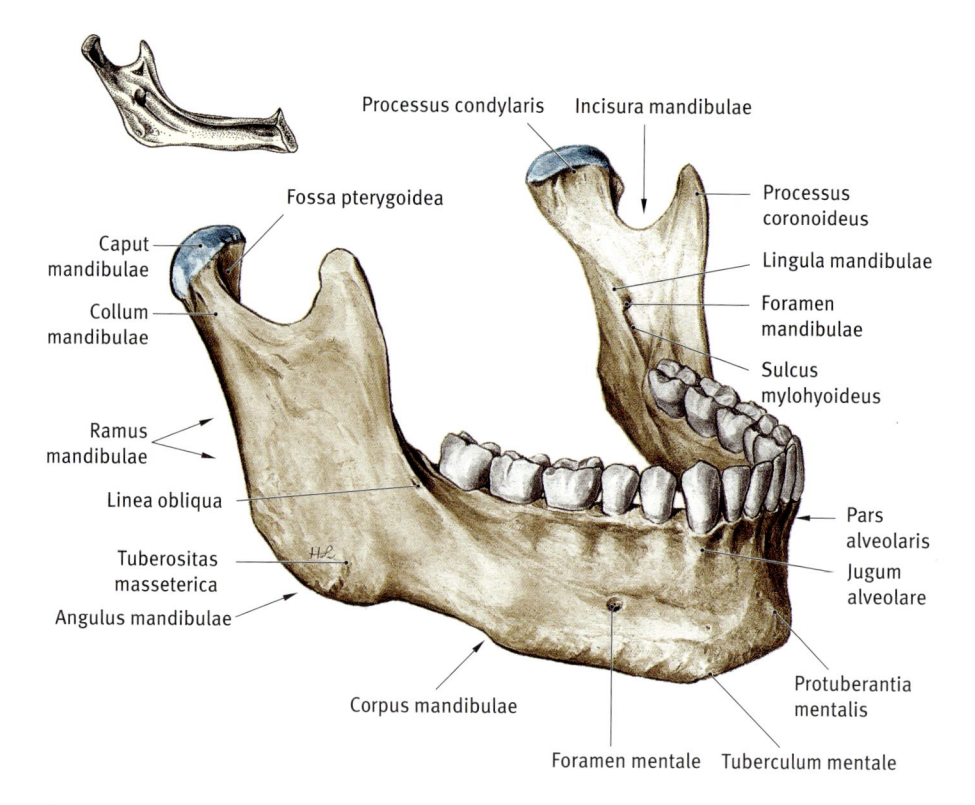

Abb. 1.14: Unterkiefer, Mandibula. Ansicht von anterolateral. Inset: zahnloser Unterkiefer mit Atrophie der Pars alveolaris.

Processus coronoideus und Processus condylaris, aus. Der Unterkieferkörper besteht aus einer Basis und einer Pars alveolaris. An der Basis ist vorne das knöcherne Kinn (Mentum) mit den beiden Kinnhöckern (Tubercula mentalia) ausgeprägt. Die Kinngegend ist bei Männern stärker ausgeprägt als bei Frauen. Das Foramen mentale liegt auf Höhe des zweiten Praemolaren in der Mitte des Corpus mandibulae. Der Unterrand des Corpus (Margo mandibulae) ist bei Männern in der Regel dicker als bei Frauen. Die Pars alveolaris entwickelt sich erst nach Zahndurchbruch. Bei Zahnverlust bildet sich die Pars alveolaris im Bereich der fehlenden Zähne, falls kein Zahnersatz geschaffen wird, zurück. Dies kommt besonders bei prähistorischen Schädeln zum Ausdruck, wo man bei Zahnverlust *intra vitam* oft eine knöchern verschlossene Alveole bei reduzierter Pars alveolaris vorfindet. Das Foramen mentale liegt beim zahnlosen Unterkiefer im Alter an dessen freiem Oberrand.

Im Bereich des Kieferwinkels (Angulus mandibulae) geht der Körper in den schräg aufsteigenden Ast über. Beim Neugeborenen beträgt der Kieferwinkel 140 bis 150°. Nach dem Durchbruch der permanenten Zähne verkleinert sich der Kieferwinkel auf etwa 120 bis 130°. Beim zahnlosen Kiefer im Alter erreicht der Angulus

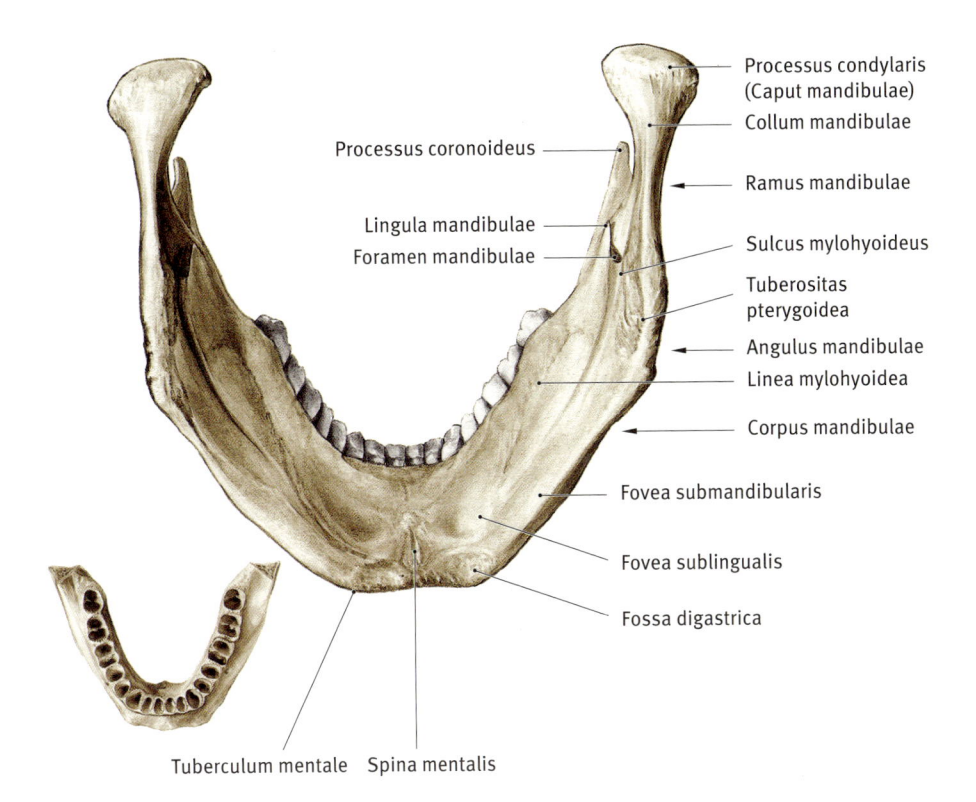

Abb. 1.15: Unterkiefer, Mandibula. Ansicht von hinten und unten. Inset Zahnfächer, Alveoli dentales von oben.

mandibulae wieder Werte bis zu 140°. An der Außenfläche des Angulus mandibulae setzt der M. masseter, an seiner Innenfläche der M. pterygoideus medialis an. Auf Grund der verschieden stark ausgeprägten Kaumuskulatur weist der Angulusbereich bei Männern oftmals Vorsprünge auf, bei Frauen ist er eher glatt.

An der Innenseite des Ramus mandibulae liegt das Foramen mandibulae, durch das der N. alveolaris inferior in den Unterkiefer eintritt. Bei Kindern zwischen dem vierten und fünften Lebensjahr steht das Foramen mandibulae etwa in Höhe der Kauebene. Beim Erwachsenen beträgt der Abstand zwischen Foramen mandibulae und Kauebene etwa 1 cm. Das *Trigonum retromolare* liegt zwischen dem dritten Molaren und der Vorderkante des Kieferastes; es kann zur Fossa retromolaris vertieft sein. Am Processus coronoideus setzt der M. temporalis an. Der Processus condylaris trägt das Caput mandibulae. Im Kiefergelenk (Articulatio temporomandibularis) artikulieren Caput mandibulae und Fossa mandibularis des Os temporale. Die Gelenkhöhle wird durch den Discus articularis in zwei Kammern unterteilt. Unterhalb des Caput mandibulae liegt ventral die Fovea pterygoidea, an der die untere große Portion des M. pterygoideus lateralis ansetzt. Die Mandibula verknöchert desmal, nur der Processus condylaris verknöchert als Sekundärknorpel chondral.

Klinik

Bei doppelseitig gestörter Entwicklung des Unterkiefers kommt es zu einer **mandibulären Hypoplasie** mit typischer Vogelphysiognomie. Eine Unterentwicklung der Kinngegend bei sonst normaler Unterkiefergröße wird als **Mikrogenie (Mikrognathie)** bezeichnet. Eine **Progenie (Prognathie)** kann im Unter- und/oder Oberkiefer auftreten. Sie ist durch eine Vorverlagerung des betroffenen Kiefers gekennzeichnet. Im Falle der mandibulären Progenie kann das typische Profilbild des „Habsburger Kinns" ausgeprägt sein [2].

Die Atrophie des Alveolarknochens kann nach Verlust der Unterkieferzähne nur bis zur Anhaftungsfläche des M. mylohyoideus (Linea mylohyoidea) fortschreiten. Der **Atrophie des Unterkiefers** folgt eine Vergrößerung des transversalen Abstandes zwischen den Kieferkämmen beider Seiten (zentrifugale Atrophie [3]). Bei **Atrophie des Oberkiefers** tritt eine Verkleinerung des Kammbogens auf (zentripetale Atrophie [3]). Infolge der unterschiedlich ausgeprägten Atrophie von Ober- und Unterkiefer kommt es zu einer Vertiefung der Nasolabialfalte und zu einer stärkeren Prominenz der Kinngegend.

Nach partiellem oder totalem **Zahnverlust** erfährt der Unterkiefer markante Formveränderungen [4]. Vor allem sind die fragilen dünnen Knochenwände der leeren Alveolen den destruktiven Kräften der Zungen-, Wangen- und Lippenmuskulatur ausgesetzt. Durch die Eingliederung einer Sofortprothese gelingt es, diesen Kräften entgegenzuwirken [5]. Die Form des Unterkieferkamms kann infolge eines zeitlich versetzten Zahnverlustes frontal und seitlich verschieden ausgeprägt sein. Folgende wichtige Formen kann der Unterkieferkamm annehmen: allseitig hoch, vorne hoch / seitlich abgeflacht, in gesamter Ausdehnung flach [6].

Beim **zahnlosen Unterkiefer** liegt das Foramen mentale oftmals direkt auf dem Kieferkamm, was Druckdolenz beim Kauvorgang auslösen kann. Bei prothetischer Versorgung muss der Zahntechniker über diese Besonderheit informiert werden.

Im Gebiet der Prämolaren kann an der lingualen Seite ein **Torus mandibularis** ausgeprägt sein, der für die Retention einer Prothese günstig ist [6].

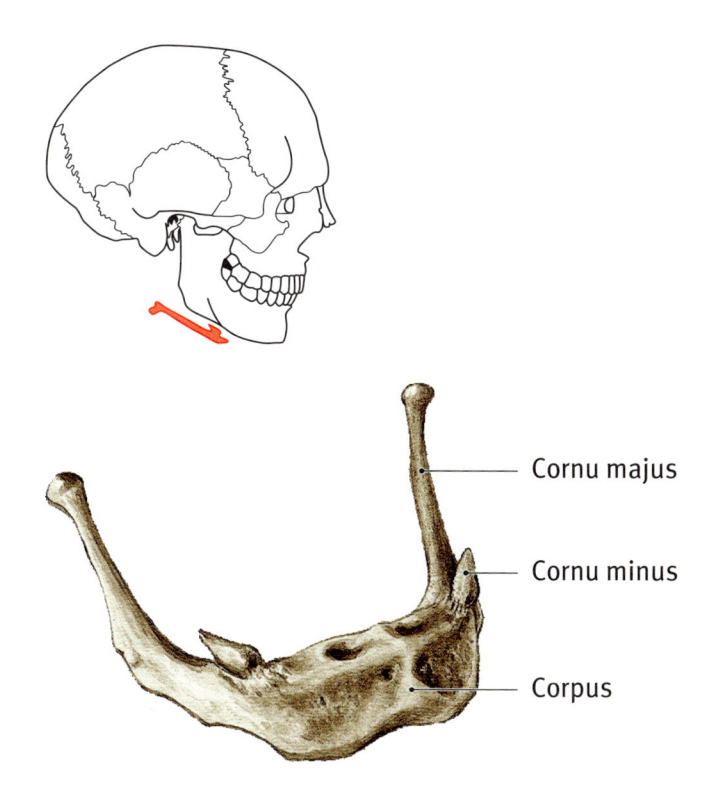

Abb. 1.16: Zungenbein, Os hyoideum, von rechts vorne gesehen.

Zungenbein (Os hyoideum)
Das Zungenbein dient den Muskeln des Mundbodens als Befestigung (Abb. 1.16). Es besteht aus einem Corpus sowie den Cornua majus und minus.

1.1.1.2 Der Schädel als Ganzes

1.1.1.2.1 Der Schädel in der Ansicht von außen
In der Ansicht von kranial kommt das Schädeldach in seiner längsovalen Ausdehnung zur Darstellung. Die Tubera frontalia am Stirnbein sowie die Tubera parietalia am Scheitelbein sind voneinander abgrenzbar. Im seitlichen Bereich des Längsovals sind die Lineae temporales superior und inferior sichtbar. Im Bregma treffen Kranznaht und Pfeilnaht aufeinander. Im Lambda trifft die Pfeilnaht auf die Lambdanaht.

In der Ansicht von dorsal kommt die typische Hausform des Schädels beim anatomisch modernen Menschen zur Geltung. Am Planum nuchale treten die Lineae nuchae suprema, superior und inferior für den Ansatz der Nackenmuskulatur hervor. An der Außenfläche der Squama occipitalis erhebt sich median ein Knochenvorsprung, die Protuberantia occipitalis externa. Die Lambdanaht enthält oft Nahtknochen (Ossa suturarum). Eine Suturenbildung zwischen dem Unter- und Oberteil der Squama occipitalis lassen als gesonderten Knochen das *Inkabein* (Os interparietale) entstehen. Das Inkabein wurde zuerst bei altperuanischen Schädeln beschrieben Es kann als Einzelknochen (Os interparietale simplex) und als dreigeteilter Knochen (Os interparietale tripartitum) vorliegen. Im *Inkabein* gibt sich die gemischte Verknöcherung der Schuppe des Hinterhauptsbeins (Unterteil chondral, Oberteil desmal) zu erkennen.

In der Ansicht von ventral werden Stirn, Augenhöhlen, Nasenhöhlen, Jochbeine sowie Ober- und Unterkiefer überblickt (Abb. 1.17). Die *Orbita (Augenhöhle)* hat die Form einer Pyramide. Die Pyramidenspitze ist nach hinten medial gerichtet und enthält den Canalis opticus. Das Dach der Augenhöhle wird von der Pars orbitalis des Stirnbeins und im hintersten Teil von der Ala minor des Keilbeins gebildet, der Boden besteht aus der Facies orbitalis des Jochbeins und des Oberkiefers und ganz hinten

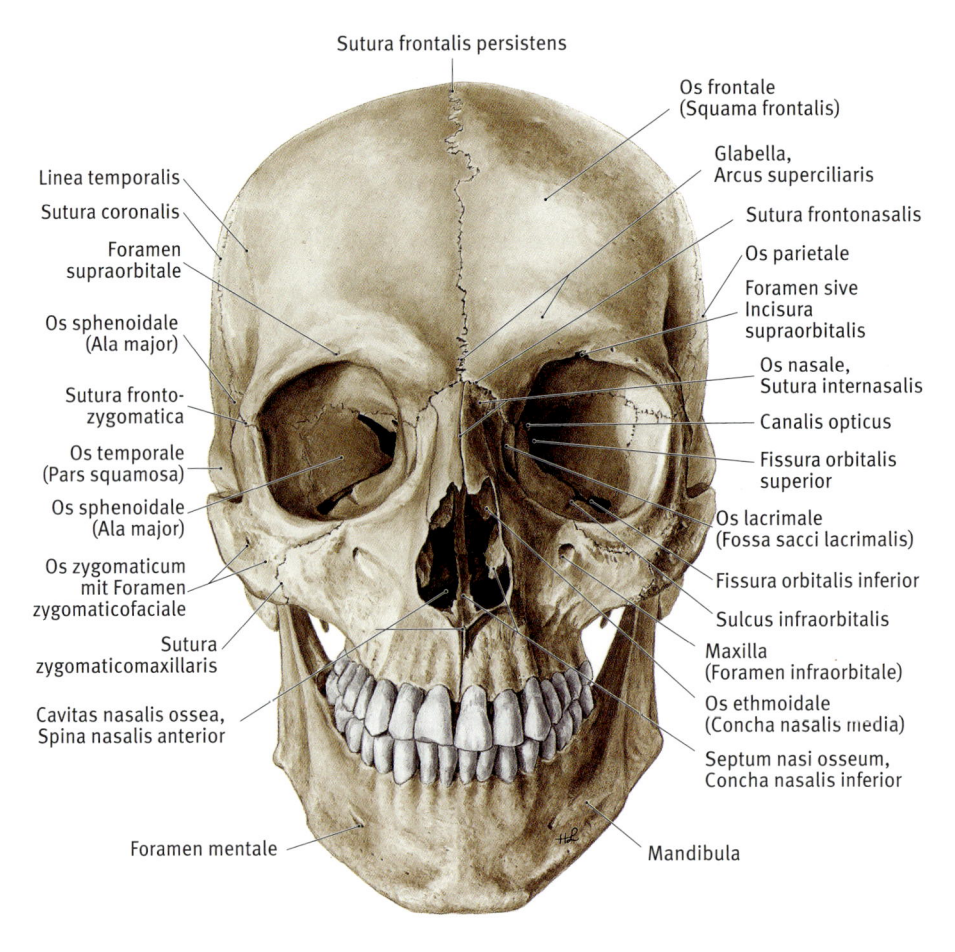

Abb. 1.17: Ansicht eines Schädels von vorn (Norma frontalis). Im Os frontale ist eine persistierende Stirnnaht (Sutura metopica in 8 %) zu erkennen.

aus dem Processus orbitalis des Gaumenbeins. Die Seitenwand der Augenhöhle wird vom Processus zygomaticus des Stirnbeins sowie von der Facies orbitalis des Jochbeins und der Ala major des Keilbeins gebildet. Die Innenwand ist dünn, sie besteht aus dem Tränenbein und der Lamina orbitalis des Siebbeins und ganz hinten aus der Ala minor des Keilbeins. Der Processus frontalis des Oberkiefers gehört streng genommen nicht mehr zur Innenwand der Augenhöhle. Durch die Fissura orbitalis superior ist die Augenhöhle mit der mittleren Schädelgrube verbunden, die Fissura orbitalis inferior stellt eine Verbindung zur Fossa infratemporalis und zur Fossa pterygopalatina her.

Die knöchernen *Nasenhöhlen* werden durch das Nasenseptum voneinander getrennt. Den Eingang zu den Nasenhöhlen liefert die Apertura piriformis. Das Dach der Nasenhöhle wird vom Nasenbein, von der Pars nasalis des Stirnbeins, von der Lamina cribrosa des Siebbeins und vom Keilbeinkörper gebildet, den Boden liefert die Facies nasalis des Processus palatinus des Oberkiefers und die Lamina horizontalis des Gaumenbeins. Am Aufbau der lateralen Nasenhöhlenwand sind das Nasenbein, der Processus frontalis und die Facies nasalis des Oberkiefers, die Lamina perpendicularis des Gaumenbeins, die untere Nasenmuschel und das Siebbein mit der mittleren und oberen Nasenmuschel beteiligt. Die mediale Nasenhöhlenwand besteht aus der Lamina perpendicularis des Siebbeins und aus dem Pflugscharbein. Die hintere Wand der Nasenhöhle wird von der Vorderfläche des Keilbeinkörpers gebildet. Unter der unteren Nasenmuschel mündet vorn der Ductus nasolacrimalis. Unter der mittleren Nasenmuschel befindet sich der Hiatus semilunaris als Eingang in die Kieferhöhle. In den Hiatus semilunaris münden weiterhin der Ductus nasofrontalis und die vorderen und mittleren Siebbeinzellen. Unterhalb der oberen Nasenmuschel münden die hinteren Siebbeinzellen. Hinter der oberen Nasenmuschel, im Winkel zwischen Nasenhöhlendach und Nasenhöhlenhinterwand befindet sich der Recessus sphenoethmoidalis, in den sich die Keilbeinhöhle öffnet.

In der Ansicht von lateral werden der Hirnschädel und Teile des Gesichtsschädels überblickt (Abb. 1.18). Im Sphenion treffen Sutura coronalis, Sutura sphenofrontalis und Sutura sphenoparietalis zusammen. Am Asterion begegnen sich Sutura lambdoidea, Sutura parietomastoidea und Sutura occipitomastoidea.

An der Seitenwand des Schädels liegen mehrere Gruben. Die *Fossa temporalis* wird oben und hinten von den Lineae temporales superior und inferior, vorn vom Jochbein, lateral von der Innenfläche des Jochbogens und nach unten durch die Crista infratemporalis und den Unterrand des Jochbogens begrenzt. Diese Grube enthält den M. temporalis.

Unterhalb des Jochbogens geht die Fossa temporalis in die *Fossa infratemporalis*, die hinter dem Oberkiefer liegt, über. Das Dach der Fossa infratemporalis wird von der Facies infratemporalis des großen Keilbeinflügels und der Schläfenbeinschuppe gebildet. Die mediale Begrenzung liefert der Processus pterygoideus, die vordere Begrenzung bildet die Facies infratemporalis des Oberkiefers mit dem angrenzenden Processus alveolaris; diese Grube enthält den Processus coronoideus mandibulae, den M. pterygoideus lat., die A. maxillaris, den Plexus venosus pterygoideus und Äste des N. mandibularis.

Die *Fossa pterygopalatina* ist ein pyramidenförmiger Raum, der durch die Aneinanderlagerung von Oberkiefer und Gaumenbein sowie Teilen des Keilbeins entsteht. Im Einzelnen wird diese Grube oben vom Keilbein, vorn vom Oberkiefer und Gaumenbein, hinten vom Processus pterygoideus des Keilbeins und der Facies maxillaris des großen Keilbeinflügels, sowie medial von der Lamina perpendicularis des Gaumenbeins begrenzt. Durch verschiedene, zum Teil schon oben beschriebene Öffnungen und Kanäle, bestehen Verbindungen zur Augenhöhle (Fissura orbitalis inferior), zur mittleren Schädelgrube (Foramen rotundum), zur Nasenhöhle (Foramen sphenopala-

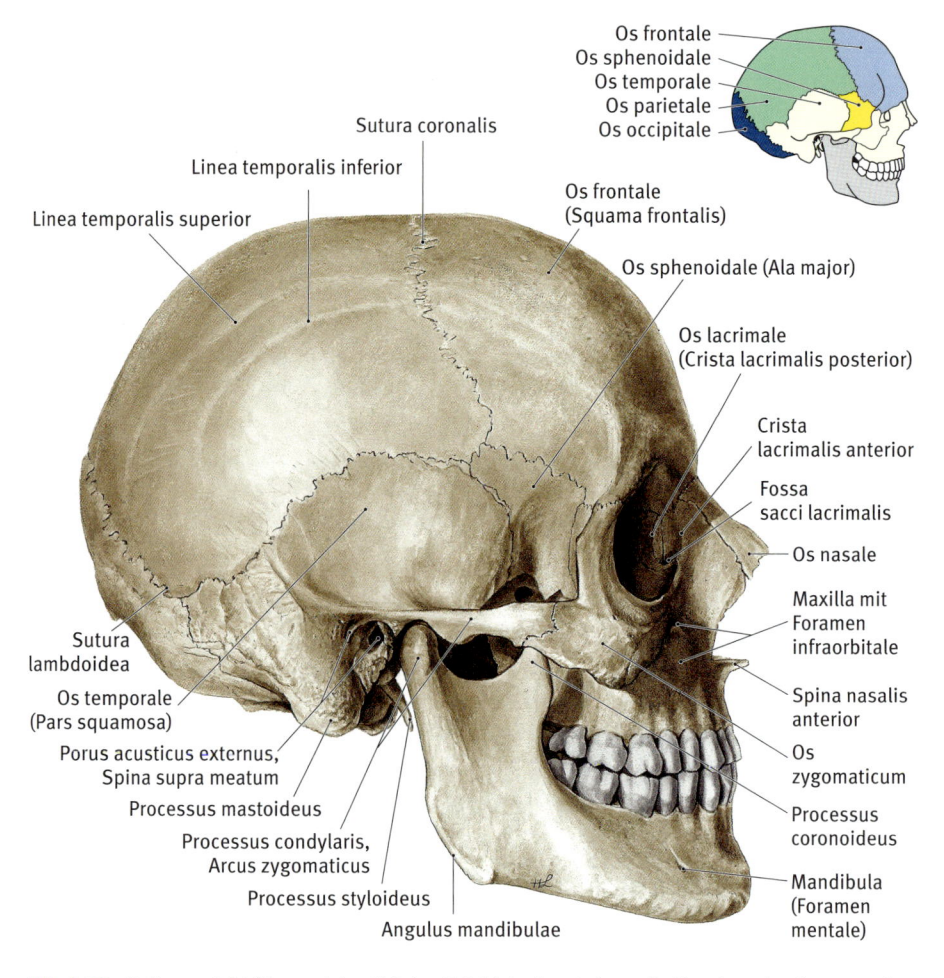

Abb. 1.18: Seitenansicht (Norma lateralis) des Schädels. Inset oben: die Knochen des Neurocraniums in verschiedenen Farben: dunkelblau: Os occipitale, grün: Os parietale, hellblau: Os frontale, gelb: Os sphenoidale, hellgelb: Os temporale, weiß: Knochen des Gesichtsschädels.

tinum), zur Unterfläche der Schädelbasis (Canalis pterygoideus) und zur Mundhöhle (Foramen palatinum majus, Foramina palatina minora).

In der Ansicht von unten stellt sich die äußere Schädelbasis dar, an der ein vorderer, mittlerer und hinterer Teil unterschieden werden können (Abb. 1.19). Der vordere Teil der äußeren Schädelbasis reicht von den oberen mittleren Schneidezähnen bis zum Gaumenhinterrand und wird vom knöchernen Gaumen gebildet.

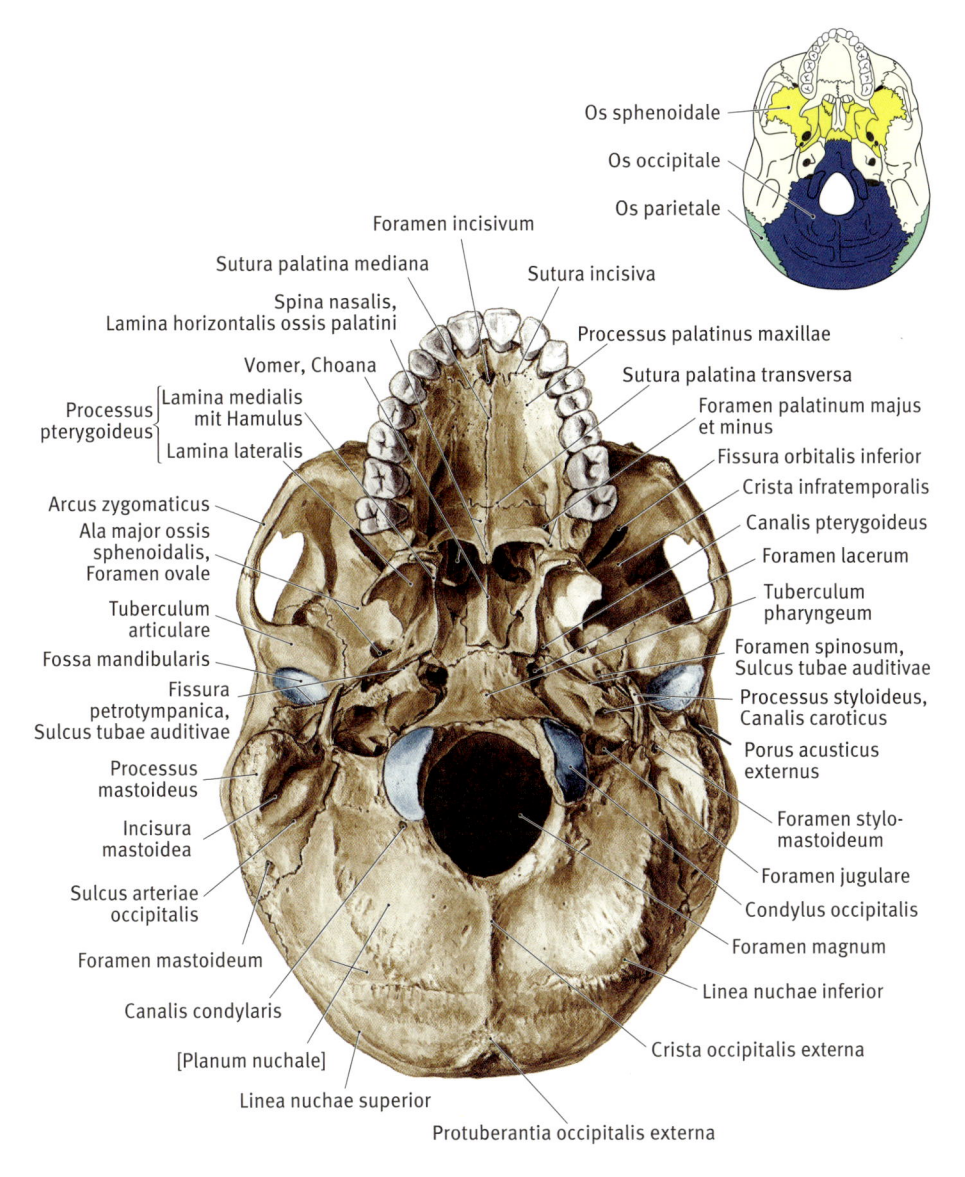

Abb. 1.19: Schädel, Basalansicht (Norma basalis). Inset oben: die Knochen des Neurocraniums in verschiedenen Farben: dunkelblau: Os occipitale, grün: Os parietale, gelb: Os sphenoidale.

Der mittlere Teil der äußeren Schädelbasis beginnt am Hinterrand des knöchernen Gaumens und erstreckt sich bis zum Vorderrand des Foramen magnum. Teile der mittleren äußeren Schädelbasis dienen dem Pharynx, den Muskeln des Gaumens, sowie den Kaumuskeln als Ursprungsfeld. Das Ursprungsfeld des M. constrictor pharyngis erstreckt sich vom Tuberculum pharyngeum am Clivus beidseits nach lateral bis zum Vorderrand der Apertura externa canalis carotici, biegt hier nach medial um, folgt der Fissura sphenopetrosa und endet an der Wurzel der Lamina medialis des Processus pterygoideus. Am Hamulus pterygoideus wird der M. tensor veli palatini umgelenkt. An der Außenfläche der Lamina lateralis des Processus pterygoideus entspringt der M. pterygoideus lateralis. In der Fossa pterygoidea entspringt der M. pterygoideus medialis. Oberhalb der Lamina horizontalis des Gaumenbeins liegen die Choanen als hintere Öffnung der Nasenhöhlen. Foramen ovale, Foramen spinosum und Apertura externa canalis carotici liegen hintereinander und stellen bei Schädelfrakturen eine Schwachstelle dar. Lateral der Apertura externa canalis carotici liegt die Fossa mandibularis. Am Hinterrand der Fossa mandibularis tritt die Chorda tympani durch die Fissura petrotympanica (Glaser-Spalte) in die Paukenhöhle ein. Das Foramen lacerum liegt an der Felsenbeinspitze und ist am nicht mazerierten Schädel durch Faserknorpel verschlossen.

Der hintere Teil der äußeren Schädelbasis beginnt am vorderen Rand des Foramen magnum und endet an der Linea nuchae superior. Zu beiden Seiten des Foramen magnum befinden sich die Condyli occipitales. Oberhalb der Kondylen durchbricht der Canalis hypoglossi das Hinterhauptsbein und mündet lateral. Hinter der Apertura externa canalis carotici liegt das Foramen jugulare. Lateral vom Foramen jugulare befindet sich der Processus styloideus mit dem Foramen stylomastoideum. Am weitesten lateral, hinter dem Porus acusticus externus, erhebt sich der Processus mastoideus.

1.1.1.2.2 Der Schädel in der Ansicht von innen

Das *Schädeldach* weist an seiner Innenseite Impressionen der Hirnhautarterien, insbesondere von Ästen der A. meningea media, auf. Median wird das Schädeldach vom Sulcus sinus sagittalis superioris durchzogen. In dieser Rinne verläuft der Sinus sagittalis superior, ein venöser von der Dura mater gebildeter Blutleiter, der das venöse Blut der Vv. cerebri superiores aufnimmt. Auf beiden Seiten des Sulcus sinus sagittalis superioris liegen die Foveolae granulares; diese grubenförmigen Vertiefungen werden durch die Granulationes arachnoidales hervorgerufen, welche mit der Resorption des Liquor cerebrospinalis in Zusammenhang stehen.

Die *innere Schädelbasis* kann in eine mittlere und eine paarige seitliche Region gegliedert werden (Abb. 1.20). Die mittlere Region erstreckt sich vom der Lamina cribrosa des Siebbeins bis zum Basion am Vorderrand des Foramen magnum. Gegen die beiden seitlichen Regionen wird sie durch eine Linie, welche den Processus clinoideus anterior mit dem Processus clinoideus posterior des Keilbeins verbindet, abgegrenzt. Die paarige seitliche Region enthält die drei Schädelgruben: Fossae cranii anterior, media und posterior.

Auf der Lamina cribrosa liegen Bulbus und Tractus olfactorius. An die Lamina cribrosa schließt sich in der mittleren Region der inneren Schädelbasis der Türkensattel (Sella turcica) mit der *Fossa hypophysialis* an. Die vordere Begrenzung des Türken-

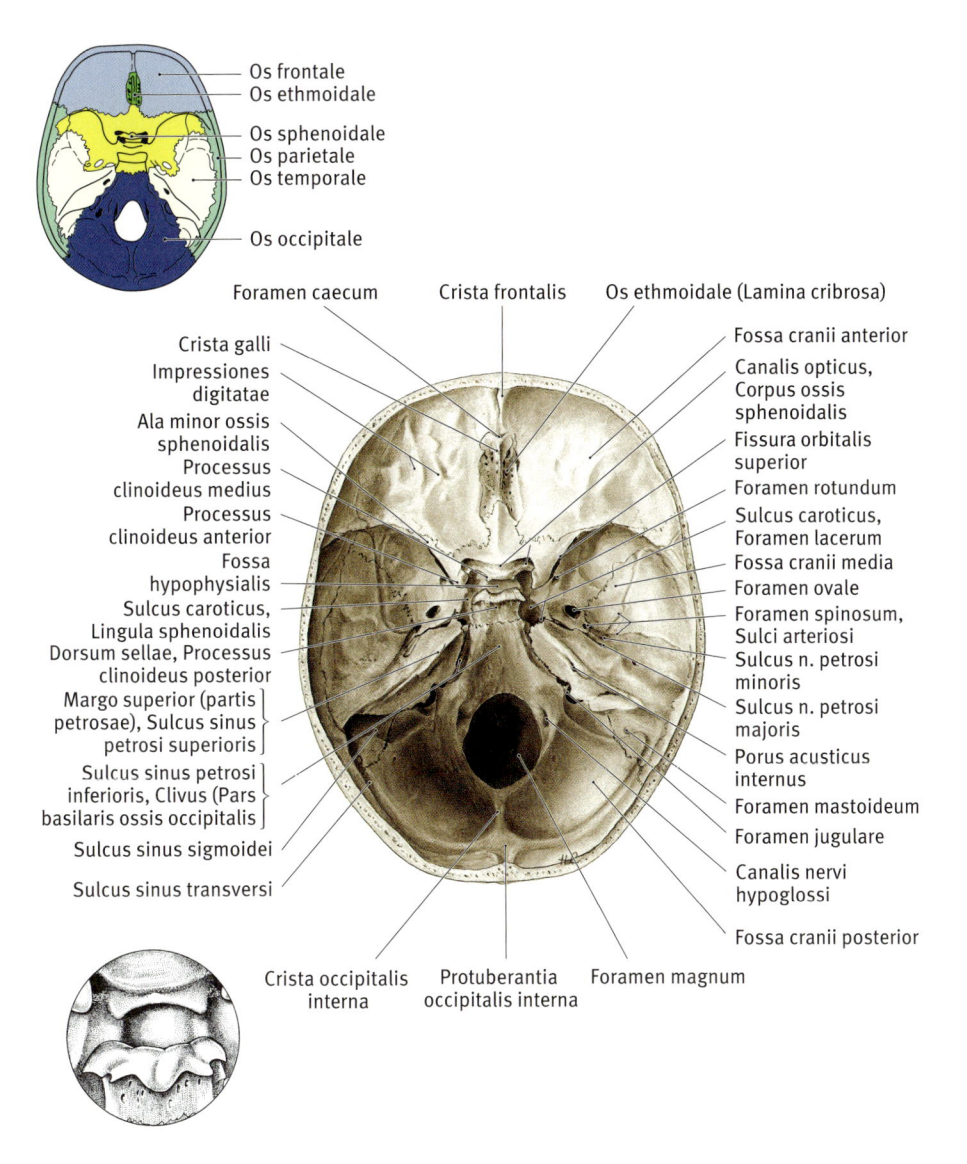

Abb. 1.20: Innenfläche der Schädelbasis, Basis cranii interna. Inset oben: die Knochen des Neurocraniums in verschiedenen Farben: dunkelblau: Os occipitale, grün: Os parietale, hellblau: Os frontale, gelb: Os sphenoidale. Inset unten: Details im Bereich des Türkensattels (aus G.-H. Schumacher).

sattels wird median vom Tuberculum sellae und lateral von den Processus clinoidei anteriores gebildet. Die hintere Begrenzung wird vom Dorsum sellae mit den beiden nach lateral anschließenden Processus clinoidei posteriores geliefert. Unter der Fossa hypophysialis liegt die Keilbeinhöhle. Im Clivus sind Pars basilaris des Hinterhauptsbeins und Dorsum sellae des Keilbeinkörpers miteinander verbunden. Diese Verbindung besteht bis ungefähr zum 20. Lebensjahr aus einer knorpeligen Wachstumsfuge (Synchondrosis sphenooccipitalis). Danach liegt eine Synostose vor. Auf dem Clivus liegen der Pons cerebri und die Medulla oblongata. Parallel zu den Seitenkanten des Clivus verläuft an der Unterkante der Felsenbeinpyramide der Sulcus sinus petrosi inferioris.

Die *Fossa cranii anterior* wird nach dorsal durch die kleinen Keilbeinflügel gegen die Fossa cranii media abgegrenzt. Der Boden der Fossa cranii anterior besteht aus der Pars orbitalis des Stirnbeins und den Alae minores des Keilbeins. Die Abknickung der Schädelbasis, welche in Zusammenhang mit der Entwicklung des aufrechten Gangs steht, drückt sich in dem Winkel (Sphenobasilarwinkel) zwischen der Ebene der vorderen Schädelgrube und dem Clivus aus. Erstaunlicherweise unterliegt dieser Sphenobasilarwinkel gewissen Größenschwankungen. Die vordere Schädelgrube nimmt den Frontallappen des Gehirns auf. Windungen und Furchen des Frontalhirns hinterlassen im Knochen Abdrücke in Form der Impressiones digitatae und der Juga cerebralia.

Die *Fossa cranii media* erstreckt sich vom Hinterrand des kleinen Keilbeinflügels bis zur Oberkante der Felsenbeinpyramide. Die Grube nimmt den Temporallappen des Endhirns auf. Ebenso wie in der vorderen Schädelgrube so sind auch hier Impressiones digitatae und Juga cerebralia ausgeprägt. Nach vorne wird die Fossa cranii media durch den großen Keilbeinflügel begrenzt. Durch die zwischen kleinem und großem Keilbeinflügel gelegene Fissura orbitalis superior besteht eine Verbindung zur Augenhöhle. In der Wölbung des großen Keilbeinflügels liegen hintereinander die Foramina rotundum, ovale und spinosum. Vor der Felsenbeinspitze liegt das Foramen lacerum. Zu Lebzeiten wird das Foramen lacerum von Knorpel, den die Nn. petrosus major und minor durchbrechen, ausgefüllt. Aus dem Foramen lacerum steigt zu beiden Seiten des Keilbeinkörpers der Sulcus caroticus, in dem die A. carotis interna nach ihrem Austritt aus der Felsenbeinspitze verläuft, auf. Die obere Fläche der Felsenbeinpyramide ist durch die Eminentia arcuata sowie durch den Hiatus canalis nervi petrosi majoris und den Hiatus canalis nervi petrosi minoris gekennzeichnet. An der Oberkante der Felsenbeinpyramide erstreckt sich der Sulcus sinus petrosi superioris.

Die *Fossa cranii posterior* wird durch die Pyramidenoberkante und den Sulcus sinus transversi des Hinterhauptsbeins begrenzt. Die Grube enthält das Kleinhirn, die Brücke sowie das verlängerte Mark und wird durch das Tentorium cerebelli vom Occipitallappen des Endhirns getrennt. Vorn ist die hintere Schädelgrube durch die Hinterfläche der Felsenbeinpyramide, auf der der Porus acusticus internus liegt, gekennzeichnet. Der Sulcus sinus sigmoidei endet im Foramen jugulare.

Klinik
An einzelnen Stellen ist der Knochen der inneren Schädelbasis auffallend dünn. Schwachstellen, an denen es bei Gewalteinwirkung zu Frakturen kommen kann, treten in folgenden Regionen auf: Lamina cribrosa des Siebbeins, Orbitadach, Boden der Sella turcica, Fossa mandibularis, Dach der Paukenhöhle, tiefste Stelle der hinteren Schädelgrube.

1.1.1.3 Altersmerkmale am Schädel

Verschluss der Fontanellen
Die hintere, dreieckige Fontanelle (Fonticulus posterior) liegt am Kreuzungspunkt der Pfeilnaht mit der Lambdanaht: Verschluss im 3. Lebensmonat. Die vordere seitliche Fontanelle (Fonticulus sphenoidalis) liegt zwischen Stirnbein, Scheitelbein, Schläfenbeinschuppe und großem Keilbeinflügel: Verschluss im 6. Lebensmonat. Die hintere seitliche Fontanelle (Fonticulus mastoideus) liegt zwischen Scheitelbein, Hinterhauptsbein und Pars petrosa des Schläfenbeines: Verschluss im 18. Lebensmonat. Die vordere, drachenförmige Fontanelle (Fonticulus anterior) liegt zwischen den beiden noch nicht miteinander verwachsenen Stirnbeinhälften und den beiden Scheitelbeinen: Verschluss im 3. Lebensjahr.

Verschluss der Knorpelhaften (Synchondrosen) am Schädel
Die Knorpelhaften zwischen der Pars basilaris und den Partes laterales des Hinterhauptbeines (Synchondrosis intraoccipitalis anterior) sowie zwischen den Partes laterales und dem unteren Teil der Squama occipitalis (Synchondrosis intraoccipitalis posterior) verknöchern um das 6. Lebensjahr. Die Knorpelhaft zwischen der Pars basilaris des Hinterhauptbeines und dem Keilbeinkörper (Synchondrosis sphenooccipitalis) schließt sich um das 20. Lebensjahr.

Verschluss der Schädelnähte
Bei den Schädelnähten handelt es sich im unverschlossenen Zustand um Bandhaften (Syndesmosen). Nach Verschluss der Schädelnähte spricht man von Knochenhaften (Synostosen). Der Verschluss der Schädelnähte erfolgt von innen nach außen und beginnt nach Wachstumsabschluss im 3. Lebensjahrzehnt.

Die *Kranznaht* (Sutura coronalis) hat drei Abschnitte: 1. Medialer, ziemlich glatter Nahtabschnitt (Verschluss: Männer 45 bis 54 Jahre, Frauen 55 bis 64 Jahre), 2. Mittlerer, mäßig gewellter Nahtabschnitt (Verschluss: Männer und Frauen ab 70 Jahre), 3. Lateraler, mäßig gezähnter Abschnitt (Verschluss: Männer 33 bis 42 Jahre, Frauen 38 bis 47 Jahre).

Die *Pfeilnaht* (Sutura sagittalis) hat vier Abschnitte: 1. Vorderer, gerader Nahtabschnitt (Verschluss: Männer und Frauen 50 bis 59 Jahre), 2. Mittlerer, ziemlich gewellter Nahtabschnitt (Verschluss: Männer 35 bis 40 Jahre, Frauen 43 bis 52 Jahre),

3. Mittlerer, relativ gerader, in Nachbarschaft der Foramina parietalia liegender Nahtabschnitt (Verschluss: Männer 20 bis 29 Jahre, Frauen 25 bis 34 Jahre), 4. Hinterer, wenig gewellter Nahtabschnitt (Verschluss: Männer 38 bis 47 Jahre, Frauen 43 bis 52 Jahre).

Die *Lambdanaht* (Sutura lambdoidea) hat drei Abschnitte: 1. Medialer, wenig gekrümmter Nahtabschnitt (Verschluss: Männer 55 bis 64 Jahre, Frauen 60 bis 69 Jahre), 2. Mittlerer, durch starke Exkurvationen gekennzeichneter Nahtabschnitt (Verschluss: Männer 65 bis 74 Jahre, Frauen 60 bis 69 Jahre), Lateraler, wenig gewellter Nahtabschnitt (Verschluss: Männer und Frauen ab 70 Jahre).

1.1.1.4 Kraniometrische Mess- und Bezugspunkte

Kraniometrische Messpunkte werden in der Anthropologie benutzt, um bestimmte Längen-, Breiten- und Höhenmaße am Hirn- und Gesichtsschädel abzunehmen. Mit Hilfe dieser Maße wird die Mannigfaltigkeit der Formen des menschlichen Schädels metrisch fassbar. So drückt beispielsweise die größte Hirnschädellänge aus, ob ein Schädel kurz, mittellang oder lang ist. In Anlehnung an das Klassifikationsschema der Schädelmaße bei Hug [7] werden Schädel von Männern (und Frauen) mit einer größten Hirnschädellänge bis zu 179 (169) mm als kurz, in einem Bereich von 180 bis 189 (170 bis 179) mm als mittellang und ab einem Messwert von 190 (180) mm als lang eingestuft. Beim Längen-Breiten-Index werden größte Hirnschädelbreite und größte Hirnschädellänge miteinander ins Verhältnis gesetzt. Hierzu wird der Messwert der größten Hirnschädelbreite mit dem Faktor 100 multipliziert. Anschließend wird das Produkt durch den Messwert der größten Hirnschädellänge dividiert. Entsprechend dem Klassifikationsschema der Schädelindices nach Martin und Saller [8] werden Schädel von Männern und Frauen mit einem Längen-Breiten-Index von 70,0 bis 74,9 als *dolichokran* (lang-schmalförmig), mit einem Index von 85,0 bis 79,9 als *mesokran* und mit einem Index von 80,0 bis 84,9 als *brachykran* (kurz-breitförmig) bezeichnet.

Für die *Kieferorthopädie* sind *skelettale Bezugspunkte* wichtig, um mit Hilfe der *Fernröntgenseitenanalyse* die *Kiefer- und Zahnstellung* eines Patienten analysieren zu können [9]. Einige kraniometrische Messpunkte und Maße der Anthropologie sind eventuell auch für den Kieferorthopäden bei der Einordnung der Formenvielfalt des Hirn- und Gesichtsschädels nutzbringend und werden daher nachfolgend kurz beschrieben. Hierbei wurde das Lehrbuch der Anthropologie von Martin und Saller [8] als Grundlage genommen. Bei den Messstrecken wurden die Nummern nach Martin angegeben.

1.1.1.4.1 Anthropologische Messpunkte und Messstrecken

Kraniometrische anthropologische Messpunkte (Abb. 1.21):
– Basion (ba): Schnittpunkt des Vorderrandes des Foramen magnum mit der Medianebene. Wird zur Messung der Schädelbasislänge und der Basion-Bregma-Höhe benötigt.

- Bregma (b): Punkt des Zusammentreffens der beiden Scheitelbeine mit dem Stirnbein. Wird zur Messung der Basion-Bregma-Höhe benötigt.
- Ektoconchion (ek): Schnittpunkt einer vom Maxillofrontale parallel zum oberen Augenhöhlenrand geführten Geraden mit dem Außenrand der Augenhöhle. Wird zur Messung der Orbitalbreite benötigt.
- Endomolare (enm): Die Mitte der Innenränder der Alveolen der zweiten oberen Molaren. Wird zur Messung der Gaumenbreite benötigt.
- Euryon (eu): Endpunkt der größten Breite des Gehirnschädels. Die Lage des Euryon kann nur durch die Messung der größten Hirnschädelbreite festgestellt werden; diese fällt beim Homo sapiens sapiens auf das Scheitelbein oder auf den oberen Abschnitt der Schläfenbeinschuppe. Bei den Australopithecinae liegt die größte Hirnschädelbreite immer auf den Schläfenbeinen.
- Frontotemporale (ft): Der am weitesten medial gelegene Punkt der Linea temporalis. Wird zur Messung der kleinsten Stirnbreite benötigt.

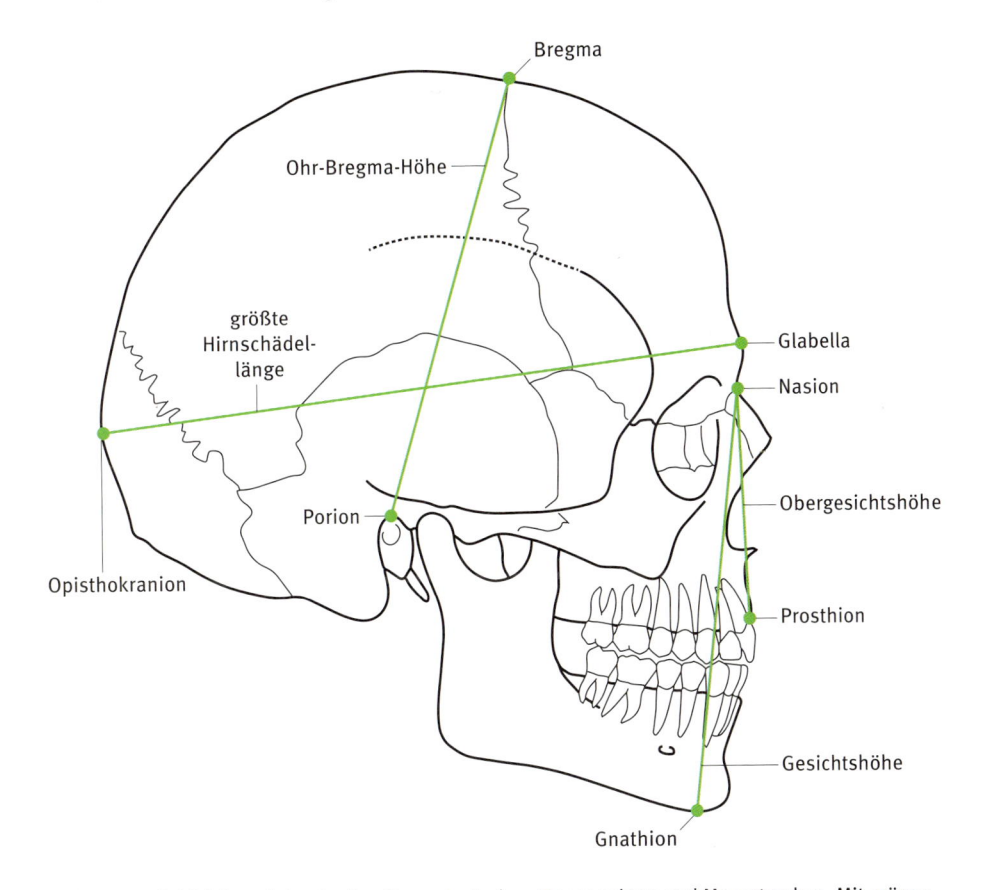

Abb. 1.21: Schädel von lateral mit anthropologischen Messpunkten und Messstrecken. Mit grünen Linien sind eingetragen: größte Hirnschädellänge (Glabella – Opisthokranion), Ohr-Bregma-Höhe (Porion – Bregma), Gesichtshöhe (Nasion – Gnathion) und Obergesichtshöhe (Nasion – Prosthion).

- Glabella (g): Der zwischen den Arcus superciliares am meisten nach vorn vorragende Punkt in der Medianebene. Wird zur Messung der größten Hirnschädellänge benötigt.
- Gnathion (gn): Tiefster Punkt des Unterrandes des Unterkiefers in der Medianebene. Wird zur Messung der Gesichtshöhe benötigt.
- Gonion (go): Punkt am Übergang des Unterrandes des Unterkieferkörpers in den Hinterrand des aufsteigenden Astes. Wird zur Messung der Winkelbreite des Unterkiefers benötigt.
- Maxillofrontale (mf): Schnittpunkt des Innenrandes der Augenhöhle mit der Maxillofrontalnaht. Wird zur Messung der Orbitalbreite benötigt.
- Nasion (n): Schnittpunkt der Nasofrontalnaht mit der Medianebene. Wird zur Messung von Gesichtshöhe, Obergesichtshöhe und Nasenhöhe benötigt.
- Nasospinale (ns): Schnittpunkt einer an die Unterränder der Apertura piriformis gelegten Tangente mit der Medianebene. Wird zur Messung der Nasenhöhe benötigt.
- Opisthokranion (op): Der am weitesten von der Glabella entfernteste Punkt in der Medianebene. Wird zur Messung der größten Schädellänge benötigt.
- Orale (ol): Schnittpunkt einer an die Hinterränder der Alveolen der mittleren Schneidezähne des Oberkiefers angelegten Tangente mit der Medianebene. Wird zur Messung der Gaumenlänge benötigt.
- Porion (po): Derjenige Punkt am Oberrand des Porus acusticus externus, der senkrecht über der Mitte desselben gelegen ist. Wird zur Messung der Ohr-Bregma-Höhe benötigt.
- Prosthion (pr): Schnittpunkt einer an die Oberränder der Alveolen der vorderen Schneidezähne angelegten Tangente mit der Medianebene. Wird zur Messung der Obergesichtshöhe benötigt.
- Staphylion (sta): Schnittpunkt einer an die hinteren Ausschnitte des Gaumens angelegten Tangente mit der Medianebene. Wird zur Messung der Gaumenlänge benötigt.
- Zygion (Zy): Der am weitesten lateral gelegene Punkt des Jochbogens. Wird zur Messung der Jochbogenbreite benötigt.

Kraniometrische anthropologische Messstrecken:
- Größte Hirnschädellänge (1): Glabella (g) – Opisthokranion (op)
- Schädelbasislänge (5): Nasion (n) – Basion (ba)
- Größte Hirnschädelbreite (8): Euryon (eu) – Euryon (eu)
- Kleinste Stirnbreite (9): Frontotemporale (ft) – Frontotemporale (ft)
- Basion-Bregma-Höhe (17): Basion (ba) – Bregma (b)
- Ohr-Bregma-Höhe (20): Porion (po) – Bregma (b)
- Jochbogenbreite (45): Zygion (zy) – Zygion (zy)
- Gesichtshöhe (47): Nasion (n) – Gnathion (gn)
- Obergesichtshöhe (48): Nasion (n) – Prosthion (pr)

- Orbitalbreite (51): Maxillofrontale (mf) – Ektokonchion (ek)
- Orbitalhöhe (52): Geradlinige Entfernung des oberen vom unteren Augenhöhlenrand
- Nasenbreite (54): Größte Breite der Apertura piriformis
- Nasenhöhe (55): Nasion (n) – Nasospinale (ns)
- Gaumenlänge (62): Orale (ol) – Staphylion (sta)
- Gaumenbreite (63): Endomolare (enm) – Endomolare (enm)
- Winkelbreite des Unterkiefers (66): Gonion (go) – Gonion (go)

> **Hinweis**
> Zur Anwendung anthropologischer Messverfahren: Mit Hilfe der oben aufgeführten Messverfahren konnten die Schädel von zwei frühgeschichtlichen Völkern näher charakterisiert werden [10, 11]. Es wurden signifikante Unterschiede zwischen hallstatt-keltischen Schädeln aus Nordbayern und etruskischen Schädeln aus Corneto-Tarquinia festgestellt. Beide Völker lebten im ersten vorchristlichen Jahrtausend. Die Maße „größte Hirnschädellänge", „kleinste Stirnbreite", „Ohr-Bregma-Höhe", „Jochbogenbreite" und „Orbitalbreite" waren bei den Hallstatt-Kelten im Vergleich zu den Etruskern größer [11].

1.1.1.4.2 Kieferorthopädische Bezugspunkte

Skelettale Bezugspunkte der Fernröntgenseitenanalyse (Abb. 1.22).
Die Definition der nachfolgend beschriebenen skelettalen und dentalen Bezugspunkte wurde der Monographie „Fernröntgenseitenbildanalyse" [9] entnommen.
Keilbein
- S (Sella): Mitte der Fossa hypophysialis.
- *Se (Sella-Punkt):* Mitte des Sella-Eingangs.

Nasenbein
- N (Nasion): Vorderster Punkt der Sutura nasofrontalis in der Median-Sagittal-Ebene.

Jochbein
- Or (Orbitale): Tiefster Punkt der röntgenologischen Orbita.

Oberkiefer
- Spa (Spina nasalis anterior): Vorderster Punkt der knöchernen Spina nasalis in der Median-Sagittal-Ebene, entspricht der vorderen Begrenzung der Maxilla.
- A (A-Punkt): Tiefster Punkt der vorderen Kontur des Processus alveolaris maxillae in der Median-Sagittal-Ebene, entspricht dem Subspinale.
- Pr (Prosthion): Unterster und vorderster Punkt des Processus alveolaris maxillae zwischen den mittleren oberen Schneidezähnen in der Median-Sagittal-Ebene.

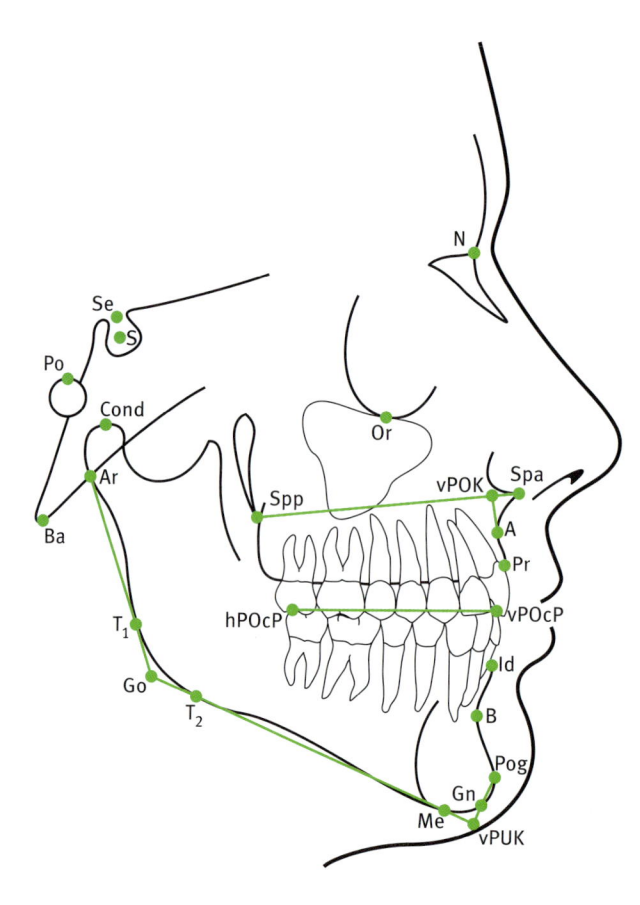

Abb. 1.22: Skelettale Bezugspunkte der Fernröntgenseitenanalyse. A = A-Punkt, Ar = Articulare, B = B-Punkt, Ba = Basion, Cond = Condylion, Go = Gonion, Gn = Gnathion, hPOcP = konstruierter posteriorer Punkt des Okklusalplanums, Id = Infradentale, N = Nasion, Me = Menton, Or = Orbitale, Po = Porion, Pog = Pogonion, Pr = Prosthion, S = Sella, Se = Sella-Punkt, Spa = Spina nasalis anterior, Spp = Spina nasalis posterior, T 1 = Tangentenpunkt 1, T 2 = Tangentenpunkt 2, vPOcP = konstruierter anteriorer Punkt des Okklusalplanums, vPOK = konstruierter vorderer Bezugspunkt für die Bestimmung der Oberkieferlänge, vPUK = konstruierter vorderer Bezugspunkt für die Bestimmung der Unterkieferlänge. Für die Messung der Gesichtskonvexität kann die „Nasion – Pogonion Linie" (N-Pog) mit dem A-Punkt in ein Verhältnis gesetzt werden.

Gaumenbein
- Spp (Spina nasalis posterior): Konstruierter röntgenologischer Punkt am Schnittpunkt der Vorderwand der Fossa pterygopalatina mit dem Nasenhöhlenboden, entspricht der hinteren Begrenzung der Maxilla.

Unterkiefer
- Id (Infradentale): Oberster und vorderster Punkt des Processus alveolaris mandibulae zwischen den mittleren unteren Schneidezähnen in der Median-Sagittal-Ebene.
- B (B-Punkt): Tiefster Punkt der vorderen Kontur des Processus alveolaris mandibulae in der Median-Sagittal-Ebene, entspricht dem Supramentale.
- Pog (Pogonion): Vorderster Punkt des knöchernen Kinns in der Median-Sagittal-Ebene.
- Gn (Gnathion): Vorderster und unterster Punkt des knöchernen Kinns in der Median-Sagittal-Ebene.

- Me (Menton): Unterster Konturpunkt der Symphyse.
- Ar (Articulare): Konstruierter Schnittpunkt des Unterrandes der Schädelbasis mit der hinteren Kontur des Collum mandibulae.
- Cond (Condylion): Oberster Punkt des Condylus mandibulae.

Schläfenbein
- Po (Porion): Röntgenologisch oberster Punkt des knöchernen Gehörganges.

Hinterhauptsbein
- Ba (Basion): Hinterster und unterster Punkt des Clivus in der Mediansagittalebene.

Konstruierte Bezugspunkte der Fernröntgenseitenanalyse
- T 1: Tangentenpunkt an der posterioren oberen Wölbung des Kieferwinkels, ausgehend vom Articulare.
- T 2: Tangentenpunkt an der posterioren unteren Wölbung des Kieferwinkels, ausgehend vom Menton.
- Go: Gonion: Konstruierter Punkt am Tangentenschnittpunkt der hinteren Ramuslinie mit der Linie des Mandibularplanums.
- vPOcP: Konstruierter anteriorer Punkt des Okklusalplanums, der durch Halbierung der Strecke des Schneidezahnüberbisses definiert ist.
- hPOcP: Konstruierter posteriorer Punkt des Okklusalplanums, der durch den distalsten okklusalen Molarenkontaktpunkt definiert ist.
- vPOK: Konstruierter vorderer Bezugspunkt für die Bestimmung der Oberkieferlänge: im A-Punkt gefälltes Lot auf die Spina-Ebene.
- vPUK: Konstruierter vorderer Bezugspunkt für die Bestimmung der Unterkieferlänge: im Pogonion gefälltes Lot auf das Mandibularplanum.

Dentale Bezugspunkte der Fernröntgenseitenanalyse
- Is $\underline{1}$: Inzsion superius: inzisalster Punkt des vordersten oberen Inzisivus.
- Ap $\underline{1}$: Apicale superius: apikalster Punkt der Wurzel des vordersten oberen Inzisivus.
- Is $\overline{1}$: Inzision inferius: inzisalster Punkt des vordersten unteren Inzisivus.
- Ap $\overline{1}$: Apicale inferius: apikalster Punkt der Wurzel des vordersten unteren Inzisivus.
- ApAMOK: Apexpunkt der mesiovestibulären Wurzel des ersten oberen Molaren.
- BifMUK: Bifurkationspunkt des ersten unteren Molaren.
- CpAMOK: Mesiovestibulärster Höcker des ersten oberen Molaren.
- FisMUK: Mittlere vestibuläre Querfissur des ersten unteren Molaren.
- A6: Distalster Kronenpunkt des ersten oberen Molaren.
- B6: Distalster Kronenpunkt des ersten unteren Molaren.

Klinik

Die Analyse von Fernröntgenseitenbildern stellt in der Kieferorthopädie ein anerkanntes und bedeutsames diagnostisches Mittel für eine erfolgreiche Diagnose von **fehlerhaften Zahnstellungen und Lagebeziehungen der Kiefer** dar.

Das Vorspringen der Schneidezähne kann zum Beispiel von den Landmarken „A-Punkt-Pogonion" (A-Pog), „Nasion-A-Punkt" (N-A) oder „Nasion-B-Punkt" (N-B) zu den inzisalen Schneidekanten der Schneidezähne in Millimetern gemessen werden. Die **Protrusion der Schneidezähne** ist bei Chinesen und Japanern durchschnittlich größer als bei Kaukasiern (Europäern). Für die Messung der **Gesichtskonvexität** wird die „Nasion-Pogonion Linie" (N-Pog) mit dem A-Punkt in ein Verhältnis gesetzt. Das Gesichtsprofil von Chinesen und Japanern ist im Vergleich zu Kaukasiern im Durchschnitt mehr konvex [12].

Bei Japanern ist der Winkel, den die Frankfurter Horizontale mit der Unterkieferebene bildet, signifikant größer als bei Kaukasiern. Der **Gesichtsachsenwinkel**, bestimmt durch die Basion-Nasion-Ebene und die von den Foramina rotunda zum Gnathion reichende Ebene, ist jedoch signifikant kleiner [13].

1.2 Skelett des Halses

1.2.1 Die Halswirbelsäule

Allgemein besteht jeder Wirbel aus zwei Hauptteilen: dem kurzen, zylindrisch geformten Wirbelkörper (Corpus vertebrae) und dem schlankeren, spangenartigen Wirbelbogen (Arcus vertebrae). Beide begrenzen zusammen das Wirbelloch (Foramen vertebrale). Der Wirbelbogen trägt einen Dornfortsatz (Processus spinosus) und zwei Querfortsätze (Processus transversi).

Vom Wirbelbogen gehen nach cranial und caudal jeweils zwei Processus articulares ab; diese stellen überknorpelte, fast kreisrunde Gelenkflächen zur Verbindung mit den Nachbarwirbeln dar. Weiterhin hat der Wirbelbogen nahe seines Ursprungs am Wirbelkörper einen oberen und unteren Einschnitt (Incisurae vertebralis superior und inferior). Das Foramen intervertebrale wird durch die Incisura inferior eines Wirbels und die Incisura superior des kaudalen Nachbarwirbels gebildet; es dient dem Austritt der Rückenmarksnerven aus dem Wirbelkanal.

Entwicklungsgeschichtlich entstehen die Anlagen der Rippen unabhängig von den Wirbelanlagen. Aber nur in den 12 Brustsegmenten bleiben sie selbstständig, an allen übrigen Segmenten verschmelzen sie mit den Wirbeln.

Das Corpus der Halswirbel ist klein und annähernd rechteckig (Abb. 1.23). Das Foramen vertebrale ist groß und dreieckig. Der Processus spinosus ist gegabelt. Aus dem Rippenrudiment entsteht beim Halswirbel das Tuberculum anterius. Der eigentliche Querfortsatz wird zum Tuberculum posterius. Durch die Verschmelzung der Tuberculum anterius mit dem Tuberculum posterius entsteht das Foramen transversarium. In dem durch die Foramina transversaria gebildeten Kanal zieht die A. vertebralis, ein Ast der A. subclavia, zum Schädel.

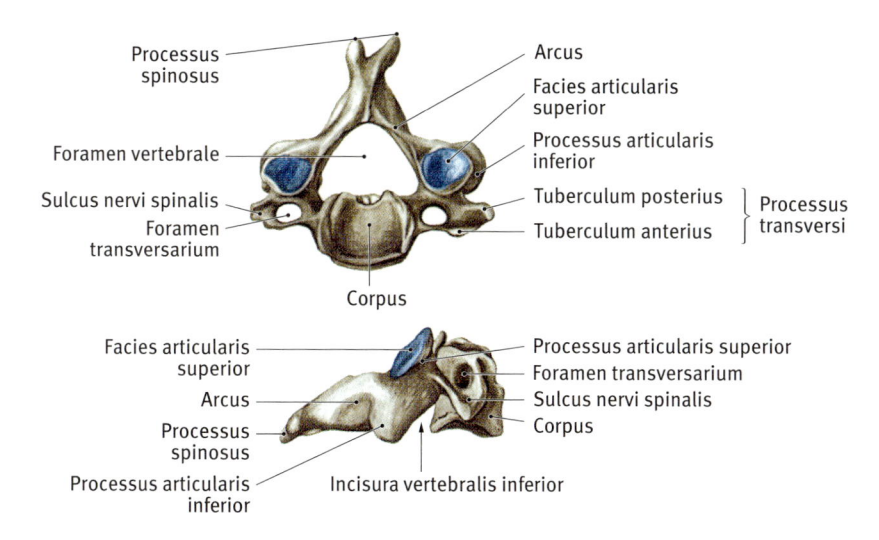

Abb. 1.23: Halswirbel von kranial und von rechts.

Von den 7 Halswirbeln weisen der erste, zweite, sechste und siebte Besonderheiten auf. Die ersten beiden Halswirbel sind sehr abweichend von den übrigen Halswirbeln gebaut und tragen besondere Namen. Der erste Halswirbel wird Atlas, der zweite Axis (früher Epistropheus) genannt.

Der *Atlas* hat seinen Corpus an den zweiten Halswirbel abgegeben, wo er zum Dens axis geworden ist (Abb. 1.24). Der Atlas besteht aus einem Arcus anterior und einem Arcus posterior sowie den beiden Massae laterales. Der Arcus anterior besitzt an seiner Vorderfläche einen kleinen Höcker, das Tuberculum anterius, und an seiner Hinterfläche eine Gelenkfläche, Fovea dentis, die mit dem Zahn (Dens) des zweiten Halswirbels in gelenkige Verbindung tritt. Der Processus spinosus ist rückgebildet zu einem Tuberculum posterius.

Am *Axis* fällt besonders der in cranialer Richtung entwickelte und mit dem Atlas artikulierende Zahn auf (Abb. 1.25). Er ist entwicklungsgeschichtlich das Corpus des Atlas, welches dieser an den Axis abgegeben hat. Der Dens axis hat an seiner Vorder- und Rückfläche je eine Gelenkfläche.

Der 6. Halswirbel weist ein prominentes Tuberculum anterius auf, welches auch Tuberculum caroticum genannt wird. Das *Tuberculum caroticum* kann am Schildknorpelunterrand durch die Haut getastet werden. Die lateral von diesem Höckerchen verlaufende A. carotis communis kann im Notfall gegen dasselbe gedrückt und komprimiert werden.

Der 7. Halswirbel ist der einzige Halswirbel, dessen Dornfortsatz nicht gegabelt ist. Dieser Dornfortsatz ist besonders lang und kann beim Patienten durch die Haut getastet werden. Daher wird dieser Halswirbel auch *Vertebra prominens* genannt.

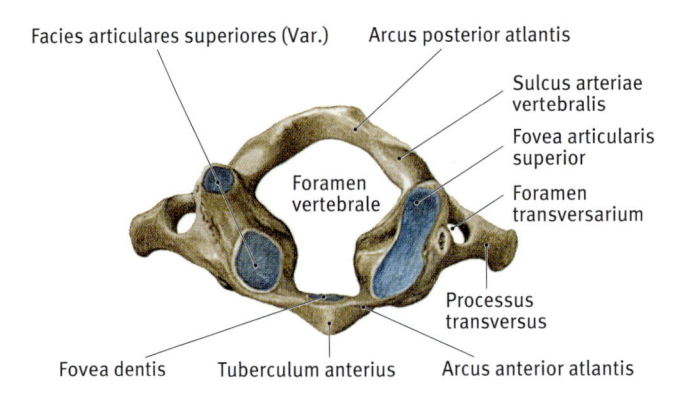

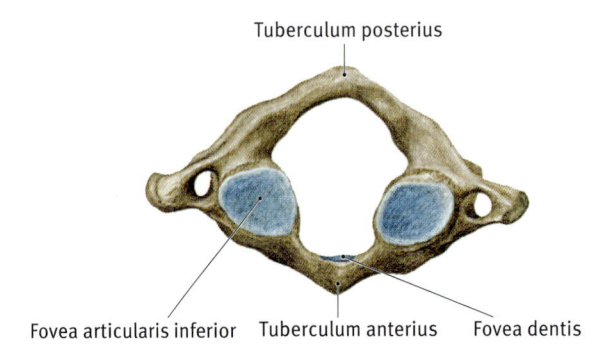

Abb. 1.24: Atlas von kranial und von kaudal.

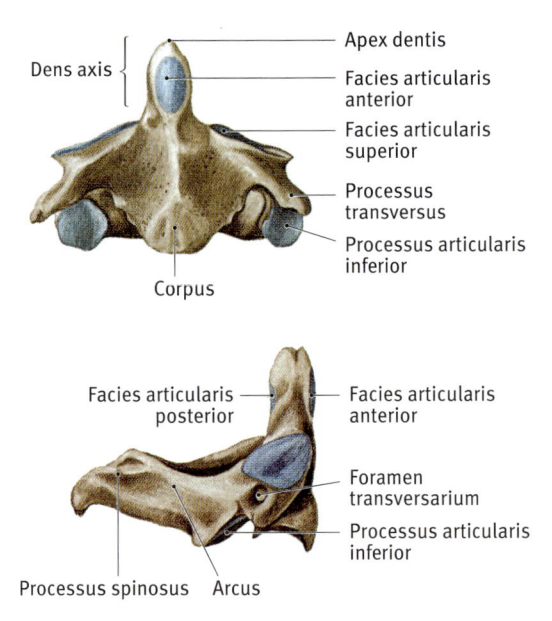

Abb. 1.25: Axis von ventral und von rechts.

1.2.2 Die Kopfgelenke

Der Kopf kann in zwei Gelenken, dem oberen und dem unteren Kopfgelenk, gegen die Halswirbelsäule bewegt werden. Im oberen Kopfgelenk erfolgen hauptsächlich Nickbewegungen, im unteren Kopfgelenk überwiegend Drehbewegungen.

1.2.2.1 Oberes Kopfgelenk

Es artikulieren der Condylus occipitalis des Os occipitale mit der Fovea articularis superior des Atlas (Abb. 1.26). Das Gelenk ist beidseitig vorhanden. Rechter und linker Abschnitt des Gelenkes haben jeweils eine eigene Gelenkkapsel. *Bänder:* Die Membranae atlanto-occipitalis anterior und posterior schließen den Zwischenraum zwischen Atlas und Os occipitale ventral und dorsal. *Mechanik:* Es handelt sich um ein Eigelenk (Articulatio elipsoidea) mit zwei Achsen. Um eine frontale Achse, die durch die Vorderränder der beiden Processus mastoidei verläuft, sind Nickbewegungen (Heben und Senken des Kopfes) möglich. Um eine sagittale Achse kann, wenngleich auch in geringem Ausmaß, eine Seitwärtsneigung des Kopfes erfolgen.

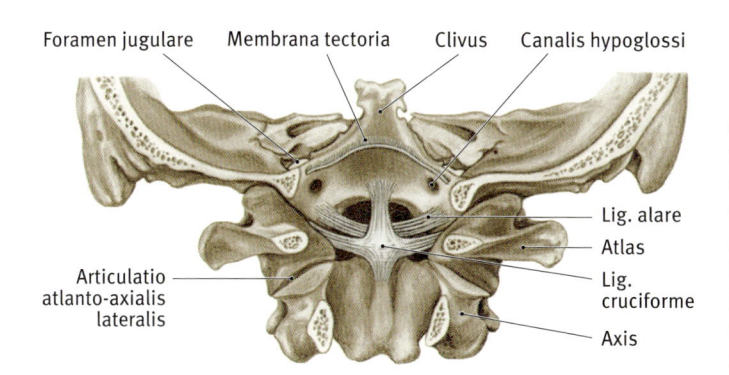

Abb. 1.26: Bänder zwischen Os occipitale, Atlas und Axis von dorsal durch Eröffnung des Wirbelkanals freigelegt. Rückenmark mit Hüllen und Membrana tectoria entfernt.

1.2.2.2 Unteres Kopfgelenk

Das untere Kopfgelenk setzt sich aus zwei lateralen Gelenken (Articulationes atlantoaxiales laterales) und einem medianen unpaaren Gelenk (Articulatio atlantoaxialis mediana), an dem der Dens axis beteiligt ist, zusammen (Abb. 1.27). In der *Articulatio atlantoaxialis lateralis* artikulieren die Facies articularis inferior des Atlas mit der Facies articularis superior des Axis. In der *Articulatio atlantoaxialis mediana* dreht sich der Dens axis in einem osteofibrösen Ring, der vorne vom Arcus anterior des Atlas und hinten vom Ligamentum transversum atlantis gebildet wird. *Bänder:* Das Ligamentum apicis dentis, ein zartes Bändchen, das von der Spitze des Dens axis zum Vorderrand des Foramen magnum zieht, hat mehr entwicklungsgeschichtliche als funktionelle Bedeutung; es ist, wie auch die Nuclei pulposi, ein Rest der Chorda dorsalis. Die Ligamenta alaria sitzen wie zwei Flügel seitlich am Dens axis und befestigen sich an der medialen Seite des Condylus occipitalis. Bei einer Drehbewegung

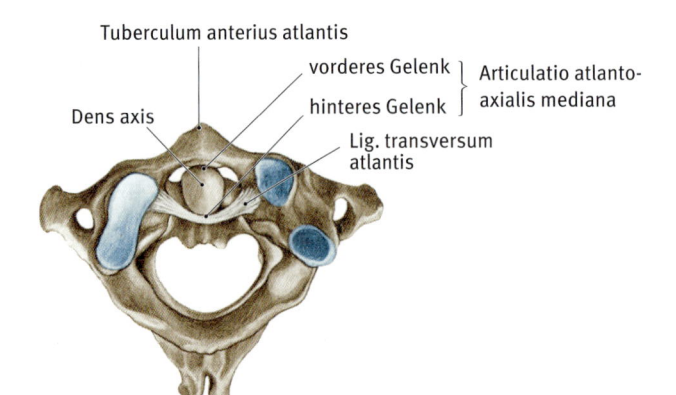

Abb. 1.27: Atlas und Axis von kranial, Teilgelenke und Ligamentum transversum atlantis.

des Kopfes wird jeweils das eine Band nach vorn, das andere nach hinten um den Dens geführt und angespannt; hierdurch wird die Drehbewegung gehemmt. Das Ligamentum transversum atlantis spannt sich zwischen den beiden Massae laterales des Atlas aus und umschließt den Dens axis von dorsal. Bei Einwirkung starker Gewalt reißt dieses Band und der Dens luxiert in das Rückenmark, was den sofortigen Tod zur Folge hat (Genickbruch). Die Mitte dieses Bandes ist durch längsverlaufende Fasern mit dem Clivus und dem Körper des Dens verbunden. Beide Faserzüge werden gemeinsam als Ligamentum cruciforme atlantis bezeichnet. Der gesamte Bandapparat wird dorsal durch die Membrana tectoria, die eine verbreiterte Fortsetzung des Ligamentum longitudinale posterius der Wirbelsäule bis zum Schädel darstellt, bedeckt. *Mechanik:* Funktionell können die im unteren Kopfgelenk vereinigten Gelenke als Dreh- oder Zapfengelenk (Articulatio trochoidea) bezeichnet werden. Die Achse dieses Gelenkes zieht senkrecht durch den Dens axis. Bei den Drehbewegungen des Kopfes dreht sich der Schädel mitsamt dem Atlas um den Dens axis.

1.2.3 Die Unkovertebralgelenke

Die cranialen Flächen der Halswirbelkörper weisen an beiden Seiten schaufelförmige Erhebungen, Processus uncinati, auf. Entwicklungsgeschichtlich sind die Processus uncinati Teile des Wirbelbogens und verschmelzen erst um das 10. Lebensjahr mit dem Wirbelkörper.

Die Zwischenwirbelscheiben der Halswirbelsäule weisen beim Erwachsenen seitliche Spalten auf, die in den Anulus fibrosus eindringen. Die Spalten ziehen mitunter durch die gesamte Zwischenwirbelscheibe und können sie in zwei Hälften unterteilen. Der Prozess der Rissbildung kann in Zusammenhang mit der Aufrichtung der Processus uncinati, die beim Neugeborenen noch flach stehen, gesehen werden. Die Rissbildungen treten erstmals um das 10. Lebensjahr auf und finden in gesundem

Gewebe statt. Die Lamellen des Anulus fibrosus werden im Bereich der Spalten nach außen verlagert und erhalten Kontakt mit den Processus uncinati sowie dem glatten Seitenbereich der Unterfläche des darüberliegenden Wirbelkörpers. Im weiteren Verlauf erhalten die Spalten ein gelenkartiges Aussehen und werden außen durch angelagertes Bindegewebe nach Art einer Gelenkkapsel abgeschlossen. Die Spalten haben die Tendenz sich weiter nach der Mitte auszudehnen. Bei Individuen im Alter von 30 Jahren ist die Bandscheibe zweigeteilt.

Klinik

Infolge der durchgehenden Spaltbildung in Höhe der Unkovertebralgelenke können sich Teile des Nucleus pulposus nach lateral vorwölben und dabei die Spinalnervenwurzeln oder die A. vertebralis komprimieren.

Zusammenfassung
- Der Schädel lässt sich in einen Hirnschädel (Neurocranium) und einen Gesichtsschädel (Splanchnocranium) gliedern.
- Die Augenhöhle besteht aus 7 Knochen unterschiedlicher Dicke: Stirnbein, großer Flügel des Keilbeins, Jochbein, Oberkiefer, Tränenbein, Siebbein und Gaumenbein.
- Zum Nasenskelett gehören das Siebbein, das Pflugscharbein, die unteren Muscheln, die Nasenbeine und die Tränenbeine. Die knöcherne Nasenscheidewand wird von der Lamina perpendicularis des Siebbeins und vom Pflugscharbein gebildet.
- Die obere und mittlere Nasenmuschel gehören zum Siebbein, die untere Nasenmuschel ist ein eigener Knochen.
- Das Kieferskelett wird vom Oberkiefer, Jochbein, Gaumenbein und Unterkiefer gebildet.
- An der Seitenwand des Schädels liegen mehrere Gruben: Die Fossae temporalis, infratemporalis und pterygopalatina.
- Die innere Schädelbasis kann in eine mittlere und eine paarige seitliche Region gegliedert werden. Die paarige seitliche Region enthält die drei Schädelgruben: Die Fossae cranii anterior, media und posterior.
- Der Verschluss der vorderen, drachenförmigen Fontanelle (Fonticulus anterior) erfolgt um das 3. Lebensjahr, der Verschluss der hinteren, dreieckigen Fontanelle (Fonticulus posterior) schon im 3. Lebensmonat.
- Die Analyse von Fernröntgenseitenbildern mit skelettalen Bezugspunkten stellt in der Kieferorthopädie ein anerkanntes und bedeutendes diagnostisches Mittel für eine erfolgreiche Diagnose von fehlerhaften Zahnstellungen und Lagebeziehungen der Kiefer dar.
- Das obere Kopfgelenk zwischen Hinterhauptsbein und Atlas erlaubt Nickbewegungen, das untere Kopfgelenk zwischen Atlas und Axis Drehbewegungen des Kopfes.

Literatur

[1] Tillmann B, Töndury G. Kopf. In: Leonhardt H, Tillmann B, Töndury G, Zilles K (Hg). Rauber/Kopsch, Anatomie des Menschen, Bd. I. Stuttgart, New York: Thieme 1987, 673-676.
[2] Rosenbauer KA, Engelhardt JP, Koch H, Stüttgen U. Klinische Anatomie der Kopf- und Halsregion für Zahnmediziner. Stuttgart, New York: Thieme, 1998; 32-33, 126-127.
[3] Jüde HD, Kühl W, Roßbach A. Einführung in die zahnärztliche Prothetik. Deutscher Zahnärzteverlag, Köln, 1997, 181 ff.
[4] Gerber A. Beiträge zur totalen Prothetik (III). Bessere Prothesen für zahnlose Unterkiefer. Die Quintessenz. 1973;5:59-64.
[5] Gerber A. Beiträge zur totalen Prothetik (I). Form, Funktion und Strukturprophylaxe. Die Quintessenz. 1973;3:57-62.
[6] Kemeny I. Die klinischen Grundlagen der totalen Prothese. Johann Ambrosius Barth Verlag, Leipzig, 1955, 9 ff, 13.
[7] Hug E. Die Schädel der frühmittelalterlichen Gräber aus dem solothurnischen Aaregebiet in ihrer Stellung zur Reihengräberbevölkerung Mitteleuropas. Ein Beitrag zum Problem der europäischen „Brachycephalie". Zeitschrift für Morphologie und Anthropologie. 1940;28:359-528.
[8] Martin R, Saller K. Lehrbuch der Anthropologie. Bd. I, 3. Aufl., Fischer, Stuttgart, 1957.
[9] Nötzel F, Schultz C, Hartung M. Fernröntgenseitenbild-Analyse. Deutscher Zahnärzte Verlag, Köln, 2007.
[10] Claassen H. Untersuchungen zur Anthropologie und Paläopathologie des hallstattzeitlichen Menschen in der Oberpfalz. Naturwissenschaftliche Dissertation, Ludwig-Maximilians-Universität, München, 1989.
[11] Claassen H, Wree A. The etruscan skulls of the Rostock anatomical collection – How do they compare with the skeletal findings of the first thousand years B. C.? Ann Anat. 2004;186:157-163.
[12] Johnson PF. Racial norms: Esthetic and prosthodontic implications. J Prosthet Dent. 1992;67:502-8.
[13] Ioi H, Nakata S, Nakasima A, Counts AL. Comparison of cephalometric norms between Japanese and Caucasian adults in antero-posterior and vertical dimension. European Journal of Orthodontics. 2007;29:493-9

2 Zähne und Gebiss

Die verschiedenartige Ernährungsweise hat bei den meisten Säugetieren und beim Menschen zu einer Spezialisierung einzelner Zahngruppen des Gebisses geführt. Die Zähne sind unterschiedlich gestaltet (heterodontes Gebiss). Die *Heterodontie* kennzeichnet die Ernährungsweise des Menschen als Allesesser. Des Weiteren ist das menschliche Gebiss *diphyodont*. Eine erste Kohorte von Milchzähnen (Dentes decidui) wird durch eine zweite Kohorte von Dauerzähnen (Dentes permanentes) ersetzt. Am Milchgebiss unterscheidet man 3 spezialisierte Zahntypen: Schneidezähne (Incisivi), Eckzähne (Canini) und Mahlzähne (Molares). Am Dauergebiss werden 4 spezialisierte Zahntypen unterschieden. Neben den vom Milchgebiss bekannten Zahntypen werden zusätzlich Backenzähne (Praemolares) ausgebildet.

Bei der Beschreibung der Form sowie der Formvarianten der Zahntypen des Milch- und Dauerzahngebisses wurde auf das Standardwerk „Odontographie" von Gert-Horst Schumacher [1] und auf die Darstellung von Leonhardt [2] in „Rauber/Kopsch, Anatomie des Menschen, Band II", zurückgegriffen.

2.1 Allgemeines zum Zahnaufbau, zu Lagebezeichnungen, zu Milch- und Dauerzähnen, zur Kronen- und Wurzelbildung sowie zum Zahndurchbruch

Das Milchzahngebiss besteht aus 4×5 Zähnen. Folgende Zahntypen kommen vor: Schneidezähne, Eckzähne und Molaren. Das Dauerzahngebiss besteht aus 4×8 Zähnen. Zusätzlich zu den Typen des Milchzahngebisses kommen Praemolaren vor. Es gibt eine Milchzahnleiste, aus der zunächst die 5 Milchzähne einer jeden Kieferhälfte hervorgehen. Später entstehen aus der Milchzahnleiste auch die Dauermolaren des Erwachsenengebisses, die als Zuwachszähne bezeichnet werden. Des Weiteren gibt es eine Ersatzzahnleiste, aus der die dauerhaften beiden Schneidezähne, der dauerhafte Eckzahn und als neuer Zahntyp die beiden Praemolaren hervorgehen.

Für die Aufnahme des Zahnbefundes werden die Zähne in jeder Kieferhälfte mit Nummern gekennzeichnet. Es gilt heute das zweiziffrige Zahnschema der FDI (Federation dentaire internationale). Hierzu wird das Gebiss in 4 Quadranten unterteilt. Die Quadranten werden im Uhrzeigersinn, beginnend mit der rechten oberen Seite, von 1 bis 4 im bleibenden Gebiss und von 5 bis 8 im Milchzahngebiss nummeriert. Die Bezifferung erfolgt von der Mittellinie aus. Jeder Zahn erhält zwei Ziffern, von denen die erste den Quadranten und die zweite Ziffer den Zahn innerhalb des jeweiligen Quadranten angibt. Im Erwachsenengebiss erhalten die Zähne des rechten oberen Quadranten die Bezeichnungen eins-eins bis eins-acht, gefolgt von den Zähnen des linken oberen Quadranten mit den Bezeichnungen zwei-eins bis zwei-acht. Im Unterkiefer folgen links die Zähne drei-eins bis drei-acht und rechts die Zähne vier-eins bis vier-acht. Im Milchzahngebiss ergibt sich, wiederum vom rechten oberen Quadranten ausgehend, folgende Kennzeichnung der Zähne: fünf-eins bis fünf-fünf, sechs-eins bis sechs-fünf, sieben-eins bis sieben-fünf und acht-eins bis acht-fünf.

An einem Zahn unterscheidet man eine Facies occlusalis (Kaufläche), eine Facies interdentalis (Interdental- oder Approximalfläche), eine Facies lingualis (nach innen zur Zunge hin gerichtet), eine Facies vestibularis (zum Vestibulum oris hin gerichtet), diese wiederum untergliedert in eine Facies labialis (zu den Lippen hingerichtet) und eine Facies buccalis (zu den Wangen hin gerichtet). Die Richtungsangaben mesial und distal verweisen nach vorne zu den Schneidezähnen oder nach hinten zu den Mahlzähnen.

Ein Zahn wird in Krone (Corona dentis), Hals (Cervix dentis) und Wurzel (Radix dentis) gegliedert (Abb. 2.1). Der Zahnhals wird von Zahnfleisch bedeckt. Die Hartgewebe des Zahnes sind: Der Schmelz, er überzieht die Zahnkrone, das Dentin, es ist in allen Bereich des Zahnes vorhanden und das Zement, welches nur die Zahnwurzel überzieht. Durch das Foramen apicis dentis kommt man in den Wurzelkanal, der zur Pulpahöhle führt. Die Zahnpulpa enthält Blut- und Lymphgefäße, Nervenzellen, Odontoblasten als Dentinbildner, Fibroblasten und Abwehrzellen.

Der Zahnhalteapparat, *Parodontium*, besteht aus dem Wurzelzement, dem Alveolarknochen, dem Periodontium (Desmodont, Wurzelhaut) und der Gingiva (Zahn-

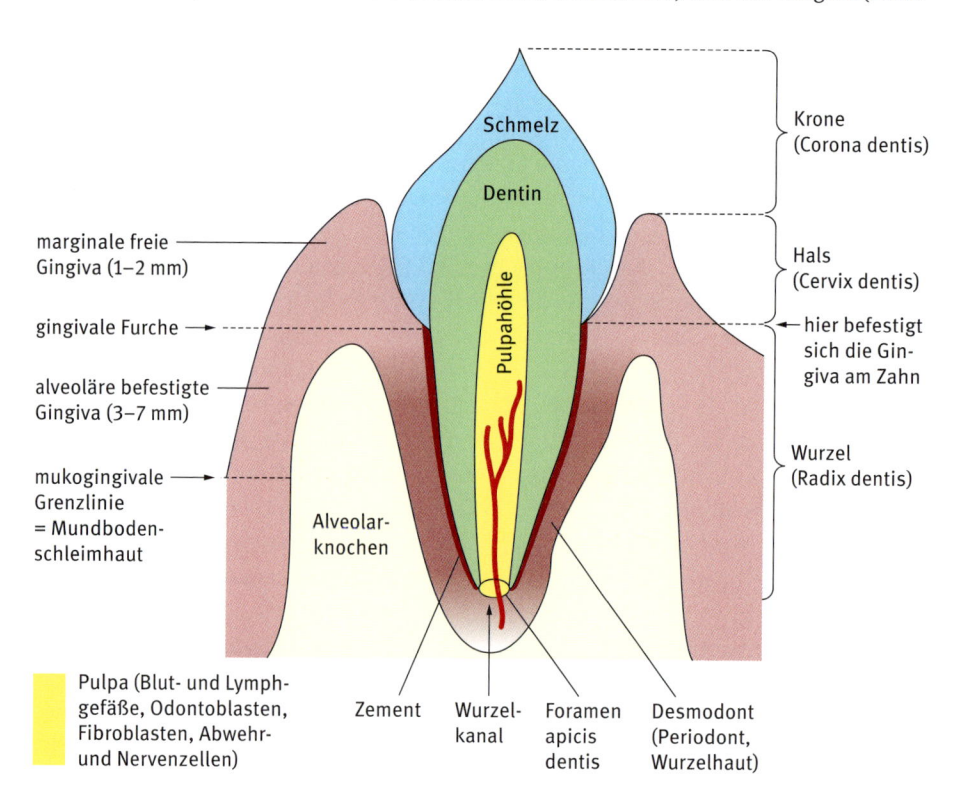

Abb. 2.1: Aufbau eines Zahnes mit Gingiva und Alveolarknochen im Frontalschnitt.

fleisch). Das *Periodontium*, enthält besondere Kollagenfasern (zementoalveoläre Faserbündel, Sharpeysche Fasern), die zwischen Zement und alveolärem Knochen ausgespannt sind. Über diese Fasern ist der Zahn in der knöchernen Alveole befestigt.

Das Zahnfleisch (Gingiva) ist am Zahnhals oder am Alveolarknochen befestigt. Die Befestigung wird durch dentogingivale und periostal-gingivale Faserbündel vermittelt. Die freie marginale Gingiva ist nur am Zahnhals befestigt. Von dort aus ragt sie in ihrem unbefestigten Teil ca. 1–2 mm nach oben, so dass eine Zahnfleischtasche gebildet wird. Die alveolare befestigte Gingiva ist ca. 3–7 mm hoch und ist am Alveolarknochen befestigt. An der mukogingivalen Grenzlinie geht die alveoläre befestigte Gingiva in die Mundbodenschleimhaut über.

Folgende Lagebezeichnungen sind für Zähne üblich: koronal (Kronenwärts), apikal (Wurzelspitzenwärts), zervikal (Zahnhalswärts), gingival (Zahnfleischwärts), palatinal (Gaumenwärts), lingual (Mundhöhlenwärts), vestibulär (Vorhofwärts), okklusal (Kauflächenwärts), inzisal (Schneidekantenwärts).

Zur detaillierten Beschreibung von Zahntypen und zur Unterscheidung symmetrischer Zähne aus den beiden Hälften von Ober- und Unterkiefer dienen drei Merkmale [2]: Krümmungs-, Wurzel- und Winkelmerkmal. Das *Krümmungsmerkmal* geht auf die Beobachtung zurück, dass die Zahnkrone mesial dicker und daher stärker gekrümmt ist als distal. Das *Wurzelmerkmal* hängt mit der Tatsache zusammen, dass die Wurzeln leicht schräg nach distal gerichtet sind. Das *Winkelmerkmal* findet darin seine Erklärung, dass Kaukante und Kontaktfläche mesial einen deutlichen Winkel bilden, distal hingegen abgerundet sind.

Als *Zahndurchbruch* bezeichnet man den Prozess, der den sich entwickelnden Zahn aus seiner Lage im Alveolarknochen in die Okklusionsebene bewegt. Nach Schroeder [3] sind die treibenden Kräfte für den Zahndurchbruch im Desmodontalgewebe zu suchen und werden wahrscheinlich von desmodontalen Fibroblasten bereitgestellt. Vergleichbar mit Myofibroblasten haben diese Zellen kontraktile Eigenschaften und können den Zahn mit Hilfe der dentogingivalen Fasern, die wie „Seile" fungieren, hochziehen. Insgesamt setzt der Zahndurchbruch eine koordinierte Entwicklung von Zahnkrone, Zahnwurzeln, Desmodont (Periodontium) und Gingiva bei gleichzeitigem Wachstum der zahntragenden Kieferabschnitte voraus. Hierbei gehen möglicherweise koordinierende Impulse vom Zahnsäckchen (siehe Zahnentwicklung) aus. Entfernt man experimentell das Zahnsäckchen, bleibt der Zahndurchbruch aus.

Für die Milchzähne liegt der Beginn der Zahnkronenbildung in der 15. bis 19. Woche (4. bis 5. Embryonalmonat). Für den Abschluss der Kronenbildung wird beim ersten Milchschneidezahn der zweite nachgeburtliche und beim zweiten Milchmolar der sechste nachgeburtliche Monat angegeben. Der Durchbruch des Milchzahngebisses erfolgt vom 6. Monat bis zum 3. Lebensjahr. Die nach Zahntypen geordnete Abfolge des Milchzahndurchbruches lautet: 1 > 2 > 4 > 3 > 5. Vor Durchbruch der Ersatzzähne müssen die Zahnwurzeln der Milchzähne resorbiert worden sein.

Klinik

Die Milchzähne haben Platzhalterfunktionen für die zweite Dentition. Der frühzeitige Verlust eines Milchzahnes zu einem Zeitpunkt, zu dem der entsprechende Ersatzzahn noch nicht weit genug entwickelt ist, um seinen Platz im Zahnbogen einzunehmen, kann zu Platzmangel für die Zähne der zweiten Dentition mit auffallenden **Zahnfehlstellungen** führen [4].

Bei den Zuwachszähnen liegt der Beginn der Kronenbildung für den ersten Mahlzahn um die Zeit der Geburt, für den zweiten Mahlzahn im 2. bis 3. Lebensjahr und für den dritten Mahlzahn im 7. bis 10. Lebensjahr. Die Dauer der Kronenbildung beträgt 2 bis 3 Jahre, die Dauer der Wurzelbildung 5 bis 9 Jahre. Die Durchbruchszeiten werden im Falle des ersten Mahlzahnes mit 6 Jahren (Sechsjahresmolar), beim zweiten Mahlzahn mit 12 Jahren (Zwölfjahresmolar) und beim dritten Mahlzahn mit 20 Jahren angegeben. Der Durchbruch des Dauerzahngebisses erfolgt vom 6. bis zum 20. Lebensjahr. Die nach Zahntypen geordnete Abfolge des Dauerzahndurchbruches ist verschieden, im Oberkiefer würde sie in 12 % der Fälle folgendermaßen ablaufen: M1 > I1 > I2 > P1 > C > > P2 > M2 > M3.

Betrachtet man die Zusammensetzung der Hartsubstanzen eines Zahnes und vergleicht sie mit derjenigen von Knochen, so gilt: Anorganische Substanzen (Apatit etc.) kommen zu 45 % im Knochen, zu 60 % im Zement, zu 70 % im Dentin und zu 95 % im Schmelz vor. Organische Substanzen (Kollagene, Proteoglykane) treten zu 30 % im Knochen, zu 25 % im Zement, zu 20 % im Dentin und zu 1 % im Schmelz auf. Der Wassergehalt beträgt im Knochen 25 %, im Zement 15 %, im Dentin 10 % und im Schmelz 4 %. Damit ist das Zement dem Knochen in seiner Zusammensetzung am ähnlichsten.

2.2 Stellung des Gebisses

Die Bewegungen der Zähne des Ober- und Unterkiefers, die mit Hilfe der Kaumuskulatur entsprechend den Freiheitsgraden des Kiefergelenks möglich sind, bezeichnet man als *Artikulation*. Hierbei bewegt sich der Unterkiefer nach vorn, nach hinten, nach links oder rechts und lässt seine Zähne im Kontakt an denen des Oberkiefers entlanggleiten. Durch Zusammenwirkung von Schneideflächen der Frontzähne sowie der Kauflächen der Seitenzähne kommt es zur mechanischen Zerkleinerung der Nahrung.

Unter *Okklusion* versteht man jeden Kontakt von Zähnen des Oberkiefers mit denen des Unterkiefers. Da der obere Zahnbogen (ellipsenförmig) weiter und größer als der untere (parabelförmig) ist, stehen die antagonistischen Zähne bei Okklusion nicht genau übereinander, sondern sind zueinander etwas verschoben. Die oberen Frontzähne überragen die unteren geringfügig. Bei den Seitenzähnen verdeckt der äußere Kaurand der oberen Zähne die entsprechende untere Höckerreihe, während der innere Kaurand des oberen Gebisses in die Furchen der Kaufläche der unteren Zähne trifft.

Im Seitenzahnbereich tritt ein Seitenzahn – mit Ausnahme der Zähne eins-acht und zwei-acht – mit zwei gegenüberliegenden Zähnen in Kontakt. Anders ausgedrückt, ein Hauptagonist hat zwei Nebenagonisten. Daher arbeiten beim Kauen drei Zähne in der Horizontalebene zusammen. Infolge der versetzten Anordnung der beiden Zahnreihen, greifen die tragenden Höcker der Seitenzähne in die Gruben ihrer Antagonisten. An den Seitenzähnen unterscheidet man tragende und nichttragende Höcker. Tragende Höcker sind kegelförmig und liegen in Nachbarschaft des Zentrums der Kaufläche. Bei den oberen Seitenzähnen werden die palatinalen Höcker als tragend bezeichnet, bei den unteren die vestibulären Höcker. Nichttragende Höcker sind schneidekantenförmig und spitz. Bei der Okklusion treten die tragenden Höcker mit den zentralen Höckerabhängen der Antagonisten in Kontakt. *Die palatinalen Höcker der Oberkieferseitenzähne greifen also in die Höckerabhänge (Gruben) der Unterkieferseitenzähne. Des Weiteren greifen die vestibulären (bukkalen) Höcker der Unterkieferseitenzähne in die Gruben der Oberkieferseitenzähne ein.*

Beim Kieferschluss überdecken die Kronen der oberen Frontzähne geringfügig diejenigen der Unterkieferfrontzähne. Die einander zugekehrten labialen Kronenflächen der unteren Schneidezähne kommen in leichte Berührung mit den lingualen Kronenflächen der oberen Schneidezähne. Beim Schneidevorgang kommt eine Scherenwirkung zustande. Diese normale Okklusionsstellung der Schneidezähne wird als *Scherenbiss* oder *Überbiss* bezeichnet. In dieser Stellung sind die Höcker und Gruben der antagonistischen Seitenzähne miteinander verzahnt. Wird der Unterkiefer soweit vorgeschoben, dass die Schneidekanten der Ober- und Unterkieferfrontzähne aufeinanderliegen, spricht man von einem *Kopfbiss*. Bei einer *Prognathie* überragen die Oberkieferfrontzähne die Unterkieferfrontzähne beträchtlich. Als *Progenie* wird umgekehrt eine Zahnstellung bezeichnet, bei der die Unterkieferfrontzähne die Oberkieferfrontzähne stark überragen.

Die Seitenzähne liegen gewöhnlich so dicht beieinander, dass sie eine durchgehende Kaufläche bilden. Ihre Längsfissuren setzen sich von Zahn zu Zahn in einer gebogenen Linie, die man als *Spee-Kurve* bezeichnet, fort [5]. In der Seitenansicht ist die Spee-Kurve dadurch charakterisiert, dass die Kauflächen der Mahlzähne beidseits in einem am Oberkiefer abwärts konvexen, am Unterkiefer hingegen aufwärts konkaven Bogen verlaufen. Aus phylogenetischer Sicht scheint der gebogene Verlauf der Kauflächen an das Vorhandensein des Tuberculum articulare gebunden zu sein. Verbindet man die Höcker der Unterkieferseitenzähne in transversaler Richtung, so liegen die lingualen Höcker tiefer als die vestibulären. Dieses Verhalten kommt in der *Wilson-Kurve* zum Ausdruck.

Klinik

Bei der Aufstellung einer Prothese sollen also die bukkalen Höcker der Unterkieferseitenzähne in die zentralen Furchen der Oberkieferseitenzähne eingreifen und die palatinalen Höcker der Oberkieferseitenzähne in Kontakt mit den zentralen Furchen der Unterkieferseitenzähne treten [6].
Die physikalische Bisshöhe ist keine konstante Größe. Durch Abrasion der Höcker, der Schneidekanten und durch Verlust einzelner Zahngruppen kann sich die Bisshöhe bis zum Grad eines erworbenen tiefen Bisses verringern. Das Kiefergelenk adaptiert sich an Änderungen der Okklusionsebene. Diese Adaptierung betrifft sowohl das Köpfchen als auch die Gelenkpfanne. Im Laufe des Lebens nimmt die Wölbung des Tuberculum articulare stetig ab und der Processus condylaris wird immer kürzer. Bei einem von multiplem Zahnverlust betroffenen Patienten ist mit den oben geschilderten Veränderungen des Kiefergelenks zu rechnen, worauf man anlässlich der Bestimmung der Bisshöhe Rücksicht nehmen sollte [7].

2.3 Makroskopie der Milchzähne

Die oberen Milchschneidezähne (Dentes incisivi decidui) besitzen eine annähernd quadratische oder rechteckige Meißelform mit einer horizontalen Schneidekante. Die palatinale Kronenfläche bildet eine flache konkave Mulde, die an einem schwach ausgeprägten Tuberculum dentis endet. Der zweite Schneidezahn ist etwas kleiner und schmaler als der erste (Abb. 2.2).

Die oberen Milcheckzähne (Dentes canini decidui) sind größer und stärker als die Schneidezähne.

Die oberen ersten Milchmahlzähne nehmen eine Zwischenstellung zwischen einem permanenten Praemolaren und einem permanenten Molaren ein. Man unterscheidet eine prämolare (häufigere) und eine molare (seltenere) Formvariante. Der prämolare Typ ist durch eine zweihöckrige Krone mit einem großen, bukkalen und einem kleineren, palatinalen Höcker sowie durch eine ausgeprägte Randleiste gekennzeichnet. Beide Höcker werden durch eine Längsfissur getrennt. Der bukkale Höcker wird vielfach durch Querfissuren weiter untergliedert (Nebenhöckerchen), wodurch sich eine Molarisation andeutet. Die molare Formvariante ist durch eine Vergrößerung der Kaufläche charakterisiert, wodurch sich ein rechteckiger Kronenumriss mit vier Höckern ergibt. Palatinal kann man einen größeren, mesiopalatinalen Haupthöcker und einen kleineren, distopalatinalen Nebenhöcker, sowie bukkal zwei kleinere Höcker, einen mesiobukkalen und einen distobukkalen, unterscheiden. Beim oberen ersten Milchmolaren sind drei Wurzeln differenziert, zwei bukkale und eine palatinale.

Die Krone des oberen zweiten Milchmolaren entspricht der des ersten bleibenden Mahlzahnes. Die Kronenform ist rhombisch mit vier Höckern, die durch eine ausgeprägte, bogenförmige Randleiste miteinander verbunden sind. Die Kaufurche hat die Form eines H. Ein *Tuberculum Carabelli* wird häufig beobachtet.

2.3 Makroskopie der Milchzähne — 53

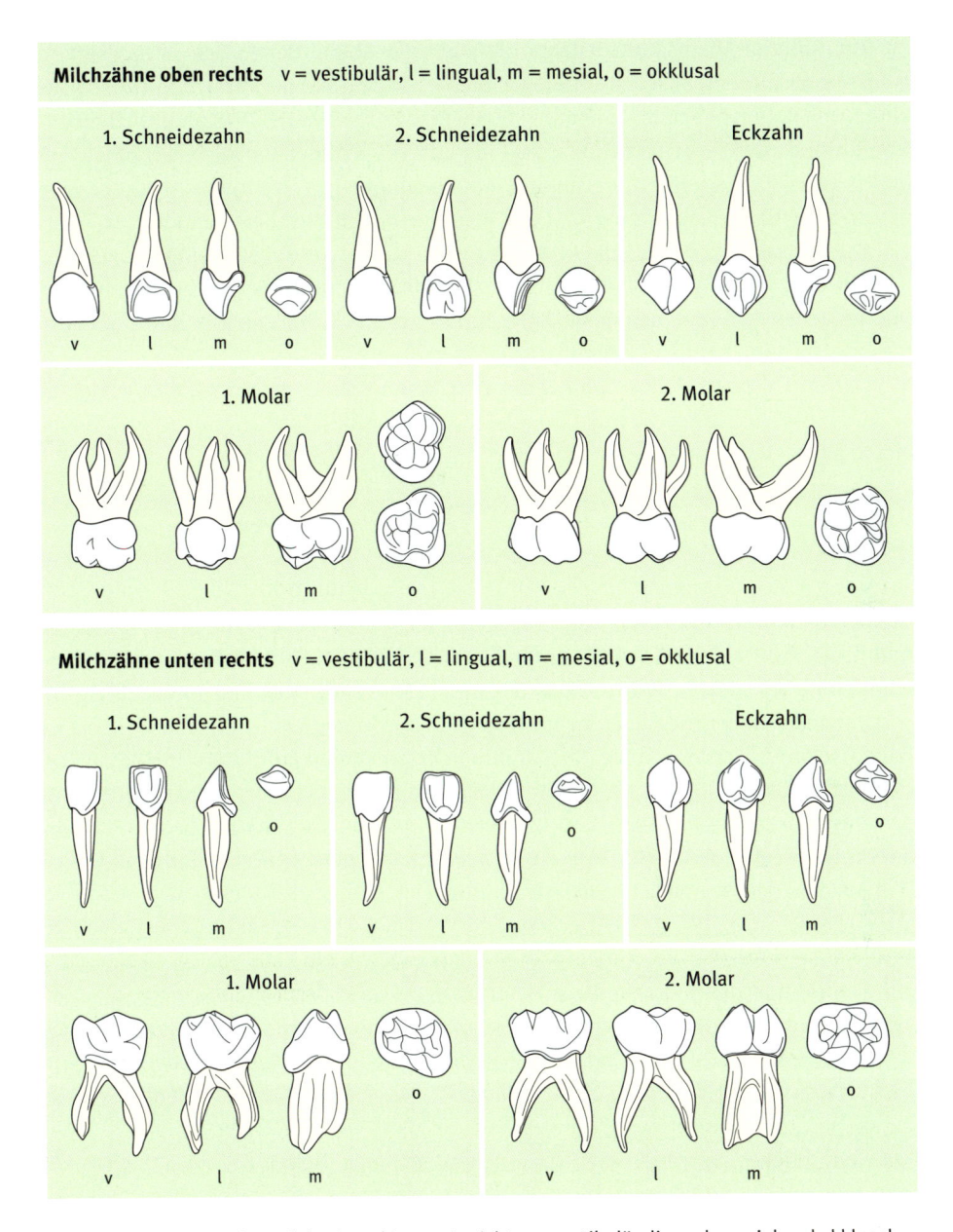

Milchzähne oben rechts v = vestibulär, l = lingual, m = mesial, o = okklusal

1. Schneidezahn | 2. Schneidezahn | Eckzahn
1. Molar | 2. Molar

Milchzähne unten rechts v = vestibulär, l = lingual, m = mesial, o = okklusal

1. Schneidezahn | 2. Schneidezahn | Eckzahn
1. Molar | 2. Molar

Abb. 2.2: Zahntypen des Milchzahngebisses. Ansicht von vestibulär, lingual, mesial und okklusal. Beim ersten oberen Milchmolaren sind Varianten der Zahnkrone angegeben.

Die unteren Milchschneidezähne ähneln weitgehend denen des Erwachsenengebisses. Es handelt sich um schlanke, meißelförmige Zähne mit horizontaler Kaukante, von denen der erste regelmäßig kleiner ist als der zweite. Die Labialflächen der Kronen sind annähernd rechteckig, die Lingualflächen bilden ein flaches Tuberculum dentis aus. Die Wurzeln unterscheiden sich von denen des Dauergebisses durch ihre geringere seitliche Abplattung, so dass sie im Querschnitt oval erscheinen.

Die unteren Milcheckzähne sind größer und stärker als die Schneidezähne.

Für Form und Varianz des unteren ersten Milchmahlzahnes gilt das schon beim oberen ersten Milchmahlzahn Gesagte. Er hat zwei Wurzeln, eine breitere, längere mesiale und eine kleinere, kürzere distale Wurzel.

Der untere zweite Milchmahlzahn zeigt ähnlich wie der permanente untere erste Molar eine rechteckige oder quadratische Krone mit fünf Höckern. Man unterscheidet eine mesiale und eine distale Wurzel.

2.4 Makroskopie der bleibenden Zähne

Die oberen Schneidezähne (Dentes incisivi) sind schräg nach vorne unten gerichtet und treten bei Okklusion vor die unteren Schneidezähne. Sie haben eine meißelförmige Krone mit scharfer Kante, die in der Regel hinten abgeschliffen wird (Abb. 2.3).

Der obere erste Schneidezahn hat eine schaufelförmige Krone. Die labiale Kronenfläche ist konvex und viereckig. Die palatinale Kronenfläche ist konkav und dreieckig; sie wird distal und mesial durch eine Leiste verdickt. Die Leisten gehen in der Nähe des Zahnhalses in ein Höckerchen, Tuberculum dentis, über. Die seitlichen Flächen der Krone, die Approximalflächen, sind dreieckig. Der Zahn ist einwurzelig mit einem Wurzelkanal. Die Wurzel ist im Querschnitt rund.

Klinik

Zwischen den mittleren Schneidezähnen des Oberkiefers kann ein **Diastema (Lückenbildung)** auftreten. In vielen Fällen ist das Diastema mit einem tief am Alveolarrand ansetzenden Lippenbändchen, das oft bis in die Papilla incisiva ausstrahlt, verbunden. Da dieses Bändchen breiter und dicker als üblich ist, hat man es auch Frenulum anomale genannt und in Beziehung zur Pathogenese des Diastemas gesetzt. Nach anderer Ansicht handelt es sich bei dem Bändchen um eine Persistenz des Frenulum tectolabiale des Neugeborenen, wobei eine Knochenverdickung in der medianen Sutur des Oberkiefers zusätzlich einen fördernden Einfluss auf die Ausbildung des Diastemas haben soll [8].

Der obere zweite Schneidezahn gleicht in seiner Grundform dem ersten Schneidezahn des Oberkiefers, doch sind alle Maße kleiner. An der labialen Kronenfläche des Zahnes kann eine Längsteilung in zwei Facetten angedeutet sein. An der Vereinigungsstelle der beiden palatinalen Randleisten befindet sich häufig eine blind endende Einziehung, ein Foramen caecum. Winkel- und Wurzelmerkmal sind deutlich aus-

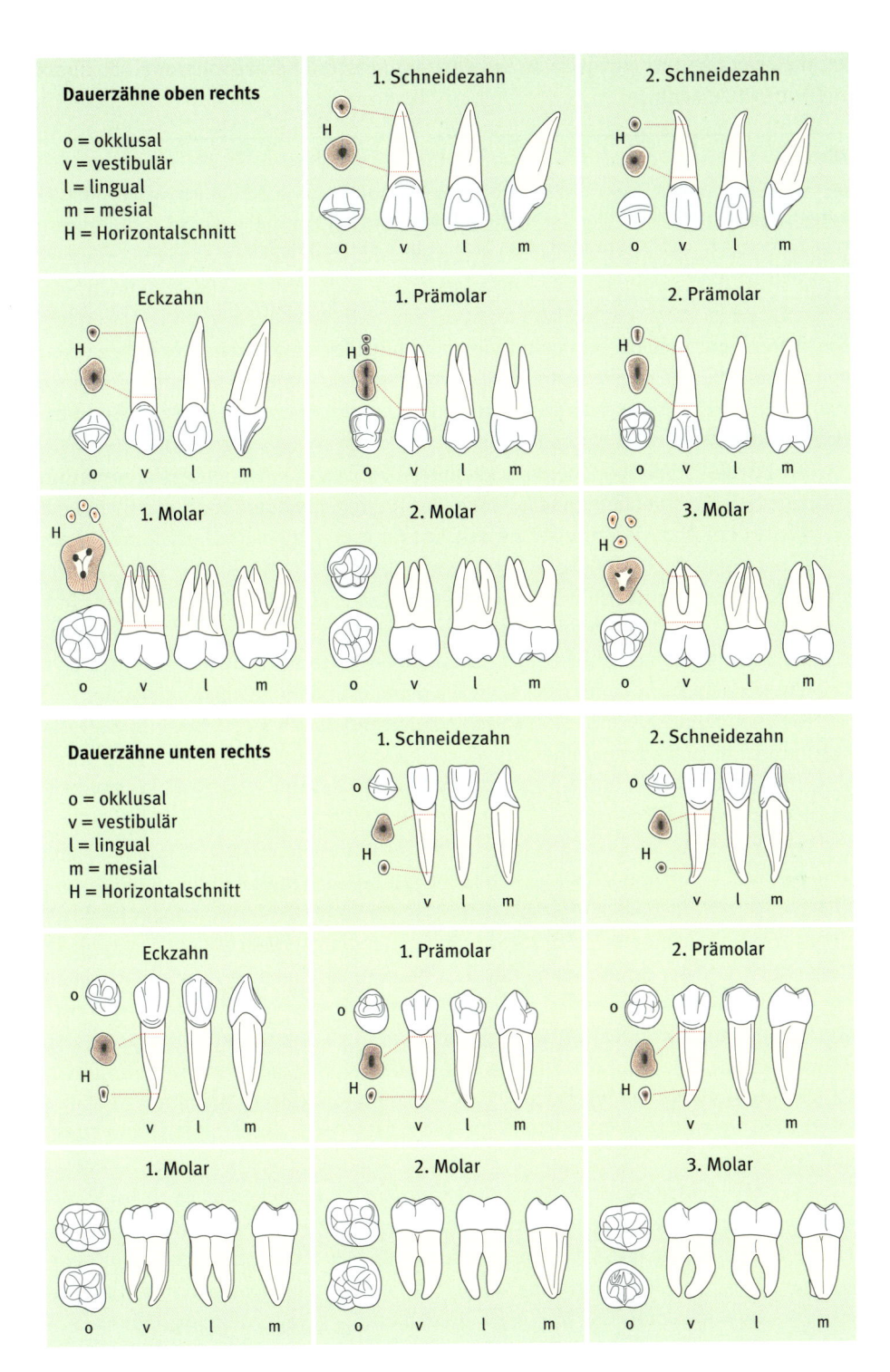

Abb. 2.3: Zahntypen des Dauerzahngebisses. Ansicht von vestibulär, lingual, mesial und okklusal. Horizontalschnitte durch die Zahnwurzeln in verschiedener Höhe. Bei den Molaren sind Varianten der Zahnkrone angegeben.

geprägt. Der Zahn ist einwurzelig, der Wurzelquerschnitt ist schwach oval. Es findet sich ein Wurzelkanal.

Klinik

Die sogenannte Lächellinie verläuft in der Höhe der Grenze zwischen dem inzisalen und mittleren Drittel der oberen Schneidezähne. Die ästhetisch richtig aufgestellte Prothese ist nach Ansicht mancher Autoren dadurch charakterisiert, dass beim Lächeln das incisale Drittel der oberen Frontzähne frei sichtbar ist [7].

Die oberen Eckzähne (Dentes canini) legen sich bei Okklusion mit ihrer Spitze distal den unteren an. Als längste Zähne des Erwachsenengebisses sind sie durch eine lange Wurzel gegen Kippbelastung gesichert und zudem im Eckzahnpfeiler des Gesichtsskeletts verankert.

Die labiale Fläche des oberen Eckzahns ist konvex und rautenförmig; weiterhin ist sie in zwei Facetten längsgeteilt, wobei die Teilungslinie parallel zur mesialen Lateralkante der Krone verläuft. Die mesiale Kaukante ist kürzer als die distale Kaukante. Die palatinale Kronenfläche ist konkav und gleichfalls rautenförmig; sie trägt zwei gut ausgebildete Randleisten und eine Medianleiste, die ein kräftiges Tuberculum dentis bilden. Das Winkelmerkmal ist meistens deutlich ausgeprägt. Die Wurzel ist besonders lang, einfach und seitlich abgeplattet mit je einer seitlichen Längsfurche. Der Wurzelquerschnitt ist rund bis schwach oval. Es findet sich ein Wurzelkanal.

Die oberen Backenzähne (Dentes praemolares) besitzen eine Krone mit zwei Höckern und eine meist gespaltene Wurzel. Ein kleinerer palatinaler Höcker wird durch eine an den Randleisten gabelförmig gespaltene Furche von einem größeren bukkalen Höcker getrennt.

Der obere erste Backenzahn ist der kräftigste unter allen Backenzähnen. Er zeigt in der Aufsicht eine trapezförmige Kaufläche mit deutlich ausgeprägten Randleisten, in denen gelegentlich noch ein zusätzliches Höckerchen (Nebenhöckerchen) auftritt. Die Krone des oberen ersten Backenzahnes ist ein wenig größer als die des zweiten. Bei Betrachtung der Krone von okklusal ist häufig eine Einziehung an der mesialen Approximalfläche zu bemerken. Der obere erste Backenzahn hat in der Regel zwei Wurzeln (60 %). Die bukkale Wurzel ist immer kräftiger und länger als die palatinale Wurzel. Ist nur eine Wurzel vorhanden, hat sie einen ovalen Querschnitt, und man findet meistens zwei Wurzelkanäle. Da bei vielen Primaten drei Wurzeln vorkommen, wird ein gelegentlich vorkommender dreiwurzeliger Prämolar als pithekoides Merkmal angesehen.

Der obere zweite Backenzahn ist insgesamt kleiner als der erste. Er hat ebenfalls eine trapezförmige Kaufläche. Der bukkale Höcker überragt den palatinalen nur wenig. Die Kaufläche ist einfach gestaltet, ein distales Nebenhöckerchen kann vorkommen. Der mesialen Approximalfläche fehlt die für den oberen ersten Prämolaren typische Konkavität. Die Wurzel ist einfach und ungeteilt, zeigt aber häufig tiefe

Längsfurchen. Der Wurzelquerschnitt ist oval. Bei knapp der Hälfte aller Zähne kommen zwei Wurzelkanäle vor, die sich zum Apex hin vereinigen können.

Die oberen Mahlzähne (Dentes molares) besitzen eine große rhombenförmige Krone mit vier Höckern: zwei bukkalen (mesiobukkal, distobukkal) und zwei palatinalen (mesiopalatinal, distopalatinal). Die bukkalen Höcker sind größer als die palatinalen. Die Höcker werden durch eine annähernd *H-förmige Fissur* abgegrenzt. Das H steht schräg, sein Querstrich trennt den mesiopalatinalen vom distobukkalen Höcker. Die oberen Mahlzähne haben zwei bukkale und eine palatinale Wurzel.

Der obere erste Molar besitzt einen rhombenförmigen Kronenumriss. Der palatinale Kronenteil ist kleiner als der bukkale. Der kleinste der vier Höcker ist der disto-palatinale. Die Querverbindung der H-förmigen Fissur ist relativ flach und trennt den mesiopalatinalen vom distobukkalen Höcker. Dort, wo sie mit der mesiobukkalen und distopalatinalen Fissur zusammentrifft, entwickelt sich gelegentlich ein kleines Grübchen, das einen *Prädilektionsort für Karies* darstellt. Der mesiopalatinale Höcker des oberen ersten Molaren ist größer als der distopalatinale, die beiden bukkalen Höcker sind ungefähr gleich groß. Häufig wird ein *Tuberculum anomale Carabelli* beobachtet, das an der palatinalen Fläche des mesiopalatinalen Höcker sitzt und meist die Kauebene nicht erreicht. Die drei Wurzeln des oberen ersten Molaren sind nach distal geneigt und divergieren. In jeder Wurzel befindet sich ein Wurzelkanal. Die beiden bukkalen Wurzeln besitzen einen ovalen, in mesiodistaler Richtung abgeflachten Querschnitt. Die mesiobukkale Wurzel kann von zwei Wurzelkanälen durchzogen werden. Die palatinale Wurzel ist die längste und kräftigste, sie hat einen runden Querschnitt.

Klinik

Der mesiobukkale Höcker des oberen ersten Molaren ist eine wichtige Orientierungsmarke bei der sagittalen Verzahnung. Bereits Angle (1887) legt diesen Höcker für seine Einteilung der **Gebissanomalien** zugrunde [1]. Bei einem **Neutralbiss (Klasse I nach Angle)** greift der mesiobukkale Höcker des ersten oberen Molaren in die Furche zwischen dem mesiobukkalen und dem distobukkalen Höcker des unteren ersten Molaren ein. Bei einem **Distalbiss (Klasse II nach Angle)** ist diese Landmarke nach mesial in Richtung auf den unteren zweiten Prämolaren verschoben. Hingegen ist sie bei einem **Mesialbiss (Klasse III nach Angle)** in Richtung auf den Interdentalraum zwischen dem unteren ersten und dem unteren zweiten Molaren verschoben.

Der obere zweite Molar ist kleiner als der erste. Durch die *Reduktionstendenz* des distopalatinalen Höckers entstehen *drei Formvarianten*. Der erste Typ (45 %) ist vierhöckrig und ähnelt dem oberen ersten Molaren, wobei jedoch der distopalatinale Höcker kleiner und dadurch der palatinale Kronenanteil verschmälert erscheint. Die Krone nimmt eine trapezförmige oder dreieckige Form an. Der zweite Typ (Reduktionsform, etwa 40 %) ist dreihöckrig. Der distopalatinale Höcker ist hierbei rückgebildet, und der mesopalatinale Höcker hat sich distalwärts verschoben, so dass dieser genau gegenüber der Querfissur liegt, welche die beiden Bukkalhöcker voneinander trennt. Das Fissurensystem nimmt hierdurch die Form eines Y an. Beim dritten und seltensten Typ (Kompressionsform, etwa 15 %) sind der distobukkale und mesiopalatinale Höcker so dicht aneinandergedrückt, dass eine mittlere verbindende Schmelzleiste entsteht und der Kronenumriss elipsenförmig wird. Ein *Tuberculum Carabelli* kann, wenngleich auch seltener als beim oberen ersten Molaren, vorkommen. Eine Verschmelzung der vestibulären (bukkalen) Wurzeln kommt häufiger vor als beim oberen ersten Molaren.

Der obere dritte Mahlzahn (Dens serotinus oder Weisheitszahn) ist *der variabelste Zahn des Erwachsenengebisses*. Am häufigsten wird eine dreihöckrige Krone mit zwei bukkalen und einem palatinalen Höcker beobachtet. Die Reduktionstendenz kann so stark werden, dass von den vier molaren Höckern nur noch einer übrigbleibt. Verschmelzen auch die Wurzeln zu einer einzigen großen Pfahlwurzel, so nimmt der Zahn eine längliche Stift- oder Zapfenform an.

Der untere erste Schneidezahn hat eine meißelförmige, schmale Krone. Die labiale Fläche der Krone ist ungeteilt. Die lingualen Randleisten sind nur geringfügig ausgeprägt. Das Tuberculum dentis ist hoch. Der Zahn ist in der Regel einwurzelig, selten zweiwurzelig. Manchmal tritt eine zweigeteilte Wurzelspitze auf. Die Wurzel hat einen ovalen Querschnitt. Zwei Wurzelkanäle sind möglich.

Der untere zweite Schneidezahn gleicht in seiner Form weitgehend dem unteren ersten Schneidezahn. Er ist jedoch etwas breiter als sein mesialer Nachbar. Zwei Wurzelkanäle sind möglich.

Die Grundform des unteren Eckzahns gleicht derjenigen des oberen Eckzahns, der untere Eckzahn ist jedoch schlanker. Die Kauspitze ist häufig abgenutzt, das Tuberculum dentis wenig ausgeprägt und das Wurzelmerkmal schwach ausgebildet. Häufig ist die Wurzel in einen vestibulären und einen oralen Ast gespalten. Der Wurzelquerschnitt ist oval. Zwei Wurzelkanäle sind möglich.

Der untere erste Backenzahn trägt in 75 % der Fälle eine zweihöckerige, in 25 % eine dreihöckerige Krone mit kreisrunder Kaufläche. Die Achse der Zahnkrone zeigt im Vergleich zur Achse der Wurzel eine deutliche Neigung nach lingual *(Kronenflucht)*. Die Kaufläche des vestibulären Höckers trägt eine starke Mittelleiste. Der Zahn besitzt eine Wurzel mit rundem bis ovalem Querschnitt und einem Wurzelkanal. Die Wurzel ist selten gespalten. Zwei Wurzelkanäle sind möglich.

Der untere zweite Backenzahn ist wenig größer als der erste, seine Krone variiert häufiger als die des ersten Backenzahnes. Der Umriss der Krone ist wiederum rundlich. Der vestibuläre Teil der Krone ist stets einhöckerig, der orale Teil besitzt oft zwei, manchmal sogar drei Höcker. Die Wurzel ist einfach und seltener gefurcht als die der übrigen Prämolaren. Der Wurzelquerschnitt ist rund. Meistens tritt ein Wurzelkanal auf.

Die unteren Mahlzähne besitzen eine annähernd quadratische Krone mit vier oder fünf Höckern. Die Höcker werden durch eine *kreuzförmige Fissur* abgegrenzt. Die unteren Mahlzähne haben nur zwei Wurzeln, eine mesiale und eine distale. Die mesiale Wurzel ist breiter und länger als die distale. Der untere erste Mahlzahn ist der größte unter den unteren Molaren und hat in 95 % fünf Höcker. Dies sind: ein mesiolingualer, ein distolingualer, ein mesiobukkaler, ein distobukkaler sowie ein distaler Höcker. In 5 % der Fälle fehlt der distale Höcker, so dass die Krone vierhöckrig wird. Die bukkalen Höcker sind größer als die lingualen. Das Furchenmuster ist kreuzförmig, wobei sich die mesiodistale Furche regelmäßig dichotom aufspaltet und auf diese Weise einen distalen Höcker abgrenzt. Die bukkolinguale Furche geht häufig auf die Außenfläche der Krone über, wo sie häufig in einem *Foramen caecum* endet. Der Zahn hat zwei starke Wurzeln, eine mesiale und eine distale, die an den einander zugekehrten Flächen längsgefurcht sind. Der Querschnitt der Wurzel ist oval. Die mesiale Wurzel besitzt meist zwei Wurzelkanäle, die distale Wurzel nur einen Kanal.

Der untere zweite Mahlzahn zeigt ein gröberes Kaurelief als der erste. In den meisten Fällen ist die Krone quadratisch und hat vier Höcker, zwei bukkale und zwei linguale. In etwa 17 % der Fälle werden fünf Höcker beobachtet. Der distolinguale Höcker kann in 8 bis 9 % der Fälle reduziert sein, wodurch die Kaufläche dreiseitig wird. Die Querfissur der kreuzförmigen Kaufurche tritt über den Kaurand auf die Lingual- und Bukkalfläche über und endet nicht selten in grübchenförmigen Vertiefungen.

Der untere dritte Mahlzahn (Dens serotinus oder Weisheitszahn) zeigt zwar auch zahlreiche Varianten, ist jedoch insgesamt formkonstanter als der obere Weisheitszahn. In allgemeinen ist dieser Zahn etwas kleiner als der untere zweite Molar, aber größer als der obere dritte Molar. In der Hälfte der Fälle ist die Krone vierhöckrig, in 4 % fünfhöckrig, in 10 % ein-, zwei- oder vielhöckrig. Seine Wurzeln sind häufig verkürzt und zu einem Kegel verschmolzen; des Weiteren können sie nach distal gebogen sein.

Klinik

Zu den **Lageanomalien der bleibenden Zähne** zählt vor allem der Durchbruch des unteren Weisheitszahnes an falscher Stelle, weil seine Anlage aus Platzgründen zu einer Lageverschiebung gezwungen werden kann. So ist die Verlagerung des dritten Molaren in Richtung auf die Vorderkante des aufsteigenden Unterkieferastes, in seltenen Fällen sogar bis hinauf zum Processus coronoideus zu erwähnen [8]. Bei der Extraktion von Weisheitszähnen mit Lageanomalie kann die Hinzuziehung eines Kieferchirurgen notwendig werden.
Der Verlust auch nur eines Zahnes, beispielsweise des Sechsjahresmolaren, bedingt eine Mesialwanderung des distal der Lücke stehenden Zahnes [9]. Der Verlust der Seitenzähne im Unterkiefer, also der Praemolaren und Molaren, führt auf Grund der verloren gegangenen okklusalen Abstützung zur Einpressung des Caput mandibulae in die Gelenkpfanne des Kiefergelenks [9]. Daraus ergibt sich, dass Zahnverlust ersetzt werden sollte [10,11].

2.5 Zahnentwicklung

Ganz allgemein entsteht das Zahngewebe aus dem Mesoderm und aus dem Ektoderm (Abb. 2.4). Das Mesoderm ist ein spezielles Kopfmesoderm, das aus der Prächordalplatte und der Neuralleiste stammt. Das Kopfmesoderm entwickelt sich zum determinierten Zahnmesenchym, das Neuralleistenzellen enthält, und weiterhin zur Zahnpapille. Daraus entstehen Odontoblasten, die aus der Neuralleiste stammen. Die Odontoblasten beginnen mit der Bildung der Hartsubstanzen und bilden Prädentin. Hierbei wirken die Odontoblasten auf die Präameloblasten ein und bewirken, dass sie sich zu Ameloblasten differenzieren. Das Ektoderm entspricht im Falle der Zahnentwicklung dem Mundbodenepithel, das sich zur Zahnleiste umbildet. Im weiteren Verlauf entsteht eine Schmelzglocke mit einem äußeren und einem inneren Schmelzepithel. Im inneren Schmelzepithel entstehen Präameloblasten, die sich zu Amelo-

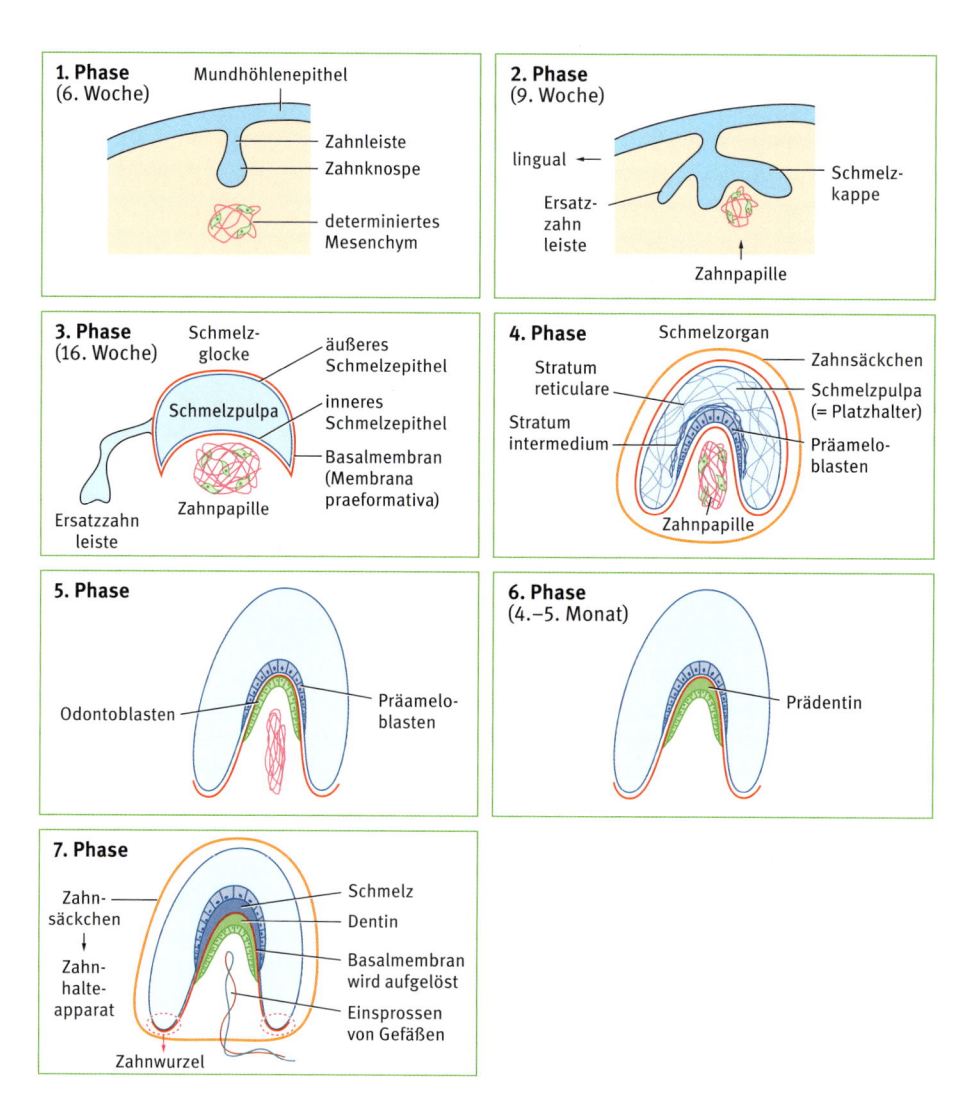

Abb. 2.4: Die 7 Phasen der Zahnentwicklung beim Embryo und Fetus. Es sind Längsschnitte der sich entwickelnden Zahnkrone dargestellt.

blasten differenzieren. Bei diesem Differenzierungsschritt haben die Odontoblasten, die entwicklungsmäßig den Ameloblasten vorausgeeilt sind, mitgeholfen *(Induktion)*. Die Ameloblasten beginnen nach der Prädentinbildung mit der Synthese von Schmelz.

Die Zahnentwicklung beginnt mit einer leistenförmigen Verdickung des Mundbuchtektoderms am Anfang der 6. embryonalen Woche. Diese Zahnleiste enthält Anlagen für 4 × 5 Zähne. Das determinierte Kopfmesenchym entwickelt sich zur Zahnpapille. In der 9. Woche wird die Ersatzzahnleiste sichtbar, die Zahnleiste hat sich zur Schmelzkappe entwickelt. In der 16. Woche hat sich eine Schmelzglocke (Schmelzorgan) entwickelt, die die ungefähre Form der späteren Zahnkrone hat. Die Schmelzglocke wird an ihrer Spitze und an ihren Seitenflächen vom äußeren und an ihrer Basis vom inneren Schmelzepithel umfasst. Beide Epithelien werden durch eine Basalmembran (Membrana praeformativa) vom umgebenden Bindegewebe des Zahnsäckchens getrennt. Das Innere der Glocke wird von der Schmelzpulpa ausgefüllt und stellt einen Platzhalter für die sich entwickelnde Zahnkrone dar. Die Schmelzpulpa enthält das Stratum reticulare, dessen Extrazellulärmatrix reich an Glykosaminoglykanen ist, sowie das Stratum intermedium, welches das Enzym saure Phosphatase enthält. Aus dem inneren Schmelzepithel entwickeln sich die Präameloblasten. Aus dem Gewebe der Zahnpapille entwickeln sich die Odontoblasten.

Im 4. bis 5. embryonalen Monat beginnen die Odontoblasten mit der Bildung von Prädentin. Daraufhin differenzieren sich die Präameloblasten zu Ameloblasten, die mit der Synthese von Schmelz beginnen. In die Zahnpapille sprossen Gefäße ein, die Membrana praeformativa wird aufgelöst. Aus dem Umschlagrand des inneren in das äußere Schmelzepithel entsteht die Zahnwurzel. Aus dem Zahnsäckchen entsteht der Zahnhalteapparat.

2.5.1 Bildung der Zahnwurzel

Die Fertigstellung der endgültigen Kronenform erfolgt kurz vor dem Zahndurchbruch. Es folgt die Bildung der Zahnwurzel, die auch nach dem Zahndurchbruch noch lange nicht abgeschlossen ist. Die Umschlagfalte des äußeren in das innere Schmelzepithel wird auch als zervikale Schlinge oder Hertwigsche Epithelscheide (O. Hertwig, Anatom in Berlin, 1849–1919) bezeichnet. Die Hertwigsche Epithelscheide wächst nach apikal und induziert weitere Odontoblasten zur Dentinbildung ohne Schmelz. Die Reste der Epithelscheide werden Malassezsche Epithelreste (M. L. Malassez, Chirurg und Pathologe in Paris, 1862–1910) genannt und können später zur Zystenbildung Anlass geben. Dort, wo das Dentin der Wurzel Kontakt mit den mesenchymalen Zellen des Zahnsäckchens bekommt, wird Zement gebildet.

2.5.2 Differenzierung des Zahnsäckchens

Zahnglocke und Zahnpapille werden von einer Zell- und Faserdichtung mesenchymalen Ursprungs umgeben, dem Zahnsäckchen, aus dem später der Zahnhalteapparat entsteht. Das Zahnsäckchen differenziert sich in die Lamina osteoblastica, die Lamina periodontoblastica und die Lamina cementoblastica. Aus der Lamina osteoblastica entstehen Osteoblasten, die den Kieferknochen im Bereich der Zahnfächer aufbauen. Die Lamina periodontoblastica, auch Desmodont genannt, liefert Fibroblasten, die spezielle Kollagenfibrillen, die Sharpey'schen Fasern (W. Sharpey, Anatom in London, 1802–1880) synthetisieren. Aus der Lamina cementoblastica entsteht das Zement, welches zum Teil von Zementoblasten gebildet wird. Die Zementoblasten ähneln von ihrer Morphologie Osteoblasten. Über die von der Alveolenwand zum Wurzelzement verlaufenden Sharpey'schen Fasern ist der Zahn in Form eines federnden Gelenks *(Gomphosis)* im Zahnfach aufgehängt.

2.5.3 Bildung der Zahngewebe

Ameloblasten sind durch den Tomes'schen Fortsatz (J. A. Tomes, Zahnarzt in London, 1815–1895) gekennzeichnet (Abb. 2.5). Über diesen, am Apex der zylindrischen Zelle gelegenen Fortsatz wird Schmelz abgeschieden. Odontoblasten sind durch Tomes'sche Fasern gekennzeichnet. Die Tomes'sche Faser ist eine Membrandiffe-

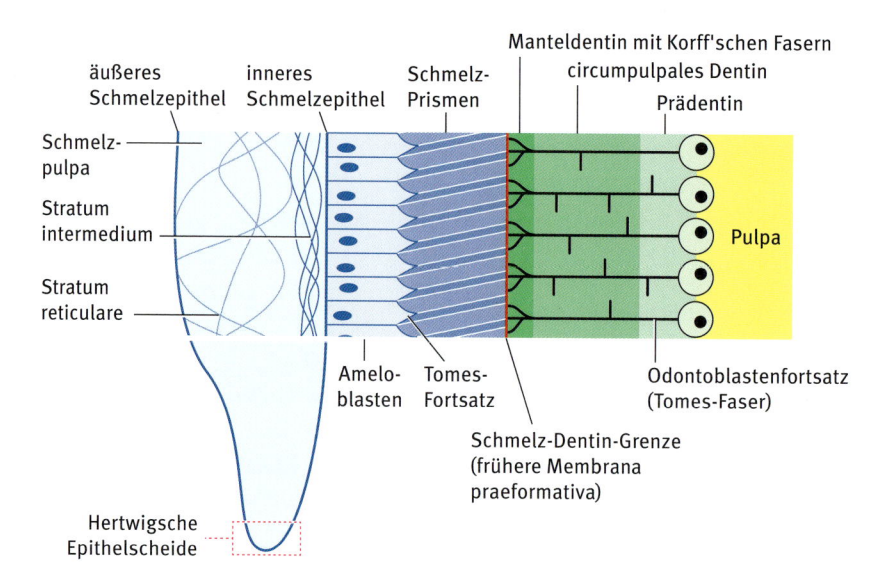

Abb. 2.5: Ameloblasten und Odontoblasten an der Schmelz-Dentin-Grenze während der Zahnentwicklung. Längsschnitt durch die sich entwickelnde Zahnkrone.

renzierung der Zelle, über die das Dentin abgeschieden wird. Schmelz und Dentin stoßen an der ehemaligen Membrana praeformativa zusammen. Beim Manteldentin mit Korff'schen Kollagenfasern (K. von Korff, Anatom in Kiel, 1867-?) handelt es sich um das zuerst abgeschiedene Dentin an der Schmelz-Dentin-Grenze. Das sich in Richtung auf die Pulpahöhle anschließende, jüngere Dentin wird circumpulpales Dentin genannt. Anfangs ist das Dentin unverkalkt und wird als Praedentin bezeichnet.

2.5.4 Histologie von Dentin, Schmelz und Zement

Innerhalb des circumpulpalen Dentins unterscheidet man das peritubuläre und das intertubuläre Dentin (Abb. 2.6). Das peritubuläre Dentin begrenzt das Dentinkanälchen, enthält keine Kollagenfibrillen und ist stärker mineralisiert als das intertubuläre Dentin. Das intertubuläre Dentin enthält Kollagenfasern. Die Tomes'schen Fasern stecken in den Dentinkanälchen. Sie werden auf ihrem Weg dorthin von Nervenfasern, die *Schmerzempfindungen* weiterleiten, begleitet.

Nach Schroeder [3] werden Prädentin und eine angrenzende Zone des pulpanahen Dentin von marklosen Nervenfasern des N. trigeminus versorgt. Diese Nervenfasern entspringen dem Raschkow'schen Plexus in der Zahnpulpa und verlaufen

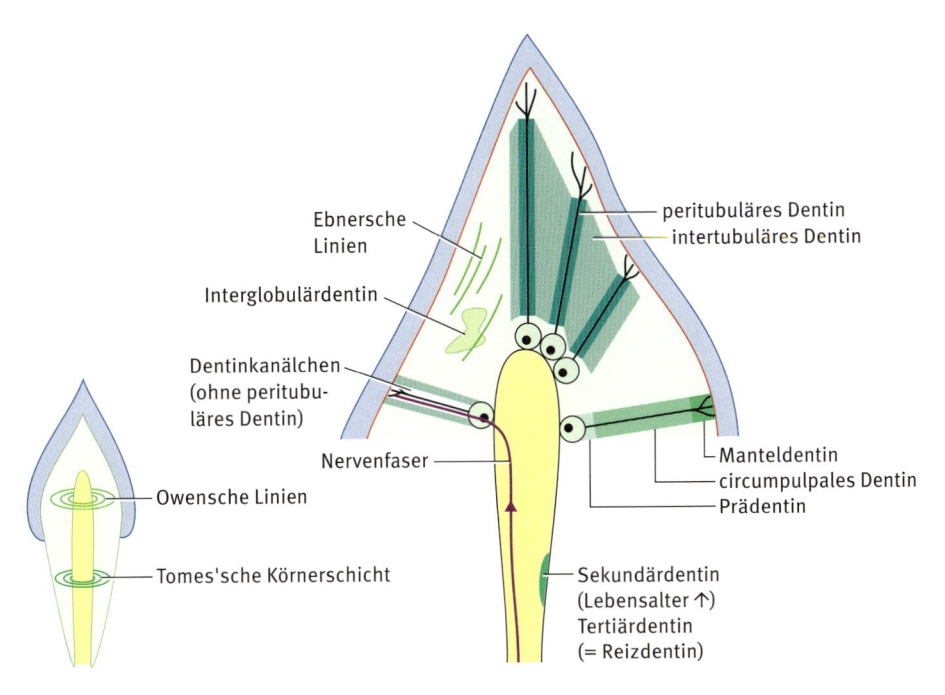

Abb. 2.6: Dentin und Dentinarten eines Zahnes im Altersverlauf. Längsschnitt durch Zahnkrone und Pulpahöhle.

parallel mit den Odontoblastenfortsätzen innerhalb der Dentinkanälchen. Die Dichte der Nervenfasern im Dentin nimmt von der Zahnkrone über den Zahnhals bis zur Wurzelspitze ab. In Dentin der Zahnkrone enthält jeder zweite Kanal eine Nervenfaser. Im zervikalen Dentin ist die Versorgung mit Nervenfasern schon geringer. Im Wurzeldentin findet man nur noch sehr wenige Nervenfasern. Am älteren Zahn soll die nervöse Versorgung nicht mehr über die Zone des Prädentins hinausreichen. Dennoch ist der Zahn zeitlebens gegen Kälte, Schmerz und Vibration empfindlich.

Dentin wird nicht kontinuierlich, sondern periodisch abgelagert. Davon geben die parallel zur Zahnoberfläche verlaufenden *Ebner'schen Linien* (V. von Ebner, Anatom in Wien, 1842–1925), die den Wachstumslinien in einem Baumstamm vergleichbar sind, Zeugnis. Zeitlebens kommt es zur Anlagerung von Sekundärdentin an der Grenze zur Pulpahöhle. Dadurch wird die Pulpahöhle im Laufe des Lebens immer enger. Das Ausmaß der Anlagerung von Sekundärdentin ist auch zur Abschätzung des Lebensalters geeignet. Tertiärdentin wird auf Reize, zum Beispiel im Verlauf von Entzündungen, gebildet. Dentin kann hypomineralisierte Bezirke aufweisen. Nicht regelrecht mineralisierte Bezirke im Bereich des Dentins der Krone und des Zahnhalses werden als Interglobulardentin bezeichnet. Hypomineralisierte Wachstumslinien im Bereich des Kronendentins werden Owen'sche Linien (R. Owen, Anatom in London) genannt. Schließlich treten hypomineralisierte Wachstumslinien auch im Wurzeldentin auf und werden dort als Tomes'sche Körnerschicht bezeichnet.

Der Tomes'sche Fortsatz des Ameloblasten hat eine gerade ansteigende Kante und eine gekehlte Kante (Abb. 2.7). Mit der gerade ansteigenden Kante lagert er prismatischen Schmelz, mit der gekehlten Kante interprismatischen Schmelz ab. Die Prismenscheide umgibt außen die Gesamtheit von prismatischen und inter-

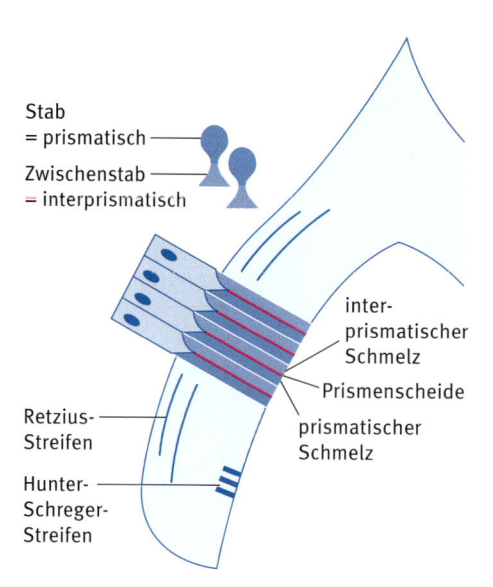

Abb. 2.7: Schmelz und Schmelzarten. Längsschnitt durch eine sich entwickelnde Schmelzkappe.

prismatischen Schmelz. In der Aufsicht, zum Beispiel im Rasterelektronenmikroskop erkennbar, hat der Schmelz die Form eines Schlüssellochs. Der obere, eher runde Teil des Schlüssellochs entspricht dem prismatischen Schmelz und wird auch als Stabprisma bezeichnet. Der untere, eher dreieckige Teil des Schlüssellochs entspricht dem interprismatischen Schmelz und wird auch als Zwischenstab bezeichnet. Frisch sezernierter Schmelz besteht aus nichtkollagenen Proteinen, Proteoglykanen sowie Glykoproteinen und ist noch unmineralisiert. In dieser Extrazellulärmatrix entstehen sehr schnell Apatitkristalle. Auch Schmelz kann hypomineralisierte Zonen, vergleichbar den Jahresringen der Baumstämme, aufweisen. Dieses Phänomen tritt in Form der *Retzius-Streifen* (A. Retzius, Anatom in Stockholm, 1796–1810), die parallel zur Kronenoberfläche verlaufen, zu Tage. Bei der Ablagerung von Schmelz macht der Tomes'sche Fortsatz eine wellenförmige Bewegung. Die Prismenstäbe sind daher wellenförmig gegeneinander verschoben. Dieses Phänomen ist in der inneren Schmelzhälfte an Hand der *Hunter-Schreger-Streifen* (J. Hunter, Chirurg in London, 1729–1793; D. Schreger, Anatom in Erlangen, 1766–1825) zu erkennen. Im Auflicht imponiert dieses Verhalten in Form der Diazonien, die dunkel sind, und der Parazonien, die hell aufleuchten. Wenn der Schmelz eine bestimmte Dicke erreicht hat verschwindet der Tomes'sche Fortsatz. Daher hat die oberflächliche Schmelzschicht keine Prismenstruktur. Nach Abschluss der Schmelzbildung wandelt sich der sekretorische Ameloblast in einen resorbierenden Ameloblast um. Jetzt erfolgt die Schmelzreifung, beginnend an der Schmelzoberfläche, fortschreitend in Richtung auf die Schmelz-Dentin-Grenze.

Klinik

Der beste Zeitpunkt für die Fluoridierung des Zahnschmelzes ist nach dem Zahndurchbruch. Nützlich ist auch eine Fluoridierung der Fissuren.

Je nach Lokalisation an der Zahnwurzel werden 4 verschiedene Zementarten unterschieden (Abb. 2.8):
1. Das azelluläre Fremdfaserzement bedeckt das zervikale Drittel der Wurzeloberfläche aller Zähne. Es nimmt mit dem Lebensalter zu. Diese Zementart ist ein Verankerungszement und wird von den Fibroblasten, die auch die Sharpey'schen Fasern gebildet haben, synthetisiert. Die Fasern werden „Fremdfasern" genannt, weil es sich nicht um zementeigene, von Zementozyten synthetisierte Fasern handelt.
2. Das zelluläre Eigenfaserzement ist ein Produkt der Zementoblasten. Diese Zellen sind selbst zur Synthese von Fasern fähig. Zementozyten haben eine ähnliche Gestalt wie Osteozyten. Dieses Zement wird zur Adaption eines in seiner Stellung veränderten Zahnes an die knöchernen Alveole gebraucht. Weiterhin dient diese Zementart der *Reparatur von Wurzelfrakturen*.
3. Das zelluläre Gemischtfaserzement besteht aus Schichten von azellulärem Fremdfaserzement und zellulärem Eigenfaserzement. Diese Zementart bedeckt

den mittleren und apikalen Wurzelabschnitt, insbesondere bei mehrwurzeligen Zähnen. Es nimmt mit dem Alter zu. Mitunter erkennt man an den Zahnwurzeln eine Verdickung des basalen Wurzelzements, *Hyperzementose* genannt.
4. Das azelluläre afibrilläre Zement tritt hauptsächlich in Form von Zementinseln an der Schmelz-Dentin-Grenze am Zahnhals auf. Die Fähigkeit zur Zementbildung besteht ein Leben lang.

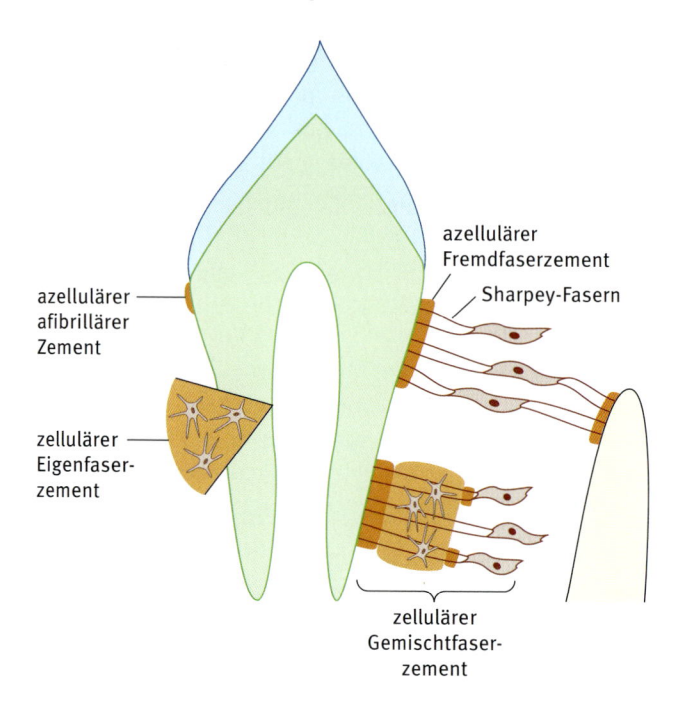

Abb. 2.8: Zement und Zementarten. Längsschnitt durch einen ausgewachsenen Zahn.

2.5.5 Pulpahöhle

Die von den Zahnhartsubstanzen umschlossene Pulpahöhle ist im Kronenbereich weit und verengt sich im Wurzelbereich zum Wurzelkanal. Die Wurzelkanäle stehen über eine oder mehrere Öffnungen an der Wurzelspitze sowie zusätzlich über seitliche Kanäle mit dem Desmodont in Verbindung. Die gesamte Pulpahöhle ist mit lockerem, gallertartigem Bindegewebe ausgefüllt. Diese Art des Bindegewebes erinnert an die Wharton'sche Sulze in der Nabelschnur. Folgende Leitungsbahnen sind in das Pulpagewebe eingebettet: Blut- und Lymphkapillaren, markhaltige und marklose Nervenfasern. Sensible Nerven sind für die Schmerzempfindung, sympathische Fasern sind für die vasomotorische Innervation der Gefäße zuständig. Von Blutkapillaren und Nervenfasern ziehen Zweige in die Dentinkanälchen. Unterhalb der Schicht der Odonoblasten bilden marklose Nervenfasern den *Raschkow'schen Nervenplexus*. In der Jugend wird das gesamte Dentin von der Pulpa ernährt und nervös versorgt. Später soll diese Versorgung nur noch in reduzierter Form vorhanden sein. Odontoblasten können durch Pulpazellen ersetzt werden. Das Pulpagewebe ist auch an entzündlichen und immunologischen Prozessen beteiligt.

2.5.6 Periodontium

Das Periodontium (Desmodont, Wurzelhaut) füllt den ca. 0,15 bis 0,22 mm schmalen Spalt zwischen der Zementoberfläche und dem Knochen der Alveole. Der Spalt wird durch spezielle kollagene Fasern, die Sharpey'schen Fasern, durch die der Zahn in der Alveole aufgehängt ist, überbrückt. Zwischen den Sharpey'schen Fasern sind Blut- und Lymphgefäße sowie Nervenfasern eingelagert. Die Nervenfasern leiten unter anderem Druck- und Dehnungsimpulse aus propriozeptiven Rezeptoren zum zentralen Nervensystem, insbesondere zum Mittelhirn, weiter. Propriozeptive Impulse sind in den afferenten Leitungsbogen zur reflektorischen Steuerung des Kauvorgangs, der Artikulation und der Okklusion integriert. Das desmodontale Gewebe ist stark durchblutet. Folgende Zellen lassen sich im Desmodont nachweisen: Fibroblasten, Osteoprogenitorzellen, Zementoprogenitorzellen, Osteoblasten, Osteoklasten, Zementoblasten und Leukozyten. Nach Zahnverlust geht das Desmodont zugrunde und das Alveolenfach wird mit Knochen aufgefüllt.

Klinik

Patienten, die infolge von Zahnverlust mit einer Totalprothese des Ober- oder Unterkiefers versorgt wurden, fehlt das Desmodont mit seinen propriozeptiven Rezeptoren. Dies kann sich in einer suboptimalen Steuerung des Schlussbisses bemerkbar machen. Im Seitenzahnbereich werden möglicherweise Höcker und Fissuren nicht mehr so zielgerecht wie früher ineinandergreifen. Durch unexakt verlaufende Kaubewegungen kann die Prothese darüber hinaus seitliche Schubbewegungen erfahren. Im weiteren Verlauf können am Alveolarkamm Entzündungen des Zahnfleisches oder Druckstellen auftreten. Eine **Entzündung der Wurzelhaut (Periodontitis)** führt oft zum Verlust des Zahnes.

2.5.7 Parodontium

Das Parodontium (Parodont, Zahnhalteapparat) besteht aus den folgenden 4 Teilen: 1. Wurzelzement, 2. Alveolarknochen, 3. Periodontium, 4. Gingiva (marginales Parodont). Das Saumepithel hat eine äußere und innere Basalmembran (Abb. 2.9). Mit Hilfe der inneren Basalmembran ist es am Zahnhals befestigt und verschließt den periodontalen Raum gegenüber der Außenwelt. Nach außen hin folgt das orale Sulcusepithel, das oft leicht parakeratinisiert ist. Zwischen Zahnhals und Basis der Zahnkrone einerseits und der freien Oberfläche des oralen Sulcusepithels andererseits, liegt die Zahnfleischtasche (gingivaler Sulcus). Die Zahnfleischtaschen sind normalerweise ungefähr 0,2 bis 0,5 mm tief. Weiter nach außen, also in Richtung

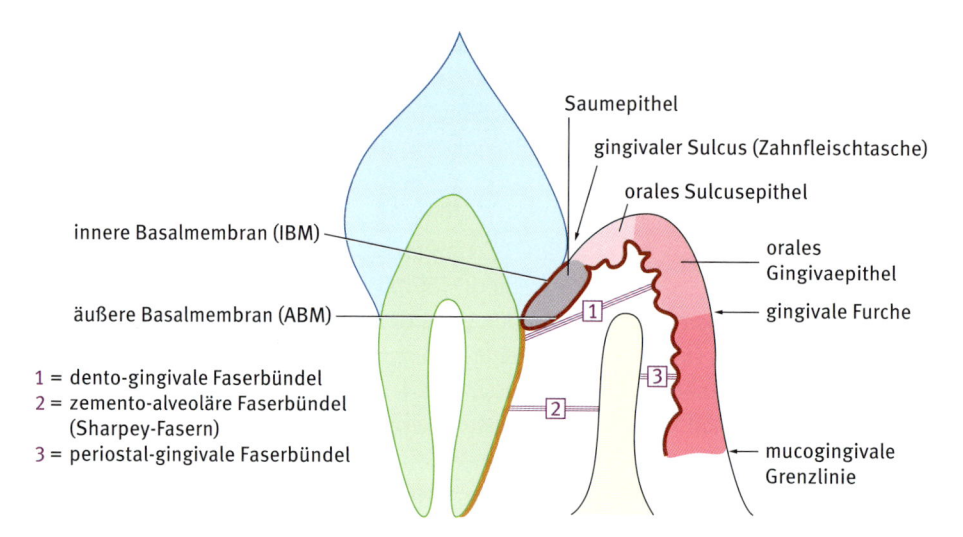

Abb. 2.9: Längsschnitt durch einen Zahn mit Zahnhalteapparat (Parodontium). Der Zahnhalteapparat besteht aus dem Wurzelzement, dem Alveolarknochen, der Wurzelhaut mit den Sharpey-Fasern (Periodontium) und der Gingiva. Man beachte das Saumepithel und den gingivalen Sulcus (Zahnfleischtasche).

Labels in figure:
- Saumepithel
- gingivaler Sulcus (Zahnfleischtasche)
- orales Sulcusepithel
- innere Basalmembran (IBM)
- orales Gingivaepithel
- äußere Basalmembran (ABM)
- gingivale Furche
- mucogingivale Grenzlinie
- 1 = dento-gingivale Faserbündel
- 2 = zemento-alveoläre Faserbündel (Sharpey-Fasern)
- 3 = periostal-gingivale Faserbündel

auf das Vestibulum oris, folgt das orale Gingivaepithel, das fast immer parakeratinisiert ist. Es gibt zwei Bereiche des oralen Gingivaepithels mit unterschiedlicher Befestigung. Das orale Gingivaepithel, das die Spitze des Alveolarkamms überbrückt, ist durch dentogingivale Fasern an der zervikalen Wurzel befestigt. Das der Außenseite des Alveolarkamms anliegende Epithel ist dort durch periostal-gingivale Faserbündel am Alveolarkamm befestigt. Das orale Gingivaepithel wird alle 6 bis 12 Tage erneuert. Die mukogingivale Grenzlinie gibt den Übergang der am Alveolarkamm befestigten oralen Gingiva in die von einer lockeren Lamina propria unterfütterte Schleimhaut des Vestibulum oris an. Diese Mundbodenschleimhaut besitzt ein mehrschichtig unverhorntes Plattenepithel.

Das *Saumepithel* ist der von außen nicht sichtbare Teil der freien Gingiva. Es umsäumt den Zahnhals und schließt den Periodontalspalt nach koronal ab. Da das Saumepithel eine hohe Proliferationsrate hat und auch Abwehrzellen enthält, nimmt es bei der *Gesunderhaltung des gingivalen Gewebes eine Schlüsselstellung* ein. Im Bereich des Saumepithels tritt normalerweise keine Entzündung auf. Schon vor Zahndurchbruch entsteht als Vorbereitung des späteren Saumepithels ein primärer Epithelansatz (Abb. 2.10a), der durch die Grenzfläche zwischen reduziertem Schmelzepithel und Schmelz charakterisiert ist. Nach dem Ende der Schmelzbildung gehen äußeres Schmelzepithel und Stratum reticulare der Schmelzpulpa zugrunde. Der Raum der Schmelzpulpa ist durch die weitgehend fertiggestellte Zahnkrone aufgebraucht worden. Die resorbierenden Ameloblasten des inneren Schmelzepithels sitzen auf einer inneren Basalmembran. Die Zellen des verbleibenden Stratum intermedium der ehe-

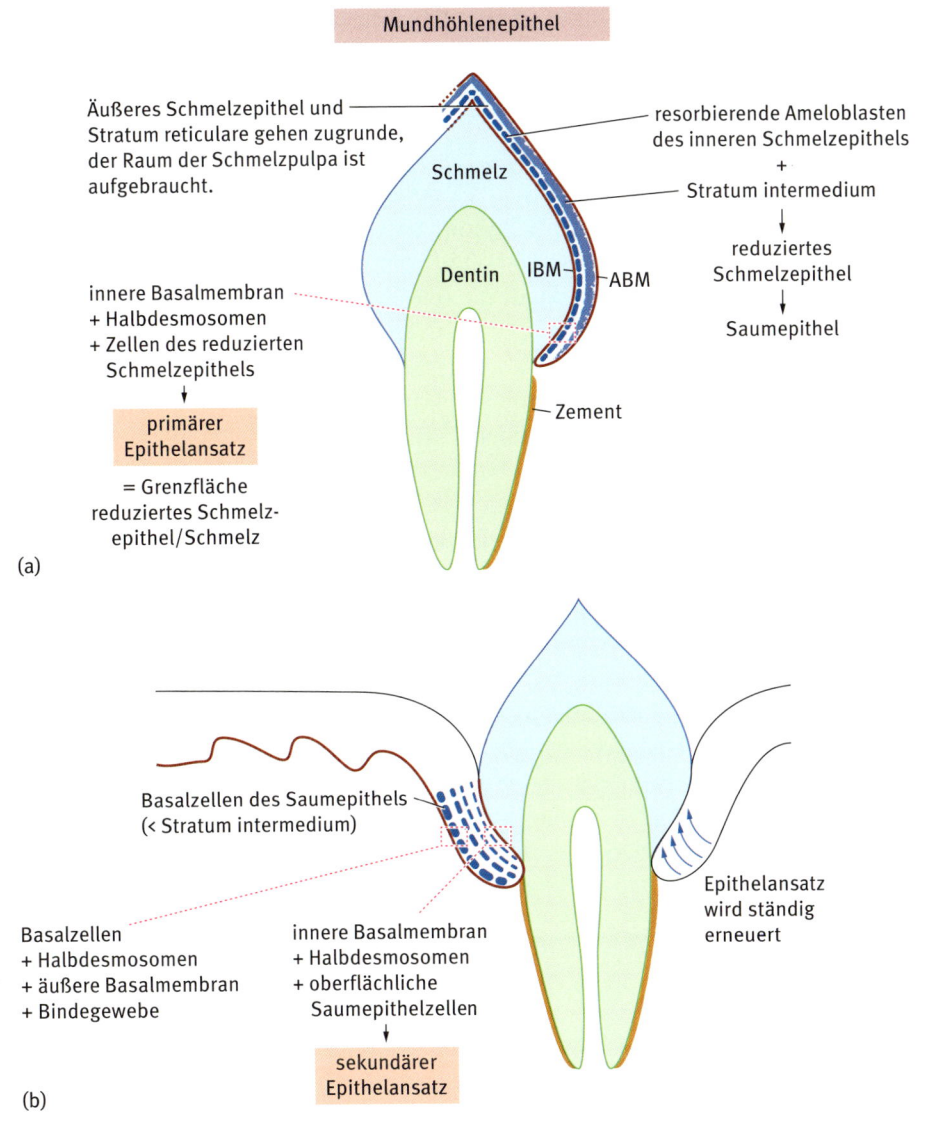

Abb. 2.10: (a) Entstehung des Saumepithels vor dem Zahndurchbruch mit primärem Epithelansatz. Längsschnitt durch einen präeruptiven Zahn. Die resorbierenden Ameloblasten entwickeln sich zum reduzierten Schmelzepithel und später zum Saumepithel; IBM=innere Basalmembran, ABM=äußere Basalmembran. (b) Entstehung des Saumepithels während des Zahndurchbruchs mit sekundärem Epithelansatz. Längsschnitt durch einen posteruptiven Zahn. Man beachte, dass die Basalzellen des Saumepithels auf der äußeren Basalmembran befestigt sind. Die oberflächlichen Saumepithelzellen stehen über Halbdesmosomen in Kontakt mit der inneren Basalmembran und sind dadurch am Zahnschmelz befestigt.

maligen Schmelzpulpa sitzen auf einer äußeren Basalmembran. Aus den resorbierenden Ameloblasten des inneren Schmelzepithels und dem Stratum intermedium entsteht das reduzierte Schmelzepithel des präeruptiven Zahnes. Über die innere Basalmembran und Halbdesmosomen sind die Zellen des reduzierten Schmelzepithels am Zahnschmelz befestigt; dies wird als primärer Epithelansatz bezeichnet.

Die Umwandlung des reduzierten Schmelzepithels in ein Saumepithel erfolgt während und nach Abschluss des Zahndurchbruchs. Aus den kuboiden reduzierten Ameloblasten werden langgestreckte Saumepithelzellen, die teilungsunfähig sind. Die Zellen des Stratum intermedium, die über Halbdesmosomen auf der äußeren Basalmembran befestigt sind, entwickeln sich zu den Basalzellen des Saumepithels; diese bleiben teilungsfähig. Über die innere Basalmembran und Halbdesmosomen sind die oberflächlichen Saumepithelzellen am Zahnschmelz befestigt. Dies wird als sekundärer Epithelansatz bezeichnet (Abb. 2.10b). Das Saumepithel besteht also aus einem Stratum basale und einem Stratum suprabasale. Die Zellen des Saumepithels sind im Gegensatz zu den dunklen Zellen des oralen Gingivaepithels hell. Das Saumepithel keratinisiert nicht. Der sekundäre Epithelansatz wird ständig erneuert. Hierbei wandern die Basalzellen in das Stratum suprabasale, wo sie sich entlang der inneren Basalmembran nach koronal bewegen. Dabei müssen sie ihre halbdesmosomalen Kontakte ständig lösen und neu etablieren. Das Saumepithel erneuert sich alle 4 bis 6 Tage.

Die Funktion des Parodonts kann folgendermaßen zusammengefasst werden:
1. Verankerung des Zahnes in der Alveole
2. Anpassung an Zahnstellungsänderungen in der Kieferorthopädie
3. Reparatur traumatischer Schäden, zum Beispiel bei Wurzelfrakturen
4. Abdeckung von Alveolarknochen und Bindegewebe gegen die Mundhöhle
5. Abwehrmechanismen in der Gingiva

2.6 Altersveränderungen der Zähne und des Zahnhalteapparates

Der Zahnschmelz wird im Altersverlauf spröder und transparenter. Die Zähne wirken grauer als in der Jugend. Häufig treten Schmelzsprünge auf, die auf eine Kalzifikation der organischen interprismatischen Kittsubstanz zurückgehen. Zahnverfärbungen entstehen durch Einlagerung exogener Stoffe. Die zunehmende Abnutzung des Schmelzes lässt immer mehr das gelbe Zahnbein zum Vorschein kommen, womit die Zähne eine gelbliche Farbe bekommen. Zu einem Verlust von Zahnhartsubstanz, insbesondere von Zahnschmelz, kann es durch saure Bestandteile in der Nahrung, durch einen Reflux sauren Magensafts sowie durch den nach Anwendung von Röntgenstrahlung reduzierten Speichelfluss kommen.

Im Gegensatz zum Schmelz, der von Ameloblasten gebildet wird, produzieren die Odontoblasten zeitlebens, auch nach dem vollständigen Erscheinen des Erwachsenengebisses, eine kleine Menge Zahnbein, *Sekundärdentin* genannt. Dieses

Sekundärdentin verkleinert ab der 4. Lebensdekade allmählich die Pulpahöhle und den Wurzelkanal. Wenn es im Laufe des Lebens zu einer vollständigen Aufbrauchung des schützenden Schmelzmantels kommt, werden in dem von sensiblen Nervenfasern durchzogenen Dentin Schmerzreize ausgelöst. In der Folgezeit reagieren die Odontoblasten mit der Bildung von *Tertiärdentin*. Tertiärdentin (Reizdentin) tritt als Anpassung an die Abnutzung der Zähne auf.

Auch die Zementoblasten stellen mit Abschluss der Zahnbildung ihre Tätigkeit nicht ein. Altersabhängig wird weiterhin Zement, als Sekundärzement bezeichnet, gebildet. Dieses Sekundärzement wird lamellenartig, vor allem im apikalen, also zur Wurzelspitze hin gerichteten Bereich, aufgelagert. Hierdurch kommt es zu einer Verdickung der Zahnwurzel. Dieser Vorgang führt wiederum zu einer Verschmälerung des Parodontalspalts (periodontaler Raum), der von den zum Zahnhalteapparat gehörenden Sharpey'schen Fasern (Desmodont) durchzogen wird. Die zum Zahnhalteapparat gehörigen zahntragenden Teile des Ober- und Unterkiefers unterliegen im Altersverlauf einem Verlust von Knochen. Der Knochen des Oberkiefers atrophiert in Richtung auf sein Zentrum (zentripetal). Dieses Phänomen ist an der *Entstehung der Nasolabialfalten* beteiligt. Der Knochen des Unterkiefers hingegen atrophiert von seinem Zentrum weg (zentrifugal). Im Laufe dieser Altersveränderung wird das *Kinn prominenter*.

2.7 Erkrankungen der Zähne und des Zahnhalteapparates

Eine häufige Erkrankung des Zahnschmelzes und des Zahnbeins ist die *Zahnkaries*, auch als Zahnfäule bezeichnet. Die Karies wird durch Bakterien verursacht, deren Ausscheidungsprodukte Schmelz und Dentin angreifen. Im Schmelz wird die organische Kittsubstanz, von der die Schmelzprismen zusammengehalten werden, zerstört. In der Folgezeit verlieren die Schmelzprismen ihren Halt, brechen heraus und werden mit dem Speichel fortgespült. Im Zahnbein vollziehen sich dann weitere eiweißspaltende Vorgänge. Bleiben die pathologischen Vorgänge unbehandelt, erreicht der Abbauprozess des Dentins die Pulpahöhle. Bei einer Entzündung der Pulpahöhle (Pulpitis) droht ein Verlust des Zahnes. Zur Entstehung von Karies tragen verschiedenen Einflüsse bei: Ernährungsfehler, Umwelteinflüsse, Veranlagung, Erbeinflüsse, mangelnde Zahnpflege und ungenügende Kautätigkeit. Wesentliche Einflüsse dürften auf die moderne Ernährung mit Feinmehlprodukten und Zucker, die arm an Mineralsalzen und Vitaminen sind, zurückgehen. Eine derartige Nahrung verlangt den Zähnen zu wenig Kautätigkeit ab. Die Speisereste bleiben leicht zwischen den Zähnen (Interdentalräume) hängen und gehen dort in Gärung über. Paläopathologische Befunde [12] an keltischen Skeletten ergaben, dass dort der Kariesbefall der Zähne nur bei 5 % lag. Im Vergleich zum Gebiss heutiger Menschen waren die Zähne bei den Kelten stärker abgeschliffen. Oftmals lag an den Backen-Mahlzähnen das Zahnbein zum Teil frei. Diese Tatsache lässt auf eine härtere, die Zähne stärker beanspruchende

Nahrung schließen. Bei den Römern, von denen schon eine verfeinerte Nahrung bekannt ist, lag der Anteil an kariösen Zähnen schon bei 20 %. Eine weitere prozentuale Zunahme kariöser Zähne wurde bei mittelalterlichen Skeletten mit 10 bis 30 % beobachtet. Basierend auf Beobachtungen in Zahnarztpraxen betrug der Prozentsatz kariöser Zähne im 20. Jahrhundert durchschnittlich 50 %.

Die Erkrankung des Zahnhalteapparates wird *marginale Parodontitis* genannt. Diese Erkrankung beginnt am Zahnhals, wo das Saumepithel den periodontalen, um die Zahnwurzel herum gelegenen Spaltraum gegen die Außenwelt abdichtet. In diesem Bereich, der durch die Zahnfleischtaschen charakterisiert ist, können zeitlebens Entzündungen auftreten, die oft auf mangelnde Zahnreinigung zurückgehen. Im späteren Erwachsenenalter begünstigt die Ablagerung von Zahnstein die Entstehung dieser Erkrankung. Die Erkrankung ist durch Rötung, Schwellung und Blutungsneigung des randständigen Zahnfleisches (marginale Gingiva) gekennzeichnet. Als Spätsymptome können erhöhte Zahnbeweglichkeit, Zahnwanderung, Fisteln und Abszesse auftreten. Bei der *apikalen Parodontitis* spielt sich der entzündliche Prozess nur im Bereich der Wurzelspitze eines Zahnes ab. Am Beginn dieser Erkrankung stehen ausgedehnte kariöse Defekte, die Kontakt zur Pulpahöhle bekommen haben. Die apikale Parodontitis geht von Bakterien aus, die über eine abgestorbene Pulpa an die Zahnwurzel gelangt sind. Im weiteren Verlauf kann es zur Abszessbildung oder zu einer Kieferzyste kommen.

Klinik

Generell kann die **Parodontitis** im Spätstadium infolge erhöhter Zahnbeweglichkeit zum Zahnverlust führen. Bei Verlust von einzelnen oder mehreren Zähnen wird aktuell zunehmend ein implantatgetragener Zahnersatz angestrebt. In der Regel muss ein vom Ausfall bedrohter Zahn extrahiert werden. Hierbei geht das gesamte Periodontium (Desmodont, Wurzelhaut) und fallabhängig auch ein mehr oder wenig großer Teil des Parodontiums (Zahnhalteapparat, bestehend aus Wurzelzement, Alveolarknochen, Periodontium und Gingiva als marginalem Parodont) verloren. Auf Grund der rupturierten Gefäße ist der umgebende restliche Knochen der Zahnalveolen von Atrophie bedroht.
Zur Vermehrung (Augmentation) von Knochen wird im Verlauf der implantologischen Therapie Knochengewebe in die Alveole des extrahierten Zahnes eingebracht (Socket Preservation). Bei größeren Knochenläsionen, wie sie im Verlauf der Parodontitis auftreten können, wird eine kontrollierte Knochenregeneration (Guided Bone Regeneration) durchgeführt. Hierbei wird das komplette Zahnfach unmittelbar nach der Extraktion eines nicht mehr zu rettenden, kranken Zahnes oder zeitnah zu diesem Ereignis rekonstruiert (Erhalt des Zahnkamms, Ridge Preservation).
Ziel der modernen Implantologie ist es, die Atrophie von Knochen- und Weichteilgewebe zu verhindern und der sekundären Knochenaugmentation (knöcherner Verschluss der Alveole des verlorenen Zahnes als Selbstheilungsimpuls des Körpers) vorzubeugen. Der Patient profitiert hiervon durch eine verbesserte Langzeitprognose in Bezug auf den Halt des eingebrachten Zahnimplantats.

Zusammenfassung
- Das Milchzahngebiss besteht aus 4 × 5 Zähnen mit folgenden Zahntypen: Schneidezähne, Eckzähne und Molaren.
- Das Dauerzahngebiss besteht aus 4 × 8 Zähnen. Zusätzlich zu den Typen des Milchzahngebisses kommen Praemolaren vor.
- Aus der Milchzahnleiste entstehen später die Dauermolaren des Erwachsenengebisses, die als Zuwachszähne bezeichnet werden.
- Aus der Ersatzzahnleiste gehen in einem Quadranten jeweils die beiden dauerhaften Schneidezähne, der dauerhafte Eckzahn und die beiden dauerhaften Praemolaren hervor.
- Die oberen Molaren (Mahlzähne) besitzen in der Regel eine rhombenförmige Krone mit vier Höckern: zwei bukkalen (mesiobukkal, distobukkal) und zwei palatinalen (mesiopalatinal, distopalatinal). Die Höcker werden durch eine H-förmige Fissur abgegrenzt. Es sind zwei bukkale und eine palatinale Wurzel ausgeprägt.
- Beim vierhöckrigen oberen ersten Molaren wird häufig ein Tuberculum anomale Carabelli beobachtet, das an der palatinalen Fläche des mesiopalatinalen Höckers sitzt und meist die Kaufläche nicht erreicht.
- Durch die Reduktionstendenz des distopalatinalen Höckers entstehen beim oberen zweiten Molaren drei Formvarianten:
  1. der vierhöckrige Typ (45 %) mit trapezförmiger oder dreieckiger Krone
  2. der dreihöckrige Typ (40 %) mit rückgebildetem distopalatinalen Höcker
  3. die Kompressionsform (15 %), mit dicht aneinandergerückten distobukkalen und mesiopalatinalen Höckern sowie ellipsenförmiger Krone
- Der obere dritte Molar (Dens serotinus oder Weisheitszahn) ist der variabelste Zahn des Erwachsenengebisses. Am häufigsten wird eine dreihöckrige Krone mit zwei bukkalen und einem palatinalen Höcker beobachtet.
- Die unteren Molaren (Mahlzähne) beisitzen eine annähernd quadratische Krone mit vier oder fünf Höckern. Die Höcker werden durch eine kreuzförmige Fissur abgegrenzt. Es treten nur zwei Wurzeln, eine mesiale und ein distale auf.
- Der untere erste Molar hat in 95 % fünf Höcker. In 5 % der Fälle fehlt der distale Höcker, so dass die Krone vierhöckrig wird.
- Beim unteren zweiten Molaren sind in der Mehrzahl der Fälle vier Höcker ausgeprägt. In etwa 17 % der Fälle werden fünf Höcker beobachtet. Der distolinguale Höcker kann in 8 bis 9 % der Fälle reduziert sein, wodurch die Kaufläche dreiseitig wird.
- Der untere dritte Molar (Dens serotinus oder Weisheitszahn) ist insgesamt formkonstanter als der obere Weisheitszahn. In der Hälfte der Fälle ist die Krone vierhöckrig, in 4 % fünfhöckrig, in 10 % ein-, zwei- oder vielhöckrig.
- Über die von der Alveolenwand zum Wurzelzement verlaufenden Sharpey'schen Fasern ist der Zahn in Form eines federnden Gelenks (Gomphosis) im Zahnfach aufgehängt.
- Das Saumepithel ist der von außen nicht sichtbare Teil der freien Gingiva. Es umsäumt den Zahnhals, schließt den Periodontalspalt nach koronal ab und nimmt bei der Gesunderhaltung des gingivalen Gewebes sowie des gesamten Zahnes eine Schlüsselstellung ein.

Literatur

[1] Schumacher GH, Gente M. Odontographie: Anatomie der Zähne und des Gebisses. 5. Aufl., Hüthig, Heidelberg, 1995, 35-117, 128 ff.
[2] Leonhardt H. Verdauungssystem. In: Leonhardt H., Tillmann B, Töndury G, Zilles K (Hg). Rauber/Kopsch, Anatomie des Menschen, Bd. II. Stuttgart, New York: Thieme, 1987, 249-253.
[3] Schroeder HE. Orale Strukturbiologie. 4. Aufl., Thieme, Stuttgart, New York, 1992, 293-312.
[4] Rosenbauer KA, Engelhardt JP, Koch H, Stüttgen U. Klinische Anatomie der Kopf- und Halsregion für Zahnmediziner. Thieme, Stuttgart, New York, 1998, 177.
[5] Spee F. Die Verschiebungsbahn des Unterkiefers am Schädel. Archiv für Anatomie und Entwickelungsgeschichte 1890, Jg. 1890, 285-94.
[6] Bauer A, Gutowski A. Gnathologie. Quintessenz Verlags-GmbH, Berlin, Chicago, London etc., 1984, 25 ff, 29 ff, 37 ff, 53 ff, 431 ff.
[7] Kemeny I. Die klinischen Grundlagen der totalen Prothese. Johann Ambrosius Barth Verlag, Leipzig, 1955, 129, 147.
[8] Reichenbach E, Brückl H. Kieferorthopädische Klinik und Therapie. Zahnärztliche Fortbildung. 1952;7:138.
[9] Samandari F, Mai K. Funktionelle Anatomie für Zahnmediziner. Bd. I. Quintessenz, Berlin, Chikago, London etc., 1995, 150.
[10] Jüde HD, Kühl W, Roßbach A. Einführung in die zahnärztliche Prothetik. Deutscher Zahnärzteverlag, Köln, 1997, 18 ff.
[11] Gerber A. Beiträge zur totalen Prothetik (I). Form, Funktion und Strukturprophylaxe. Die Quintessenz. 1973;3:57-62.
[12] Gerber A. Beiträge zur totalen Prothetik (III). Bessere Prothesen für zahnlose Unterkiefer. Die Quintessenz. 1973;5:59-64.
[13] Claassen H. Paläopathologische Befunde am hallstattzeitlichen Menschen der Oberpfalz – Rückschlüsse auf seine Umwelt. Anthropologischer Anzeiger. 1991;49:217-229.

3 Gesichtsmuskeln und Haut des Gesichtes

3.1 Die mimische Muskulatur

Die mimischen Muskeln sind Hautmuskeln, das heißt, sie haben keine Faszie. Sie werden lediglich von einem zarten Epimysium bedeckt und bilden an ihren Enden nur mikroskopisch nachweisbare Sehnen. Die mimische Muskulatur stammt vom 2. Kiemenbogen, dem Hyoidbogen, ab und wird einschließlich des Platysmas vom N. facialis innerviert.

Die ursprüngliche Lage der Muskeln am Zungenbein und am Griffelfortsatz wird während der Entwicklung zu Gunsten der Gesichtsregion aufgegeben. Bei dieser Verlagerung bekommen die Muskeln nur teilweise Kontakt zu den Knochen des Gesichtsschädels (Abb. 3.1). Ein kleiner Teil der Muskelanlage behält seine Beziehung zum Hyoidbogen bei und bildet den hinteren Teil der suprahyalen Muskeln (M. stylohyoideus und Venter posterior des M. digastricus). Ein anderer Teil wandert nach kaudal und wird als Platysma zu einem Hautmuskel, der die Haut des Halses straffen kann.

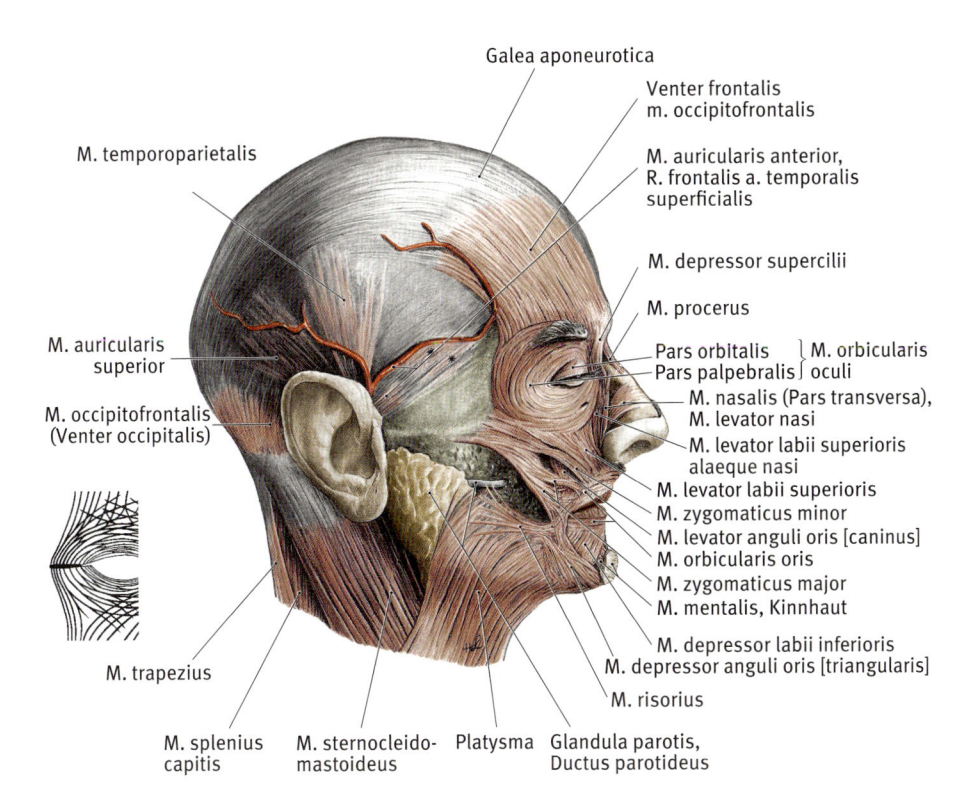

Abb. 3.1: Oberflächliche Lage der Kopfmuskeln. ** M. temporofrontalis (Varietät). Inset: Faserschema des M. orbicularis oculi (nach J. Rohen).

Schließlich wandert ein Teil in die hintere Ohrgegend, woraus später die Hautmuskeln des Hinterhaupts und der hinteren Ohrmuschel entstehen.

Die eingewanderten Muskeln konzentrieren sich in radiärer und zirkulärer Anordnung um die Öffnungen des Gesichtes und des Ohres, wobei diejenigen um die Augenhöhle und die Mundhöhle eine besondere funktionelle Bedeutung erhalten.

Muskeln des Schädeldaches
- M. epicranius: Die Muskeln des Schädeldachs werden in ihrer Gesamtheit als M. epicranius bezeichnet. Der M. epicranius gliedert sich in zwei paarige Anteile, den M. occipitofrontalis und den M. temporoparietalis.
- Der M. occipitofrontalis ist paarig und besteht aus zwei Muskelbäuchen, *Venter frontalis und occipitalis*. Zwischen den beiden Muskelbäuchen befindet sich eine straffe Sehnenplatte, die Galea aponeurotica. Sie ist mit der behaarten Kopfhaut fest verbunden und bildet mit dieser zusammen die Kopfschwarte. Der Venter frontalis m. occipitofrontalis entspringt an der Augenbraue und der Glabella. Er setzt an der Galea aponeurotica an und wird durch Rami temporales des N. facialis innerviert. Der Muskel runzelt die Stirnhaut und zieht die Augenbraue hoch. Der Venter occipitalis m. occipitofrontalis hat seinen Ursprung an der Linea nuchae suprema und setzt an der Galea aponeurotica an. Er wird durch den Ramus occipitalis des N. facialis innerviert. Der Muskel wirkt den Hautbewegungen in der Nackenregion entgegen, so dass die Kopfhaut nicht mitbewegt wird.
- Der M. temporoparietalis entspringt an der Galea aponeurotica und setzt an der oberen Wurzel der Ohrmuschel an. Er wird durch die Rami temporales sowie den Ramus auricularis posterior des N. facialis innerviert und kann die Ohrmuschel hochziehen.

Muskeln der Lidspalte und der Nasenwurzel
- Der M. orbicularis oculi umgibt ringförmig das Auge und besteht aus drei Anteilen, einer Pars orbicularis, palpebralis und lacrimalis. Die Muskelfasern der *Pars orbitalis* entspringen an der Crista lacrimalis anterior, am Processus frontalis maxillae und am Ligamentum palpebrale mediale. Der Ansatz erfolgt am Ligamentum palpebrale laterale. Die Pars orbitalis wird durch die Rami temporales und zygomatici des N. facialis innerviert und bewirkt eine Zukneifen der Lider. Die *Pars palpebralis* entspringt am Ligamentum palpebrale mediale und setzt am Lig. palpebrale laterale an. Die Innervation erfolgt durch die Rami temporales und zygomatici des N. facialis. Die Pars palpebralis bewirkt den Lidschlag. Die *Pars lacrimalis* hat ihren Ursprung an der Crista lacrimalis posterior des Os lacrimale und setzt am Ligamentum palpebrale laterale an. Die Innervation erfolgt durch die Rami temporales und zygomatici des N. facialis. Die Funktion der Pars lacrimalis besteht in einer Erweiterung des Tränensacks.

Klinik

Neben dem Zukneifen der Lider, dem Lidschlag, der Verteilung der Tränenflüssigkeit und der Erweiterung des Tränensacks ist der M. orbicularis oculi für einen Schutzreflex, den Lidschlussreflex, verantwortlich.

- Der M. corrugator supercilii entspringt am Os frontale oberhalb der Sutura frontomaxillaris, an der Glabella sowie am Margo supraorbitalis und setzt an der Haut in der Mitte der Augenbraue an. Der Muskel wird durch die Rami temporales des N. facialis innerviert und zieht die Augenbraue nach medial unten in Richtung auf die Nasenwurzel. Dabei tritt eine Furche an der Seite der Nasenwurzel hervor.
- Der M. procerus entspringt am Os nasale und setzt an der Haut über der Glabella an. Er wird durch die Rami zygomatici des N. facialis innerviert. Seine Muskelfasern ziehen die Haut über der Glabella herab und rufen dabei eine Querfalte an der Nasenwurzel hervor.

Muskeln der Mundöffnung

- Der M. orbicularis oris umgibt ringförmig die Mundöffnung und bildet die muskuläre Grundlage der Lippen. Seine Muskelfasern entspringen an senkrecht zur Mundspalte verlaufenden Zwischensehnen, wobei die Faserbündel sich durchflechten. Der Muskel wird durch die Rami buccales und den Ramus marginalis mandibulae des N. facialis innerviert und bewirkt ein Öffnen und Schließen der Mundspalte. Weiterhin ermöglicht er Mundspitzen und Pfeifen.
- Der M. buccinator bildet die muskuläre Grundlage der Wange. Sein Ursprung befindet sich am Processus alveolaris maxillae, an der Raphe pterygomandibularis und an der Crista buccinatoria des Unterkiefers. Seine Fasern kreuzen im Modiolus (Abb. 3.2) und strahlen in den M. orbicularis oris ein. Die Innervation erfolgt durch die Rami buccales des N. facialis. Der Muskel ermöglicht sehr verschiedene Funktionen wie Pusten, Blasen, Saugen, Pfeifen, Herabziehen der Mundwinkel und Kauen. Er verhindert eine Überblähung der Wangen, beispielsweise beim Trompetenblasen, und wird deswegen auch *„Trompetermuskel"* genannt. Schließlich ist der Muskel auch am Kauakt beteiligt. Der M. buccinator wird in Höhe des oberen zweiten Molaren vom Ductus parotideus durchbohrt.
- Der M. zygomaticus major entspringt an der Sutura zygomaticotemporalis und setzt am Mundwinkel und an der Nasiolabialfalte an. Er wird durch die Rami zygomatici des N. facialis innerviert, hebt den Mundwinkel nach oben lateral und ist für das Lachen verantwortlich. Der Muskel überkreuzt den Oberrand des M. masseter, das Corpus adiposum buccae und den Ductus parotideus.
- Der M. zygomaticus minor hat seinen Ursprung medial vom M. zygomaticus major an Außenfläche des Jochbeins und setzt an der Nasolabialfurche an. Die Innervation erfolgt durch die Rami zygomatici des N. facialis. Der Muskel hebt den

Mundwinkel, so dass der obere Eckzahn sichtbar wird und vertieft die Nasolabialfurche.
- Der M. risorius entspringt an den Fasciae parotidea und masseterica, er setzt am Mundwinkel an. Seine Muskelfasern werden durch die Rami buccales des N. facialis innerviert und ziehen den Mundwinkel nach lateral. Hierbei ruft der das „Lachgrübchen" der Wange hervor, welches bei manchen Menschen besonders gut ausgeprägt ist. Der Muskel ist oft nur schwach ausgebildet. Bei starker Ausbildung wird er als Platysma-Risorius, Zygomaticus major-Risorius oder auch als Depressor anguli oris-Risorius bezeichnet.
- Der M. levator labii superioris entspringt am Margo infraorbitalis und an der Maxilla oberhalb des Foramen infraorbitale. Er setzt an der Nasolabialfurche und am M. orbicularis oris an. Die Muskelfasern werden durch die Rami zygomatici des N. facialis innerviert und heben die Oberlippe sowie die Nasenlippenfurche. Der Muskel bedeckt den N. infraorbitalis.
- Der M. levator anguli oris (früher M. caninus genannt) entspringt in der Fossa canina unterhalb des Foramen infraorbitale und setzt am M. orbicularis oris an. Er wird durch die Rami zygomatici des N. facialis innerviert und zieht den Mundwinkel nach oben. Hierbei wird der Eckzahn entblößt.
- Der M. depressor anguli oris hat seinen Ursprung am Unterrand der Mandibula und setzt am Mundwinkel an. Die Innervation erfolgt durch die Rami buccales des N. facialis. Der Muskel zieht den Mundwinkel nach unten. Hierdurch bewirkt er einen traurigen und unzufriedenen Gesichtsausdruck.

Klinik

Bei der Mundöffnung ist das Gebiet des M. depressor anguli oris der engste Teil des Mundvorhofs. Nach abwärts gezogene Mundwinkel deuten auf eine **Hypertrophie des M. depressor anguli oris** hin. Dies ist in prothetischer Hinsicht als ungünstig zu betrachten [1].

- M. depressor labii inferioris, entspringt an der Mandibula unterhalb des Foramen mentale und setzt am M. orbicularis oris an. Er wird durch Ramus marginalis mandibulae des N. facialis innerviert und zieht die Unterlippe abwärts. Da der Muskel am Trinken beteiligt ist wird er auch als „Trinkmuskel" bezeichnet.
- Der M. mentalis entspringt am Jugum alveolare des seitlichen Schneidezahns und zieht zur Haut der Kinnregion. Er wird durch den Ramus marginalis mandibulae des N. facialis innerviert. Seine Muskelfasern sind am Heben und Runzeln der Kinnhaut beteiligt. Hierbei tritt die nach oben konvexe Kinn-Lippen-Furche hervor. Der Muskel bedeckt den M. depressor labii inferioris.

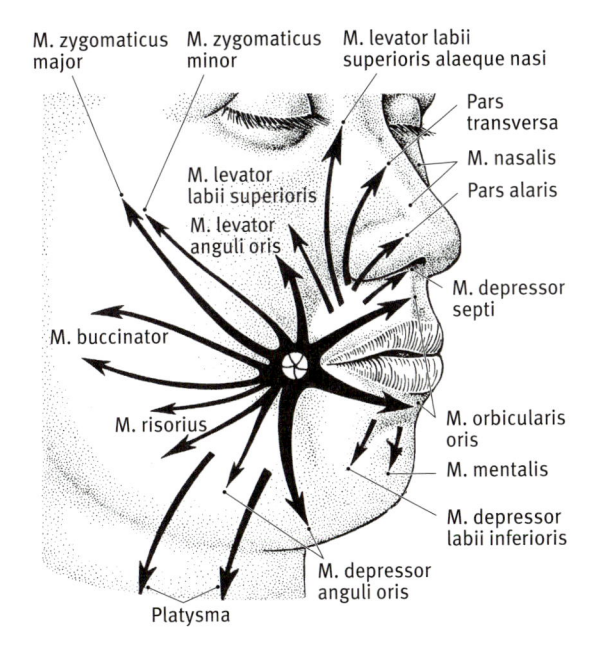

Abb. 3.2: Schema des radiären oralen Muskelsystems mit Modiolus anguli oris (nach G.-H. Schumacher).

Klinik

Bei der Aufstellung einer unteren Totalprothese muss die Muskeldynamik der mimischen Muskulatur im Bereich des sogenannten Modiolus beachtet werden [2]. Der Modiolus liegt neben dem Mundwinkel (Abb. 3.2). Hier durchkreuzen sich Fasern des M. orbicularis oris und des M. buccinator im Bereich einer kleinen Sehnenplatte. Hier münden auch Fasern des M. depressor anguli oris (früher M. triangularis genannt), des M. risorius, des M. zygomaticus major und des M. levator anguli oris ein. Bei schlanken Personen kann dieser Punkt gesehen werden, wenn Lippen oder Wangen bewegt werden. Eine lebhafte Muskeltätigkeit im Bereich des Modiolus kann das „Abheben" einer unteren Totalprothese begünstigen [1].

Muskeln der Nasenöffnung

– Der M. nasalis besteht aus einer Pars transversa und alaris. Die Muskelfasern der *Pars transversa* entspringen am Jugum alveolare des Eckzahns, setzen am Nasenflügel an und ziehen die Nase nach unten. Die Muskelfasern der *Pars alaris* entspringen oberhalb des seitlichen Schneidezahns, setzen an den Knorpeln des Nasenrückens an und verengen die Nasenlöcher. Beide Muskelportionen werden durch die Rami zygomatici des N. facialis innerviert.
– Der M. levator labii superioris alaeque nasi entspringt am Processus frontalis maxillae sowie am Margo infraorbitalis. Seine Muskelfaser ziehen zum Nasenrücken und zur Nasolabialfalte. Der Muskel wird durch die Rami zygomatici des N. facialis innerviert und ist für das Naserümpfen verantwortlich.

Muskeln des äußeren Ohres
- Der M. auricularis anterior entspringt an der Fascia temporalis und setzt am Vorderrand der Ohrmuschelwurzel an. Der Muskel wird durch die Rami temporales des N. facialis innerviert und kann die Ohrmuschel nach vorn ziehen.
- Der M. auricularis superior entspringt an der Galea aponeurotica und setzt am Oberrand der Ohrmuschelwurzel an. Der Muskel wird durch den Ramus auricularis posterior des N. facialis innerviert und kann die Ohrmuschel nach oben ziehen.
- Der M. auricularis posterior entspringt am Processus mastoideus und setzt am Hinterrand der Ohrmuschelwurzel an. Der Muskel wird durch den Ramus auricularis posterior des N. facialis innerviert und kann die Ohrmuschel nach hinten ziehen.

Hautmuskel des Halses
Die Muskelfasern des Platysma entspringen an der Haut der Wange, des Unterkiefers sowie des Kinns und ziehen zur Haut der oberen Brustgegend unterhalb der Clavicula. Die Innervation erfolgt durch den Ramus colli des N. facialis. Das Platysma kann die Haut verschieben. Liegt das Punctum fixum am Unterkiefer, so kann die Haut des Halses und des oberen Brustkorbs nach oben bewegt werden. Der Gesichtsteil des Muskels kann die Unterlippe und die Mundwinkel nach unten bewegen. Besonders deutlich kann der Muskel beim Erschrecken gesehen werden, wobei sich die Halshaut anspannt und hervorwölbt.

3.2 Corpus adiposum buccae (Bichatscher Fettpropf)

Der Wangenfettpropf füllt als verformbare Gleitschicht den Raum zwischen den beiden Muskeln M. buccinator und M. masseter aus. Beim Öffnen und Schließen des Kiefers verschiebt sich der Fettkörper in die entstehenden Zwischenräume und sorgt für den Druckausgleich der Wange. Beim Kauen und Saugen bietet er abwechselnd dem M. masseter und dem M. buccinator als Widerlager den nötigen Halt und ist deswegen als Baufett anzusehen.

3.3 Galea aponeurotica

Die Galea aponeurotica liegt als derbe, ca. 2 mm dicke Sehnenplatte wie eine Haube unter der behaarten Kopfhaut und überzieht das Schädeldach. Sie besteht aus straffem Bindegewebe. Sie dient gleichzeitig als Sehne für die beiden Bäuche des M. occipitofrontalis, da dessen Muskelfasern von der Stirn und vom Hinterhaupt in die Galea einstrahlen. Die Galea ist mit dem subcutanem Gewebe der Kopfhaut fest verwachsen. Mit dem Periost der Kalotte hingegen ist sie nur locker verbunden. Die Kopfhaut lässt sich daher nicht gegen die Galea verschieben. Haut und Galea werden als Kopfschwarte bezeichnet und sind als Ganzes über dem Schädelknochen verschiebbar. Die Kopfschwarte bildet gegenüber dem Schädelinneren einen Schutz gegen Gewalteinwirkung.

3.4 Pericranium

Das äußere Periost des Schädeldaches wird als Pericranium bezeichnet. Es ist an den Knochennähten fest verankert, ist aber sonst locker über den Schädelknochen ausgespannt. Deswegen können Blutungen unter dem Pericranium die Nahtgrenzen nicht überschreiten.

3.5 Kopf- und Gesichtshaut

Die Kopfhaut, also die Haut über der Galea aponeurotica, ist derb und besitzt eine eher geringe Elastizität. Kopfhaut und Galea aponeurotica sind reich vaskularisiert und innerviert. Die Blutzufuhr erfolgt über die Aa. supraorbitalis, temporalis superficialis, auricularis posterior und occipitalis. Die sensible Innervation erfolgt aus allen drei Trigeminusästen, und zwar über die Nn. frontalis (V/1), zygomaticotemporalis (V/2), auriculotemporalis (V/3) sowie über die Nn. occipitalis minor (Plexus cervicalis, Ramus ventralis des 2. und 3. Zervikalnerven) sowie occipitalis major (Ramus dorsalis des 2. Zervikalnerven).

Die Gesichtshaut weist regionäre Unterschiede auf. Die Haut an den Lidern ist sehr dünn, am Kinn, an den Nasenflügeln und in der Wangenregion relativ dick. Die Vaskularisation der Gesichtshaut erfolgt über die A. facialis (A. carotis externa) und in der Augenregion über Äste der A. ophthalmica (A. carotis interna). Die sensible Innervation erfolgt aus den drei Hauptästen des N. trigeminus. Stirn- und Augenregion werden aus dem ersten Trigeminusast (V/1) über die Nn. supraorbitalis, supratrochlearis, lacrimalis, infratrochlearis und ethmoidalis anterior versorgt. Nasen- und Oberlippenregion werden aus dem zweiten Trigeminusast (V/2) über die Rami palpebrales, die Rami nasales, den Ramus zygomaticotemporalis, die Rami labiales und den Ramus zygomaticofacialis versorgt. Unterlippen- und Kinnregion sowie die Unterkieferastregion werden aus dem dritten Trigeminusast (V/3) über die Rami labiales, den N. buccalis, die Rami mentales und den N. auriculotemporalis versorgt.

> **Klinik**
> Blutergüsse und Entzündungen können sich in der Kopfschwarte nur schwer ausdehnen. Im Gegensatz hierzu können sich subgaleale Hämatome, die zwischen der Galea aponeurotica und dem äußeren Periost des Schädeldachs liegen, gut über die Kalotte ausbreiten und die Kopfschwarte kappenartig abheben. Hierfür ist das **Caput succedaneum**, die Geburtsgeschwulst der Neugeborenen, ein Beispiel [3]. Dieses Hämatom tritt in dem Bereich des Kopfes auf, der unter der Geburt zuerst aus dem mütterlichen Beckenboden hervortritt.
> Vom Caput succedaneum muss das **Kephalhämatom** unterschieden werden [3]. Hierbei handelt es sich um eine Blutung zwischen dem äußerem Periost des Schädeldachs, dem Pericranium und dem Schädelknochen. Da das Periost des Schädeldachs fest mit dem Bindegewebe der Schädelnähte verwachsen, bleibt diese Blutung meist auf einen Knochen der Schädelkalotte begrenzt.

3.6 Spezielle Aspekte des Weichteilmantels des Gesichts

Einige, inzwischen in der Mund-, Kiefer- und Gesichtschirurgie gebräuchliche Begriffe zum Weichteilmantel des Gesichts sind bislang nur zum Teil in anatomische Lehrbücher und Atlanten aufgenommen worden [4,5]. Es handelt sich um folgende Strukturen, für die mitunter nur angloamerikanische Namen existieren: Bänder zur Aufhängung der Gesichtshaut, Kompartimente des subcutanen Fettgewebes, oberflächliches musculo-aponeurotisches System (Superficial Musculo-Aponeurotic System, SMAS).

3.6.1 Bänder

Verschiedene bandartige Strukturen binden die Gesichtshaut an das Gesichtsskelett. Das „Superior Temporal Septum" und das „Inferior Temporal Septum" verlaufen von der Haut der Augenbrauengegend zum vorderen Abschnitt der Linea temporalis superior am Stirnbein. Die Haut der seitlichen Orbitagegend ist im Bereich des Planum temporale durch die „Temporal Adhesion", einer bindegewebigen Platte, am großen Keilbeinflügel befestigt. Die Haut über dem Jochbein und dem M. masseter ist über das „Zygomatic Ligament" und die „Masseteric Ligaments" am Jochbein und am M. masseter fixiert. Schließlich ist die Haut der seitlichen Kinngegend über das „Mandibular Ligament" am Corpus mandibulae befestigt.

3.6.2 Fettkompartimente

Beim subcutanen Fettgewebe des Ober- und Mittelgesichts unterscheidet man oberflächliche und tiefe Anteile [6,7,8]. Unter den oberflächlichen Kompartimenten ist die Orbitagegend durch ein oberes, unteres und seitliches Fettkompartiment gekennzeichnet. Im Mittelgesicht wurden präparatorisch, beginnend vor dem Ohr, ein mittleres, ein mediales und ein nasolabiales Kompartiment beschreiben. Auf dem M. buccinator liegt die bukkale Erweiterung des bukkalen Fettkompartiments (Buccal Extension Of The Buccal Fat).

Unter den tiefen Kompartimenten sind in der Orbitagegend ein lateraler und ein medialer Teil eines suborbicularen, also unter dem M. orbicularis oculi gelegenen, Fettkompartiments beschrieben worden. Die tiefen Wangenfettkompartimente weisen einen lateralen und einen medialen Teil auf. Die bukkale Erweiterung des bukkalen Fettkompartiments besitzt auch einen tiefen Anteil. Als „Ristows Space" wird ein trianguläres Kompartiment in der Paranasalregion bezeichnet.

Klinik
Eine Abnahme der bukkalen Erweiterung des bukkalen Fetts verstärkt die nach unten gerichtete Wanderung des suborbicularen Fetts sowie des mittleren und medialen Wangenfetts. Es wird vermutet, dass diese Vorgänge an der Entstehung von sogenannten „Hängebacken" beteiligt sind [9,10].

3.6.3 Oberflächliches musculo-aponeurotisches System (SMAS)

Das oberflächliche musculo-aponeurotische System SMAS (Superficial Musculo-Aponeurotic System), wurde von Gesichtschirurgen und plastischen Chirurgen näher beschrieben; es ist anatomisch nicht eindeutig definiert. Das System verbindet die mimische Muskulatur mit dem Corium und enthält ein Netzwerk aus kollagenen und elastischen Fasern, Fettzellen und Muskelfasern. Ohne SMAS, das in den einzelnen Gesichtsregionen unterschiedlich ausgeprägt ist, wären vermutlich keine differenzierte Bewegungen der mimischen Muskulatur, kein Mienenspiel, möglich [11,12].

In der Stirngegend verankern sich zahlreiche kollagene und elastische Fasern mit vertikaler und horizontaler Verlaufsrichtung im Corium. In der Regio parotidea sind die Bindegewebsfasern ebenfalls vertikal und horizontal ausgerichtet. In der Tiefe wird die Glandula parotidea von der Parotisfaszie bedeckt. Vertikal und horizontal ausgerichtete Bindegewebssepten vermitteln in der Regio zygomatica zwischen dem M. zygomaticus major sowie in der Regio infraorbitalis zwischen dem M. orbicularis oculi und dem Corium. In der Gegend der Ober- und Unterlippe ist SMAS anders als in den oben beschriebenen Regionen konstruiert. Lateral der Nasolabialfalte verlaufen vertikale Bindegewebssepten, die Fettgewebe umhüllen. In der Tiefe liegt der M. buccinator. Medial der Nasolabialfalte trifft man auf ein Netzwerk aus elastischen Fasern, Skelettmuskelfasern und Fettzellen. In der Gegend der Unterlippe erstreckt sich ein Netzwerk aus Bindegewebsfasern, Muskelfasern und Fettzellen vom M. orbicularis oris in der Tiefe bis zum Corium.

Zusammenfassung
- Die mimischen Muskeln sind Hautmuskeln, stammen vom 2. Kiemenbogen, dem Hyoidbogen, ab und werden vom N. facialis innerviert.
- Der Modiolus liegt neben dem Mundwinkel. Hier durchkreuzen sich Fasern des M. orbicularis oris und des M. buccinator im Bereich einer kleinen Sehnenplatte. Weiterhin münden hier die Fasern der Mm. depressor anguli oris, risorius, zygomaticus major und levator anguli oris ein. Bei der Aufstellung einer unteren Totalprothese sollte die Muskeldynamik der mimischen Muskulatur im Bereich des Modiolus beachtet werden. Eine lebhafte Muskeltätigkeit im Bereich des Modiolus kann das „Abheben" einer unteren Totalprothese begünstigen.
- Beim subcutanen Fettgewebe des Ober- und Mittelgesichts unterscheidet man oberflächliche und tiefe Anteile. Unter den oberflächlichen subcutanen Fettkompartimenten ist die Orbitagegend durch ein oberes, unteres und seitliches Fettkompartiment gekennzeichnet. Im Mittelgesicht werden, beginnend vor dem Ohr, ein mittleres, ein mediales und ein nasolabiales Kompartiment beschrieben. Auf dem M. buccinator liegt die sogenannte buccale Erweiterung des buccalen Fettkompartiments. Unter den tiefen Kompartimenten sind der Orbitagegend ein lateraler und ein medialer Teil eines suborbitalen, also unter dem M. orbicularis oculi gelegenen, Fettkompartiments beschrieben worden. Eine Abnahme der buccalen Erweiterung des buccalen Fetts verstärkt die nach unten gerichtete Wanderung des suborbitalen Fetts sowie des mittleren und medialen Wangenfetts. Es wird vermutet, dass diese Vorgänge an der Entstehung von sogenannten „Hängebacken" beteiligt sind.
- Das oberflächliche musculo-aponeurotische System (Superficial Musculo-Aponeurotic System, SMAS) verbindet die mimische Muskulatur mit der Lederhaut (Corium) und enthält ein Netzwerk aus kollagenen und elastischen Fasern, Fettzellen und Muskelfasern. Ohne SMAS wären vermutliche keine differenzierten Bewegungen der mimischen Muskulatur möglich.

Literatur

[1] Kemeny I. Die klinischen Grundlagen der totalen Prothese. Johann Ambrosius Barth Verlag, Leipzig, 1955, 44, 46-49.
[2] Jüde HD, Kühl W, Roßbach A. Einführung in die zahnärztliche Prothetik. Deutscher Zahnärzteverlag, Köln, 1997, 182-184.
[3] Rohen JW. Topographische Anatomie. 5. Aufl. Schattauer, Stuttgart, New York, 1975, 4.
[4] Sykes JM, Cotofana S, Trevidic P et al. Upper face. Clinical anatomy and regional approaches with injectable fillers. Plast Reconstr Surg. 2015;136:204S-218S.
[5] Cotofana S, Fratila AAM, Schenck TL et al. The anatomy of the aging face: A review. Facial Plast Surg. 2016;31:253-260.
[6] Pilsl U, Anderhuber F. The chin and adjacent fat compartments. Dermatol Surg. 2009;36:214-218.
[7] Wong CH, Mendelson B. Facial soft-tissues spaces and retaining ligaments of the midcheek: Defining the premaxillary space. Plast Reconstr Surg. 2013;132:49-56.
[8] Cotofana S, Schenk TL, Trevidic P et al. Midface: Clinical anatomy and regional approaches with injectable fillers. Plast Reconstr Surg. 2015;136:219S-234S.
[9] Gierloff M, Stöhring C, Buder T et al. Aging changes of the midfacial fat compartments: A computed tomographic study. Plastic and Reconstructive Surgery. 2011;129:263-273.

[10] Gierloff M, Stöhring C, Buder T, Wiltfang J. The subcutaneous fat compartments in relation to aesthetically important facial folds and rhytides. Journal of Plastic, Reconstructive & Aesthetic Surgery. 2012;65:1292-1297.
[11] Gassner HG, Rafii A, Young A, Murakami C, Moe KS, Larrabee WF. Surgical anatomy of the face. Arch Facial Plast Surg. 2008;10:9-19.
[12] Ghassemi A, Prescher A, Riediger D, Axer H. Anatomy of the SMAS revisited. Aesth Plast Surg. 2003;27:258-264.

4 Das Kiefergelenk

Das Kiefergelenk (Articulatio temporomandibularis) liegt vor dem äußeren Gehörgang. In ihm finden Bewegungsabläufe, die für die Phonation, die Nahrungsaufnahme sowie für die Kau- und Schlucktätigkeit wichtig sind, statt.

4.1 Aufbau des Kiefergelenks

Das sekundäre Kiefergelenk entsteht beim Menschen und bei den übrigen Säugetieren als *Anlagerungsgelenk* zwischen den Anlagen der Mandibula und des Os temporale. Anlagerungsgelenke entstehen in der Ontogenese in der Weise, dass zwei getrennte Skelettanlagen aufeinander zuwachsen. Ihre Gelenkkörper entwickeln sich als sogenannte *Sekundärknorpel* aus dem Mesenchym. Die Entwicklung von Sekundärknorpel setzt am Caput mandibulae in der 10. Fetalwoche ein. Der Bereich der späteren Fossa mandibularis ist in der 22. Fetalwoche zu erkennen. Das Kiefergelenk ist ein *dithalamisches Gelenk*. Ein Discus articularis unterteilt das Gelenk in zwei Kammern

Der Gelenkkopf des Unterkiefers (Processus condylaris der Mandibula) artikuliert mit der Gelenkgrube des Schläfenbeins (Fossa mandibularis des Os temporale) und mit dem Gelenkhöcker (Tuberculum articulare). Gelenkkopf, Gelenkgrube und Gelenkhöcker werden von der Gelenkkapsel umschlossen. Die queren Achsen beider Gelenkköpfe bilden einen nach vorne offenen Winkel. Die Gelenkbahn ist S-förmig. Der vordere Teil der Gelenkgrube und das Tuberculum articulare werden von Faserknorpel bedeckt. Der hintere Teil der Fossa mandibularis liegt extrakapsulär und ist von derbem Bindegewebe überzogen. Die Gelenkfläche des Caput mandibulae ist hauptsächlich auf der Vorderseite mit Faserknorpel bedeckt. Die Rückfläche des Kiefergelenkkopfes liegt noch intrakapsulär, ist aber von straffem Bindegewebe bekleidet. Es besteht eine Inkongruenz der Gelenkflächen. Die Fossa mandibularis ist zwei bis drei Mal größer als die Gelenkfläche des Kiefergelenkkopfes.

Klinik

Bei übermäßigem Öffnen des Mundes, wie beispielsweise beim Gähnen oder gelegentlich auch bei der zahnärztlichen Behandlung, kann der Unterkieferkopf (Caput mandibulae) über den Gelenkhöcker (Tuberculum articulare) hinweg nach ventral luxieren und sich vor diesem verhaken. Die schlaffe Gelenkkapsel reißt dabei meistens nicht ein. Der Mund kann nicht mehr geschlossen werden. Zusätzlich wird das Caput mandibulae durch die reflektorische Kontraktion der durch die Mm. masseter und pterygoideus medialis gebildeten Muskelschlinge in die Grube vor dem Gelenkhöcker eingepresst **(Kiefersperre)**. Zur Reposition legt der Zahnarzt beide Daumen auf die Alveolarfortsätze (Pars alveolaris) der unteren Molaren, um den Kieferkopf zuerst herunterzudrücken und dann über den Höcker in die Pfanne zurück zu verlagern [1].

Das Kiefergelenk wird durch einen bindegewebigen *Discus articularis* von ovoider Gestalt in einen oberen, discotemporalen und einen unteren discomandibularen Teil untergliedert (Abb. 4.1). Der dem Processus condylaris aufliegende Teil des Discus besteht aus Faserknorpel. Der Discus ermöglicht den koordinierten Ablauf von Dreh- und Gleitbewegungen. Er ist vorne, medial und lateral mit der Gelenkkapsel verwachsen (Abb. 4.2). Nach hinten löst er sich in ein bindegewebiges Balkenwerk auf, das Blutgefäße, insbesondere ein dichtes venöses Geflecht, enthält. Die Venen weisen Wandverdickungen auf, die durch glatte Muskelzellen zustande kommen. In der Nähe

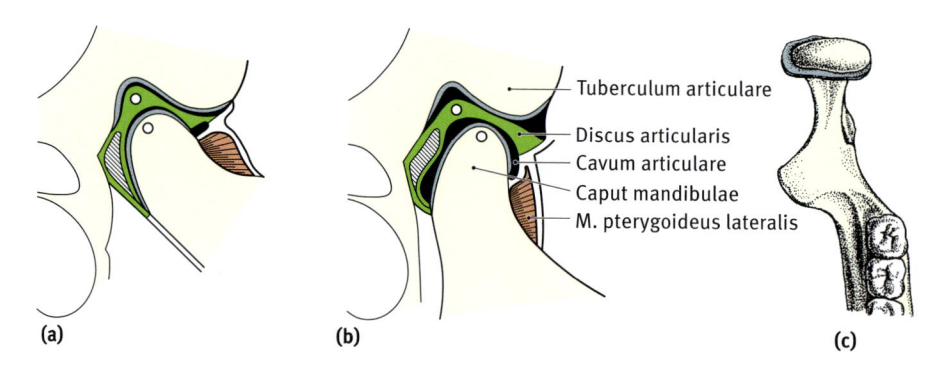

Abb. 4.1: Schematische Darstellung des Kiefergelenkes. (a) Kieferschluss. (b) bei der Öffnungsbewegung. Die Verlagerungen des Kieferkopfes gegen den Discus articularis werden durch Kreise markiert. (c) Ansatz der Kiefergelenkkapsel (grau) am Unterkiefer (aus G.-H. Schumacher).

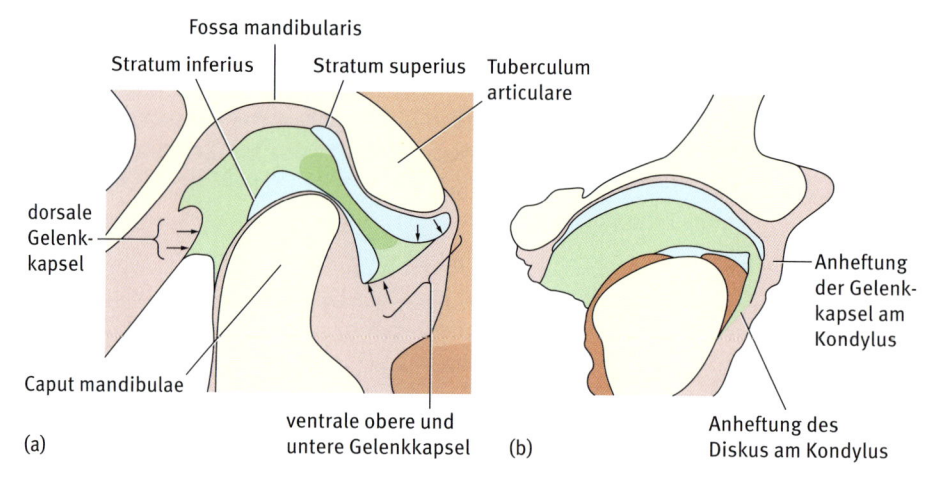

Abb. 4.2: (a) Rechtes Kiefergelenk von lateral. Gelenkkapsel in der Sagittalebene. Durch die artifizielle Distraktion sind ventrale obere und untere Gelenkkapsel (Pfeile) deutlich zu erkennen. Im dorsalen Anteil werden die Gelenkräume vom Stratum superius und inferius abgeschlossen. Die dorsale Kapsel (Pfeile) liegt hinter dem Genu vasculosum. (b) Rechtes Kiefergelenk von dorsal. Diskus- und Kapselanheftung in der Frontalebene. Makroskopisch-anatomisches Präparat eines Kiefergelenkes in der Frontalebene. Obwohl die Insertion des Diskus am Kondylus auch als Anheftung an den Kondylenpolen über die Gelenkkapsel als „diskokapsuläres System" beschrieben wird, zeigen andere Untersuchungen jeweils zwei getrennte Bindegewebsstrukturen für die Anheftung des Diskus und der Gelenkkapsel am Kondylus.

der Venen treten Arterien, auch Sperrarterien, auf. Sie gehen in erster Linie aus der A. temporalis superficialis hervor. In Nachbarschaft der größeren Arterien befinden sich zahlreiche marklose und markhaltige Nerven. Insgesamt handelt es sich um ein *retroartikuläres Polstergewebe, dessen Gefäße Merkmale eines arterio-venösen Shunts aufweisen* [2]. Somit kann die hinter dem Kiefergelenk gelegene Gewebsformation bei entsprechender nervöser Regelung von Blutzufuhr und Blutabfuhr an- und abschwellen. Die meisten Kieferbewegungen sind mit einem Vorgleiten des Unterkieferköpfchens auf das Tuberculum articulare verbunden. Hierbei wird der retroartikuläre, das venöse Geflecht enthaltende Raum vergrößert. Als Folge wird die Vorderwand des knorpeligen Gehörgangs in diesen Raum hineingesogen. Das Venengeflecht gleicht die Verschiebungen aus.

Am Discus articularis können drei Abschnitte unterschieden werden: eine dünne intermediäre Zone, die keine Blutgefäße und Nervenfasern enthält, wird von einem vorderen und hinteren Randwulst (vorderes und hinteres Band) flankiert. Nach dorsal geht das Bälkchenwerk des Diskus in das obere und untere Band der sogenannten bilaminären Zone über. Das obere Band, welches auch elastische Fasern enthält, ist kranial in der Fissura petrotympanica und der Fissura tympanosquamosa befestigt. Hierdurch besteht eine bindegewebige Verbindung zwischen dem Ligamentum mallei anterius der Paukenhöhle und dem Kiefergelenk. Das untere Band der bilaminären Zone enthält überwiegend kollagene Fasern und ist dorsal am Unterkieferkondylus befestigt.

Klinik

Das obere Band der bilaminären Zone des Discus articularis ist in den Fissurae petrotypmanica und tympanosquamosa befestigt. Da hier auch das Ligamentum mallei anterius befestigt ist, besteht eine bindegewebige Verbindung zwischen Kiefergelenk und Mittelohr. Bedeutsam ist, dass für zahlreiche auf das Ohr bezogene Symptome, wie **Otalgie, Tinnitus, Hörverlust und Schwindel,** eine Dysfunktion des Kiefergelenks in Betracht gezogen wird [3].

Die Gelenkkapsel des Kiefergelenks ist schwach und hat eine trichterförmige Gestalt. Die *Membrana fibrosa* ist cranial an der Pars squamosa des Schläfenbeins und caudal am Unterkieferhals (Collum mandibulae) befestigt. Ventral reicht sie bis vor das Tuberculum articulare, dorsal bis vor die Fissura petrotympanica. Die *Membrana synovialis*, die den Gelenkraum des oberen (disko-temporalen) Gelenkes gegen das retroartikuläre Polster abgrenzt, entspringt im oberflächlichen Gewebe des hinteren Diskusabschnitts und zieht zum Os temporale; hier ist sie in der Fissura petrosquamosa befestigt. Wie beim oberen Kiefergelenk so grenzt auch im Bereich des unteren (disko-mandibulären) Kiefergelenks eine synoviale Membran den Gelenkhohlraum vom retroartikulären Polster ab. Sie entspringt an der zur Mandibula hin gewandten, oberflächlichen Diskusschicht und umfasst das Caput mandibulae von cranial und dorsal. Der Ansatz findet in der Gegend des Übergangs des Caput in das Collum mandibulae, am Periost des Unterkiefers statt. Die Membrana synovialis des unteren

Kiefergelenkes ist etwas stärker als die den Gelenkspalt des oberen Kiefergelenkes dorsal abschließende Synovialis und weist meistens keine Faltenbildung auf.

Folgende Verstärkungsbänder sichern das Kiefergelenk gegen eine Dislokation:
1. Ligamentum laterale, zieht außen vom Jochbogen zum Collum mandibulae.
2. Ligamentum sphenomandibulare, zieht innen von der der Fissura petrotympanica zur Lingula mandibulae.
3. Ligamentum stylomandibulare, zieht innen vom Griffelfortsatz zum Angulus mandibulae.

Die Blutversorgung erfolgt über die A. auricularis profunda, einem Ast der A. maxillaris. Für die sensible Innervation ist der N. auriculotemporalis, der aus dem dritten Trigeminusast (V/3) entspringt, zuständig.

4.2 Funktion des Kiefergelenks

Die beiden anatomisch getrennten Kiefergelenke arbeiten unter normalen Bedingungen miteinander zusammen. Auf Grund der Form der Gelenkkörper ist das Kiefergelenk eine *Articulatio bicondylaris*. Infolge der Unterteilung durch einen Diskus besteht die Besonderheit des *dithalamischen Kiefergelenks* in einer Kombination zweier Gelenke. Das obere discotemporale *Schiebegelenk* und das untere diskomandibulare *Scharniergelenk* können getrennt und gemeinsam benutzt werden. Nach Art eines Dreh-Gleitgelenks kann sich der Gelenkkopf in der Pfanne drehen, in Bezug auf den Höcker nach vorn und hinten gleiten sowie bei Mahlbewegungen gering nach rechts und links geführt werden. Bei den durch die Kaumuskulatur gesteuerten Bewegungen des Kiefergelenks gleiten Schneideflächen, Kauflächen und Kauhöcker der Zähne aneinander vorbei *(Artikulation)* oder nehmen Kontakt miteinander auf *(Okklusion)*.

Das Bewegungsausmaß im Kiefergelenk ist im Vergleich zu anderen Gelenken des Körpers relativ klein. Der walzenförmige Gelenkkopf liegt dergestalt in seiner geräumigen Pfanne, dass sich die Längsachsen beider Gelenkköpfe in einem stumpfen Winkel von ungefähr 145° bis 160° vor dem Hinterhauptsloch schneiden. Diese schräge Gelenkstellung würde die Kieferbewegungen noch weiter einschränken, wenn der Diskus nicht einen Ausgleich herstellen würde. Als Ausgangsposition wird die zentrische Kondylenposition angesehen, wobei beide Kondylen in nicht seitenverschobener Position in der Gelenkgrube liegen und der Gelenkkopf Kontakt mit der intermediären Zone des Diskus hat. Bei dieser zentrischen Kondylenposition können die Zähne des Ober- und Unterkiefers maximalen Kontakt einnehmen (zentrische Okklusion). Drei Bewegungsmöglichkeiten sind im Kiefergelenk möglich:
1. **Öffnungs- und Schließungsbewegungen** sind Scharnier-Schiebebewegungen (Abb. 4.1). Die Öffnung beginnt mit einer reinen Scharnierbewegung, aus der bald eine Dreh-Gleit-Bewegung wird. Hierbei kommt der Gelenkkopf am unteren Abhang des Höckers zu liegen, er wird also verschoben. An der Öffnungsbewe-

gung ist der *untere Teil des M. pterygoideus lateralis* in Zusammenarbeit mit der suprahyalen Muskelgruppe und der Mundbodenmuskulatur beteiligt [4]. Bei der Schließungsbewegung sind die Mm. temporalis, masseter und pterygoideus medialis und pterygoideus lateralis (unterer Teil) tätig. Schon bei leichter Kautätigkeit ist zu bemerken, dass der Gelenkkopf des Unterkiefers unter dem Einfluss des M. pterygoideus lateralis etwas nach vorne rutscht. Hierdurch wird der Bissen nicht nur zerquetscht, sondern infolge der Gleitbewegung der Kauflächen auch zerrieben. Der *obere Teil des M. pterygoideus lateralis* ist nach elektromyographischen Untersuchungen vor allem beim Kauen sowie beim Aufeinanderpressen der Zähne, also überwiegend bei Schließungsbewegungen, aktiv [4]. Da der obere Teil des Muskels am Oberrand der Fovea pterygoidea und am Discus articularis ansetzt, stabilisiert er das Caput mandibulae und den Discus am Abhang des Tuberculum articulare bei Schließungsbewegungen des Unterkiefers [5]. In der Kauphase erfolgt die Übertragung des Gelenkdrucks vom Caput mandibulae über den Discus articularis nicht in der Fossa articularis, sondern am Gelenkhöcker. *Bemerkenswerterweise arbeiten also die beiden Köpfe des M. pterygoideus lateralis unabhängig voneinander* [4,5,6].

2. **Vor- und Rückschubbewegungen** (Pro- und Retrotrusion des Unterkiefers), die besonders im oberen diskotemporalen Gelenk stattfinden. Der Gelenkkopf rutscht mit dem Diskus am Tuberculum articulare schräg nach unten. Beim Vorschieben unter Führung der Zahnreihen, muss der Unterkiefer etwas gesenkt werden. Hierdurch können die unteren Frontzähne an den oberen vorbeigleiten. Protrusion erfolgt durch den unteren Kopf des M. pterygoideus lateralis, Retrotrusion durch die hinteren Fasern des M. temporalis.

3. **Seitwärts- oder Mahlbewegungen**, bei denen man zwischen Laterotrusion und Mediotrusion unterscheidet. Bei der Laterotrusion bewegt sich der Unterkiefer von der Medianebene nach lateral. Bei der Mediotrusion bewegt sich der Unterkiefer zur Medianebene hin. Der Gelenkkopf der Laterotrusionsseite rotiert in der Regel nicht um seine vertikale Achse, sondern führt unterschiedliche Lateralverschiebungen (Mahlbewegungen) durch; dieses Phänomen wird *Bennett-Bewegung* genannt. Die Laterotrusionsseite ist die Seite auf der gekaut wird, also die *Arbeitsseite*. Der Gelenkkopf der Mediotrusionsseite führt eine nach vorwärts, einwärts und abwärts gerichtete Bewegung aus. Hierbei gleitet der Gelenkkopf des Unterkiefers nach vorne und bringt die Zahnreihe seiner Seite zum Klaffen. Die Mediotrusionsseite wird auch *Balanceseite* genannt.

Je nach Bedarf werden beim Kauakt alle drei Bewegungsmöglichkeiten genutzt, da sich abwechselnd alle Kau- und Mundbodenmuskeln beteiligen. Die bilaterale Balance wird durch den reflektorisch ständigen Wechsel der Nahrung zur jeweils anderen Kauseite erreicht. Allerdings werden beim Kauen die Zähne der rechten Kieferseite bevorzugt, wenn beide Seiten gleich kauaktiv sind. Für den Fall, dass beide Seiten hinsichtlich der Kauaktivität unterschiedlich sind, wird die effektivere Seite benutzt.

Bei einseitigen Beschwerden wird die beschwerdefreie Seite benutzt, auch wenn diese weniger effektiv arbeitet.

Klinik

Die Partner, mit denen das Kiefergelenk zeitlebens zusammenarbeiten muss, sind Zähne und Okklusion. Zähne und Okklusion unterliegen einem ständigen Formwandel und bestimmen daher bis zum letzten Lebenstag Form und Funktion des Kiefergelenks [7].

Manche Patienten geben nach Versorgung mit einer Totalprothese oder einer Brücke neuralgiforme Beschwerden im Ober- und Unterkieferbereich an oder erkranken erstmalig an **Migräne**. Nach einigen Monaten bis Jahren können auch Schmerzen im Kiefergelenk sowie im Hinterhaupts- und Nackenbereich hinzutreten. Als Ursache der Beschwerden sind Veränderungen im Kiefergelenk in Erwägung zu ziehen. Möglicherweise kommt der Patient auch auf Grund von psychosomatischen Schwierigkeiten nicht mit der angefertigten Prothese oder Brücke zurecht [8,9].

Frakturen des Kiefergelenks oder **Hypoplasie des Gelenkkopfs** können zu Funktions- und Wachstumsstörungen führen, die eine **Mikrogenie** oder in schweren Fällen das typische Vogelgesicht zur Folge haben. Eine einseitige **Hypoplasie des Kiefergelenks** kann zu einer Krümmung des gesamten Schädelskeletts nach der betroffenen Seite führen [10].

Zusammenfassung
- Infolge der Unterteilung durch einen Diskus besteht die Besonderheit des zweikammerigen (dithalamischen) Kiefergelenks in einer Kombination zweier Gelenke. Das obere diskotemporale Schiebegelenk und das untere diskomandibuläre Scharniergelenk können getrennt und gemeinsam benutzt werden.
- Der Discus articularis des Kiefergelenks ist vorne, medial und lateral mit der Gelenkkapsel verwachsen. Nach hinten löst er sich in ein bindegewebiges Balkenwerk, das Blutgefäße, insbesondere ein dichtes venöses Geflecht enthält, auf.
- Die beiden Köpfe des M. pterygoideus lateralis arbeiten unabhängig voneinander. Der obere Teil des Muskels stabilisiert das Caput mandibulae und den Diskus am Abhang des Tuberculum articulare bei Schließungsbewegungen des Unterkiefers. Der untere Teil ist zusammen mit der suprahyalen Muskelgruppe und der Mundbodenmuskulatur an der Öffnungsbewegung des Unterkiefers beteiligt.

Literatur

[1] Samandari F, Mai K. Funktionelle Anatomie für Zahnmediziner. Bd. I, Quintessenz, Berlin, Chikago, London etc., 1995, 178.
[2] Zenker W. Das retroartikuläre plastische Polster des Kiefergelenkes und seine mechanische Bedeutung. Zeitschrift für Anatomie und Entwicklungsgeschichte. 1956;119:375-388.
[3] Anagnostopoulou S, Venieratos D, Antonopoulou M. Temporomandibular joint and correlated fissures: anatomical and clinical consideration. Cranio. 2008;26:88-95.
[4] McNamara jr. JA. The independent functions of the two heads of the lateral pterygoid muscle. Am J Anat. 1973;138:197-206.
[5] Wang MQ, Yan CY, Yuan YP. Is the superior belly of the lateral pterygoid primarily a stabilizer? An EMG sudy. J Oral Rehabil. 2001;28:507-510.

[6] Hiraba K, Hibino K, Hiranuma K, Negoro T. EMG activities of two heads of the human lateral pterygoid muscle in relation to mandibular condyle movement and biting force. J Neurophysiol. 2000;83:2120-2137.
[7] Gerber A, Steinhardt G. Kiefergelenkstörungen – Diagnostik und Therapie. Quintessenz Verlags-GmbH, Berlin, Chicago, London etc., 1989, 22 ff.
[8] Gerber A. Unsere Frage: Neuralgie infolge Okklusionsstörung, ja oder nein? Schweizer Medizinische Wochenzeitschrift. 1973;83:119-129.
[9] Gerber A. Unsere Frage: Es geht um Gelenkschmerzen nach schöner neuer Brücke. Wo liegt die Ursache? Schweizer Medizinische Wochenzeitschrift. 1973;83:290-298.
[10] Bauer A, Gutowski A. Gnathologie. Quintessenz Verlags-GmbH, Berlin, Chicago, London etc., 1984, 37 ff, 43.

5 Der Kauapparat

Am Kauvorgang sind zahlreiche Muskeln aus dem Gesichts-, Hals- und Nackenbereich mehr oder weniger beteiligt. Zunächst handelt es sich um die zwischen Ober- und Unterkiefer verlaufenden Muskeln; ihnen kommt eine besondere Bedeutung zu, da ihre Funktion unmittelbar mit der Zerkleinerung der Nahrung verbunden ist. Die mimische Muskulatur, insbesondere der M. buccinator, verhindern ein Abgleiten der Nahrung von den Kauflächen der Molaren. Die Zungenmuskulatur positioniert die zu zerkleinernde Nahrung immer wieder aufs Neue. Die Mundbodenmuskulatur verhindert ein Ausweichen der aufgenommenen Nahrung nach caudal. Die supra- und infrahyalen Muskeln regeln das Niveau des Zungenbeins und beeinflussen dadurch den Mundboden sowie die Stellung des Unterkiefers. Schließlich positionieren die Nackenmuskeln den Kopf so, dass die zwischen Ober- und Unterkiefer verlaufenden Muskeln effektiv arbeiten können.

Aus systematischer Sicht werden die zwischen Ober- und Unterkiefer gelegenen Kaumuskeln zu den Kaumuskeln in engeren Sinn gezählt und den Mundbodenmuskeln als Öffnern des Kiefers, gegenübergestellt. Die Mundbodenmuskeln sind überwiegend für die Nahrungsaufnahme und den Schluckvorgang verantwortlich. Die Aufgabe der Kaumuskeln im engeren Sinne liegt in der Zerkleinerung und Formung der im Mund befindlichen Nahrung zum schluckfähigen Bissen.

5.1 Die Kaumuskeln im engeren Sinn

Auf jeder Kopfhälfte sind es vier Muskeln, zwei auf der Außen- und zwei auf der Innenseite (Abb. 5.1, Abb. 5.2, Abb. 5.3). Die beiden äußeren, der M. temporalis und der M. masseter, sind vorwiegend für die Kraftentfaltung beim Zubeißen verantwortlich. Die beiden inneren, der M. pterygoideus lateralis und der M. pterygoideus medialis sowie der M. masseter, regeln die Lage des Gelenkkopfes in der Pfanne des Kiefergelenks. Der untere Kopf des M. pterygoideus lateralis zieht das Caput mandibulae nach vorne. Der M. pterygoideus medialis bewegt es nach innen und der M. masseter nach außen.

Musculus temporalis

Der fächerförmige *M. temporalis* entspringt von der Linea temporalis inferior und dem darunterliegenden Planum temporale (Abb. 5.1). Oberflächliche Muskelfasern entspringen auch vom tiefem Blatt der Fascia temporalis. Die Muskelfasern konvergieren zum Unterkiefer hin und setzen am Processus coronoideus der Mandibula an. Infolge der Fächerform des Muskels verlaufen seine vorderen Fasern mehr senkrecht, die hinteren Fasern mehr waagrecht. Der Muskel ist doppelt gefiedert [1]. Die Innervation erfolgt durch die Nn. temporales profundi, die aus dem dritten Trigeminusast (V/3)

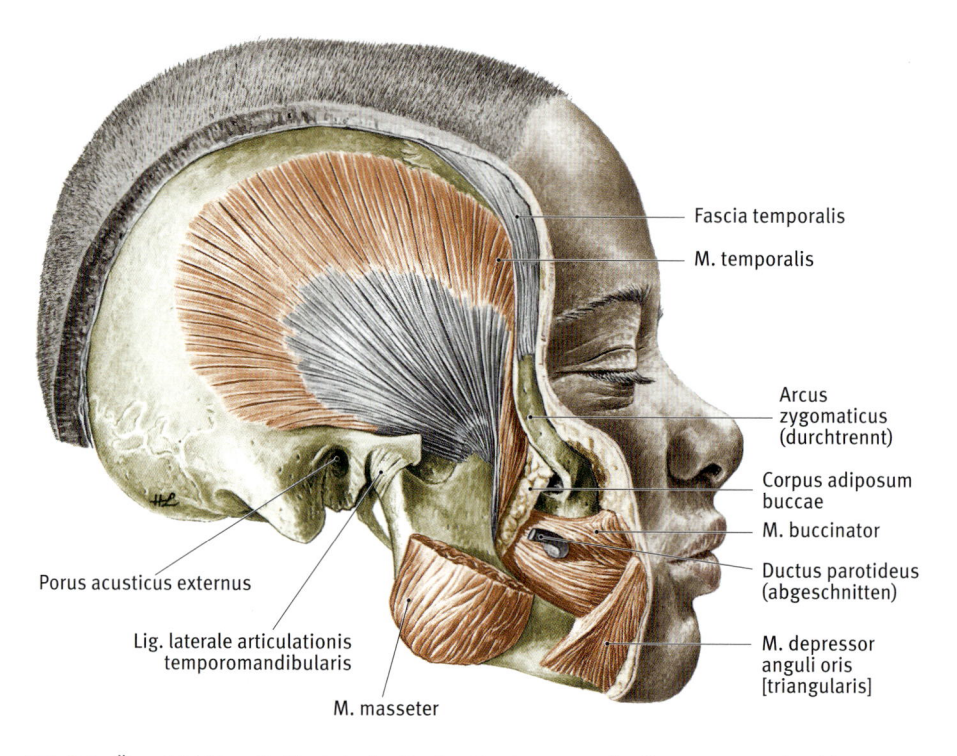

Abb. 5.1: Übersicht über die Muskeln des Kopfes. Fascia temporalis, M. masseter und Jochbogen sind größtenteils entfernt.

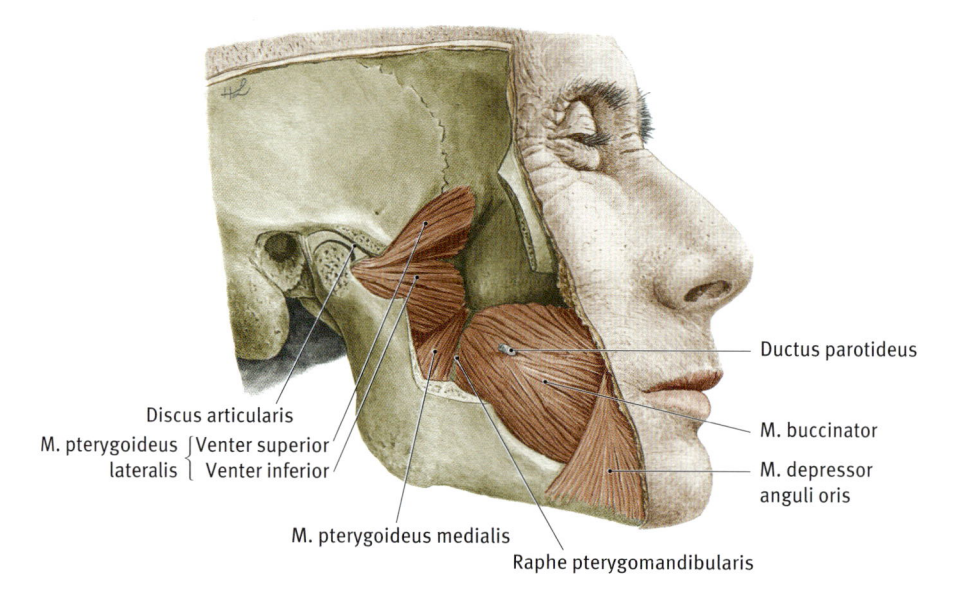

Abb. 5.2: Übersicht über die Mm. pterygoidei und den M. buccinator nach Entfernung des M. temporalis und des Processus coronoideus der Mandibula. Das Kiefergelenk ist eröffnet.

M. pterygoideus medialis
→ Angulus mandibulae

kleiner lateraler Kopf, Außenfläche der Lamina lateralis des Processus pterygoideus

großer medialer Kopf Fossa pterygoidea

M. pterygoideus lateralis
→ Discus, Fovea pterygoidea

kleiner oberer Teil, Facies infratemporalis ossis sphenoidalis

großer unterer Teil, Außenfläche der Lamina lateralis des Processus pterygoideus

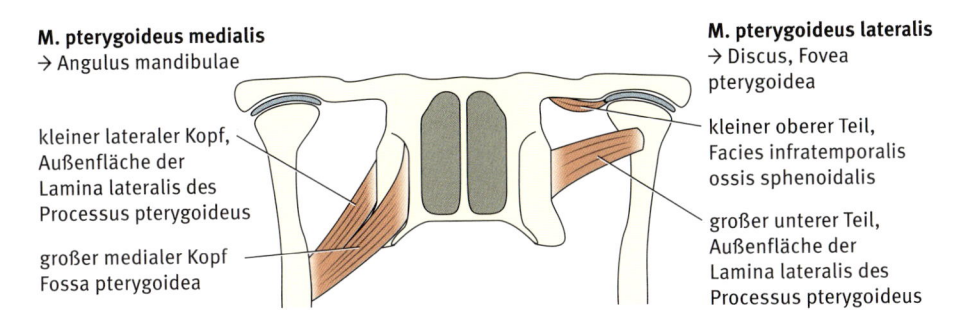

Abb. 5.3: Die Mm. pterygoidei dargestellt an einem Frontalschnitt durch den Kopf. Ansicht von hinten. Man beachte die unterschiedlichen Ursprungsgebiete der beiden Portionen der Mm. pterygoideus medialis und lateralis.

entspringen. Die Blutversorgung übernehmen die Aa. temporales profundae anterior und posterior, Äste der A. maxillaris.

Musculus masseter

Der *M. masseter* besteht aus einer oberflächlich, schräg verlaufenden Pars superficialis und einer tiefer gelegenen, gerade verlaufenden Pars profunda (Abb. 5.1). Beide Teile nehmen ihren Ursprung am Arcus zygomaticus und ziehen zum Angulus mandibulae. In seinem hinteren Bereich wird der Muskel häufig von der Ohrspeicheldrüse überdeckt. Der innere Aufbau des M. masseter ist durch 5 parallel zueinander verlaufende Sehnenspiegel gekennzeichnet [1]. Hierdurch wird sein physiologischer Querschnitt vergrößert und die Kraftentfaltung gesteigert. Der Muskel wird vom N. massetericus, aus dem dritten Trigeminusast, innerviert. Die Blutversorgung erfolgt aus der A. masseterica, einem Ast der A. maxillaris.

Klinik
In der prothetischen Zahnheilkunde hat auch die gelegentlich vorkommende dreieckige Muskel-Schleimhaut-Knochen-Tasche, die sich zwischen dem lateralen Rand des Tuberculum mandibulae, dem medialen Rand der Linea obliqua und dem freien Vorderrand des M. masseter befindet, eine praktische Bedeutung. Die Spitze dieses Dreiecks liegt in der Mitte des Tuberculum mandibulae, seine Basis befindet sich etwa in Höhe der distalen Abgrenzung des zweiten Molaren. Bei der Mundöffnung erscheint diese Gegend als schmale Furche, da sich die Wangenschleimhaut infolge der hier inselförmig angeordneten Glandulae buccales über das Dreieck legt. Das Dreieck wird dann gut sichtbar, wenn man die Wange etwas zur Seite zieht. Dieses Gebiet bietet für eine Unterkieferprothese gute Retentionsmöglichkeiten [2].

Musculus pterygoideus: medialis

Der *M. pterygoideus medialis* ist ein mehrfach gefiederter Muskel mit 6 parallel zueinander verlaufenden Sehnenspiegeln [1]; darüber hinaus besteht er aus zwei Köpfen (Abb. 5.2, Abb. 5.3). Der kleine laterale Kopf nimmt seinen Ursprung an der Außenfläche der Lamina lateralis des Processus pterygoideus. Der große mediale Kopf entspringt in der Fossa pterygoidea. Beide Köpfe setzen innen am Angulus mandibulae an. Er bildet mit den außen am Angulus mandibulae ansetzenden M. masseter eine Muskelschlinge. Der Muskel wird vom N. pterygoideus medialis, aus dem dritten Trigeminusast, innerviert. Die Blutversorgung übernehmen Rami pterygoidei aus der A. maxillaris.

Musculus pterygoideus lateralis

Der *M. pterygoideus lateralis* ist ungefiedert [1] und unterscheidet sich hierdurch von den übrigen Kaumuskeln. Er besteht aus zwei Teilen (Abb. 5.2, Abb. 5.3). Der kleine obere Teil entspringt an der Facies infratemporalis des Keilbeins und zieht zum Oberrand der Fovea pterygoidea der Mandibula sowie mit wenigen Fasern zum antero-medialen Abschnitt der Gelenkkapsel und zum Discus articularis. Der große untere Teil entspringt an der Außenfläche der Lamina lateralis des Processus pterygoideus und zieht zur Fovea pterygoidea des Processus condylaris mandibulae. Die beiden Teile sind durch einen dünnen Spalt, durch den der N. buccalis zieht, getrennt. Häufig zieht die A. maxillaris über den Muskel hinweg. Die Arterie kann aber auch hinter dem M. pterytoideus lateralis liegen oder zwischen seinem oberen und unteren Teil hindurchziehen. Die Innervation übernimmt der N. pterygoideus lateralis aus dem dritten Trigeminusast. Die Blutversorgung übernehmen Rami pterygoidei aus der A. maxillaris.

5.1.1 Funktion der Kaumuskeln

Das menschliche Gebiss ist für Mischkost gebaut. Für die Aufnahme und Zerkleinerung der Nahrung kann der Kiefer folgende Bewegungen durchführen: 1. Öffnen und Schließen, 2. Vor- und Zurückschieben, 3. seitliche Mahlbewegungen.

1. **Öffnen und Schließen:** Das Öffnen des Kiefers wird durch den unteren Kopf des M. pterygoideus lateralis, die Mundbodenmuskulatur und durch die suprahyoidale Muskelgruppe bewirkt. Am Schließen des Kiefers sind der M. temporalis sowie die nach Art einer Muskelschlinge zusammenarbeitenden Mm. masseter und pterygoideus medialis beteiligt. Die Wirkungsachse des M. temporalis ist auf die vorderen Zähne, diejenige der Muskelschlinge hingegen auf die hinteren Zähne ausgerichtet. Deswegen werden für das schnelle Zubeißen der M. temporalis, für das kraftvolle Kauen hingegen die Mm. masseter und pterygoideus medialis gebraucht.

2. **Vor- und Zurückschieben:** Das Vorschieben des Unterkiefers erfolgt durch den unteren Kopf des M. pterytoideus lateralis, beim Zurückziehen treten die hinteren Fasern des M. temporalis in Aktion.
3. **Seitliche Mahlbewegungen:** Verkürzt sich der M. pterygoideus lateralis (unterer Kopf) einseitig, so wird der Kiefer zur Gegenseite gedreht und die Zahnreihen werden zur seitlichen Mahlbewegung versetzt. Bei der Mahlbewegung arbeiten die Mm. masseter und pterygoideus medialis, die nach Art einer Muskelschlinge innen und außen am Angulus mandibulae ansetzen, in Funktionsgemeinschaft zusammen.

Die reflektorische Steuerung des Kauvorgangs erfolgt unter anderem durch Golgi-Mazzoni-Körperchen, die den Vater-Pacini-Lamellenkörperchen ähneln. Sie befinden sich in der fibrösen Gelenkkapsel des Kiefergelenks. Propriorezeptoren, die ihren Sitz in den Muskel- und Sehnenspindeln der Kaumuskulatur sowie im Desmodont haben, informieren das Gehirn über Größe, Konsistenz und Lage der aufgenommenen Nahrung. Auch Informationen über vorhandene und fehlende Zahnkontakte, über die Belastung der Zähne sowie über den Spannungszustand der Kaumuskulatur werden von derartigen Rezeptoren übermittelt.

Die Kaumuskeln werden auch für das Sprechen benötigt. Die Sprache muss mit Hilfe von Mund- und Kieferbewegungen ausgeformt werden. Hieran hat der M. temporalis einen großen Anteil. Der M. temporalis ist zu einem schnellen Kieferschluss befähigt, der M. masseter hingegen ist mehr ein kraftvoller Kieferschließer. Darüber hinaus ermöglicht der M. temporalis Feineinstellungen der Kieferbewegungen. Er wird beim Sprechen am meisten gebraucht.

5.2 Die Verteilung der Kaukraft

Die Kaukraft wird zur Entlastung der Alveolen auf den gesamten Schädel verteilt. Am Oberkiefer wird die aus dem Schneide- und Eckzahnbereich stammende Kaukraft entlang der Nasenwurzel in Richtung Stirnbein geleitet (Stirnnasenpfeiler). Ein Teil der Kraft aus den Frontzähnen gelangt über die Nasenscheidewand und über das Siebbein zu den Keilbeinflügeln und von hier aus zur Kalotte. Der Kraft aus dem Bereich der Prämolaren wird über das Jochbein und den seitlichen Rand der Augenhöhle zum Stirnbein geleitet. Die Kaukraft der vorderen Molaren setzt sich über den Jochbogen zum Planum temporale und von da zum Schädeldach fort (Jochbogenpfeiler). Die Kaukraft der hinteren Molaren überträgt sich auf das Keilbein (Flügelfortsatzpfeiler). Die Kraftübertragung am Unterkiefer erfolgt über den Unterkieferast und die Kiefergelenkkapsel zum Warzenfortsatz und von dort zum Schläfenbein sowie zum Scheitelbein.

5.3 Die Muskeln des Mundbodens

Die Muskeln des Mundbodens, auch als suprahyale Muskeln bezeichnet, bilden die Grundlage des Diaphragma oris (Abb. 5.4). Sie haben ihren Ursprung am Unterkiefer und setzen am Zungenbein an. Hierher gehören drei paarig angelegte Muskeln, bei denen es sich um den M. mylohyoideus, den Venter anterior des M. digastricus und den M. geniohyoideus handelt. Die beiden ersteren sind Abkömmlinge des ersten Kiemenbogens. Zu den suprahyalen Muskeln zählen noch zwei weitere Muskeln, die ihren Ursprung an der Schädelbasis haben und am Zungenbein ansetzen. Es sind dies der Venter posterius des M. digastricus und der M. stylohyoideus. Beide Muskeln haben sich aus dem zweiten Kiemenbogen entwickelt und gehören nicht zur Mundbodenmuskulatur.

Musculus mylohyoideus

Der *M. mylohyoideus* bildet mit dem der Gegenseite die Mundbodenplatte und schließt so die Mundhöhle nach caudal ab. Er entspringt an der Linea mylohyoidea

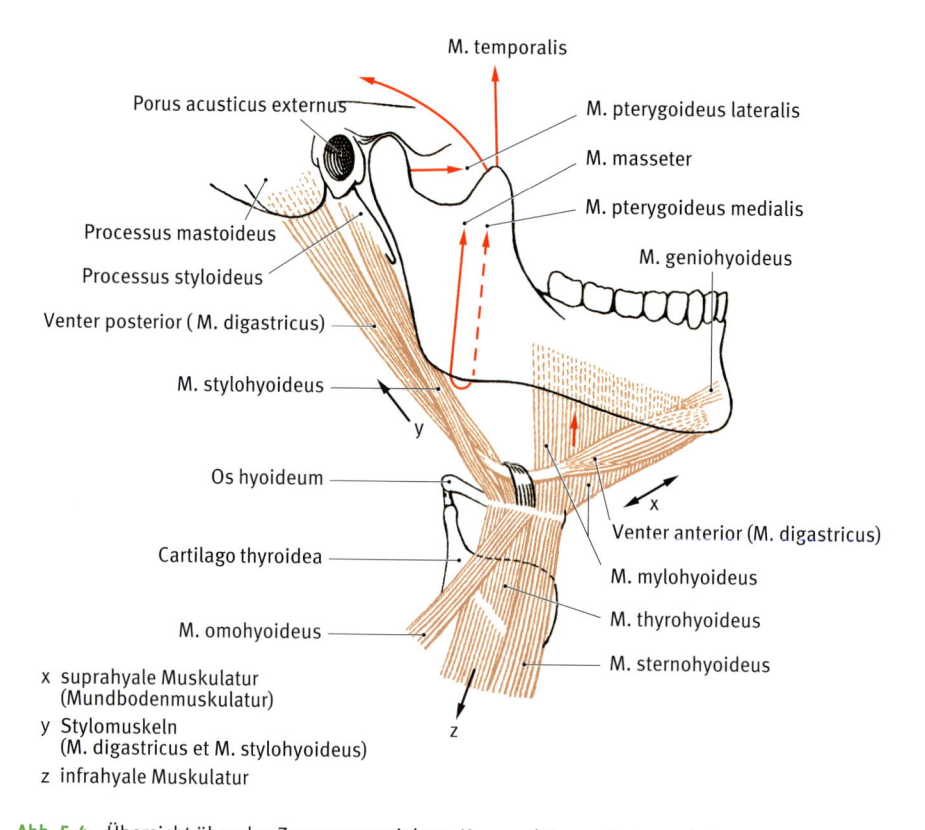

Abb. 5.4: Übersicht über das Zusammenspiel von Kau- und Zungenbeinmuskulatur.

auf der Innenseite des Unterkiefers und vereinigt sich mit dem Muskel der Gegenseite in einer bindegewebigen Raphe. Seine Muskelfasern verlaufen in dorsomedialer Richtung, die hintersten Fasern setzen am Zungenbeinkörper an. Der Muskel bildet für die Zunge eine Art Tragegurt. Die Innervation erfolgt über den N. mylohyoideus aus dem dritten Trigeminusast: Die Blutversorgung wird von der A. submentalis (aus der A. facialis) und der A. sublingualis (aus der A. lingualis) übernommen.

Musculus geniohyoideus

Der *M. geniohyoideus* entspringt an der Spina mentalis, verläuft oberhalb des M. mylohyoideus und setzt am Zungenbeinkörper an. Im Ursprungsbereich liegen beide Muskeln nahe beieinander, zum Ansatzbereich ziehend weichen sie auseinander. Der Muskel unterstützt die Mundbodenplatte von oben. Die Innervation erfolgt über die Rami ventrales des ersten und zweiten Zervikalnerven, die sich dem N. hypoglossus anlagern (Ansa cervicalis profunda). Die Blutversorgung übernimmt die A. sublingualis (aus der A. lingualis).

Musculus digastricus

Der *Venter anterior* des *M. digastricus* entspringt in der Fossa digastrica an der Innenfläche des Unterkiefers und zieht zum Zungenbein. Dort wird seine Zwischensehne durch einen Sehnenstreifen fixiert. Über diese Zwischensehne geht er in seinen hinteren Bauch über. Der Muskel stützt den Mundboden von unten. Die Innervation erfolgt über den N. mylohyoideus aus dem dritten Trigeminusast. Die Blutversorgung übernimmt die A. submentalis (aus der A. facialis).

Der *Venter posterior* des *M. digastricus* entspringt in der Incisura mastoidea des Schläfenbeins und verläuft schräg nach unten und geht in die oben erwähnte Zwischensehne über. Die Innervation erfolgt aus dem Ramus digastricus des N. facialis. Die Blutversorgung übernehmen die Aa. occipitalis und auricularis posterior (beide aus der A. carotis externa).

Musculus stylohyoideus

Der *M. stylohyoideus* entspringt am Processus styloideus des Schläfenbeins, verläuft schräg nach unten und setzt am großen Zungenbeinhorn und am Zungenbeinkörper an. Der Muskel spaltet sich kurz vor dem Zungenbein und umgreift die Zwischensehne des M. digastricus. Die Innervation erfolgt aus dem Ramus stylohyoideus des N. facialis. Die Blutversorgung übernehmen die Aa. occipitalis und auricularis posterior (beide aus der A. carotis externa).

Klinik

Unter physiologischen Bedingungen hebt sich der Mundboden beim Mundöffnen und Zungeherausstrecken nur mäßig; das ist am zahnlosen Unterkiefer vom prothetischen Standpunkt als günstig anzusehen. In zahlreichen Fällen tritt aber schon bei mäßiger Mundöffnung eine starke Vorwölbung des Mundbodens auf [2].

5.3.1 Funktion der suprahyalen Muskeln

Die Muskeln sind an der Nahrungsaufnahme, am Kauvorgang, am Schluckakt und am Sprechvorgang beteiligt. *Nahrungsaufnahme verbunden mit Kieferöffnung:* Da das Zungenbein nur an Muskeln aufgehängt ist, muss es bei der Öffnung des Kiefers fixiert werden. Diese Aufgabe übernehmen der M. stylohyoideus und der Venter posterior des M. digastricus, die nach oben fixieren sowie die infrahyalen Muskeln, die nach unten fixieren. Nach Fixation des Zungenbeins kann der Unterkiefer durch die Kontraktion der Mundbodenmuskulatur um etwa 5 cm nach unten bewegt werden. *Kauvorgang:* In Zusammenarbeit mit den infrahyalen Muskeln regeln die suprahyalen Muskeln das Niveau des Zungenbeins. Hierbei stellen die infrahyalen Muskeln das Zungenbein fest und geben den suprahyalen Muskeln ein Punctum fixum, so dass diese bei der Öffnung des Kiefers und der Mahlbewegung tätig werden können. *Schluckakt:* Ist der Unterkiefer durch die Kaumuskeln fixiert, können die Mundbodenmuskeln das Zungenbein und damit auch den Kehlkopf heben und so den Kehlkopf in Schluckstellung bringen. Bei geschlossenem Mund kann die Mundbodenmuskulatur die Zunge nach oben an den Gaumen pressen, wodurch die Nahrung in den Schlund befördert wird. *Sprechvorgang:* Eine durch die suprahyalen Muskeln bewirkte Verlagerung des Kehlkopfs nach cranial ist weiterhin für den Sprechvorgang (Phonation) wichtig.

Da die suprahyalen Muskeln von drei verschiedenen Nerven innerviert werden, ist ihre Funktion bei Ausfall eines Nerven zwar beeinträchtigt, aber nicht aufgehoben. Die Anhebung des Zungengrundes gegen den Gaumen ist ein Bestandteil des Schluckvorgangs.

Klinik

Bei Lähmung der Muskeln des Diaphragma oris (Ausfall der Hirnnerven V/3 und VII) kann der Mundboden noch durch den M. palatoglossus, der vom N. glossopharyngeus (Hirnnerv IX) innerviert wird, gehoben werden.

5.4 Mechanik und Steuerung des Kauens

Beim Kauakt arbeiten alle Bestandteile des stomatognathen Systems (Kiefergelenk, Zähne, Zunge, Wange sowie Kau- und Mundbodenmuskeln) zusammen. Beim Kauen wechseln sich die Zähne der rechten und linken Zahnreihen ab. Das Kauen selbst ist ein reflektorischer Vorgang. Das individuelle Kaumuster wird während der ersten und zweiten Dentition erlernt. Man unterscheidet einen unwillkürlichen und einen willkürlichen Kauakt.

Der Reflexbogen des *unwillkürlichen Kauaktes* beginnt mit den Mechanorezeptoren der Zähne und der Mundschleimhaut, den Chemorezeptoren der Zunge, den Thermorezeptoren der Zähne sowie den Dehnungsrezeptoren der Kaumuskelspindeln und den Mechanorezeptoren der Kiefergelenkskapsel. Zahlreiche Afferenzen kommen auch von den Ruffinischen Körperchen des Desmodonts. Die Erregungen werden über afferente Fasern des N. trigeminus zu den Endkernen des N. trigeminus in der Rautengrube (Fossa rhomboidea) geleitet und gelangen von dort zum Kauzentrum in der Brücke sowie zum Thalamus. Nach Umschaltung im Thalamus werden die Erregungen dem Nucleus ruber im Mittelhirn zugeführt. Im Nucleus ruber werden die aus Thalamus, Pons und Kleinhirn eintreffenden Erregungen an efferente Bahnen des extrapyramidalmotorischen Systems zur unwillkürlichen, mehr unbewusst ablaufenden Innervation der Kau- und Schluckmuskulatur weitergeleitet. Für den Kauakt sind die Kerne der Hirnnerven V, VII und XII zuständig. Am Schluckakt sind die Kerne der Hirnnerven IX und X sowie die Zervikalnerven 1 bis 3 beteiligt.

Beim *bewussten willkürlichen Kauen* gelangen die oben geschilderten Afferenzen aus dem stomatognathen System nach Umschaltung im Thalamus zum Gyrus postcentralis des Parietallappens, auch als sensibler Cortex bekannt. Über Assoziationsbahnen werden die Impulse dem Gyrus praecentralis des Frontallappens zugeführt. Hier befindet sich der motorische Cortex, von dessen großen Pyramidenzellen die Pyramidenbahn ihren Ausgangspunkt nimmt. Über die Pyramidenbahn erfolgt die willkürliche Innvervation der für die Kau- und Schlucktätigkeit zuständigen Muskeln.

Insgesamt wird die Kautätigkeit auf drei Ebenen des Gehirns geregelt. Der Pons und benachbarte Teile des Hirnstamms sind für das reflektorische, unwillkürliche Kauen zuständig. Areale des Endhirncortex ermöglichen ein bewusstes, willkürliches Kauen. Schließlich hat Kauen auch eine emotionale Komponente, die mit dem limbischen System in Zusammenhang gebracht wird.

Klinik

Eine **Dysfunktion des stomatognathen Systems (Zähneknirschen, übermäßige Zungenarbeit)** hat nicht selten im psychosomatischen Bereich des Patienten ihre Ursache. Probleme aus dem Schul- und Berufsleben sowie dem zwischenmenschlichen Bereich werden insbesondere in der Nacht mit dem Kauapparat nachbearbeitet und so im übertragenen Sinn „durchgekaut". Funktionsstörungen des Kiefergelenks fallen oft nur durch eine Verkrampfung der Kaumuskeln auf. Anderseits kann eine Verspannung der Kaumuskeln auch Beschwerden im Kiefergelenk hervorrufen [3].

> **Zusammenfassung**
> – Zu den Kaumuskeln im engeren Sinn gehören die Mm. temporalis, masseter, pterygoideus medialis und pterygoideus lateralis.
> – Der M. temporalis besteht aus vorderen mehr senkrecht sowie hinteren mehr waagrecht verlaufenden Fasern und ist doppelt gefiedert. Funktion: Schließen des Unterkiefers, Zurückziehen des Unterkiefers.
> – Der M. masseter ist aus einem oberflächlichen Teil mit schräg verlaufenden und einem tiefen Teil mit gerade verlaufenden Fasern aufgebaut. Der innere Aufbau ist durch 5 parallel zueinander verlaufende Sehnenspiegel gekennzeichnet. Hierdurch wird sein physiologischer Querschnitt vergrößert und die Kraftentfaltung gesteigert. Funktion: Schließen des Unterkiefers, seitliche Mahlbewegungen in Funktionsgemeinschaft mit dem M. pterygoideus medialis.
> – Der M. pterygoideus medialis ist ein mehrfach gefiederter Muskel mit 6 parallel zueinander verlaufenden Sehnenspiegeln. Er besteht aus einem kleinen lateralen und einem großen medialen Kopf. Funktion: Schließen des Unterkiefers zusammen mit dem M. masseter, seitliche Mahlbewegungen zusammen mit dem M. masseter.
> – Der M. pterygoideus lateralis ist ungefiedert und unterscheidet sich hierdurch von den anderen Kaumuskeln. Er besteht aus einem kleinen oberen und einem großen unteren Teil. Die beiden Teile sind durch einen schmalen Spalt, durch den der N. buccalis zieht, getrennt. Häufig zieht die A. maxillaris über den Muskel hinweg. Die Arterie kann aber auch hinter dem M. pterygoideus lateralis liegen oder zwischen seinem oberen und unteren Teil hindurchziehen. Funktion: Oberer Teil: Stabilisation des Discus articularis. Unterer Teil: Öffnen des Unterkiefers zusammen mit der Mundbodenmuskulatur und der suprahyalen Muskelgruppe, Vorschieben des Unterkiefers; bei einseitiger Verkürzung: Drehung des Unterkiefers zur Gegenseite und Versetzung der Zahnreihen zu seitlichen Mahlbewegungen.
> – Die Kaumuskeln werden auch für das Sprechen benötigt. Die Sprache muss mit Hilfe von Mund- und Kieferbewegungen ausgeformt werden. Hieran hat der M. temporalis einen großen Anteil.

Literatur

[1] Schumacher GH. Funktionelle Morphologie der Kaumuskulatur. VEB Gustav Fischer, Jena, 1961, 210-219.
[2] Kemeny I. Die klinischen Grundlagen der totalen Prothese. Johann Ambrosius Barth Verlag, Leipzig, 1955, 5 ff, 8 ff, 9 ff, 13 ff, 15 ff, 18 ff, 24 ff, 46 ff, 69 ff, 71, 98 ff, 104, 129, 147.
[3] Gerber A, Steinhardt G. Kiefergelenkstörungen – Diagnostik und Therapie. Quintessenz Verlags-GmbH, Berlin, Chicago, London etc., 1989, 21, 27, 40, 42, 85.

6 Die Mundhöhle

Die Mundhöhle (Cavitas oris) wird vorn von den Lippen, hinten von der Schlundenge (Isthmus faucium) begrenzt (Abb. 6.1). Sie ist bis auf die Zahnkronen von der Mundschleimhaut überzogen. Der harte Gaumen (Palatum durum) bildet das Dach der Mundhöhle. Der Boden der Mundhöhle (Diaphragma oris) ist weich und wird im Wesentlichen vom M. mylohyoideus gebildet. Die vordere und seitliche Wand begrenzen die zahntragenden Teile des Unter- und Oberkiefers sowie die Zähne. Der hufeisenförmige Raum zwischen den Lippen und Wangen auf der einen Seite und den Zahnreihen auf der anderen Seite wird als Vorhof (Vestibulum oris) bezeichnet.

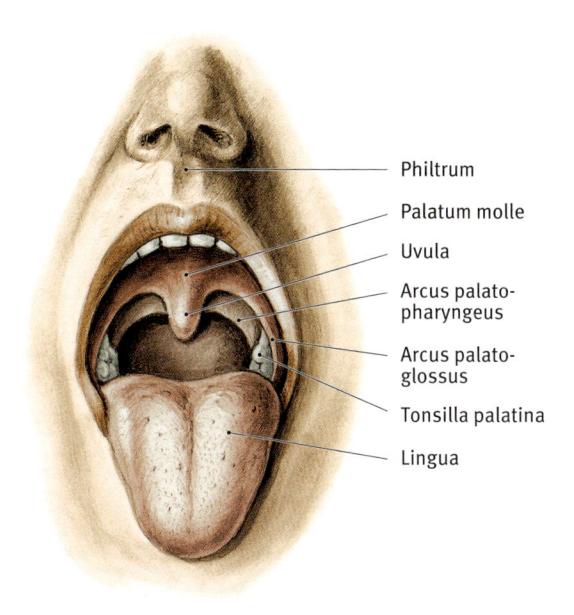

Abb. 6.1: Mundhöhle (genauer: Cavitas oris propria) bei weit geöffnetem Mund und herausgestreckter Zunge. Demonstration der Gaumenbögen und der Tonsilla palatina.

Klinik

Zusätzlich zu dem unpaaren Frenulum labii inferioris (unteres Lippenbändchen) gibt es ein paariges unteres Frenulum buccale. Das Frenulum buccale liegt beidseits zwischen den beiden Prämolaren des Unterkiefers und teilt das Vestibulum oris in zwei Abteilungen.

Das Frenulum labii superioris (oberes Lippenbändchen) kann stark ausgeprägt sein und tief in der Alveolarkammhöhe des Oberkiefers zwischen den mittleren Schneidezähnen ansetzen. Entwicklungsgeschichtlich liegt dann eine **Hemmungsfehlbildung (Ligamentum tectolabiale persistens)** vor. Ein stark ausgebildetes Lippenbändchen führt bei zahnlosen Patienten zu Störungen des Ventilrandverschlusses der Oberkieferprothese [1].

Von allen Schleimhautduplikaturen der Mundhöhle kommt dem Frenulum buccale des Oberkiefers die größte Bedeutung zu [2]. Das obere Frenulum buccale nimmt seinen Anfang zwischen Gingiva und beweglicher Schleimhaut in der Gegend des ersten oberen Prämolaren und setzt sich in der Wangenschleimhaut bis in die Gegend des ersten unteren Molaren fort. Es verengt das Vestibulum oris und muss im Interesse der Stabilität der Oberkiefertotalprothese erhalten werden. In der prothetischen

Zahnheilkunde ist es wichtig, die Beweglichkeit des Frenulums zu kennen. Bei leichter Mundöffnung spannt sich das Frenulum an und trennt den frontalen vom rückwärtigen Abschnitt des Mundvorhofs. Auf diese Weise wird eine Vorverschiebung des Bolus aus dem Gebiet der Molaren verhindert. Des Weiteren presst das Frenulum buccale bei Anspannung die Schleimhaut der Übergangsfalte an die Oberfläche der Prothese und sichert einen haftdichten Abschluss [2].

Die eigentliche Mundhöhle (Cavitas oris propria) umfasst den von den Zahnreihen umschlossenen Raum. Zwischen dem Vorderrand des Unterkieferastes und dem letzten Molaren befindet sich eine Lücke (Spatium retromolare), die bei geschlossenen Zahnreihen die einzige Verbindung zwischen Vestibulum oris und Cavitas oris propria darstellt.

Klinik
Der untere Kieferkamm wird durch das hinter dem Weisheitszahn gelegene Tuberculum alveolare mandibulae abgeschlossen; es besteht aus Bindegewebe und ist von Mundschleimhaut überzogen. Beim Öffnen des Mundes spannt sich die Schleimhaut zusammen mit der Raphe pterygomandibularis an. Wenn die Oberfläche des Tuberculum alveolare – wie in der Mehrzahl der Fälle – schlottrig ist, so ist seine prothetische Eignung zu überdenken [2].
Hinter dem Tuberculum alveolare liegt die retromolare Region. An der Basis des Tuberculum alveolare entspringt ein in der einschlägigen Literatur nicht genannter Muskel, der M. myloglossus [3]. Der M. myloglossus zieht zur Zungenwurzel, wo er mit dem M. palatoglossus in das transversale Fasersystem der Zunge eingeht. Die retromolare Region mit dem Tuberculum alveolare stellt einen guten Abschluss für eine untere Totalprothese dar. Allerdings ist zu beachten, dass Form und Größe des retromolaren Raums durch die Kontraktion der Mm. mylohyoideus, myloglossus und palatoglossus bestimmt werden [2].

Nach hinten geht die Mundhöhle in den Isthmus faucium über, der die Mundhöhle vom mittleren Teil des Pharynx (Mesopharynx, Oropharynx) abgrenzt. Die Enge des Isthums faucium wird durch den vorderen und hinteren Gaumenbogen gebildet, kann durch torbogenartig angeordnete Muskeln verengt und muss beim Schluckakt passiert werden. Die Zunge ruht auf dem Mundboden und ist in ihrem hinteren Abschnitt mit ihm verwachsen. Der harte Gaumen setzt sich nach hinten in den weichen Gaumen (Palatum molle) fort, der bereits zum Rachen gehört.

6.1 Die Lippen

Die Lippen umschließen als Haut-/Schleimhautfalten die Mundspalte. Ihr muskulöses Innere bildet der M. orbicularis oris. Ober- und Unterlippe setzen sich am Mundwinkel in die Wange fort. Die Lippe besteht außen aus verhornter Haut, innen ist sie von der Schleimhaut der Mundhöhle bedeckt. Das Lippenrot entsteht durch den Übergang der verhornten Gesichtshaut in die unverhornte Schleimhaut der Mundhöhle. Das Lippenrot enthält viele Rezeptoren für Druck, Berührung, Schmerz und

Temperatur und ist somit ein hervorragendes Tastorgan; seine rötliche Farbe entsteht durch das durchschimmernde Blut.

Klinik

Bläulich gefärbte Lippen können auf eine **Herz-/Kreislauferkrankung** hinweisen.

6.2 Die Mundhöhlenschleimhaut

In der gesamten Mundhöhle (Vestibulum oris und Cavitas oris propria) herrscht ein mehrschichtig unverhorntes Plattenepithel, das von einem bindegewebigen Polster (Lamina propria) unterfüttert wird, vor. Die Lamina propria verbindet die Schleimhaut des Gaumens mit dem Periost und mit der Muskelfaszie der Lippen- und Wangenmuskulatur. Das Epithel der Mundhöhlenschleimhaut stammt vom Ektoderm, das der Zunge vom Entoderm ab. Im Bereich des harten Gaumens und der Gingiva kann das Mundhöhlenepithel schwach verhornt sein.

Im vorderen Bereich des harten Gaumens ist die Schleimhaut zu drei bis vier Querfalten aufgeworfen, die der Zungenspitze als Widerlager bei der Nahrungszerkleinerung dienen. In der Mitte einer beide Eckzähne verbindenden Linie liegt die Papilla incisiva, welche die Lage des Foramen incisivum angibt. Die Lamina propria wird nach hinten fester und setzt sich als Gaumenaponeurose über den knöchernen hinteren Gaumenrand in den weichen Gaumen fort. Ein sagittal gestellter Ausläufer der Gaumenaponeurose ist mit der Sutura palatina mediana verwachsen. Die Drüsen der Gaumenschleimhaut (Glandulae palatinae) sind überwiegend mukös.

Die Schleimhaut des Mundbodens ist sehr dünn, nur lose mit der Faszie des M. mylohyoideus verbunden und somit gut beweglich. Unter der Lamina propria liegt beidseits die mukoseröse Unterzungendrüse (Glandula sublingualis). Ihr Ausführungsgang mündet nach Vereinigung mit dem Ductus submandibularis der Unterkieferdrüse (Glandula submandibularis) auf der Caruncula sublingualis. Auch die Zungenunterfläche weist eine sehr dünne Schleimhaut auf. Eine median ausgebildete Schleimhautfalte (Frenulum linguae) verbindet die Zungenunterfläche mit der Mundbodenschleimhaut und verhindert allzu extreme Exkursionen der Zunge.

Die Schleimhaut der Lippen und Wangen ist im Vergleich zur Mundbodenschleimhaut wesentlich dicker ausgeprägt. Die Lamina propria und die darunterliegende Tela submucosa sind mit der Faszie der unterfütternden Muskulatur fest verbunden und verhindern eine Verschieblichkeit der Lippen- und Wangenschleimhaut. Die Submucosa enthält verstreute Drüsenpakete (Glandulae labiales und buccales). Durch ein oberes und unteres Lippenbändchen (Frenula labii) werden die Lippen in der Medianebene mit dem Zahnfleisch verbunden. In Höhe des zweiten oberen Molaren mündet die Ohrspeicheldrüse in das Vestibulum oris ein. Lippen- und Wangenschleimhaut schlagen in halber Höhe der Zahnwurzeln auf die Vorderwand der knöchernen Zahnfächer um (Fornix vestibuli superior und inferior).

Das *Chievitz-Organ* (Organum juxtaorale) entsteht beim Embryo aus der Anlage der Wangenschleimhaut. Es liegt auf dem M. buccinator nahe der Einmündungsstelle des Ductus parotideus in die Mundhöhle. Das Chievitz-Organ wird von einem Zweig des N. buccalis innerviert. Die Funktion des Organs ist bislang ungeklärt Der hohe Gehalt an sensorischen Nervenendkörperchen spricht für eine rezeptorische Funktion [4,5,6,7].

6.3 Nerven und Gefäße der Mundhöhle

Im Vestibulum oris versorgt der N. infraorbitalis (aus dem zweiten Trigeminusast) die Oberlippe mitsamt der Schleimhaut und der N. mentalis (aus dem dritten Trigeminusast) die Unterlippe mitsamt der Schleimhaut. Der N. buccalis (aus dem dritten Trigeminusast) ist für die sensible Versorgung der Wangenschleimhaut zuständig. In der Cavitas oris propria versorgen die Nn. nasopalatinus und palatinus major (aus dem zweiten Trigeminusast) den harten Gaumen, der N. palatinus minor (aus dem zweiten Trigeminusast) den weichen Gaumen. Der N. lingualis (aus dem dritten Trigeminusast) ist für den Mundboden zuständig.

Mit Ausnahme des Mundbodens, der durch die A. lingualis, ein Ast der A. carotis externa, versorgt wird, ist die A. maxillaris für die gesamte Mundhöhle zuständig. Die A. infraorbitalis zieht zum oberen Vestibulum, die A. alveolaris inferior zum unteren Vestibulum, die Aa. palatina major und minor versorgen den harten und weichen Gaumen.

6.3.1 Nerven- und Gefäßversorgung der Zähne und des Zahnfleisches

Zu den Zähnen ziehen sensible und sympathische Fasern. Die sensiblen Fasern leiten Druck, Berührung, Schmerz und Temperatur, die sympathischen Fasern sind für die Innervation der glatten Gefäßmuskulatur verantwortlich. In der Zahnpulpa bilden alle Fasern den *Raschkow-Plexus* und an der Dentininnenfläche den *Bradlaw-Plexus*. An der Schmelz-Dentin-Grenze ist die Sensibilität des Zahnes am stärksten ausgeprägt. Im Desmodont kommen nicht nur freie Nervenendigungen, sondern auch Mechanorezeptoren, die vor allem auf Druck reagieren, vor.

Oberkiefer
Die Zähne und das Zahnfleisch werden aus dem N. maxillaris (aus dem zweiten Trigeminusast) innerviert. Die Rami alveolares superiores anteriores ziehen zu Front- und Eckzähnen sowie zur vestibulären Gingiva. Die Prämolaren mitsamt der vestibulären

Gingiva werden vom Ramus alveolaris medius versorgt. Für die Molaren mit ihrer vestibulären Gingiva sind die Rami alveolares superiores posteriores zuständig. Die palatinale Gingiva der Schneide- und Eckzähne wird vom N. nasopalatinus innerviert. Im Bereich der Prämolaren und Molaren übernimmt der N. palatinus major die sensible Versorgung der palatinalen Gingiva.

Die Blutversorgung der Molaren und Prämolaren erfolgt aus der A. alveolaris superior posterior (aus der Pars pterygopalatina der A. maxillaris), die Schneide- und Eckzähne werden aus den Aa. alveolares superiores anteriores (Ästen der A. infraorbitalis aus Pars pterygopalatina der A. maxillaris) versorgt.

Unterkiefer

Die Zähne und das Zahnfleisch werden aus dem N. mandibularis (dem dritten Ast des N. trigeminus) innerviert. Die sensible Innervation übernimmt der N. alveolaris inferior. Die linguale Gingiva aller Unterkieferzähne wird vom N. lingualis sensibel versorgt. Die sensible Innervation der vestibulären Gingiva übernimmt der N. mentalis im Bereich von Schneide- und Eckzähnen sowie der N. buccalis im Bereich von Praemolaren und Molaren. Zusätzlich erhält die vestibuläre Gingiva der hinteren Molaren direkte Fasern aus dem N. alveolaris inferior. Alle Zähne des Unterkiefers werden von der A. alveolaris inferior (aus der Pars mandibularis der A. maxillaris) mit Blut versorgt.

> **Topographie**
> Die Anordnung der Leitungsbahnen im Canalis mandibulae ist bei der Versorgung mit Zahnimplantaten im Unterkiefer wichtig. Beim Eintritt in den Canalis mandibulae liegt die A. alveolaris inferior lateral (buccal) vom N. alveolaris inferior. Im Canalis mandibulae liegt die A. alveolaris inferior oberhalb und lingual vom N. alveolaris inferior [8,9]. Der Canalis mandibulae liegt im hinteren Seitenzahnbereich nahe der lingualen Corticalis. Nach der Passage des Foramen mentale liegt er für eine kurze Strecke nahe der buccalen Corticalis. Im Frontzahnbereich nimmt der Kanal eine mittige Position zwischen lingualer und buccaler Corticalis ein [10,11].

6.3.2 Palpation der Mundhöhle

Inspektion und Palpation der Mundhöhlenschleimhaut ermöglichen eine Beurteilung des Zustandes von Zähnen, Gingiva und Schleimhaut bei der jährlich empfohlenen Routinekontrolle.

Klinik

Eine Entzündung der Mundschleimhaut wird **Stomatitis** genannt. Die Mundhöhle ist ein Ort, an dem häufig allergische Reaktionen auf Pharmaka oder Stoffe aus der Umwelt auftreten. Dabei können einzelne Blasen oder ganze Geschwürherde entstehen, die äußerst schmerzhaft sind. In Extremfällen kann eine Stomatitis Zahnfleischabbau und Zahnverlust nach sich ziehen. Bei Vergiftungen (Blei, Arsen, Quecksilber) treten Verfärbungen bis hin zum geschwürigen Verfall der Gingiva auf. Praktische Erfahrungen haben gezeigt, dass Wucherungen, die sich deutlich von der Unterlage abheben, eventuell weit weniger bösartig sind, als die flach angelegten, sich mehr in die Tiefe ausbreitenden knotigen Effloreszenzen [12].

6.3.3 Schmerzleitung über den N. trigeminus

In den Fasern des N. trigeminus leiten die schnellen, dicken A-delta-Fasern den mit den Begriffen „hell" und „stechend" beschreibbaren Schmerz sowie dünne C-Fasern den „dumpf" empfundenen Schmerz.

Die peripheren Fortsätze der Nervenzellen im Ganglion Gasseri nehmen die Schmerzreize auf und leiten sie über ihre zentralen Fortsätze zu den sensiblen Kerngebieten in der Medulla oblongata. Dort werden die Schmerzreize auf ein zweites Neuron umgeschaltet. Die Axone des zweiten Neurons schließen sich der medialen Schleife (Lemniscus medialis) an und leiten die Impulse nach Kreuzung zum Thalamus der Gegenseite weiter. Im Thalamus findet eine Bewertung und Filterung der Reize statt. Nicht jeder Schmerzreiz einer gegebenen Intensität wird zu allen Zeiten identisch empfunden. Die vorverarbeiteten Schmerzimpulse werden nach erneuter Umschaltung auf ein drittes Neuron zu den somatosensiblen Rindenfeldern im Gyrus postcentralis des Scheitellappens weitergeleitet. An der Verarbeitung der Schmerzreize ist auch die Formatio reticularis beteiligt, wo die Impulse verstärkt oder abgeschwächt sowie Atmung und Blutdruck beeinflusst werden können.

6.4 Abwehrmechanismen der Mundhöhle

In der Mundhöhle ist eine humorale und eine zelluläre Abwehr ausgeprägt. Die Mundschleimhaut sezerniert vor allem Immunglobulin-A-Moleküle, die in den Plasmazellen der Tela submucosa produziert werden. Die zelluläre Abwehr ist besonders gut in der Gingiva ausgeprägt. Makrophagen, Granulozyten und auch Epithelzellen können Fremdkörper phagozytieren und verdauen. Schließlich stellen die Epithelzellen Surfactant-Proteine her, von denen die Surfactant-Proteine A und D in immunologische Abwehrmechanismen eingebunden sind.

6.5 Leitungsanästhesie

Die nachfolgend beschriebenen Anleitungen zur Leitungsanästhesie wurden der Monographie von Samandari und Mai [12] entnommen.

Oberkiefer
Einzelne Zähne werden durch Infiltrationsanästhesie betäubt. Hierbei wird das Anästhetikum in die vestibuläre Umschlagfalte injiziert. Für Zahnextraktionen kann zusätzlich an der palatinalen Zahnseite injiziert werden. Darüber hinaus kann zusätzlich am Foramen incisivum und am Foramen palatinum majus injiziert werden, um die gesamte palatinale Gingiva zu betäuben. Die Betäubung der Frontzähne und der labialen Gingiva erreicht man durch Injektionen am Foramen infraorbitale. Zur Schmerzausschaltung der Molaren kann am Tuber maxillare injiziert werden.

Unterkiefer
Für die Schneide- und Eckzähne wird die lokale Einzelanästhesie gewählt und in die vestibuläre Umschlagfalte injiziert. Alternativ kann zur Betäubung im Frontzahnbereich am Foramen mentale injiziert werden. Für die Behandlung mehrerer Unterkieferzähne kann man den N. alveolaris inferior am Foramen mandibulae ausschalten (Abb. 6.2). Dabei ertastet der Zeigefinger oberhalb der unteren Kauebene den Ramus mandibulae. Die Injektionsnadel wird dann oberhalb der Zeigefingerkuppe schräg von der kontralateralen Mundwinkelseite in die Schleimhaut eingestochen, bis man Kontakt zum Knochen bekommt. Jetzt schwenkt man die Nadel zur Mitte hin, schiebt sie entlang der Innenseite des Ramus mandibulae 1,5 bis 2 cm vor und kommt so in die Nähe des Nervs. Für die völlige Schmerzausschaltung bei einer Zahnextraktion im Unterkiefer müssen auch noch die Nn. lingualis und buccalis ausgeschaltet werden. Für die Ausschaltung des N. buccalis wird die Kanüle in Höhe der Kaufläche des letzten oberen Molaren vor dem Ramus mandibulae in die Schleimhaut eingestochen. Für die Betäubung des N. lingualis wird in ähnlicher Weise vorgegangen wie bei der Leitungsanästhesie des N. alveolaris inferior. Der Weg zur Injektion liegt in derselben Ebene, da der N. lingualis dicht vor dem N. alveolaris inferior verläuft.

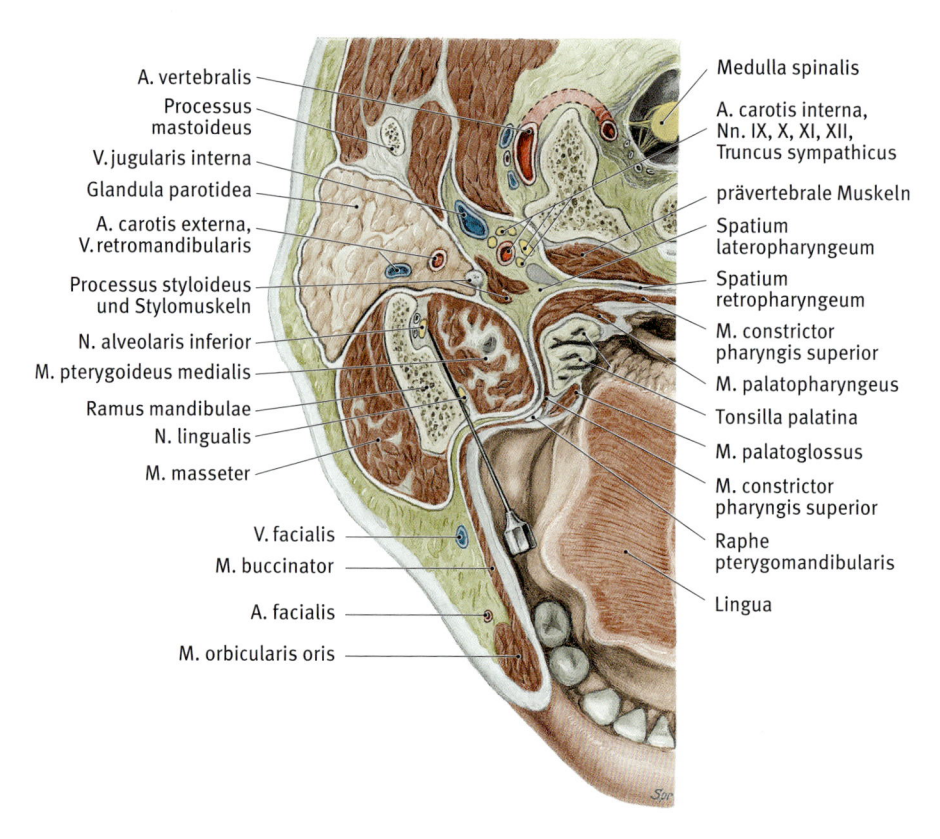

Abb. 6.2: Querschnitt durch den Kopf in Höhe des Foramen mandibulae bei maximal geöffnetem Mund. Die Injektionsnadel zeigt den Weg bei einer Methode der Mandibularanästhesie. Zur Darstellung der Bindegewebsräume sind die Faszien (weiß) schematisch hervorgehoben.

6.6 Die Zunge

Die vorderen zwei Drittel bilden den Zungenkörper (Corpus linguae), das hintere Drittel ist die Zungenwurzel (Radix linguae). Das Zungenbindegewebe ist auf ihrem Rücken sowie an der Seiten- und Unterfläche zu einer derben Platte (Aponeurosis linguae) verdichtet. Eine mediansagittal gestellte Bindegewebsplatte (Septum linguae) teilt die Zungen in zwei Hälften. Der Zunge fallen 4 Aufgaben zu: Kauen, Schlucken, Sprechen und Schmecken.

6.6.1 Die Zungenmuskulatur

Innere Zungenmuskeln

Als Ursprung- und Ansatzstellen benutzen diese Binnenmuskeln der Zunge die Aponeurosis linguae und das Septum linguae. Alle inneren Zungenmuskeln verändern die Form der Zunge.
- M. longitudinalis superior, verläuft in der oberen Zungenetage in sagittaler Richtung von hinten nach vorn. Der Muskel rollt die Zungenspitze auf.
- M. longitudinalis inferior, verläuft in der unteren Zungenetage in sagittaler Richtung von hinten nach vorn. Der Muskel rollt die Zungenspitze ab.
- M. transversus linguae, verläuft beidseits vom Septum linguae zum Zungenrand. Die Kontraktion des Muskels führt zu einer Verschmälerung der Zunge.
- M. verticalis linguae, verläuft von der Aponeurosis linguae unter dem Zungenrücken nach unten zur Zungenunterfläche. Die Kontraktion des Muskels führt zu einer Abflachung der Zunge.

Äußere Zungenmuskeln

Auf jeder Seite sind 4 Muskeln ausgeprägt, die ihren Ursprung am Zungenbein, am Kinn, am Gaumen und am Processus styloideus nehmen (Abb. 6.3, Abb. 6.4). Alle äußeren Zungenmuskeln strahlen in die Binnenmuskulatur der Zunge ein. Alle äußeren Zungenmuskeln bewirken eine Lageveränderung der Zunge.
- M. genioglossus, entspringt an der Spina mentalis und zieht zur Zungenspitze und zum Zungenkörper. Unter seiner Kontraktion wird die Zunge nach vorne gezogen. Der Muskel dient zum Herausstrecken der Zunge.
- M. hyoglossus, entspringt am Corpus und Cornu majus des Zungenbeins und zieht zur Zungenspitze und zum Zungenkörper. Unter seiner Kontraktion wird der Zungengrund nach unten gezogen.
- M. styloglossus, entspringt am Processus styloideus und zieht zur Zungenspitze und zum Zungenkörper. Unter seiner Kontraktion wird die Zunge, zum Beispiel beim Schluckakt, nach hinten und oben gezogen.
- M. palatoglossus, entspringt von der Gaumenaponeurose an der Grenze zwischen hartem und weichem Gaumen und zieht zur Zungenwurzel. Unter seiner Kontraktion wird der Isthmus faucium verengt.

Alle Zungenmuskeln, bis auf den M. palatoglossus, werden vom N. hypoglossus innerviert. Der M. palatoglossus wird durch den N. glossopharyngeus innerviert. So bleibt bei völliger Lähmung der Zunge der lebenswichtige Schluckakt noch teilweise erhalten. Die inneren Zungenmuskeln verändern die Form der Zunge, die äußeren ihre Lage. Durch ihre Bewegungsvielfalt kann die Zunge jeden Punkt der Mundhöhle und des Vestibulums erreichen und kann somit Veränderungen an der Zahnkrone *(größere kariöse Defekte)* und an der Mundschleimhaut *(Veränderungen nach kiefer-*

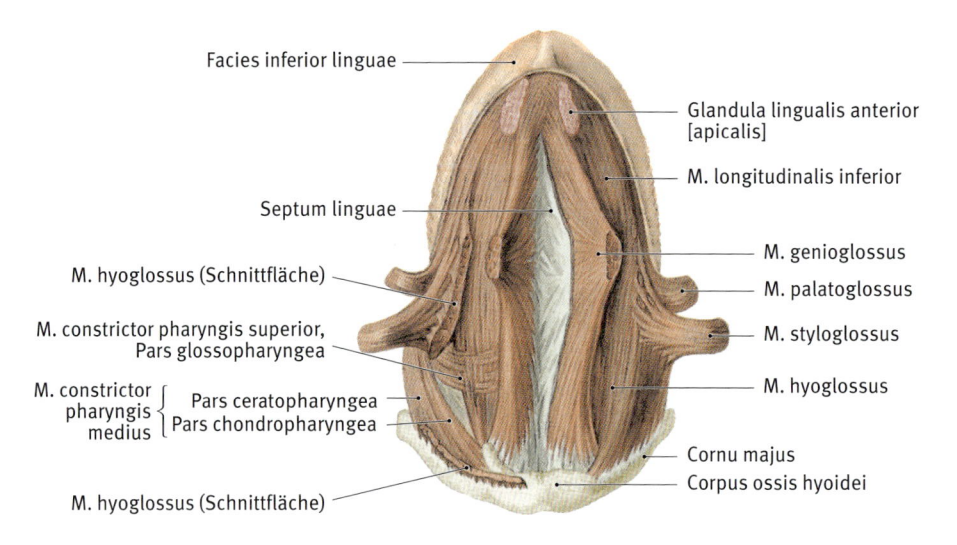

Abb. 6.3: Basalansicht der am Zungenbein befestigten Zunge mit Zungen-, Schlund- und Kehlkopfmuskeln (nach P. Köpf-Maier).

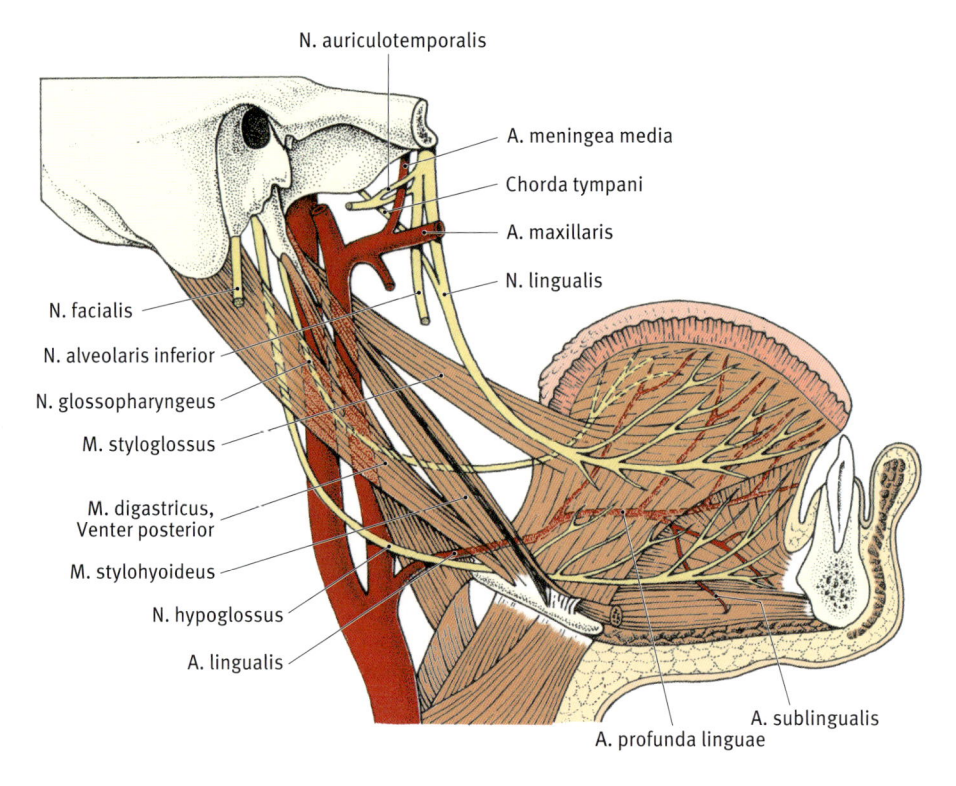

Abb. 6.4: Nerven und Arterien der Zunge (nach G.-H. Schumacher).

orthopädischen Behandlungen) ertasten. In der Kauphase kontrolliert die Zunge, ob ein Bissen zum Schlucken geeignet ist. Eine wesentliche Bedeutung kommt der Zunge bei Sprache und Lautbildung zu; durch rasche Form- und Lageveränderungen können verschiedene Resonanzräume gebildet werden. Ein über längere Zeit nicht prothetisch versorgter Zahnverlust im Oberkiefer kann zu einer Hypertrophie der Zungenmuskulatur und damit zu einer Vergrößerung der Zunge führen, da diese dann als Kauwerkzeug benutzt wird.

Klinik

Für die Stabilität der Zahnbögen ist das muskuläre Gleichgewicht von Lippen- und Wangenmuskeln einerseits und der Zungenmuskulatur andererseits von großer Bedeutung. Eine Verschiebung des Gleichgewichts zu einer Seite führt zu einer **dentalen Instabilität**. Diese äußert sich durch Änderung der Position von Einzelzähnen, Zahngruppen oder des Zahnbogens insgesamt und geht mit **okklusalen Störungen** einher [13]. Die Bedeutung des muskulären Einflusses auf die Zahnstellung offenbart sich am Beispiel einer hyperaktiven Zunge bei nur schwach ausgeprägter Lippenmuskulatur. Hieraus kann ein **frontal offener Biss** entstehen, der orthodontisch nur dauerhaft erfolgreich behandelbar ist, wenn neben der kieferorthopädischen Behandlung auch die muskuläre Fehlhaltung (Physiotherapie) therapiert wird [1].

6.6.2 Die Zungenschleimhaut

Die Zungenschleimhaut besteht aus einem mehrschichtig unverhornten Plattenepithel mit einer Lamina propria als bindegewebiger Unterlage. Die Schleimhaut des Dorsum linguae ist besonders differenziert; sie ist mit verschiedenen Erhebungen (Papillae) ausgestattet und hat eine raue Oberfläche.

Zungenpapillen

Es werden Papillae filiformes, fungiformes, foliatae und vallatae unterschieden. Die meisten Geschmacksknospen tragen die Papillae vallatae. Weniger Geschmacksknospen tragen die Papillae fungiformes und foliatae. Die Papillae filiformes besitzen keine Geschmacksknospen.

6.6.3 Geschmacksorgan, Geschmacksnerven und Geschmacksleitung

Die Gesamtheit der Geschmacksknospen wird beim Erwachsenen auf 3.000 bis 9.000 geschätzt, sie besitzen eine gute Regenerationsfähigkeit. Im Laufe des Lebens gehen ca. 25 % der Geschmacksknospen verloren. Der Hauptgeschmacksnerv ist der N. glossopharyngeus, der Geschmackempfindungen aus den Papillae vallatae und foliatae leitet (Abb. 6.5). Der N. facialis leitet über die Chorda tympani Geschmacksempfindungen aus den Papillae fungiformes. Schließlich ist der N. vagus für die Ge-

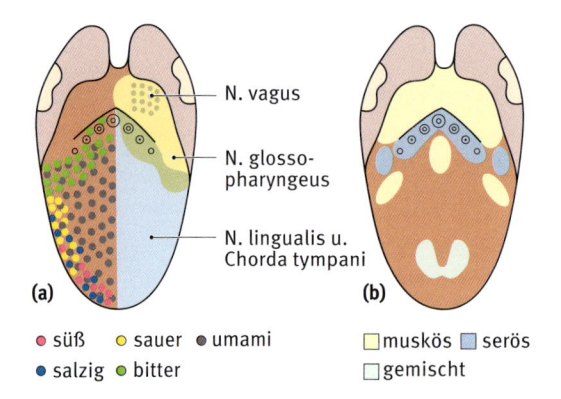

Abb. 6.5: (a) Sensorische (links), sensible und parasympathische (rechts) Innvervation der Zunge. (verändert nach H. Rein und M. Schneider). (b) Verteilung der verschiedenen Drüsenarten auf der Zunge.

(a) ● süß ○ sauer ● umami
● salzig ● bitter

(b) ☐ muskös ☐ serös
☐ gemischt

schmackswahrnehmung aus einzelnen Geschmackrezeptoren des Zungengrundes und des Rachens verantwortlich. Die peripheren Äste der Geschmacksneurone leiten den Reiz zu ihren Zellkörpern. Diese liegen für den N. glossopharyngeus in seinen Ganglia superius und inferius, für den N. facialis im Ganglion geniculi und für den N. vagus in seinem Ganglion inferius. Die zentralen Fortsätze dieser ersten Neurone führen zum Nucleus und Tractus solitarius in der Medulla oblongata. Hier wird auf ein zweites Neuron umgeschaltet, das den Thalamus der Gegenseite über die Fasern des Lemniscus medialis erreicht. Nach erneuter Umschaltung erreicht das dritte kortikale Neuron den Fuß des Gyrus postcentralis.

6.6.4 Nerven- und Gefäßversorgung der Zunge

Die vorderen zwei Drittel der Zunge werden vom N. lingualis sensibel versorgt (Abb. 6.5). Die aus gemischten Fasern bestehende Chorda tympani versorgt mit sensorischen Geschmacksfasern die Papillae fungiformes, mit parasympathischen Fasern die Zungendrüsen und vermutlich mit sensiblen Fasern einen Teil der Zungenschleimhaut. Der gemischte N. glossopharyngeus versorgt das hintere Zungendrittel sensibel, die Papillae vallatae und foliatae sensorisch sowie die Zungendrüsen parasympathisch (Abb. 6.5). Der gemischte N. vagus versorgt die Zungenwurzel sensibel und parasympathisch und die vereinzelten Geschmacksknospen sensorisch (Abb. 6.5).

Die A. lingualis übernimmt die arterielle Versorgung der Zunge. Die Ableitung der Lymphe der Zungenspitze erfolgt über die Nodi lymphoidei submentales, die Lymphe aus Zungenkörper und Zungengrund fließt über die Nodi lymphoidei submandibulares ab. Beide Lymphknotengruppen drainieren zu den Nodi lymphoidei cervicales profundi.

6.7 Die Speicheldrüsen

Kleine Speicheldrüsen
Die kleinen Speicheldrüsen liegen innerhalb der Mundhöhle. Es handelt sich um:
- Glandulae labiales (Lippendrüsen, gemischt)
- Glandulae buccales (Wangendrüsen, gemischt)
- Glandulae molares (Mahlzahndrüsen, gemischt)
- Glandulae palatinae (Gaumendrüsen, mukös)
- Glandulae linguales (Zungendrüsen, je nach Lage serös, mukös und gemischt)

Große Speicheldrüsen
Die großen Speicheldrüsen liegen, mit Ausnahme der Unterzungendrüse, außerhalb der Mundhöhle (Abb. 6.6).

Glandula sublingualis
Die Drüse liegt in einer Mulde zwischen Mandibula und Ductus submandibularis, M. genioglossus und M. geniohyoideus. Die Drüse besteht aus den Glandulae sublinguales minores mit 10 bis 20 Ductus sublinguales minores und der Glandula sublingualis major mit dem Ductus sublingualis major. Der Ductus sublingualis major

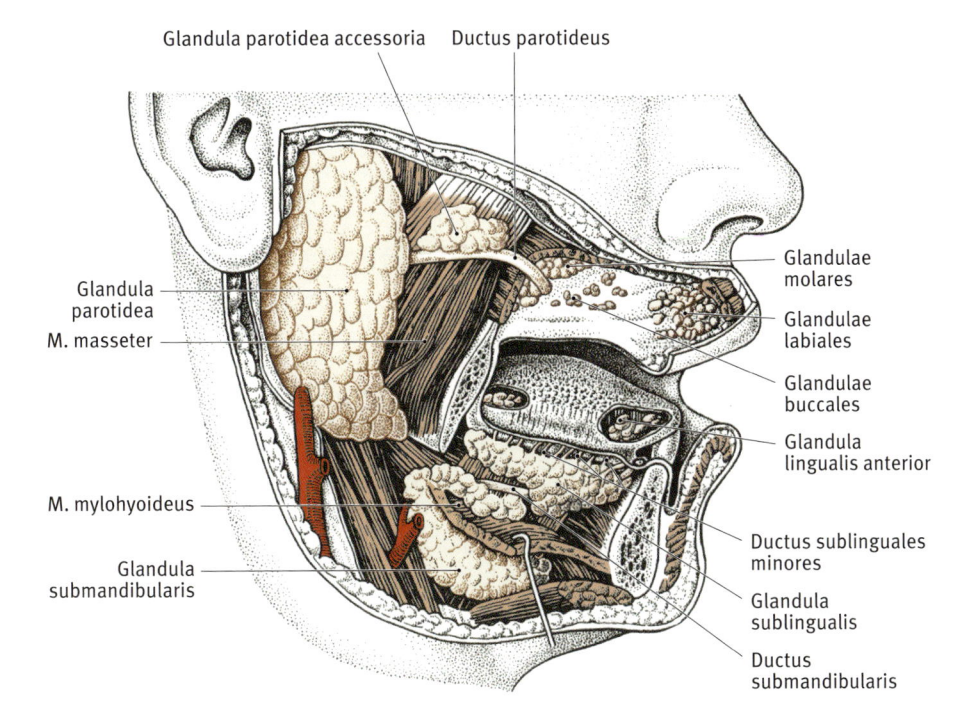

Abb. 6.6: Kopfspeicheldrüsen (nach G.-H. Schumacher).

mündet zusammen mit dem Ductus submandibularis auf der Caruncula sublingualis. Die Ductus sublinguales minores münden separat.

Glandula submandibularis

Die Drüse liegt im Trigonum submandibulare, hat die Größe und Form einer Olive, wiegt ungefähr 15 g und wird von einer Duplikatur der Fascia colli superficialis eingescheidet. Ein hakenförmiger Fortsatz der Drüse zieht häufig mit ihrem Ausführungsgang, Ductus submandibularis, um den Hinterrand des M. mylohyoideus und kann so fast das hintere Ende der Glandula sublingualis erreichen. Die A. facialis hat sich in die Drüse eingegraben, die V. facialis verläuft mehr oberflächlich. Das Ganglion submandibulare liegt unter dem N. lingualis über der Glandula submandibularis. Rami ganglionares führen sekretomotorische Fasern, die der N. lingualis aus der Chorda tympani erhält, zum Ganglion submandibulare.

Glandula parotidea (auch Glandula parotis)

Die Ohrspeicheldrüse ist die größte Speicheldrüse, wiegt ungefähr 30 g und bedeckt zum Teil den M. masseter. Der größere Teil der Drüse schiebt sich hinter den Unterkieferast in die *Fossa retromandibularis* und die Tiefe des parapharyngealen Raumes. Die Ohrspeicheldrüse wird von einer derben Bindegewebsfaszie (Fascia parotideomasseterica) umhüllt. Der ungefähr 6 cm lange Drüsenausführungsgang (Ductus parotideus) mündet in Höhe des zweiten oberen Molaren in das Vestibulum oris. Der Processus styloideus trennt die Drüse vom Gefäßnervenstrang des Halses. Die A. carotis externa zieht aus dem Trigonum caroticum, bedeckt vom M. stylohyoideus und dem hinteren Bauch des M. digastricus, hinter dem Unterkieferast in die *Fossa retromandibularis*, tritt in die *Parotisloge* ein und verläuft, teilweise von der Glandula parotidea umgeben, aufwärts. In Höhe des Collum mandibulae teilt sich die Arterie in ihre beiden Endäste, A. maxillaris und A. temporalis superficialis. Unterhalb des Venter posterior des M. digastricus kann an der Leiche die A. occipitalis präpariert werden. Oberhalb dieses Muskels lässt sich die A. auricularis posterior, der letzte Ast der A. carotis externa, darstellen.

Die Glandula parotidea produziert ein dünnflüssiges, eiweißreiches Sekret, das arm an Mukoproteinen und reich an Stärke spaltender Amylase ist. Etwa 70 % der Speichelamylase stammt aus der Ohrspeicheldrüse. Die arterielle Versorgung erfolgt aus Zweigen der A. temporalis superficialis und der A. transversa faciei. Das venöse Blut fließt über die V. facialis und die V. retromandibularis ab.

6.7.1 Funktion der Speicheldrüsen

Das Sekret der großen und kleinen Speicheldrüsen ist der Speichel (Saliva). Die Gesamtmenge des täglich produzierten Speichels beträgt 0,7 bis 1,5 l. Die Speicheldrüsen arbeiten kontinuierlich und sondern unter Ruhebedingungen ca. 20 ml Speichel pro Stunde ab. Unter Stimulation, beispielsweise durch Nahrungsaufnahme, können bis zu 150 ml Speichel pro Stunde abgesondert werden. Unter Ruhebedingungen werden ungefähr 70 % der täglichen Speichelmenge von den Glandulae submandibulares, ungefähr 25 % von den Glandulae parotideae, ungefähr 3 % von den Glandulae sublinguales und 2 % von den kleinen Speicheldrüsen abgegeben. Die Glandula parotidea hat eine Speicherreserve und kann auf entsprechende Reize größere Mengen von Speichel abgeben.

Der Speichel erfüllt folgende Funktionen:
- Feuchthaltung der Mund- und Rachenschleimhaut, Schutz vor Austrocknung der Schleimhäute
- Selbstreinigung der Mundhöhle
- Verdünnungs- und Gleitspeichel beim Schlucken
- Produktion von Verdauungsenzymen für Kohlenhydrate, etwa 70 % der Speichelamylase stammt aus der Ohrspeicheldrüse
- Produktion von bakteriziden Stoffen, die Bakterien abwehren können
- Puffersystem für ätzende Stoffe
- Speicherorgan für mineralische Bestandteile, vor allem für Kalzium, das in Verbindung mit Fluoriden (Fluoride härten den Zahnschmelz) im Speichel vorkommt

---

Klinik

Die Anzahl der Azini in den Speicheldrüsen nimmt im Altersverlauf ab, der Anteil der Binde- und Stützgewebe im Drüsenparenchym hingegen nimmt zu [14]. Speichelproduktion und Speichelfluss nehmen ebenfalls ab, was die prothetische Versorgung erschwert. Für die Immunabwehr ist es von Bedeutung, dass der Speichel mit zunehmenden Alter eine geringere Konzentration an Immunoguline vom Typ A (IgA) und von Schleimstoffen (Muzinen) enthält. Die Muzine, von denen bislang 20 verschiedene Typen bekannt sind, üben eine Schutzfunktion gegen schädliche Substanzen wie Säuren, Verdauungsenzyme sowie Bakterien aus und regulieren die Oberflächenspannungsaktivität.

Auch die **Bildung von Zahnstein** steht mit den Speicheldrüsen in Zusammenhang. Zahnstein ist als mikrobieller, mineralisierter Zahnbelag (Plaque) aufzufassen [15]. Er ist aus Kalziumphosphat aufgebaut, der mit abgestorbenen Überresten von Mikroorganismen in Zusammenhang steht. Bakterien können durch ihre Stoffwechselprodukte, beispielsweise durch Harnstoff, den pH des Speichels erhöhen. Eine Erhöhung des pH begünstigt Zahnsteinbildung [16]. Zahnstein tritt besonders in der Nähe der Ausführungsgänge der großen Speicheldrüsen auf.

Möglicherweise stehen die oben beschriebenen Altersveränderungen der Speicheldrüsen ebenfalls mit der Bildung von Zahnstein in Verbindung. Auf alle Fälle stammt das Kalzium, das sich im Zahnstein niederschlägt, aus den Speicheldrüsen [17].

Man unterscheidet einen gelblich bis weißen supragingivalen Zahnstein von einem braunen bis schwarzen subgingivalen Zahnstein [18]. Der sichtbare supragingivale Zahnstein tritt an der lingualen Fläche der Unterkieferschneidezähne sowie an der buccalen Fläche der Oberkiefermahlzähne auf

[19]. Der supragingivale Zahnstein fördert eine chronische **Gingivitis**. Der subgingivale Zahnstein ist nicht sichtbar, da er apikal vom Gingivalsaum auftritt; er ist hauptsächlich an den interproximalen und lingualen Zahnflächen lokalisiert. Der subgingivale Zahnstein trägt zur Entstehung einer **Periodontitis** bei und schädigt den Zahnhalteapparat [18].

Die Konkrementbildung im Ausführungsgangsystem oder im Parenchym einer Speicheldrüse wird als **Sialolithiasis** bezeichnet. Speichelsteine finden sich zu 70 bis 80 % in der Glandula submandibularis und zu etwa 20 % in der Glandula parotidea. Zu einem geringen Prozentsatz finden sich Steine in den kleinen Speicheldrüsen oder in der Glandula sublingualis [20].

Beim Vorliegen eines Tumors in einer Speicheldrüse gilt: je kleiner die Speicheldrüse, umso höher die Wahrscheinlichkeit für ein Malignom. 80 % der Tumoren der Kopfspeicheldrüsen sind in der Glandula parotidea lokalisiert, etwa 10 % in der Glandula submandibularis und 10 % in den anderen Speicheldrüsen. Eine **Fazialisparese** bei einem Tumor in der Glandula parotidea deutet fast immer auf einen malignen Tumor hin [20].

6.7.2 Nerven- und Gefäßversorgung der Speicheldrüsen

Die parasympathischen Kopfganglien, Ganglion pterygopalatinum, oticum und submandibulare, stellen Umschaltstellen für die parasympathische sekreto-motorischen Innervation der Speicheldrüsen dar (Abb. 6.7) Eine Hemmung der Speicheldrüsensekretion erfolgt über sympathische Nervenfasern.

Unter den kleinen Speicheldrüsen werden die Wangendrüsen durch den N. glossopharyngeus über das Ganglion oticum, die Zungendrüsen durch die Chorda tympani über das Ganglion submandibulare parasympathisch innerviert. Die sympathische Innervation erfolgt über das Ganglion cervicale superius und den Plexus caroticus externus. Die Gaumendrüsen werden parasympathisch durch den N. petrosus major über das Ganglion pterygopalatinum und sympathisch über das Ganglion cervicale superius und den N. petrosus profundus innerviert. Für die Blutversorgung der Wangen- und Gaumendrüsen ist die A. maxillaris, für die Zungendrüsen die A. sublingualis zuständig. Die regionären Lymphknoten für die Wangendrüsen, die hinteren Zungendrüsen und die Gaumendrüsen sind die Nodi lymphoidei submandibulares, für die vorderen Zungendrüsen die Nodi lymphoidei submentales.

Unter den großen Speicheldrüsen werden die Glandulae sublingualis und submandibularis ausgehend vom Nucleus salivatorius superior über den N. intermedius (Teil des VII. Hirnnerven, N. intermediofacialis) und die Chorda tympani parasympathisch innerviert. Die präganglionären Fasern durchlaufen das Ganglion geniculi, verlassen durch die Glaser-Spalte (Fissura petrotympanica) das Mittelohr, schließen sich dem N. lingualis an und enden im Ganglion submandibulare. Nach Umschaltung verlaufen postganglionäre Fasern zur Unterzungen- und Unterkieferdrüse. Die sympathischen Fasern verlassen umgeschaltet das Ganglion cervicale superius und gelangen mit dem Plexus caroticus externus in Begleitung der Äste der A. carotis externa zu den Drüsen. Die arterielle Versorgung der Glandula sublingualis erfolgt durch die A. sublingualis, das venöse Blut fließt über die V. sublingualis ab. Die Blutversorgung

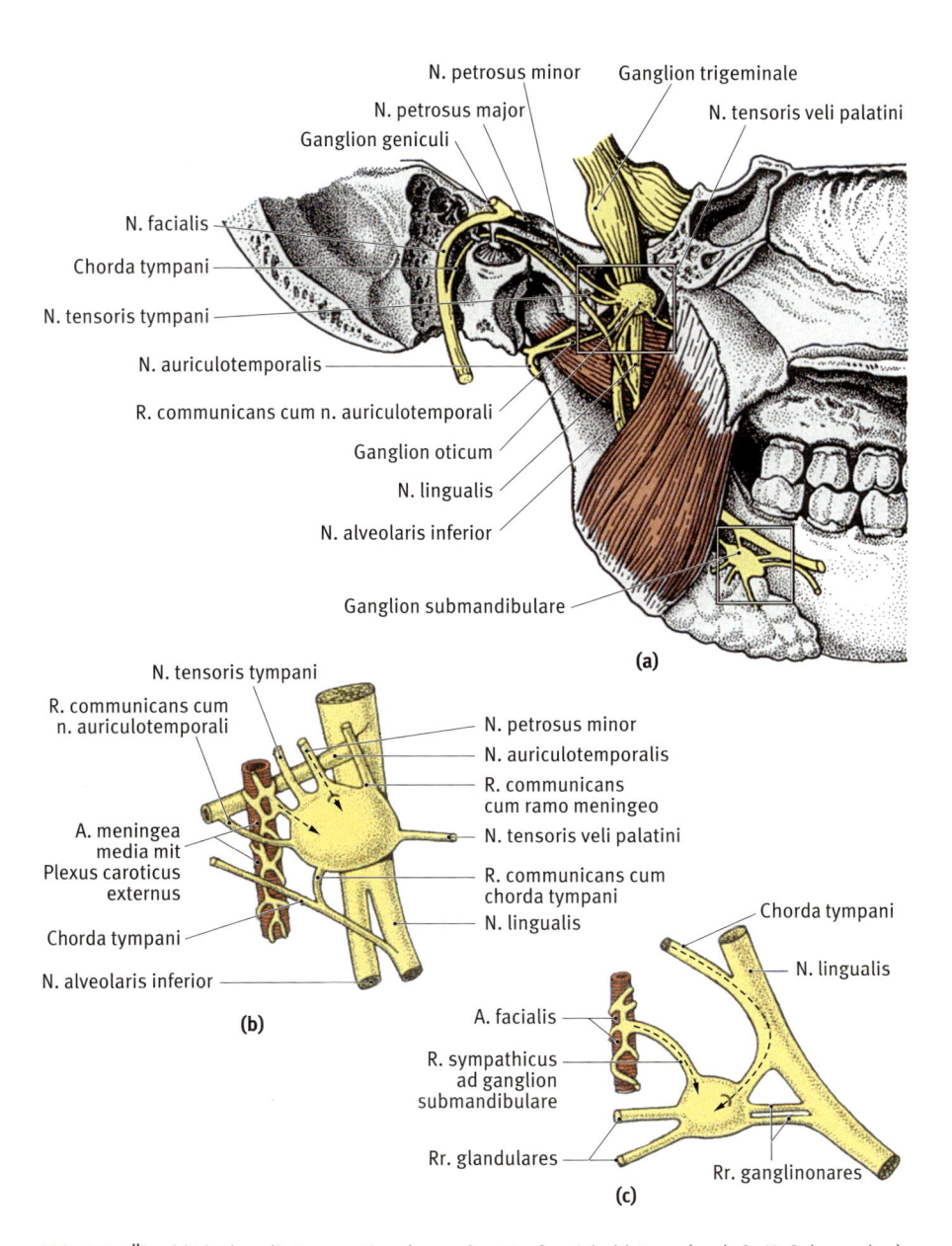

Abb. 6.7: Überblick über die Innervation der großen Kopfspeicheldrüsen (nach G.-H. Schumacher). (a) Topografie des Ganglion oticum und submandibulare. Die dunkel eingefassten Bereiche sind in b und c vergrößert schematisch dargestellt. (b) Ganglion oticum. (c) Ganglion submandibulare.

der Glandula submandibularis übernehmen die Aa. facialis und A. submentalis. Das venöse Blut wird über die V. lingualis drainiert. Die regionären Lymphknoten für die Unterzungendrüse sind die Nodi lymphoidei submentales, für die Unterkieferdrüse die Nodi lymphoidei submandibulares.

Die Glandula parotidea wird ausgehend vom Nucleus salivatorius inferior über den N. glossopharyngeus (IX. Hirnnerv), dem aus ihm abzweigenden N. tympanicus und die *Jacobson'sche Anastomose* parasympathisch innerviert. Als Jacobson'sche Anastomose wird die Verbindung des Ganglion inferius des N. glossopharyngeus mit dem Ganglion oticum des N. trigeminus über den N. tympanicus und dem aus ihm hervorgehenden N. petrosus minor bezeichnet. Im Ganglion oticum wird auf postganglionäre Fasern umgeschaltet, welche die Drüse über den sensiblen N. auriculotemporalis erreichen. Die sympathischen Fasern kommen umgeschaltet aus dem Ganglion cervicale superius und erreichen über den Plexus caroticus externus die Drüse. Die Blutversorgung erfolgt aus den Aa. temporalis superficialis und transversa faciei. Das venöse Blut fließt über die Vv. facialis und retromandibularis ab. Die regionären Lymphknoten für die Glandula parotidea sind die Nodi lymphoidei parotidei.

Zusammenfassung
- Die Mundhöhle (Cavitas oris) wird vorn von den Lippen, hinten von der Schlundenge (Isthmus faucium) begrenzt. Der harte Gaumen (Palatum durum) bildet das Dach, der M. mylohyoideus den Boden der Mundhöhle. Die vordere und seitliche Wand begrenzen die zahntragenden Teile des Unter- und Oberkiefers sowie die Zähne. Der hufeisenförmige Raum zwischen den Lippen und Wangen sowie den Zahnreihen wird als Vorhof (Vestibulum oris) bezeichnet.
- Zähne und Zahnfleisch des Oberkiefers werden sensibel von Ästen des N. maxillaris (Hirnnerv V/2) versorgt. Front- und Eckzähne mit ihrer vestibulären Gingiva: Rami alveolares anteriores. Praemolaren mit ihrer vestibulären Gingiva: Ramus alveolaris medius. Molaren mit ihrer vestibulären Gingiva: Rami alveolares superiores posteriores. Sensible Versorgung der palatinalen Gingiva im Bereich der Schneide- und Eckzähne durch N. nasopalatinus, im Bereich der Praemolaren und Molaren durch N. palatinus major.
- Zähne und Zahnfleisch des Unterkiefers werden sensibel von Ästen des N. mandibularis (Hirnnerv V/3) innerviert. Sensible Innervation aller Unterkieferzähne durch N. alveolaris inferior. Linguale Gingiva aller Unterkieferzähne: N. lingualis. Sensible Innervation der vestibulären Gingiva im Bereich der Schneide- und Eckzähne durch N. mentalis, im Bereich der Praemolaren und Molaren durch N. buccalis.
- Unter Ruhebedingungen werden ungefähr 70 % der täglichen Speichelmenge von den Glandulae submandibulares, ungefähr 25 % von den Glandulae parotideae, ungefähr 3 % von den Glandulae sublinguales und 2 % von den kleinen Speicheldrüsen abgegeben.
- Der gelblich bis weiße supragingivale Zahnstein tritt an der lingualen Fläche der Unterkieferzähne sowie an der buccalen Fläche der Oberkiefermahlzähne auf und fördert die chronische Gingivitis.
- Der braune bis schwarze subgingivale Zahnstein ist hauptsächlich an den interproximalen und lingualen Zahnflächen lokalisiert. Er trägt zur Entstehung einer Periodontitis bei und schädigt den Zahnhalteapparat.

Literatur

[1] Rosenbauer KA, Engelhardt JP, Koch H, Stüttgen U. Klinische Anatomie der Kopf- und Halsregion für Zahnmediziner. Thieme, Stuttgart, New York, 1998, 129, 184.
[2] Kemeny I. Die klinischen Grundlagen der totalen Prothese. Johann Ambrosius Barth Verlag, Leipzig, 1955, 8, 19, 96-99.
[3] Jüde HD, Kühl W, Roßbach A. Einführung in die zahnärztliche Prothetik. Deutscher Zahnärzteverlag, Köln, 1997, 188.
[4] Chievitz JH. Beiträge zur Entwickelungsgeschichte der Speicheldrüsen. Archiv für Anatomie und Entwickelungsgeschichte 1885, Jg. 1885, 401-436.
[5] Zenker W. Juxtaoral Organ (Chievitz' Organ). Urban & Schwarzenberg, Baltimore, Munich, 1982.
[6] Pantanowitz L, Balogh K. Significance of the juxtaoral organ (of Chievitz). Head Neck. 2003;25:400-405.
[7] Kim HS, Kim JH, Cha IH et al. Juxtaoral organ of Chievitz. The Korean Journal of Pathology. 2005;39:265-268.
[8] Thiel W. Photographischer Atlas der Praktischen Anatomie II. Springer, Berlin, Heidelberg, New York, 1999, 86-91.
[9] Thiel W. Photographischer Atlas der Praktischen Anatomie II. Begleitband mit Nomina anatomica und Index. Springer, Berlin, Heidelberg, New York, 1999, 86-91.
[10] Lee MH, Kim HJ, Kim DK, Yu SK. Histologic features and fascicular arrangement of the inferior alveolar nerve. Archives of Oral Biology. 2015;60:1736-1741.
[11] Yu SK, Lee MH, Jeon YH, Chung YY, Kim HJ. Anatomical configuration of the inferior alveolar neurovascular bundle: a histomorphometric analysis. Sug Radiol Anat. 2016;38:195-201.
[12] Samandari F, Mai K. Funktionelle Anatomie für Zahnmediziner. Bd. I, Quintessenz, Berlin, Chikago, London etc., 1995, 201, 205-209.
[13] Gerber A. Beiträge zur totalen Prothetik (IV). Das Partnerverhalten in der Kaufunktion totaler Prothesen. Die Quintessenz. 1973;6:63-68.
[14] Vissink A, Spijkervet FK, van Nieuw Amerongen A. Aging and saliva: a review of the literature. Spec Care Dentist. 1996;16:95-103.
[15] White DJ. Dental calculus: recent insights into occurence, formation, prevention, removal and oral health effects of supragingival and subgingival deposits. Eur J Oral Sci. 1997;105:508-522.
[16] Nancollas GH, Johnsson MAS. Calculus formation and inhibition. Adv Dent Res. 1994;8:307-311.
[17] Jepsen S, Deschner J, Braun A, Schwarz F, Eberhard J. Calculus removal and the prevention of its formation. Periodontology 2000. 2011;55:167-188.
[18] Roberts-Harry EA, Clerehugh V. Subgingival calculus: where are we now? A comparative review. Journal of Dentistry. 2000;28:93-102.
[19] Jin Y, Yip HK. Supragingival calculus: formation and control. Crit Rev Oral Biol Med. 2002;13:426-441.
[20] Probst R, Grevers G, Iro H. Hals-Nasen-Ohren-Heilkunde. Thieme, Stuttgart, New York, 2008, 128-131.

7 Die Nase

7.1 Morphologie der Nase

Die Nase bildet den Eingang zum respiratorischen System, zu dem im weiteren Verlauf die Luftröhre, der Kehlkopf und die Lungen gehören. Sie beherbergt das Riechepithel zur Geruchswahrnehmung, ist ein Resonanzorgan und beeinflusst die Vokalbildung sowie den Klang der Stimme.

Eine äußere Nase besitzen nur der Mensch und die höheren Affen. Die äußere Nase hat einen Anteil von etwa 25 % an der gesamten Nasenhöhle (Cavitas nasi) und dient der Aufnahme der Atemluft. Der größere Teil der Nase liegt dahinter und reicht bis zum Rachen. An der äußeren Nase, die dem Gesicht eines Menschen ein individuelles Gepräge gibt, lassen sich Nasenwurzel, Nasenrücken, Nasenspitze und Nasenflügel unterscheiden. Die Nase beginnt unterhalb der Glabella mit der Nasenwurzel und endet mit den Nasenlöchern. Die Nasenlöcher (Nares) werden seitlich von den elastischen Nasenflügeln (Alae nasi) eingefasst. An den festen, von den Nasenbeinen gebildeten oberen Teil der äußeren Nase, schließt sich ein biegsamer, knorpeliger unterer Teil an.

7.2 Knorpelgerüst der Nase

Die knorpelige Nasenscheidewand dringt mit einem Ausläufer (Cartilago vomeronasalis) nach hinten oben vor. In der Gegend der Nasenspitze ist die knorpelige Nasenscheidewand oft membranös. Dadurch erhält die Nasenspitze eine besondere Beweglichkeit. In Verlängerung der Nasenbeine schließen sich nach unten die seitlichen Nasenknorpel (Cartilagines nasi laterales) an. Die Nasenlöcher werden von ringförmigen Knorpeln (Cartilagines alares majores) umfasst. Kleinere Knorpel (Cartilagines alares minores) vervollständigen das Knorpelgerüst der Nase.

7.3 Nasenhöhle

Die Nasenhöhle (Cavitas nasi) wird durch das Nasenseptum in zwei Hälften geteilt. Das Nasenseptum ist beim Erwachsenen häufig geknickt *(Septumdeviation)* und kann so einseitig die Nasenatmung behindern. Drei Nasenmuscheln gliedern die Nasenhöhle in je drei Nasengänge. Die Nasenmuscheln vergrößern die Schleimhautoberfläche und regulieren den Luftstrom. Der überwiegende Teil der eingeatmeten Luft nimmt seinen Weg durch den unteren und mittleren Nasengang und gelangt zu den hinteren Öffnungen der Nasenhöhle, den Choanen. Ein Teil der Luft gelangt zu den

Riechzellen unter der oberen Muschel. Die Nasenhöhle wird in drei übereinanderliegende Abschnitte mit verschiedenem Schleimhautcharakter gegliedert: die Regio olfactoria, die Regio respiratoria und die Regio cutanea.

7.3.1 Schleimhautregionen der Nase

Als *Regio olfactoria* bezeichnet man das Geruchsorgan der Nasenhöhle. Diese Region ist auf ein etwa 3 cm² großes Feld, das auf der oberen Muschel sowie an dem der oberen Muschel gegenüberliegenden Septumanteil liegt.

Die *Regio respiratoria* nimmt den größten Teil der Nasenhöhle ein. Die rötliche Schleimhaut besteht aus einem mehrreihigen Flimmerepithel, dessen Kinozilien zum Rachen hin schlagen. Im Epithel liegen zahlreiche Becherzellen. Die Lamina propria weist kleine seromuköse Glandulae nasales auf. Das Sekret der Nasendrüsen überzieht die gesamte Schleimhaut und fängt Staubteilchen der Atemluft ein. Die Kinozilien befördern mit Staubpartikeln beladenes Sekret nach hinten in den Nasopharynx, von wo aus es bei weiterem Herabfließen verschluckt werden kann. Außerdem sind die Drüsensekrete für die Befeuchtung der Atemluft verantwortlich. In der Lamina propria verlaufen weite, mit einem Muskelpolster versehene Venen, in denen das Blut langsamer fließt und daher die Atemluft vorwärmen kann. Die Gesamtheit der Venen bildet den sogenannten Schwellkörper der Nase, der zum Beispiel beim Schnupfen mit einer starken Erweiterung reagiert. Der Niesreflex wird durch Reizung der Regio respiratoria ausgelöst.

Die *Regio cutanea* liegt im Eingangsbereich der Nase und entspricht in etwa der Ausdehnung der Nasenflügel. Dieser Bereich wird auch als Nasenvorhof (Vestibulum nasi) bezeichnet. Er wird oben lateral durch eine Epithelleiste (Limen nasi) begrenzt. Die Regio cutanea ist mit verhorntem Plattenepithel ausgekleidet und besitzt Schweiß- und Talgdrüsen. In den Nasenvorhof ragen außerdem kurze Haare (Vibrissae) hinein, die grobe Fremdkörper der Atemluft festhalten. Nach innen geht die Hornschicht, vergleichbar mit dem Lippenrot, in eine Übergangszone über, bevor in Höhe der unteren Muschel respiratorisches Epithel auftritt. Während die Nasenflügel durch den elastischen Knorpel gut dehnbar sind, ist das hyalinknorpelige Nasenseptum steif und am Übergang zur Regio respiratoria infolge eines oberflächlich liegenden Gefäßgeflechtes *(Locus Kiesselbachi)* etwas angeschwollen. Der Locus Kiesselbachi stellt eine häufige Blutungsquelle bei Nasenblutungen dar [1].

7.3.2 Funktion der Nasenhöhle

Die Nase dient der Adaption der Atemluft, der Riechwahrnehmung und der Phonation. Die *Adaption der Atemluft* an die luftleitenden Wege des Kehlkopfs, der Trachea, der Bronchien und insbesondere an den Gasaustausch in den Alveolelen erfolgt durch die verschiedenen in der Nase vereinigten Strukturen. Die Regulation der Atemluft, die Erzeugung eines gleichmäßigen Luftstroms ohne Wirbelbildung erfolgt durch die Muscheln. Die Vorwärmung der Atemluft erfolgt im venösen Schwellkörper der Muscheln. Für die Befeuchtung der Atemluft sind die Glandulae nasales zuständig. Die Vibrissae im Nasenvorhof haben reinigende Funktion und halten grobe Fremdkörper zurück. Nachgeschaltet sind die Becherzellen in Verbindung mit dem Flimmerschlag der Kinozilien des respiratorischen Epithels. Die *Riechwahrnehmung* erfolgt im oberen Teil der Nasenhöhle durch das Riechepithel. Hierfür ist eine gewisse Luftfeuchtigkeit erforderlich. Ist die Riechwahrnehmung bei einem Schnupfen eingeschränkt, so ist auch die Geschmacksempfindung reduziert. Offensichtlich sind die Wahrnehmungen von Geruch und Geschmack voneinander abhängig. Für die *Phonation* ist der Resonanzraum der Nase und der Nasennebenhöhlen wichtig. Die Klangfarbe der Stimme ist beim Schnupfen verändert. Beim Sprechen der Konsonanten „M" und „N" bleibt die Nasenhöhle vorn und hinten offen. Zum Aussprechen der Konsonanten „G" und „K" muss die Verbindung der Nasenhöhle zum Rachen unterbrochen werden; dies geschieht durch das Anheben des Gaumens gegen den Nasopharynx. Der Rachen wölbt sich an dieser Stelle dem Gaumensegel in Form des Passavant'schen Ringwulstes entgegen.

7.3.3 Nervöse Versorgung der Nasenhöhle

Das vordere Viertel der Nasenhöhle, das etwas dem Gebiet der äußeren Nase entspricht, wird aus Ästen des N. ophthalmicus (erster Trigeminusast) versorgt (Abb. 7.1). Die sensible Innervation des Gebietes der hinteren drei Viertel, das entlang der drei Nasenmuscheln bis zu den Choanen reicht, wird von Ästen des N. maxillaris (zweiter Trigeminusast) übernommen. Für die sensible Innervation des Nasenvorhofs sind Äste des N. infraorbitalis zuständig. Die parasympathischen Fasern zur sekretomotorischen Innervation der Nasendrüsen gelangen über den N. petrosus major, einem Ast des N. facialis, zur Nase. Die sympathischen Fasern, welche hemmend auf die Sekretion der Nasendrüsen wirken und den Tonus der glatten Gefäßmuskulatur regeln, verlaufen mit dem N. petrosus profundus aus dem Geflecht der A. carotis interna zur Nasenhöhle. Die sensorischen Fasern für das Riechepithel stammen aus dem N. olfactorius, dem ersten Hirnnerven.

Der N. ethmoidalis anterior (aus dem N. ophthalmicus) innerviert mit folgenden Ästen das vordere Viertel der Nasenhöhle (Abb. 7.1, Abb. 7.2): Rami nasales laterales et medii versorgen die Schleimhaut vor den Muscheln und den vorderen Septumbereich. Der Ramus nasalis externus tritt nach außen zum Nasenrücken und zur Nasenspitze. Rami nasales aus dem N. infraorbitalis (zweiter Trigeminusast) sind für den Nasenflügel und den Nasenvorhof zuständig.

Die Nervenäste zur Versorgung der hinteren drei Viertel der Nasenhöhle stammen überwiegend aus dem Ganglion pterygopalatinum (Abb. 7.1, Abb. 7.2). Sie sind

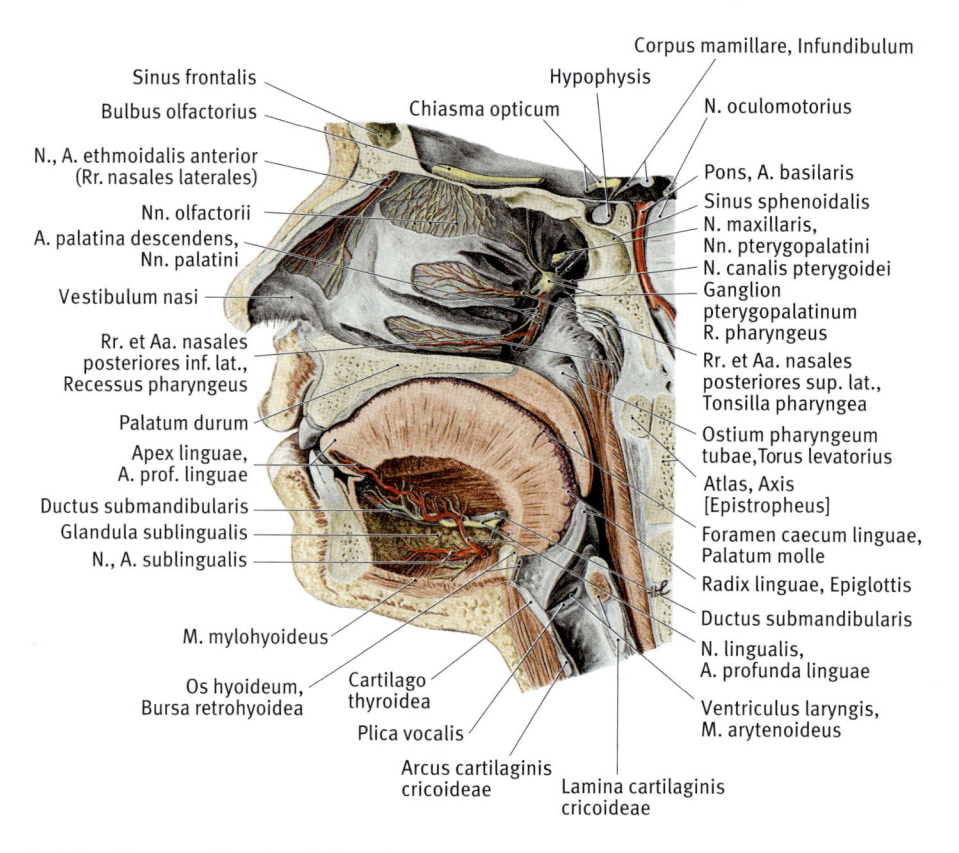

Abb. 7.1: Nerven und Arterien der lateralen Nasenwand. Der Canalis palatinus major ist bis zum Beginn der Fossa pterygopalatina eröffnet (beachte den N. maxillaris). Regio sublingualis mit Glandula sublingualis, Gefäßen und Nerven.

gemischt und besitzen sensible, sympathische und parasympathische Anteile. Die Rami nasales posteriores superiores laterales et mediales stammen direkt aus dem Ganglion pterygopalatinum und ziehen zur Schleimhaut der oberen und mittleren Muschel und zum hinteren Bereich der Nasenscheidewand. Der N. nasopalatinus ist ebenfalls ein direkter Ast des Ganglion pterygopalatinum. Er verläuft in der Nasenscheidewand nach vorne und unten, tritt durch den Canalis incisivus und versorgt die Gaumenschleimhaut hinter den oberen Schneidezähnen sowie den unteren Septumbereich. Die untere Muschel wird von eigenen sensiblen Nerven versorgt, nämlich den Rami nasales posteriores inferiores, die vom N. palatinus major abzweigen.

Die Nn. olfactorii im Dach der Nasenhöhle sind nur für den Geruchssinn zuständig (Abb. 7.1). Sie gelangen über die Lamina cribrosa des Siebbeins zur oberen Muschel und zu dem der oberen Muschel gegenüberliegenden Septumabschnitt. Die zum Septum ziehenden Riechnervenäste verlaufen in den Furchen der Lamina perpendicularis des Siebbeins.

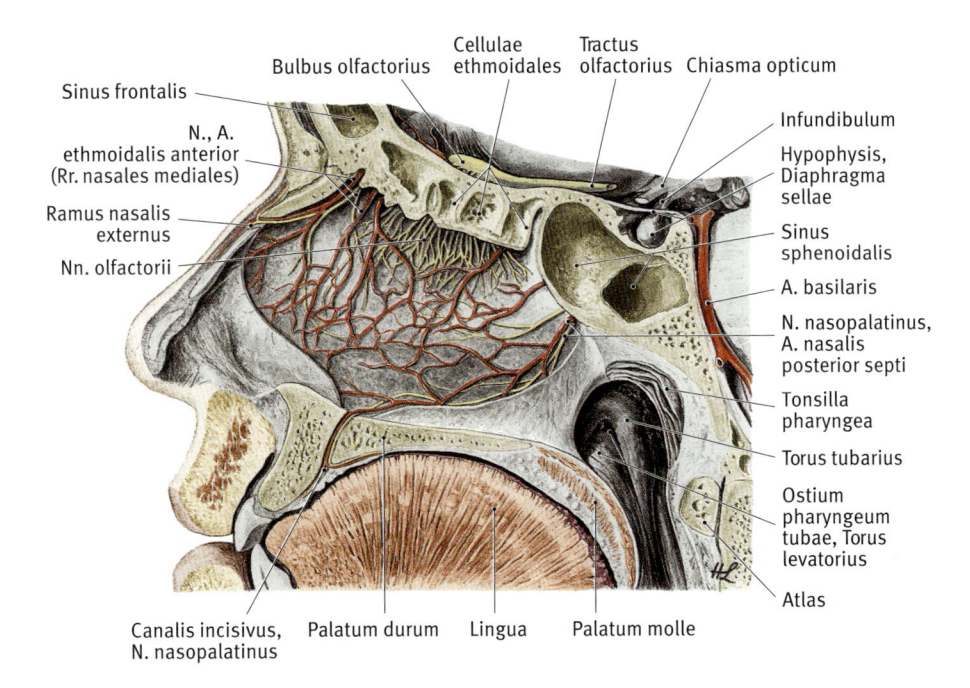

Abb. 7.2: Arterien und Nerven der Nasenscheidewand.

7.3.4 Blut- und Lymphgefäßversorgung der Nasenhöhle

Das vordere Viertel der Nasenhöhle wird aus dem Stromgebiet der A. carotis interna über die A. ophthalmica versorgt, die hinteren drei Viertel aus dem Stromgebiet der A. carotis externa über die A. maxillaris (Abb. 7.1, Abb. 7.2).

Die A. ophthalmica gibt in der Orbita die A. ethmoidalis anterior ab, die auf dem Umweg über Foramen ethmoidale anterius, vordere Schädelgrube und Lamina cribrosa, von oben in die Nasenhöhle eintritt. Ihre Äste, die Rami nasales anteriores laterales und die Rami septales anteriores versorgen die seitliche Nasengegend und den vorderen Septumbereich. Die Rami septales anteriores bilden den *Locus Kiesselbachi*. Seine Gefäße können leicht verletzt werden und bilden eine häufige Ursache von Nasenblutungen. Die A. ethmoidalis posterior versorgt das Gebiet der Nn. olfactorii im Dach der Nasenhöhle. Die A. sphenopalatina (aus der Pars pterygopalatina der A. maxillaris) gelangt über das Foramen sphenopalatinum in die hintere Nasenhöhle. Ihre Äste, die Rami nasales posteriores laterales und die Rami septales posteriores ziehen zur mittleren und unteren Muschel sowie zum hinteren Septumbereich.

Die Venen der Nase bilden den kavernösen Schwellkörper. Sie kommunizieren mit den Venen der Wangen und des Gesichts (V. facialis), den Venen der Augenhöhle (Vv. orbitalis superior und inferior) sowie dem Sinus cavernosus. Beim Kind besteht eine zusätzliche Verbindung zum Sinus sagittalis superior über das noch offene Foramen caecum.

Die Lymphe aus dem vorderen und äußeren Bereich der Nase fließt über die Nodi lymphoidei submandibulares zu den oberflächlichen Halslymphknoten (Nodi lymphoidei cervicales superficiales) ab. Die Lymphe der hinteren Nase nimmt ihren Weg über die Nodi lymphoidei buccales zu den tiefen Halslymphknoten (Nodi lymphoidei cervicales profundi).

Klinik
Nasenbluten ist der häufigste medizinische Notfall. Lebensgefahr besteht in der überwiegenden Zahl der Fälle nicht. Das Kaliber der Blutgefäße in der Nase nimmt von vorn unten nach hinten oben zu. Die klinische Bedeutung von Nasenbluten ist umso ernster zu bewerten, je weiter hinten und oben die Blutungsquelle ist. Am häufigsten findet sich die Blutungsquelle am Locus Kiesselbachi [2].
Infektion aus dem Bereich der Nasenhöhle können über die vielfältigen Verbindungen der Nasenvenen verschleppt werden, insbesondere in die venösen Sinus der Schädelgrube.

7.4 Nasennebenhöhlen

7.4.1 Entwicklung und Morphologie

Die Nasennebenhöhlen sind mit respiratorischem Epithel überzogene pneumatisierte Räume, die sich von der Nasenhöhle aus in die benachbarten Schädelknochen ausstülpen. Sie sind paarig angelegt und kommunizieren nur mit der ihnen jeweils benachbarten Nasenhälfte. Obwohl sie bereits im dritten Embryonalmonat angelegt werden, erfahren sie erst mit dem Durchbruch der bleibenden Zähne ihre volle Entfaltung. Ihre Entwicklung wurde röntgenologisch untersucht [3]. Auf jeder Seite werden 4 Nasennebenhöhlen unterschieden: Kieferhöhle (Sinus maxillaris), Stirnhöhle (Sinus frontalis), Siebbeinzellen (Cellulae ethmoidales) und Keilbeinhöhle (Sinus sphenoidalis).

Die *Kieferhöhle* ist die größte Nasennebenhöhle und füllt den Körper der Maxilla aus. Sie ist bei Neugeborenen nur erbsengroß. Am Ende des ersten Lebensjahres kann sie röntgenologisch nachgewiesen werden. Bis zum 5. Lebensjahr schreitet ihre Entwicklung relativ schnell voran. Im 6. bis 7. Lebensjahr tritt die typische Pyramidenform auf, dann stagniert die Entwicklung etwas. Ihre maximale Breite erreicht sie im Alter von etwa 15 Jahren und hat dann ein Volumen von etwa 15 cm^3. Die Kieferhöhle ist nur durch eine dünne Knochenplatte von den Zahnwurzeln des zweiten Prämolaren sowie des ersten und zweiten Molaren getrennt. Die Kieferhöhle grenzt unten an den Alveolarfortsatz, oben an den Orbitaboden. In der unteren Wand liegt der Plexus dentalis inferior, in der oberen Wand der N. infraorbitalis. An der hinteren Wand liegt das Tuber maxillare, durch dessen feine Löcher die Rami alveolares superiores posteriores des N. maxillaris an der seitlichen Kieferhöhleninnenwand unter der Schleimhaut zu den Molaren gelangen.

Die *Stirnhöhle* dehnt sich über der Nasenwurzel in die Schuppe des Stirnbeins aus. Bei starker Ausbildung kann sie bis ins Orbitadach reichen. Sie wird durch ein asymmetrisches Septum unterteilt. Der erste röntgenologische Nachweis der Stirnhöhle gelingt etwa im 4. bis 12. Lebensjahr, selten kurz nach dem ersten Lebensjahr. Höhe und Breite erreichen im Alter von 15 bis 20 Jahren ihre endgültigen Werte. Ihre endgültige Ausdehnung erreicht sie um das 40. Lebensjahr.

Die *Siebbeinzellen* werden durch 7 bis 10 hintereinander liegen erbsengroße Kammern gebildet. Man unterscheidet auf Grund unterschiedlicher Ausführungsgänge und Innervation vordere und hintere Siebbeinzellen. Manche Autoren unterscheiden zusätzlich mittlere Siebbeinzellen. Nach Ablauf des ersten Lebensjahres lassen sich die vorderen Siebbeinzellen röntgenologisch nachweisen, die hinteren erst im 3. bis 4. Lebensjahr. Die Entwicklung ist etwa im 16. Lebensjahr abgeschlossen. Eine größere, blasenförmige Siebbeinzelle liegt unter der mittleren Muschel und wird als Bulla ethmoidalis bezeichnet. Die Cellulae ethmoidales werden von der Augenhöhle nur durch eine dünne Wand, Lamina papyracea genannt, getrennt.

Die *Keilbeinhöhle* liegt im Körper des Os sphenoidale und wird durch eine meistens nicht mittig gelegene Scheidewand in zwei Hälften geteilt. Eine Hohlraumbildung ist bei der Keilbeinhöhle meistens erst um das 4. Lebensjahr röntgenologisch erfassbar. Um das 10. Lebensjahr erreicht sie ihre größte Ausdehnung und kann dann ein Volumen von 4–5 cm^3 erreichen. Allerdings kann die Ausdehnung der Keilbeinhöhle stark variieren. Die obere Wand der Keilbeinhöhle bildet die Fossa hypophysialis, die die Hypophyse beherbergt. An ihrer Seitenwand verläuft der N. maxillaris und die A. carotis interna.

Klinik

Auf Grund der engen topographischen Beziehungen von Kieferhöhle und Oberkieferzähnen können **Zahnschmerzen** mit Schmerzen bei einer **Entzündung der Kieferhöhle (Sinusitis maxillaris)** verwechselt werden und umgekehrt.

Der operative Zugang zur Hypophyse kann über die Keilbeinhöhle erfolgen. Bei einer operativen Eröffnung der Keilbeinhöhle ist zu beachten, dass die A. carotis interna sehr nahe in ihrer Seitenwand verlaufen kann. Bei **Schädelbasisfrakturen** kann die Keilbeinhöhle betroffen sein, wodurch ein Liquorabfluss zur Nase auftreten kann.

Die Nachbarschaft von Stirnhöhle, Augenhöhle und Siebbeinplatte erklären die Blutungen in die Orbita oder in die Nasenhöhle bei **Frakturen der vorderen Schädelgrube**. Eitrige **Entzündungen der Siebbeinzellen** können über die hauchdünne Lamina papyracea in die Augenhöhle durchbrechen und dort orbitale Komplikationen auslösen.

7.4.2 Die Öffnungen der Nasennebenhöhlen

In Abhängigkeit von der Entfaltung liegen die Öffnungen der Nasennebenhöhlen im oberen Nasengang, zum größten Teil jedoch im mittleren Nasengang (Abb. 7.3). Im mittleren Nasengang ist ein sichelförmiger Spalt (Hiatus semilunaris) ausgebildet, den man erst überblickt, wenn man die mittlere Muschel zurückklappt oder an einem Präparat fenstert. Hinter dem Hiatus wird die Bulla ethmoidalis sichtbar. Über den Hiatus gelangt man häufig zunächst in einen trichterförmigen Vorraum (Infundibulum ethmoidale). In das Infundibulum ethmoidale oder in den Hiatus semilunaris münden die Kieferhöhle, die Stirnhöhle über den Ductus nasofrontalis und die vorderen Siebbeinzellen. Der Ausgang der hinteren Siebbeinzellen befindet sich unter der oberen Muschel. Die Keilbeinhöhle mündet in den Recessus sphenoethmoidalis, der sich am hinteren Ende der oberen Muschel befindet. Unter der unteren Muschel mündet der Tränennasengang (Ductus nasolacrimalis).

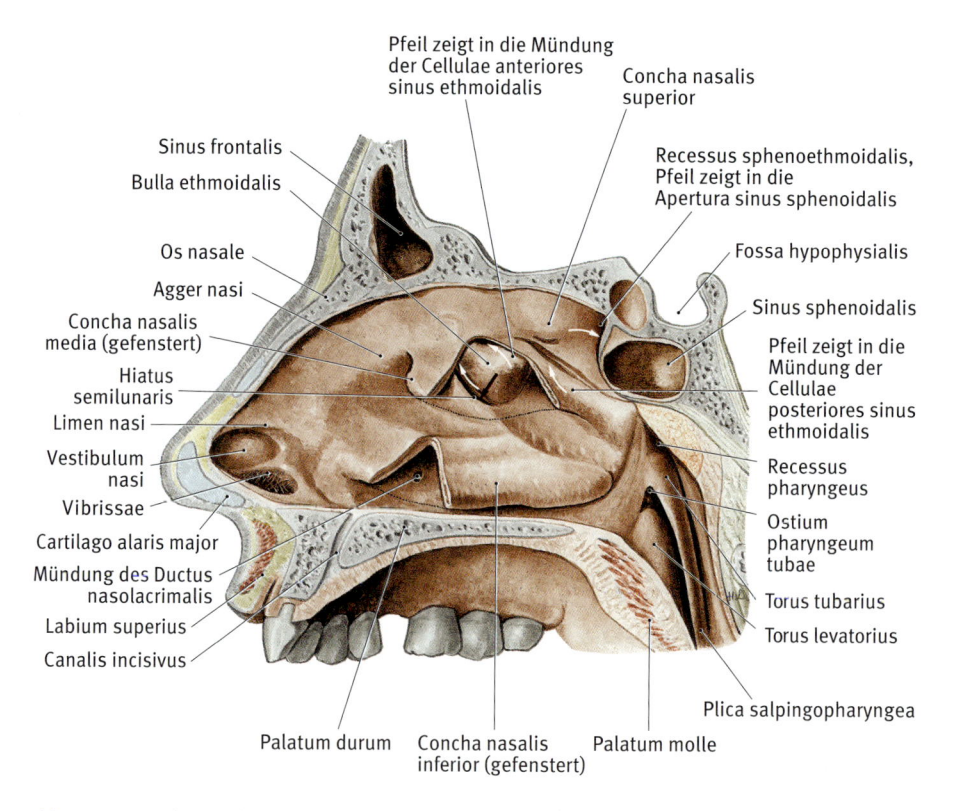

Abb. 7.3: Laterale Wand der Cavitas nasi nach Wegnahme des Nasenseptums und Teilen der Conchae nasales inferior und media. Im Bereich des Hiatus semilunaris weist der weiße Pfeil auf das Infundibulum ethmoidale und der schwarze Pfeil auf die Öffnung der Kieferhöhle.

Mit Ausnahme der Kieferhöhle befinden sich die Ausgänge der Nasennebenhöhlen an ihren tiefsten Stellen, so dass Sekret ungehindert abfließen kann. Der Ausgang der Kieferhöhle liegt strömungstechnisch ungünstig in mittlerer Höhe ihrer medialen Wand. Dies ist entwicklungsgeschichtlich bedingt, da sich die Kieferhöhle als eine nach unten gerichtete Aussackung des mittleren Nasenganges entfaltet. Unter normalen Bedingungen verdunstet das Sekret der Kieferhöhle mit der Atemluft. Beim Liegen auf der Seite kann es zu einem geringen Teil abfließen. Schließlich fördert der zum Kieferhöhlenausgang gerichtete Schlag der Kinozilien den Sekretabfluss.

Klinik

Eine **Nasennebenhöhlenentzündung (Sinusitis)** entsteht in der Regel im Zusammenhang mit einer **Rhinitis**; deshalb wird heute auch gerne der Terminus **Rhino-Sinusitis** für diese Erkrankung gewählt [1]. Eine Entzündung der Nasennebenhöhlen tritt am häufigsten in der Kieferhöhle und im Siebbein, selten in der Stirnhöhle und noch seltener in der Keilbeinhöhle auf [4]. Das Siebbein nimmt eine Schlüsselstellung für die Belüftung aller anderen Nasennebenhöhlen ein. Daher steht die endonasale Siebbeinoperation bei der operativen Therapie von chronischen Nasennebenhöhlenentzündungen im Vordergrund [4].

Der normale Ausgang der Kieferhöhle reicht bei einer Entzündung nicht aus, um den Abfluss eitrigen Sekretes zu ermöglichen. Den Sekretaustritt aus chronisch entzündeten Kieferhöhlen versucht man operativ durch Fensterung, also durch eine Vergrößerung des natürlichen Ausganges zu verbessern.

Eine **Entzündung der Siebbeinzellen** versucht man neben der antiinflammatorischen Therapie operativ durch Wegnahme der Trennwände zwischen den kleinen Zellen zu bessern. Hierdurch kann Sekret besser ablaufen. Eine Ónodi-Grünwald'sche Zelle (sphenoethmoidale Zelle) grenzt an die mediale Wand des Canalis opticus. Bei akuter Sinusitis kann es zum Durchbruch in den Canalis opticus und zur Kompression des N. opticus (Erblindung) kommen [5].

Auch die Keilbeinhöhle kann zur Verbesserung des Sekretabflusses gefenstert werden. Bei chronischen **Stirnhöhlenentzündungen** wird der Ductus nasofrontalis durch Aufbohren verbreitert. Oftmals liegt die Ursache für stetig wiederkehrende Nasennebenhöhlenentzündungen auch in ungünstigen anatomischen Verhältnissen, zum Beispiel in der engen Ausprägung von knöchern begrenzten Strukturen der Nasenhöhle oder in einer Septumdeviation.

Zu einer Infektübertragung kann es kommen, wenn die Wurzeln der zweiten Prämolaren und des ersten Molaren ohne Knochenabdeckung in die Kieferhöhle hineinragen. Entzündungen an den Wurzeln der Molaren können zu einer Sinusitis führen. In diesen Fällen ist die **Sinusitis maxillaris** meistens nur einseitig ausgeprägt.

7.4.3 Funktion der Nasennebenhöhlen

Die Bildung von pneumatisierten Räumen in den Schädelknochen führt ganz allgemein zu einer *Gewichtsreduzierung des Schädels*. Mit Eiter gefüllte Nebenhöhlen führen also sprichwörtlich zu einem „schweren Kopf". Die *Vorwärmung und Anfeuchtung der Atemluft* wird durch die Schleimhautfläche der Nasennebenhöhlen vergrößert. Bei jedem Atemzug wird ein gewisser Prozentsatz der Sinusluft der Atemluft beigemischt. Unter normalen Bedingungen ist die Luft in den Nebenhöhlen nach 7 bis 9 Atemzügen ausgetauscht. Hierbei ist der Raum der gesamten Nasennebenhöhlen größer als der beider Nasenhöhlen. In den Nasennebenhöhlen ist eine gewisse Sauerstoffreserve vorhanden. Als *Erweiterung des Resonanzraumes* der Nasenhöhle haben die Nasennebenhöhlen Einfluss auf den Klang der Stimme. Dieser ist bei einer Rhinitis oder einer Sinusitis verändert. Über die Sinuswände, welche als Verstrebungspfeiler des Schädels dienen, ist eine *Ableitung des Kaudrucks* zum Schädeldach möglich. Die Nebenhöhlen selbst werden vom Kaudruck ausgespart. Darüber hinaus kommt den Siebbeinzellen die Funktion zu, den individuellen Abstand beider Augen im Hinblick auf ein räumliches Sehen zu regeln.

7.4.4 Nerven- und Gefäßversorgung der Nasennebenhöhlen

Die Kieferhöhle wird durch Äste aus dem zweiten Trigeminusast (V/2), nämlich durch Rami alveolares superiores posteriores, durch den Ramus alveolaris medius und durch Rami alveolares superiores anteriores sensibel versorgt. Die Stirnhöhle erhält Äste aus dem N. supraorbitalis (V/1). Die Keilbeinhöhle erhält Zuflüsse aus allen drei Trigeminusästen, aus dem N. ethmoidalis posterior (V/1), den Rami orbitales (V/2) und dem Ramus meningeus (V/3). Die Siebbeinzellen werden vorne durch den N. ethmoidalis anterior und hinten durch den N. ethmoidalis posterior, beide aus dem ersten Trigeminusast (V/1) entspringend, sensibel versorgt. Zu den hinteren Siebbeinzellen ziehen zusätzlich Rami orbitales (V/2).

Für die Blutversorgung der Kieferhöhle sind Äste der A. maxillaris, für die Blutversorgung der Stirnhöhle und der Siebbeinzellen Äste der A. ophthalmica zuständig. Auch die Keilbeinhöhle wird von Ästen der A. ophthalmica versorgt.

Klinik

Schmerzen, die auf eine Beteiligung der Siebbeinzellen und der Keilbeinhöhle zurückgehen, können in den Übergangsbereich zwischen dem Stirnbein und den beiden Scheitelbeinen, dort wo Kranz- und Pfeilnaht zusammentreffen (Bregma), ausstrahlen.

Zusammenfassung
- Die äußere Nase hat einen Anteil von etwa 25 % an der gesamten Nasenhöhle (Cavitas nasi) und dient der Aufnahme der Atemluft. Der größere Teil der Nase liegt dahinter und reicht bis zum Rachen.
- Das vordere Viertel der Nasenhöhle entspricht ungefähr der äußeren Nase und wird sensibel von Ästen des N. ophthalmicus als dem ersten Ast des N. trigeminus (N. ethmoidalis anterior) sowie arteriell aus dem Stromgebiet der A. carotis interna (A. ophthalmica) versorgt.
- Die hinteren drei Viertel der Nasenhöhle werden sensibel von Ästen des N. maxillaris als dem zweiten Ast des N. trigeminus (Rami nasales posteriores superiores laterales et mediales, N. nasopalatinus, Rami nasales posteriores inferiores) und arteriell aus dem Stromgebiet der A. carotis externa (A. maxillaris > A. sphenopalatina > Rami nasales posteriores laterales und Rami septales posteriores) versorgt.

- Das Gefäßgeflecht des Locus Kiesselbach als häufigster Quelle von Nasenbluten wird durch die A. ethmoidalis anterior, die das vordere Viertel der Nasenhöhle versorgt, gespeist.
- Die Kieferhöhle kann ab dem Ende des ersten Lebensjahres röntgenologisch nachgewiesen werden, erreicht etwa im Alter von 15 Jahren ihre maximale Breite und hat dann ein Volumen von etwa 15 cm^3. Sie wird durch Äste aus dem zweiten Trigeminusast (Rami alveolareis superiores posteriores, Ramus alveolaris medius, Rami alveolares superiores anteriores) sensibel versorgt. Man beachte, dass es sich um die gleichen Nervenäste handelt, die auch die Oberkieferzähne sensibel innervieren.
- Der röntgenologische Nachweis der Stirnhöhle gelingt meistens etwa im 4. bis 12. Lebensjahr. Höhe und Breite erreichen im Alter von 15 bis 20 Jahren ihre endgültigen Werte. Ihre endgültige Ausdehnung erreicht die Stirnhöhle um das 40. Lebensjahr. Sie wird durch Äste aus dem ersten Trigeminusast (N. supraorbitalis) sensibel versorgt.
- Die vorderen Siebbeinzellen lassen sich nach Ablauf des ersten Lebensjahres nachweisen, die hinteren erst im 3. bis 4. Lebensjahr. Die Entwicklung ist etwa im 16. Lebensjahr abgeschlossen. Die Siebbeinzellen werden aus dem ersten Trigeminusast (N. ethmoidalis anterior für die vorderen, N. ethmoidalis posterior für hinteren Zellen) sensibel versorgt. Zu den hinteren Siebbeinzellen ziehen zusätzlich Rami orbitales aus dem zweiten Trigeminusast.
- Bei der Keilbeinhöhle ist eine Hohlraumbildung meistens erst um das 4. Lebensjahr röntgenologisch erfassbar. Um das 10. Lebensjahr erreicht sie ihre größte Ausdehnung und kann dann ein Volumen von 4–5 cm^3 erreichen. Die Keilbeinhöhle erhält sensible Zuflüsse aus allen drei Ästen des N. trigeminus (N. ethmoidalis anterior aus V/1, Rami orbitales aus V/2, Ramus meningeus aus V/3). Dementsprechend können Schmerzen, die auf eine Beteiligung der Keilbeinhöhle hinweisen, diffus bis in den Bereich des Bregma (Kontakt der Kranznaht mit der Pfeilnaht) ausstrahlen.

Literatur

[1] Probst R, Grevers G, Iro H. Hals-Nasen-Ohren-Heilkunde. Thieme, Stuttgart, New York, 2008, 27, 49.
[2] Behrbohm H, Kaschke O, Nawka T. Hals-Nasen-Ohren-Heilkunde. Thieme, Stuttgart, New York, 2012, 275.
[3] Birkner R. Das typische Röntgenbild des Skeletts. Urban & Schwarzenberg, München, Wien, Baltimore, 1977, 374-375.
[4] Lenarz T, Boenninghaus HG. Hals-Nasen-Ohren-Heilkunde. 14. Aufl., Springer, Berlin, Heidelberg, 2012, 172, 205-215.
[5] Tillmann B. Atlas der Anatomie. 3. Aufl., Springer, Heidelberg, 2016, 73.

8 Das Auge

In diesem Kapitel wird der Anschaulichkeit wegen und aus topographischen Gesichtspunkten an einigen Stellen auf die Präparation der Orbita im Präparierkurs verwiesen.

8.1 Schichtengliederung und Aufbau des Augapfels

Über den Aufbau und die Schichten des Auges informiert Abb. 8.1. Nach Rohen [1] kann der Augapfel in folgende Schichten gegliedert werden:
1. *Tunica oculi externa* mit Cornea, Limbus corneae und Sklera
2. *Tunica oculi media* mit Irisstroma, M. ciliaris und Choroidea
3. *Tunica oculi interna*, Stratum pigmenti iridis und Pars iridica retinae, Stratum pigmenti corporis ciliaris und Pars ciliaris retinae, Stratum pigmenti retinae und Pars optica retinae. Die Partes iridica und ciliaris retinae stellen den blinden Teil der Retina (Pars caeca retinae) dar. Die Ora serrata (Abb. 8.2) markiert den Übergang zur daran anschließenden Pars optica der Retina.

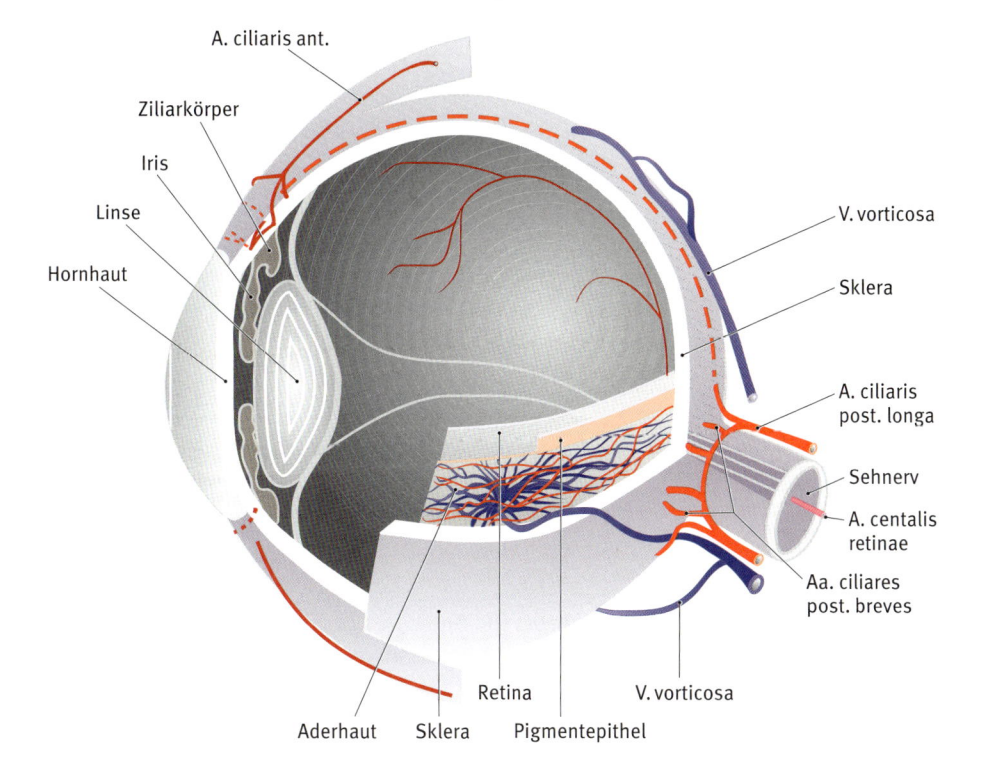

Abb. 8.1: Übersicht über die Gewebe und das Gefäßsystem des Auges. Die äußere Augenhaut ist eröffnet, das vordere Auge ist sagittal geschnitten, am hinteren Auge werden die Choroidea (Aderhaut), das Pigmentepithel und die Retina (Netzhaut) sichtbar.

https://doi.org/10.1515/9783110585728-008

Die *Cornea* ist durchschnittlich 0,55 mm (550 µm) dick und besteht von außen nach innen aus 5 Schichten:
1. Epithel: Das Epithel der Cornea ist mehrschichtig (5 bis 6 Zelllagen), platt und unverhornt. Die Zellen sind durch Zonulae occludentes miteinander verbunden.
2. Bowman-Lamelle: besteht aus netzartig angeordneten Typ I-Kollagen Fibrillen, die Zellen fehlen.
3. Stroma: Kollagenfibrillen vom Typ I und V, hochgeordnet, dazwischen Fibroblasten (Keratozyten).
4. Descemet-Membran: Dicke Basallamina, die vom Endothel gebildet wird. Enthält Typ VIII-Kollagen Fibrillen hexagonal orientiert.
5. Endothel: Das Endothel ist ein einschichtiges Plattenepithel. Die Endothelzellen enthalten eine Natrium/Kalium-ATPase, die als Pumpe dem Eindringen von Kammerwasser in die Cornea entgegenwirkt.

Der *Cornealreflex* ist ein Schutzreflex. Auf eine Berührung der Cornea erfolgt ein Verschluss der Lidspalte durch Kontraktion des M. orbicularis oculi. Afferente Fasern aus der Cornea verlaufen mit den Nn. ciliares longi und breves, verlassen die gemeinsame Endstrecke und treten in den N. nasociliaris (V/1) ein. Die Afferenzen werden zum Nucleus sensorius principalis des N. trigeminus weitergeleitet und umgeschaltet. Der weitere Verlauf führt zum Kern des N. facialis. Dieser Hirnnerv innerviert den M. orbicularis oculi und ist damit für den Schluss der Lidspalte verantwortlich.

Klinik

Um die Sehfähigkeit nach einer **Vernarbung oder Eintrübung der Hornhaut** wiederherzustellen, ist meist eine Hornhauttransplantation (Keratoplastik) notwendig. Bei der Hornhauttransplantation wird die trübe oder irregulär gewölbte Hornhaut des Patienten durch eine homologe Spenderhornhaut ersetzt. Man gewinnt die zu transplantierende Hornhaut von einem Organspender. Dabei ist wichtig, dass das Endothel der Spenderhornhaut vital ist. Hornhäute jüngerer Patienten sind günstiger, weil im Alter ein Verlust von Endothelzellen eintritt [2].

Die *Sklera* besteht aus straffem geflechtartigem Bindegewebe und ist undurchsichtig, weil das Kaliber der Kollagenfibrillen uneinheitlich ist. Die *Augenlinse* (Lens) ist von einer Linsenkapsel, die eine dicke Basallamina darstellt, umgeben. Darunter liegen Linsenepithelzellen, die sich im Laufe der Entwicklung verlängern, ihren Zellkern verlieren und schließlich zu Linsenfasern werden. Die Linsenfasern werden zeitlebens am Äquator der Linse angebaut. Die Linse ist ein rein epitheliales Organ ektodermalen Ursprungs. Die Ernährung erfolgt durch Diffusion vom Kammerwasser aus. Der Diffusionsweg verläuft transzellulär über Gap junctions. Die Linsenfasern sind auf ihrer ganzen Länge druckknopfartig miteinander verzahnt. Die Enden der Linsenfasern treffen auf der Vorder- und Hinterseite der Linse unter Bildung der Linsennähte zusammen. Während ihrer Entwicklung wird die Linse von einem gefäßreichen Mesenchym, der Tunica vasculosa lentis, umhüllt.

Klinik

Der Stoffwechsel und die detaillierten biochemischen Vorgänge des Alterns der Linse sind komplex und noch weitgehend ungeklärt [3]. Deshalb ist es bis heute nicht gelungen, die Entwicklung der **Katarakt**, sogenannte **Linsentrübung oder grauer Star**, medikamentös zu beeinflussen. Eine Katarakt liegt vor, wenn die Durchsichtigkeit der Linse so stark vermindert ist, dass die Sicht des Patienten beeinträchtigt ist. Die Staroperation ist weltweit der mit Abstand am häufigsten durchgeführte Eingriff in der Augenheilkunde. Bei nahezu allen Kataraktextraktionen wird heute eine Intraokularlinse (IOL) ins Auge implantiert. Bevorzugt dort, wo sich sonst die natürliche Linse befindet, also in der Hinterkammer des Auges [4].

Der *Glaskörper* (Corpus vitreum) besteht zu 99 % aus Wasser, in dem Hyaluronsäure gelöst ist. Außerdem enthält er Typ II-Kollagen Fibrillen, die eine stabile Grenzschicht bilden und den Glaskörper an die innere Oberfläche der Netzhaut anheften. Für die Synthese sind das nicht pigmentierte Epithel der Pars plana des Corpus ciliare und Makrophagen verantwortlich.

Klinik

Pathologische Veränderungen des Glaskörpers stehen in den meisten Fällen in engem Zusammenhang mit Netzhauterkrankungen. Man spricht von **vitroretinalen Erkrankungen**. Ein harmloses, für den Patienten aber sehr störendes Symptom, sind **Glaskörpertrübungen**, die man gewöhnlich mit dem französischen Namen „Mouches volantes" (fliegende Mücken) bezeichnet. Sie entstehen durch Entmischung der Glaskörpersubstanz im Alter. Diese Glaskörpertrübungen schwimmen bei Blickbewegungen etwas verzögert mit. Sie fallen der betroffenen Person insbesondere bei hellem Hintergrund (Sommerhimmel) und beim Lesen unangenehm auf, weil dann die Pupille eng ist und die Trübungen relativ scharf abgebildet werden [2].
Im Gegensatz zu „Mouches volantes" bemerkt der Patient **Glaskörperblutungen** als plötzlich auftretende dunkle Trübungen, die er als „schwarze Flocken" oder „Rußregen" beschreibt. Hier ist an einen Netzhautriss oder eine Glaskörperblutung durch Netzhautblutung infolge von Diabetes mellitus oder Venenverschluss zu denken [2].

Die *Choroidea* ist als gefäßführende Aderhaut für die Sauerstoffversorgung der Netzhaut verantwortlich. Durch die Bruch'sche Membran (elastische Fasern, die innen und außen durch Kollagenfibrillen flankiert werden) wird die Choroidea von der Netzhaut getrennt. Die Choroidea besteht aus drei Schichten. Von der Sklera aus gesehen folgen auf eine äußere Lamina vasculosa, eine innere Lamina vasculosa und eine Lamina choroideocapillaris. Der äußere Teil der Lamina vasculosa enthält die Aufzweigungen der Aa. ciliares posteriores breves. Der Choroideakreislauf versorgt das erste Neuron der Sehbahn (Stäbchen und Zapfen). Das zweite (bipolare Ganglienzellen) und dritte Neuron (Opticusganglienzellen) werden durch die A. centralis retinae versorgt.

10 bis 20 Aa. ciliares posteriores breves durchbrechen am hinteren Augenpol die Sclera, verlaufen nach vorne und münden in die Choroidea. Dieses Gefäßnetz wird über 4 bis 6 Vv. vorticosae entsorgt. Die temporal und nasal eintretenden Aa. ciliares posteriores longae ziehen unverzweigt nach vorne, anastomosieren mit den am Lim-

busrand eintretenden Aa. ciliares anteriores und bilden den *Circulus arteriosus iridis major*. Dieser arterielle Gefäßring liegt im M. ciliaris und versorgt Iris, Ziliarmuskel und Ziliarfortsätze.

Klinik
Arterien- und Venenverschlüsse der Netzhaut sind häufig die Ursache einer **schweren Sehstörung** oder **Erblindung** [2].

Der *Ziliarkörper* (Corpus ciliare) enthält den M. ciliaris und sezerniert das Kammerwasser. Das Corpus ciliare gliedert sich in einen ebenen Teil (Pars plana) und einen aufgeworfenen Teil (Pars plicata); es hat ein zweischichtiges Epithel, das außen pigmentiert und innen unpigmentiert ist. Die Aufhängebänder (Zonulafasern) der Linse entspringen in den Tälern zwischen den Ziliarfortsätzen (Processus ciliares). Der *M. ciliaris* besteht aus einer äußeren Pars meridionalis (Brückescher Muskel), einer inneren Pars circularis (Müllerscher Muskel) und der dazwischen gelegenen Pars radialis (von Iwanoff beschrieben). Bei der Einstellung der Linse auf die Nähe, *Akkommodation* genannt, ist der M. ciliaris kontrahiert, die Zonulafasern entspannt und die Linse stark gekrümmt. Beim Sehen in die Ferne ist der M. ciliaris entspannt, die Zonulafasern angespannt und die Linse abgeflacht. *Mit der Akkommodation ist eine Konvergenz- und Pupillenreaktion verbunden.* Bei der Konvergenzreaktion werden die beiden Mm. recti mediales zugleich beiderseits innerviert, so dass beide Augenachsen auf das Objekt gerichtet sind. Durch die Pupillenreaktion werden beide Pupillen verengt, um ein scharfes Abbild des fixierten Gegenstandes auf der Netzhaut zu erhalten.

Das *Kammerwasser* wird von den Processus ciliares, vor allem unter Beteiligung des inneren unpigmentierten Epithels gebildet (Abb. 8.2). Es fließt von der hinteren Augenkammer durch die Pupille in die vordere Augenkammer zum Trabekelwerk des Schlemm'schen Kanals. Im Schlemm'schen Kanal, der im Angulus iridocornealis liegt, wird das Kammerwasser resorbiert. Eine Abflussstörung im Schlemm'schen Kanal führt zu einer intraokulären Drucksteigerung, *Glaukom* (grüner Star) genannt. Der Mittelwert des intraokulären Druckes liegt bei 15,5 mm Hg (untere Grenze 10 mm Hg, obere Grenze 20 mm Hg). Ab 21 bis 23 mm Hg besteht eine okuläre Hypertension, die einen Risikofaktor für die Entwicklung eines Glaukoms darstellt. Der intraokuläre Druck ist meistens am Morgen am höchsten.

Klinik
Der Sehnerv ist das „Glaukomgedächtnis" des Auges. Seine Beurteilung sagt aus, ob bereits eine Glaukomschädigung vorliegt und wie weit sie fortgeschritten ist. Um ein **Glaukom** so früh wie möglich zu erkennen, ist es notwendig, glaukomatöse **Gesichtsfeldausfälle** im frühestmöglichen Stadium festzustellen. Man weiß heute, dass sich glaukomatöse Gesichtsfeldausfälle zuerst parazentral nasal oben (häufiger) oder unten, zunächst als relative, später als absolute **Skotome** manifestieren [4].

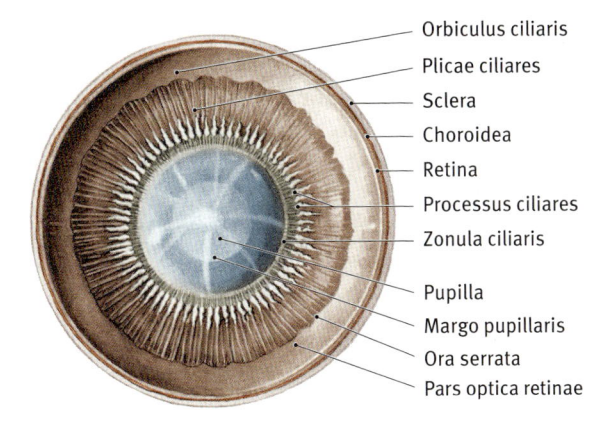

Abb. 8.2: Vordere Hälfte eines rechten Auges von hinten gesehen. Corpus ciliare, Linse und ihr Aufhängeapparat.

Die *Iris* hat eine unebene Vorderfläche, in die Fibroblasten und Melanozyten eingelagert sind. Das Stroma der Iris besteht aus lockerem kollagenem Bindegewebe. Darin eingebettet sind Fibroblasten, Melanozyten, Makrophagen, ein Kapillarnetz und der M. sphincter pupillae. Zum Augeninneren hin folgt das zweischichtige Irisepithel. Anders als beim Ziliarepithel sind bei der Iris vorderes und hinteres Epithel pigmentiert. Die vordere Epithelschicht hat zugleich Muskeleigenschaften, da hier der M. dilatator pupillae liegt. Der M. sphincter pupillae liegt im Stroma der Iris. Die Farbe der Iris hängt von der Anzahl der Chromatophoren in der vorderen Epithelschicht ab. Eine große Anzahl an Chromatophoren führt zu einer braunen, eine geringe Anzahl zu einer blauen Iris. Eine rötliche Iris hat ein Fehlen von Chromatophoren in der hinteren Epithelschicht zur Ursache.

Klinik

Eine **Entzündung der Iris (Iritis)** tritt häufig zusammen mit einer **Entzündung des Ziliarkörpers (Zyklitis)** auf und wird als **Iridozyklitis** bezeichnet. Folgen der Entzündung sind **Verklebungen (Synechien)** der Iris mit der Linse oder dem Kammerwinkel, Katarakt oder Sekundärglaukom. Die Iridozyklitis ist manchmal ein Teilsymptom einer Allgemeinerkrankung, wie zum Beispiel **rheumatoider Arthritis** und **ankylosierender Spondylarthritis (Morbus Bechterew)** oder es findet sich keine Ursache [2].

Der M. sphincter pupillae wird parasympathisch innerviert, was zu einer Verengung (Miosis) der Pupille bei Lichteinfall führt. Die afferenten Fasern dieses sogenannten *Lichtreflexes* verlaufen mit der Sehbahn bis zur Area praetectalis des Mittelhirns. Von hier ziehen Zwischenneurone zu den parasympathischen Westphal-Edinger-Kernen beider Seiten. Nach Umschaltung verläuft der efferente Schenkel dieses Reflexes unter Vermittlung der parasympathischen Fasern des N. oculomotorius zum Ganglion ciliare. Nach Umschaltung führen ca. 20 Nn. ciliares breves postganglionäre Fasern zum M. sphincter pupillae, der die zur Retina gelangende Lichtmenge reduzieren kann. Dadurch, dass die Impulse zu den Westphal-Edinger-Kernen beider Seiten gelangen, wird die *konsensuelle Lichtreaktion* ermöglicht. Die Belichtung eines Auges führt auch zu einer Pupillenverengerung des kontralateralen Auges

Der M. dilatator pupillae wird sympathisch innerviert, was zur Erweiterung (Mydriasis) der Pupille führt. Hierbei werden sympathische Fasern, die aus dem Centrum ciliospinale in den Segmenten C 8 und Th 1 des Rückenmarks stammen, im Ganglion cervicale superius umgeschaltet. Nach Umschaltung verlaufen die sympathischen Fasern mit den Arterien von Hals und Kopf zum Ganglion ciliare. Hier erfolgt keine Umschaltung. Danach schließen sich die sympathischen Fasern den Nn. ciliares breves und den beiden Nn. ciliares longi an und enden im M. dilatator pupillae.

Die Pars optica der *Retina* enthält als erstes Neuron der Sehbahn die spezifischen Photorezeptoren für Farb- und Schwarz-/Weißsehen, die Zapfen und Stäbchen. Ca. 6,3 bis 7 Millionen Zapfen sind für das Farbsehen verantwortlich und enthalten das Sehpigment Jodopsin. Für das Hell-/Dunkelsehen gibt es ca. 110 bis 125 Millionen Stäbchen, die das Sehpigment Rhodopsin enthalten. Die Stelle des schärfsten Sehens fällt in den Bereich der *Macula lutea* am hinteren Augenpol, temporal vom Beginn des N. opticus. Die Macula lutea (Durchmesser: 3 mm) weist in ihrem Zentrum eine trichterförmige Vertiefung, die *Fovea centralis* (Durchmesser 1,5 mm), auf. Innerhalb der Fovea centralis liegt die *Foveola*, die nur Zapfen enthält. Der Mensch hat ein inverses Auge. In der *Fovea centralis* sind die inneren Schichten der 10 Schichten umfassenden Netzhaut zur Seite verlagert, so dass das Licht die Sinneszellen direkt erreichen kann.

Klinik

Die altersbezogene **Makuladegeneration** ist die häufigste Erblindungsursache jenseits des 65. Lebensjahres. Die Erkrankung ist Folge einer kumulativen Überlastung des retinalen Pigmentepithels im Alter. Eine Pigmentepithelzelle muss täglich Tausende abgestoßener Sehpigment-Scheibchen der Rezeptoraußenglieder von Zapfen und Stäbchen abbauen. Wenn diese Stoffwechselleistung zusammenbricht, häufen sich Abbauprodukte in Form von Drusen. Der Patient bemerkt einen grauen Schatten, gerade dort, wo er hinblickt. Die Sehschärfe ist stark herabgesetzt, häufig unter die Grenze der Lesefähigkeit. Durch ein Ödem der zentralen Netzhaut bedingt, bemerkt der Patient eine Verzerrung der angeblickten Objekte. Diese für die Makuladegeneration charakteristische Verzerrung von angeschauten Gegenständen lässt sich am besten mit der Prüfkarte nach Amsler, auf der ein Netz von Gitterlinien abgebildet ist, erkennen [2].

Die Tränendrüse

Die Tränendrüse liegt temporal oben unter dem Orbitadach, in der *Fossa lacrimalis* (Abb. 8.3). Sie wird sekretorisch über folgenden parasympathischen Leitungsweg innerviert: Nucleus salivatorius superior (oberer Speichelkern der Medulla oblongata), N. intermedius (parasympathischer Anteil des N. facialis, VII. Hirnnerv), N. petrosus major (Abgang am äußeren Facialisknie), Umschaltung im Ganglion pterygopalatinum, N. zygomaticus (zweiter Trigeminusast), Anastomose mit N. lacrimalis (erster Trigeminusast), Tränendrüse. Die sympathischen, sekretostatischen Fasern haben folgenden Weg: Centrum ciliospinale in der Seitensäule des Rückenmarks (C 8 bis

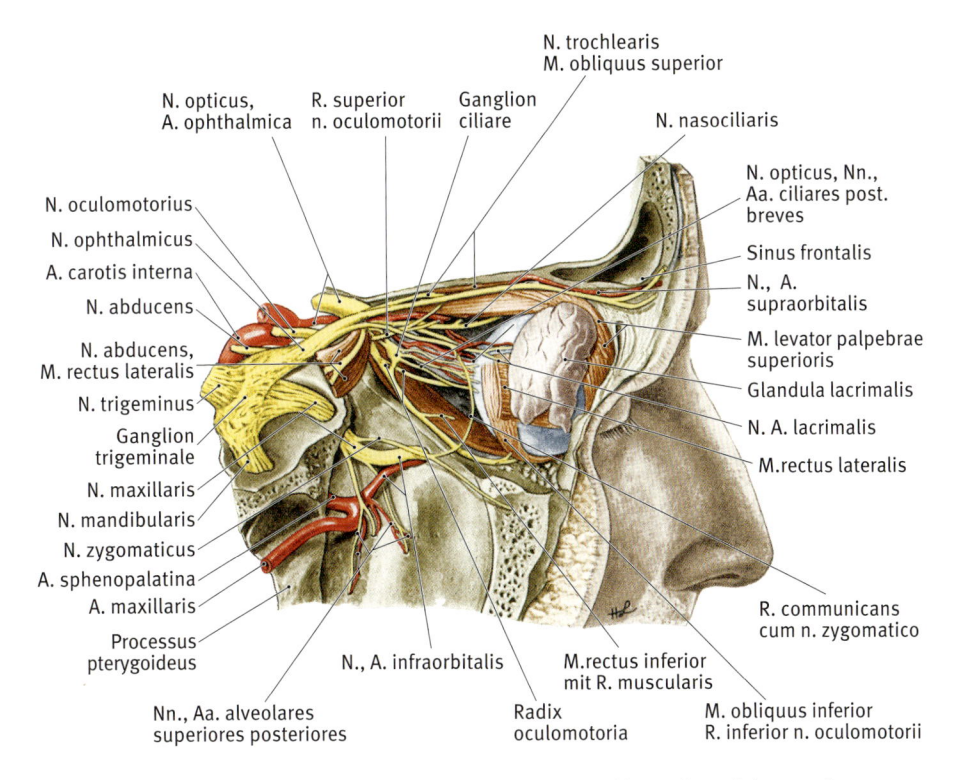

Abb. 8.3: Nerven und ein Teil der Arterien einer rechten Augenhöhle von lateral dargestellt.

Th 1), Truncus sympathicus des Halses, Umschaltung im Ganglion cervicale superius, Plexus caroticus internus, N. petrosus profundus, Ganglion pterygopalatinum (hier keine Umschaltung), N. zygomaticus, Anastomose mit N. lacrimalis, Tränendrüse.

Der dreischichtige Tränenfilm hat eine wässrige Komponente (Tränendrüse), eine Lipidkomponente (Meibom'sche Tarsaldrüsen des Oberlides) und eine Muzinkomponente (konjunktivale Schleimdrüsen). Der Weg der Tränenflüssigkeit kann folgendermaßen charakterisiert werden: Punctum lacrimales superius und inferius sowie Canaliculus lacrimalis superior und inferior (jeweils im Ober- und Unterlid gelegen), Canaliculus communis, Sacculus lacrimalis, Ductus nasolacrimalis. Der Ductus nasolacrimalis mündet mit der Hasner'schen Klappe unter der unteren Nasenmuschel.

Klinik

Das sogenannte **trockene Auge (Keratoconjunctivitis sicca)** ist mit zunehmenden Alter häufiger (Involution der Tränendrüse) und bei Frauen häufiger als bei Männern. Ursächlich liegt eine Benetzungsstörung von Bindehaut und Hornhaut infolge einer ungenügenden Sekretion der wässrigen Phase, einem verminderten Muzinanteil oder eine Sekretionsstörung der Meibom-Drüsen zugrunde [2].

8.2 Die Augenhöhle

Die Orbita besteht aus 7 Knochen unterschiedlicher Dicke [5]. Gegen den Uhrzeigersinn aufgezählt sind es: Os frontale, Ala major des Os sphenoidale, Os zygomaticum, Maxilla, Os lacrimale, Os ethmoidale, Os palatinum. Das Auge wird durch den M. orbicularis oculi geschützt. Die meisten Gefäße perforieren den M. orbicularis oculi an seiner medialen Seite.

Klinik
Der Gefäßreichtum an der medialen Seite des M. orbicularis oculi hat zur Folge, dass Hämatome, zum Beispiel nach **Schädelbasisfrakturen**, häufig zuerst im medialen Augenwinkel entstehen.

Die Organe der Augenhöhle werden durch das *Septum orbitale* gegen die Außenwelt abgeschirmt (Abb. 8.4). Das Septum orbitale entspringt an den Rändern der Augenhöhle und erstreckt sich in den *Tarsus palpebrae superior und inferior*. Oberer und unterer Tarsus sind mit dem Jochbein durch das *Ligamentum palpebrale laterale* und mit der Crista lacrimalis anterior der Maxilla durch das *Ligamentum palpebrale mediale* verbunden. Das Septum orbitale bildet also eine Art von Tür zur Augenhöhle. Der Anschaulichkeit wegen sei kurz auf die Orbitapräparation im Präparierkurs verwiesen:

Bei der Präparation an der Leiche wird die Orbita von oben eröffnet. Zur Vorbereitung der Eröffnung der Orbita wird der M. orbicularis oculi vom darunter liegen-

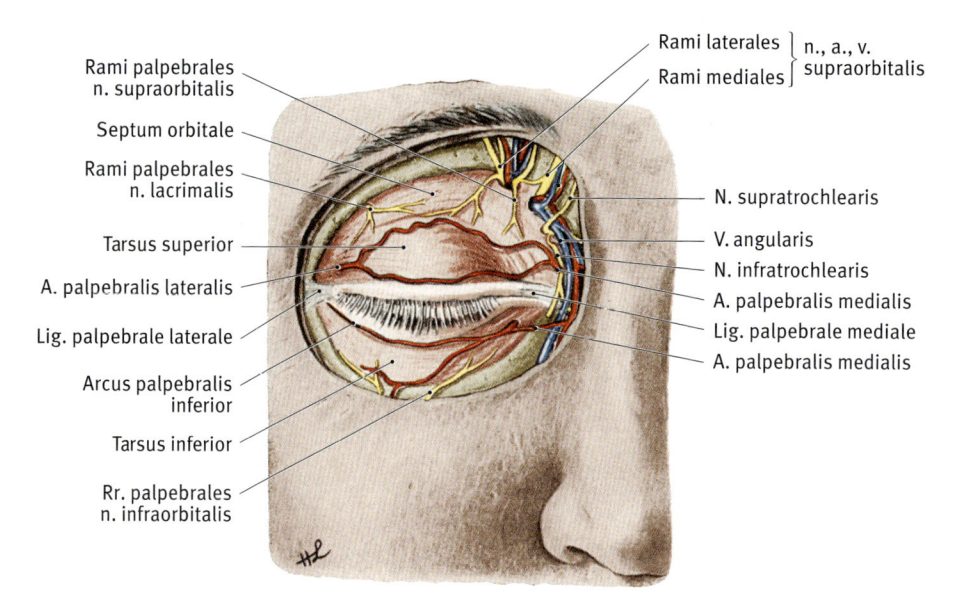

Abb. 8.4: Tarsi, Lidplatten und Septum orbitale mit hindurchtretenden Nerven und Gefäßen. Der M. orbicularis oculi ist entfernt.

den Bindegewebe abgelöst und nach medial geklappt. Anschließend werden Septum orbitale, Tarsus superior und inferior sowie die Ligamenta palpebrale mediale und laterae dargestellt. Die Nn. supraorbitalis, supratrochlearis und infratrochlearis werden „gesichert". Das Septum orbitale wird am Orbitarand abgetrennt. Das Orbitadach wird durch zwei Sägeschnitte abgenommen. Man erblickt jetzt die Periorbita von oben, die gespalten wird, um den N. frontalis darzustellen.

8.3 Die Nerven der Orbita

Aus topographischen Gesichtspunkten bietet es sich an, auch an dieser Stelle noch einmal auf die Orbitapräparation im Rahmen des Präparierkurses zu verweisen. An der Leiche werden erst alle Äste des N. ophthalmicus präpariert, bevor der M. levator palpebrae superioris mit dem Oberlid nach hinten verlagert wird. Folgende Nerven werden dann in der oberen Etage der Orbita überblickt (Abb. 8.3, Abb. 8.5):
– N. trochlearis
– N. lacrimalis
– N. frontalis, Nn. supraorbitalis und supratrochlearis
– N. nasociliaris

Der Ramus superior des N. oculomotorius strahlt in die Unterseite des M. levator palpebrae superior ein. Der N. oculomotorius, der auch einen Ramus inferior für die Mm. rectus oculi inferior und obliquus oculi inferior besitzt, innerviert alle äußeren Augenmuskeln mit Ausnahme der Mm. obliquus oculi superior und rectus oculi lateralis. Mit der Abtrennung des M. rectus oculi superior am Bulbusansatz, der ebenso wie der M. rectus oculi medialis vom Ramus superior des N. oculomotorius innerviert wird, beginnt die tiefe Präparation der Orbita. Nach Abtrennung des M. rectus oculi lateralis am Bulbusansatz findet man in seine Innenseite einstrahlend den N. abducens. Lateral vom N. opticus liegt das Ganglion ciliare im retrobulbären Fettgewebe. Sein Auffinden erfordert im Präparierkurs die meiste Zeit; es ist jedoch über seine Verbindungen zum N. nasociliaris und zum Ramus inferior des N. oculomotorius einwandfrei identifizierbar.

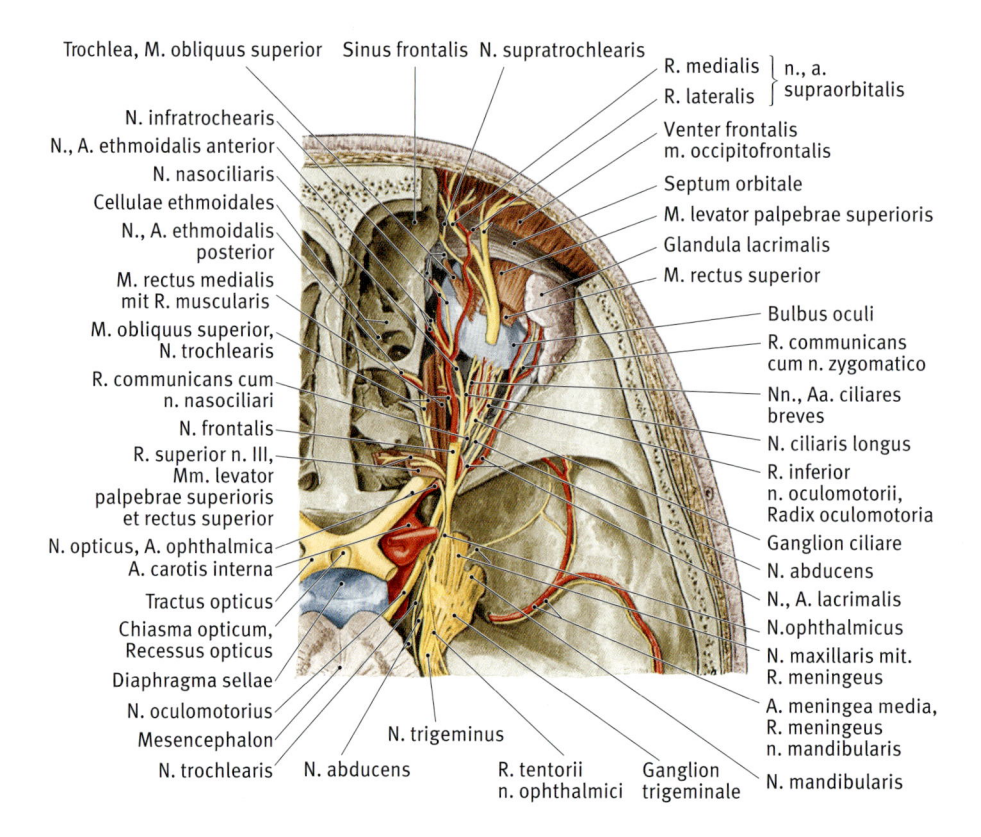

Abb. 8.5: Nerven und Gefäße einer rechten Orbita in situ von der Schädelhöhle aus gesehen. Das Orbitadach wurde entfernt.

8.4 Die äußeren Augenmuskeln

- **Gerade Augenmuskeln:** Hierzu gehören die Mm. rectus superior und inferior sowie Mm. rectus medialis und lateralis. Die Länge der geraden Augenmuskeln beträgt ca. 4 cm. Sie entspringen vom Anulus tendineus communis, einem Sehnenring der den Canalis opticus und das mediale Ende der Fissura orbitalis superior umfasst. Die Ansätze der „Recti" an der Sklera liegen vor dem Äquator des Augapfels und sind ca. 7 bis 8 mm vom Hornhautrand entfernt.
- **Schräge Augenmuskeln:** Hierzu gehören die Mm. obliquus superior und inferior. Der M. obliquus superior entspringt medial des Anulus tendineus communis von der Durascheide des Sehnerven und am Corpus ossis sphenoidalis; er zieht zur Trochlea, wird dort umgelenkt und erreicht den hinteren, oberen, temporalen Quadranten des Augapfels ca. 18 mm vom Hornhautrand entfernt. Die *Trochlea* ist ein hyaliner Knorpel, der durch kurze Faserzüge an der *Spina (Fovea) trochlearis* befestigt ist. Der M. obliquus inferior entspringt am Processus frontalis der

Maxilla, wendet sich unter dem M. rectus oculi inferior nach lateral und setzt am hinteren, unteren, temporalen Quadranten des Augapfels an.
- Die Wirkung der äußeren Augenmuskeln findet nicht nur in einer Richtung statt. Der M. rectus superior zieht das Auge nach oben und etwas nasalwärts. Der M. rectus inferior zieht das Auge nach unten und etwas nasalwärts. Der M. obliquus superior bewegt das Auge nach lateral und unten. Des Weiteren kommt es bei seiner Kontraktion zu einer *Innenrollung*. M. obliquus inferior bewegt das Auge nach lateral und oben. Des Weiteren führt seine Kontraktion zu einer *Außenrollung*.

Die 6 Hauptblickrichtungen
- Blick nach rechts oben: Auf der rechten Seite bewirkt der M. obliquus inferior eine Hebung und Abduktion (Außenrotation). Auf der linken Seite bewirkt der M. rectus superior eine Hebung und Adduktion (Innenrotation). Die Innervation erfolgt durch den N. oculomotorius.
- Blick nach links oben: Auf der rechten Seite bewirkt der M. rectus superior eine Hebung und Adduktion (Innenrotation). Auf der linken Seite bewirkt der M. obliquus inferior eine Hebung und Abduktion (Außenrotation). Die Innervation erfolgt durch den N. oculomotorius.
- Blick nach rechts: Auf der rechten Seite bewirkt der M. rectus lateralis eine Abduktion, auf der linken Seite der M. rectus medialis eine Adduktion. Die Innervation erfolgt durch die Nn. oculomotorius und abducens.
- Blick nach links: Auf der rechten Seite bewirkt der M. rectus medialis eine Adduktion, auf der linken Seite der M. rectus lateralis eine Abduktion. Die Innervation erfolgt durch die Nn. oculomotorius und abducens.
- Blick nach rechts unten: Auf der rechten Seite bewirkt der M. obliquus superior eine Senkung und Abduktion (Innenrotation). Auf der linken Seite bewirkt der M. rectus inferior eine Senkung und Adduktion (Außenrotation). Die Innervation erfolgt durch die Nn. oculomotorius und trochlearis.
- Blick nach links unten: Auf der rechten Seite bewirkt der M. rectus inferior eine Senkung und Adduktion (Außenrotation). Auf der linken Seite bewirkt der M. obliquus superior eine Senkung und Abduktion (Innenrotation). Die Innervation erfolgt durch die Nn. oculomotorius und trochlearis.

Klinik
Lähmungen der äußeren Augenmuskeln sind meistens durch Durchblutungsstörungen bedingt. Darüber hinaus kann der Ausfall eines Hirnnerven Ursache für eine Lähmung von äußeren Augenmuskeln sein. 1. **Komplette Oculomotoriuslähmung** rechts: Die Augenlider sind auf Grund der Lähmung des M. levator palpebrae superior geschlossen. Weiterhin sind die Mm. rectus superior, medialis und inferior gelähmt. Das Auge steht wegen Überwiegens der Wirkung der Mm. obliquus superior und rectus lateralis nach rechts unten. 2. **Trochlearisparese** rechts: Das Auge steht auf Grund des Überwiegens der Mm. rectus superior und obliquus inferior bei gleichzeitigem Ausfall des M. obliquus superior nach nasal oben. 3. **Abducensparese** rechts: Der M. rectus lateralis ist gelähmt. Auf Grund des Überwiegens des M. rectus medialis steht das Auge nach nasal [6]. Eine beidseitige Abducensparese führt zum sogenannten Strabismus convergens.

8.5 Weitere Bestandteile der Orbita

- **Periorbita:** Stellt das Periost der Orbita dar (Abb. 8.6). Die Dura mater spaltet sich am Canalis opticus in zwei Blätter, nämlich in die Durascheide des Sehnerven und in die Periorbita.
- **Septum orbitale:** Dünne fibröse Platte, die den Inhalt der Orbita nach vorne abschließt (Abb. 8.6).
- **Corpus adiposum orbitae:** Das Orbitalfett wird durch den Augenmuskelkegel in eine innere und äußere Lage geteilt (Abb. 8.6). Die innere Lage ist voluminös. Die äußere Lage ist dünner sowie vorne stärker und hinten schwächer ausgeprägt. Die innere Lage beherbergt hinter dem Bulbus oculi den *retrobulbären Fettkörper*. In den retrobulbären Fettkörper sind der N. opticus sowie die zum Bulbus oculi ziehenden Arterien (Aa. ciliares posteriores longae und breves) und Nerven (Nn. ciliares longi und breves) eingebettet.

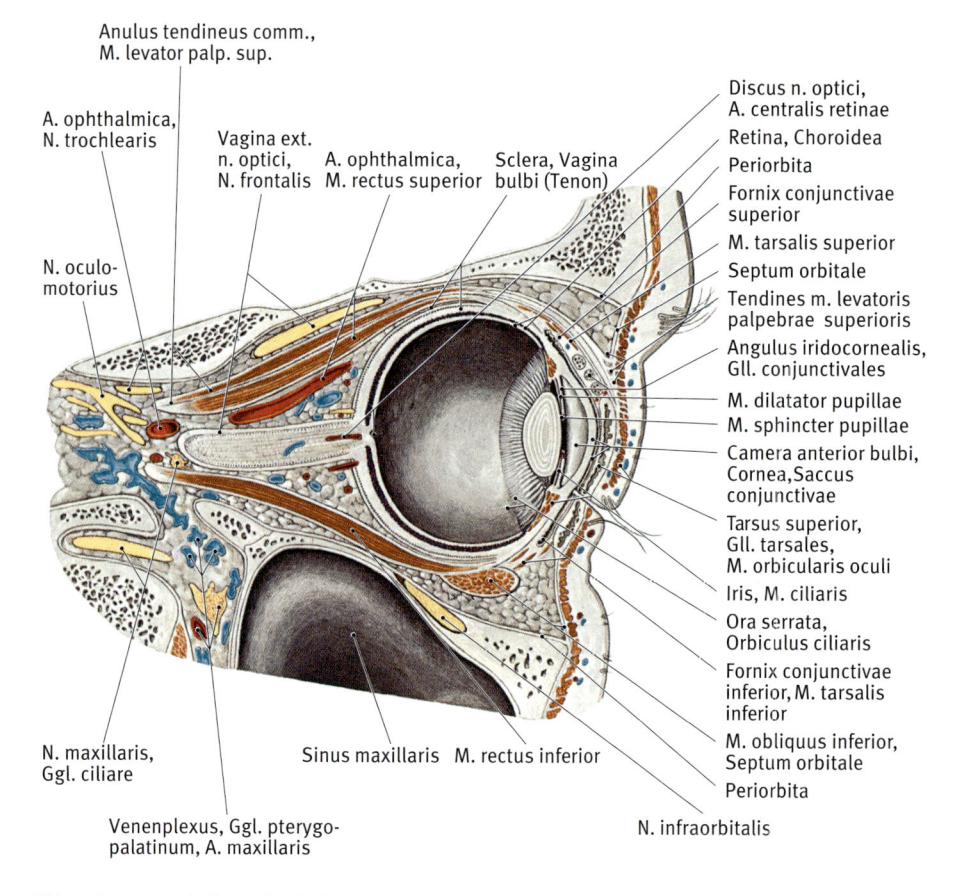

Abb. 8.6: Sagittalschnitt durch die Augenhöhle mit Inhalt. Von lateral gesehen. Verändert nach E. Pernkopf.

- **Vagina bulbi (Tenonsche Kapsel):** Der Augapfel ist in seinem mittleren und hinteren Drittel von einer fibrösen Kapsel locker umhüllt und durch sie von der unmittelbaren Verbindung mit dem Fettkörper geschieden (Abb. 8.6). Die Kapsel bildet eine Art Gelenkpfanne für den Augapfel.

8.6 Arterien und Venen der Orbita

Die A. ophthalmica zieht unter dem N. opticus durch den Canalis opticus in die Orbita. An der Leiche des Präparierkurses ist sie zu sehen, wenn man den N. opticus hochhebt. Die Arterie kreuzt von lateral nach medial über den N. opticus hinweg und verläuft dann an der medialen Orbitawand, den N. nasociliaris begleitend. Folgende Äste gehen ab:
- A. centralis retinae, erster Ast der A. ophthalmica, tritt kurz nach dem Eintritt in die Orbita, ca. 6 bis 15 mm vom Augapfel entfernt, seitlich von unten in den Sehnerv ein. Die Arterie versorgt das zweite und dritte Neuron der Sehbahn.
- A. lacrimalis, zieht zur Tränendrüse.
- A. supraorbitalis, verläuft auf dem M. levator palpebrae superior.
- A. ethmoidalis anterior, versorgt die vordere Nasenhöhle, die vorderen Siebbeinzellen und die Dura mater.
- A. ethmoidalis posterior, versorgt die hinteren Siebbeinzellen.
- Aa. ciliares posteriores breves, versorgen die Choroidea und das erste Neuron der Sehbahn.
- Aa. ciliares posteriores longae, speisen den Circulus arteriosus iridis major.
- A. supratrochlearis, zieht als aufsteigender Endast der A. ophthalmica zur Stirnhaut.
- A. dorsalis nasi, zieht als absteigender Endast der A. ophthalmica zum Nasenrücken.

Die V. ophthalmica superior führt das venöse Blut aus der V. facialis zum Sinus cavernosus weiter. Auf diese Weise können Infektionen aus dem Gesicht in den Sinus cavernosus verschleppt werden. Die V. ophthalmica inferior führt venöses Blut aus dem Plexus pterygoideus zum Sinus cavernosus. Auf diesem Weg können Infektionen aus der Gegend des Kiefergelenkes zum Sinus cavernosus verschleppt werden.

Im Sinus cavernosus vollzieht die A. carotis interna ein „S". Die letzte Krümmung der Arterie weist einen nach ventral konvexen Bogen auf. In der Seitenwand des Sinus verlaufen die Nn. oculomotorius und trochlearis. Lateral von der A. carotis interna verläuft der N. abducens.

Zusammenfassung
- Die Hornhaut (Cornea) ist durchschnittlich 0,55 mm (550 μm) dick.
- Die Augenlinse ist von einer Linsenkapsel (dicke Basallamina) umgeben. Darunter liegen Linsenepithelzellen, die sich im Laufe der Entwicklung verlängern, ihren Zellkern verlieren und schließlich zu Linsenfasern werden. Ein Katarakt (grauer Star) liegt vor, wenn die Durchsichtigkeit der Linse so stark vermindert ist, dass die Sicht des Patienten beeinträchtigt ist.
- Der Glaskörper (Corpus vitreum) besteht zu 99 % aus Wasser, in dem Hyaluronsäure gelöst ist. Außerdem enthält er Typ II-Kollagen Fibrillen, die eine stabile Grenzschicht bilden und den Glaskörper an die innere Oberfläche der Netzhaut heften. Pathologische Veränderungen des Glaskörpers stehen in den meisten Fällten in engem Zusammenhang mit Netzhauterkrankungen (vitroretinale Erkrankungen).
- Die Aderhaut (Choroidea) ist für die Sauerstoffversorgung der Netzhaut, und hier besonders für das erste Neuron der Sehbahn (Stäbchen und Zapfen), verantwortlich.
- Der Ziliarkörper (Corpus ciliare) enthält den M. ciliaris und sezerniert das Kammerwasser. Bei der Einstellung der Linse auf die Nähe, Akkommodation genannt, ist der M. ciliaris kontrahiert, die Zonulafasern entspannt und die Linse stark gekrümmt. Beim Sehen in die Ferne ist der M. ciliaris entspannt, die Zonulafasern angespannt und die Linse abgeflacht. Das Kammerwasser fließt von der hinteren durch die Pupille in die vordere Augenkammer zum Trabekelwerk des Schlemm'schen Kanals und wird dort resorbiert. Eine Abflussstörung im Schlemm'schen Kanal führt zu einer intraokulären Drucksteigerung, Glaukom (grüner Star) genannt. Der Mittelwert des intraokulären Druck liegt bei 15,5 mm Hg (untere / obere Grenze: 10 mm / 20 mm Hg).
- Die Iris enthält ein zweischichtiges, mehr oder weniger pigmentiertes Epithel sowie den parasympathischen Sphincter pupillae (Miosis) und den sympathischen Dilatator pupillae (Mydriasis).
- Die Netzhaut (Retina) besteht unter anderem aus 6,3 bis 7 Millionen Zapfen für das Farbsehen und 110 bis 125 Millionen Stäbchen für das Hell-/Dunkelsehen. Die Stelle des schärfsten Sehens fällt in den Bereich der Macula lutea (Durchmesser 3 mm) am hinteren Augenpol. Die altersbezogene Makuladegeneration ist die häufigste Erblindungsursache jenseits des 65. Lebensjahres.

Literatur

[1] Rohen JW. Funktionelle Anatomie des Menschen. Schattauer, Stuttgart, New York, 1973, 298.
[2] Grehn F. Augenheilkunde. 31. Aufl., Springer, Berlin, Heidelberg, 2012, 85, 137-138, 184, 239, 255-256, 274-275.
[3] Schlötzer-Schrehard U, Naumann GOH. Linse. In: Naumann GOH (Hg). Pathologie des Auges. Berlin, Heidelberg, New York: Springer, 1997, 845 ff.
[4] Lang GK. Augenheilkunde. 5. Aufl., Thieme, Stuttgart, New York, 2014, 130-141, 183-185.
[5] Tillmann B. Topographie und Struktur der Orbitawände und des Canalis opticus. Deutsche Gesellschaft für Hals-Nasen-Ohrenheilkunde, Kopf- und Hals-Chirurgie. Springer, Stuttgart, 1998, 39-50.
[6] Schünke M, Schulte E, Schumacher U. Prometheus. Kopf, Hals und Neuroanatomie. 2. Aufl., Thieme, Stuttgart, New York, 2009, 156-157.

9 Das Ohr

Das Hör- und Gleichgewichtsorgan ist in der Pars petrosa des Os temporale untergebracht. Nach einer funktionellen Gliederung des Ohres unterscheidet man äußeres Ohr, *Mittelohr und Innenohr* (Abb. 9.1, Abb. 9.2). Zum äußeren Ohr gehören die Ohrmuschel (sensible Versorgung durch den N. auriculotemporalis aus dem dritten Trigeminusast sowie die Nn. occipitalis minor und auricularis magnus aus dem Plexus cervicalis), der Gehörgang mit seinem knorpeligen und knöchernen Teil (sensible Versorgung durch den N. facialis und den N. glossopharyngeus) sowie das Trommel-

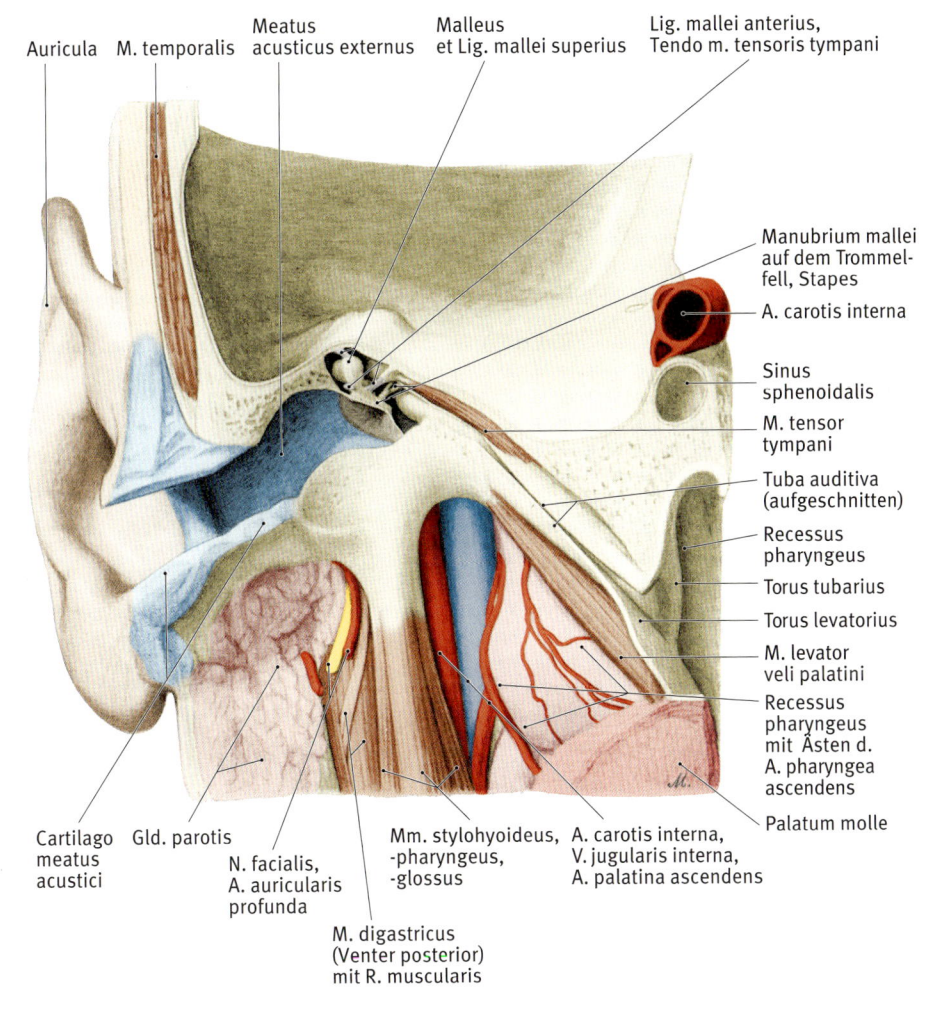

Abb. 9.1: Schnitt durch äußeres Ohr (Ohrmuschel und äußerer Gehörgang), Trommelfell, Mittelohr (Paukenhöhle mit Gehörknöchelchen und Ohrtrompete) und Nasenrachen.

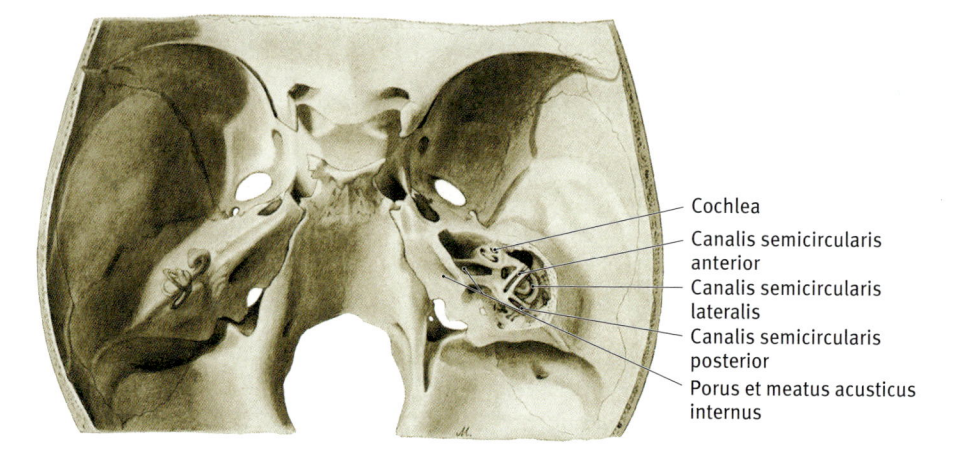

Abb. 9.2: Lage des Innenohres im Felsenbein. Rechts knöchernes Labyrinth herauspräpariert und eröffnet. Links Ausguss des knöchernen Labyrinthes in das durchsichtig gedachte Felsenbein eingezeichnet.

fell (sensible Versorgung der Außenfläche durch den N. auriculotemporalis und den Ramus auricularis nervi vagi, der Innenfläche durch den Plexus tympanicus, einem Geflecht der Hirnnerven VII und IX). Das Mittelohr umfasst die Paukenhöhle mit den Gehörknöchelchen Hammer, Amboss und Steigbügel. Das Innenohr beherbergt Schnecke und Bogengänge sowie Utriculus und Sacculus.

9.1 Äußeres Ohr

Der äußere Gehörgang ist abgewinkelt und besteht aus einer Pars fibrocartilaginea und einer Pars ossea. Das *Trommelfell* besteht aus einer Pars tensa und einer Pars flaccida. Die Pars tensa ist über einen Faserknorpelstreifen (Anulus fibrocartilagineus), der kollagenes Bindegewebe und Myofibroblasten enthält, im Sulcus tympanicus des Os temporale eingelassen. Die Pars flaccida (Shrapnell-Membran) weist keine Verspannung auf, hier fehlen Anulus fibrocartilagineus und Sulcus tympanicus.

Der horizontale Durchmesser des Trommelfells beträgt ca. 8 bis 9 mm, der vertikale 8,5 bis 10 mm. Seine Gesamtfläche beläuft sich auf 85 mm^2. Trotz geringer Dicke (100 µm oder 0,1 mm) ist es ziemlich fest und kann dem Druck einer Quecksilbersäule von über 100 cm Höhe widerstehen.

Klinik

Für die Otoskopie des Trommelfells wird der knorpelige Gehörgang durch Zug an der Ohrmuschel gestreckt. Das Trommelfell wird durch den langen Hammergriff in 4 Quadranten unterteilt (Abb. 9.3). Hinter dem vorderen oberen Quadranten des Trommelfells befindet sich das Ostium tympanicum der Tuba auditiva. Der vordere untere Quadrant ist an einem Lichtreflex erkennbar, hinter ihm befindet sich der Karotiskanal. Hinter dem hinteren unteren Quadranten befindet sich die V. jugularis interna. Hinter dem hinteren oberen Quadranten liegen der lange Fortsatz des Amboss, der Steigbügel, der M. stapedius, die Chorda tympani sowie Gefäße und Nerven. Eine Inzision des Trommelfells ist in den beiden unteren Quadranten möglich.

Histologisch besteht das Trommelfell aus drei Schichten:
1. Das außen gelegene Stratum cutaneum ist eine Fortsetzung der Haut des äußeren Gehörgangs und besteht aus mehrschichtig verhorntem Plattenepithel. Das Corium hat keine Papillen.
2. Das Stratum fibrosum besteht aus zwei Lagen straffer kollagener Fibrillen, die außen radiär und innen zirkulär angeordnet sind.
3. Das Stratum mucosum setzt die tympanale Schleimhaut fort und besteht aus einem einschichtigen flachen bis kubischen Epithel mit Mikrovilli und einer retikulären Lamina propria.

Die Fasern des Stratum fibrosum weisen eine besondere Ausrichtung auf. Radiäre Fasern verankern den Hammergriff am Trommelfell und sind am Anulus tympanicus befestigt. Zirkuläre Fasern bilden den Anulus tympanicus und verursachen die nach außen konvexe Vorwölbung des Trommelfells. Durch parabolische Fasern und das parabole Halbmond-System werden die Vibrationen des Trommelfells konzentrisch auf den Processus mallearis übertragen. Im Bereich der transversalen Fasern, die den Bereich der unteren Quadranten durchziehen, sind die Vibrationen des Trommelfells am größten. Generell sind die Schwingungen des Trommelfells in der unteren Hälfte größer als in der oberen. Bei Frequenzen von ca. 2400 HZ schwingt das Trommelfell

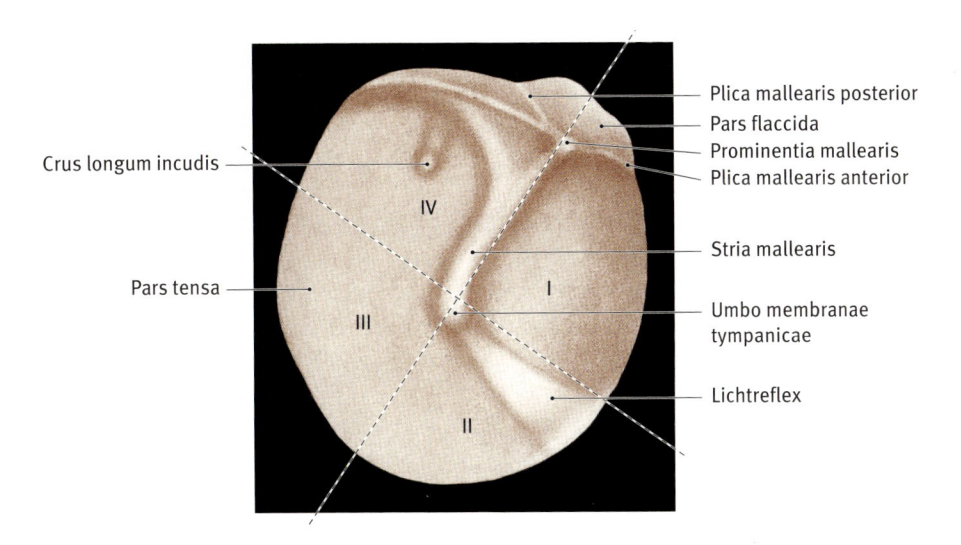

Abb. 9.3: Außenfläche eines rechten Trommelfells. Die römischen Ziffern geben die Quadranten an.

wie eine starre Platte. Bei höheren Frequenzen schwingen die verschiedenen Areale des Trommelfells unabhängig.

9.2 Mittelohr

Die *Paukenhöhle* hat die Form eines Schuhkartons und besitzt damit 6 Wände: Vorderwand (Paries caroticus), Hinterwand (Paries mastoideus), Dach (Paries tegmentalis), Boden (Paries jugularis), seitliche Wand (Paries membranaceus) und mediale Wand (Paries labyrinthicus). Schaut man am knöchernen Schädel mit einer Stablampe durch den Meatus acusticus externus, so erblickt man, da das Trommelfell fehlt, an der Paries labyrinthicus einen Vorsprung, das *Promontorium*. Oberhalb dieser Landmarke liegt das ovale Fenster (Fenestra vestibuli), in das der Steigbügel eingreift. Unterhalb des Promontorium liegt das runde Fenster (Fenestra cochleae). Über den Gehörknöchelchen und im Antrum mastoideum ist die Paukenhöhle von einem einschichtigen Plattenepithel ausgekleidet. Im Hypotympanon, im Mündungsbereich der Tuba auditiva und im Bereich des Promontoriums liegt respiratorisches Epithel mit Basalzellen und Becherzellen vor.

Klinik

Die Paukenhöhle weist zwischen Epi- und Mesotympanon eine anatomische Enge auf, die bei Entzündungen zur Exsudatverhaltung sowie zur mangelnde Belüftung des Kuppelraumes führen kann. Gebildet wird diese Enge durch Teile der Gehörknöchelchen, Bänder, die Chorda tympani und Schleimhautfalten [1].
Mittelohrerkrankungen kommen in allen Lebensabschnitten vor. Vor allem bei Kindern sind akutentzündliche Erkrankungen häufig. Bei jeder unklaren fieberhaften Erkrankung im Säuglings- und Kleinkindesalter ist eine **Mittelohrentzündung (Otitis media acuta)** auszuschließen. Eine frühzeitige Therapie ist angezeigt. Die Indikation zur Parazentese sollte großzügig gestellt werden. Dabei ist der hintere obere Quadrant des Trommelfells wegen der Gefahr der Stapesluxation zu meiden [1].

Die Paukenhöhle enthält die *Gehörknöchelchen* (Abb. 9.4). Hammer und Amboss sind durch Bänder an den Wänden der Paukenhöhle, insbesondere am Paukenhöhlendach, befestigt. Die Ligamenta mallei superius und incudis superius ziehen jeweils zum Paukenhöhlendach. Das Ligamentum incudis posterius zieht zur Hinterwand der Paukenhöhle. Das Ligamentum mallei laterale geht vom Processus lateralis mallei aus, der an der Grenze zwischen Pars tensa und Pars flaccida des Trommelfells die Prominentia mallearis hervorruft. Das Ligamentum mallei anterius verläuft parallel zur Chorda tympani nach vorne und unten zur Fissura petrotympanica.

Die Schwingungen des Trommelfells werden vom Hammerstiel (Manubrium mallei) aufgenommen. Das Gelenk zwischen Hammer und Amboss wird als gesperrtes Sattelgelenk beschrieben. Da der Hammer mit dem Amboss durch ein Sperrgelenk verbunden ist, bilden sie zusammen einen einarmigen Hebel. Der kurze, abgebogene Hebelarm des Amboss (Crus longum incudis) ist dem langen Hebelarm des Hammers

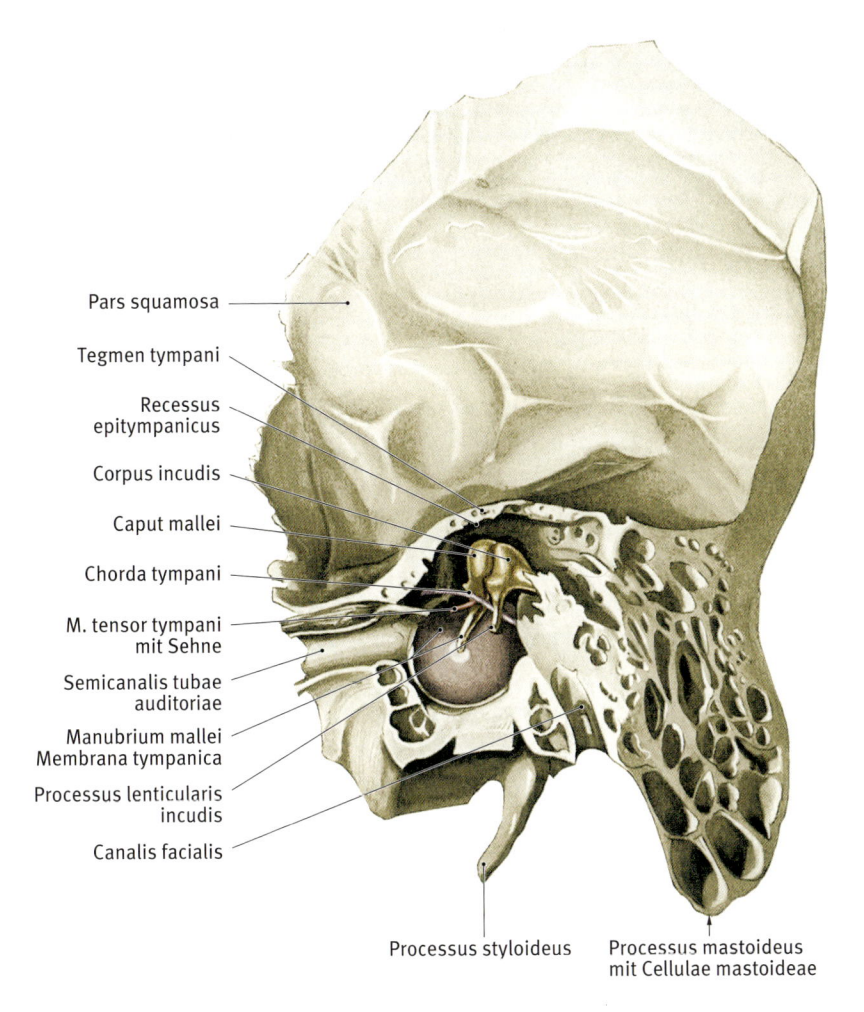

Abb. 9.4: Schnitt durch ein rechtes Felsenbein in der Ebene der Cavitas tympanica. Blick auf die laterale Wand.

(Manubrium mallei) parallel gestellt. Das Gelenk zwischen Amboss und Steigbügel ist ein Kugelgelenk. Der Steigbügel ist in Form einer Syndesmose in der Fenestra vestibuli befestigt und gibt die Schwingungen des Trommelfells an die Perilymphe der Schnecke weiter.

Zwei Muskeln setzen an der Gehörknöchelchenkette an: Der M. stapedius, vom N. facialis innerviert, kann den Stapes aus dem ovalen Fenster hebeln und somit die Schallübertragung abschwächen. Der M. tensor tympani entspringt im Semicanalis m. tensoris tympani und wird vom N. trigeminus innerviert. Der Muskel kann den Hammergriff und damit das Trommelfell weiter nach innen ziehen und somit die Schallübertragung verstärken.

Klinik

Ursachen einer **Schallleitungsschwerhörigkeit** können Trommelfelldefekte, eine Mittelohrentzündung, eine Unterbrechung der Gehörknöchelchenkette oder Verkalkungen der Gehörknöchelchen sein. Die häufigste Ursache für eine Schallleitungsschwerhörigkeit in der Kindheit ist eine Verlegung der Tubenöffnung im Rahmen eines Infektes. Ein derartiger Tubenverschluss wird durch eine behinderte Nasenatmung, besonders bei gleichzeitigem Vorliegen von vergrößerten und entzündlich veränderten Gaumen- und Rachenmandeln, begünstigt.

Die *Chorda tympani* verläuft zwischen Hammer und Amboss durch die Paukenhöhle (Abb. 9.4). Der N. facialis macht nach Abgabe des N. petrosus major am Ganglion geniculi einen Knick nach kaudal und tritt in einen Knochenkanal (Canalis Fallopii) in der medialen Wand der Paukenhöhle ein. Aus diesem knöchernem Kanal gibt er zunächst einen Ast für den M. stapedius und anschließend die Chorda tympani ab. Schließlich tritt er m Foramen stylomastoideum aus.

Die *Tuba auditiva* verbindet den Nasopharynx mit der Paukenhöhle (Abb. 9.4). Die Tube hat einen knorpeligen (Pars cartilaginea) und einen knöchernen Teil (Pars ossea). Die Pars ossea ist in einen oben liegenden Semicanalis m. tensoris tympani und einen darunter liegenden Semicanalis tubae auditivae geteilt. Der M. tensor veli palatini hat seinen Ursprung an der Spina sphenoidalis, in der Fossa scaphoidea und an der Lamina membranacea der Tuba auditiva. Nach Umlenkung am Hamulus pterygoideus vereinigt sich seine Muskelmasse mit dem Muskel der Gegenseite. Der Muskel wird aus dem dritten Trigeminusast innerviert. Die Anspannung des Gaumensegels, zum Beispiel bei der Artikulation von K-Lauten, führt zur Öffnung der Tube. Der M. levator veli palatini (Abb. 9.1) entspringt an der Facies inferior des Felsenbeins, wird von den Hirnnerven VII, IX und X innerviert und hebt das Gaumensegel.

Klinik

Bleibt die regelmäßige Öffnung der Tuba auditiva durch Schlucken und Unterkieferbewegungen und dem damit verbundenen Druckausgleich zwischen Mittelohr und Umgebungsluft aus, führt die Luftabsorption im Mittelohr zu einem relativen Unterdruck. Es folgt eine Verlagerung des Trommelfells aus der optimalen Mittellage nach medial (Retraktion). Die Paukenhöhlenschleimhaut ist hyperämisch und geschwollen. Im weiteren Verlauf kann es zur Transsudation seröser Flüssigkeit in die Paukenhöhle kommen [1].
Mögliche Ursachen einer **Tubenbelüftungsstörung** sind eine vergrößerte Rachenmandel, Entzündungen der Nase und des Nasen-Rachen-Raumes, eine zur rasche Erhöhung des äußeren Luftdrucks (Tauchen, Flugzeugkabine), Funktionsstörungen der Mm. tensor und levator veli palatini (zum Beispiel bei Gaumenspalten) sowie Tumoren im Nasen-Rachen-Raum [1].

Das Trommelfell, die Gehörknöchelchen und die Schleimhaut der Paukenhöhle werden über folgende Arterien arteriell versorgt:
– A. tympanica anterior, entspringt aus der A. maxillaris, verläuft durch die Fissura petrotympanica und versorgt Trommelfell, Hammer und Amboss sowie die Schleimhaut des Epitympanon.

- A. tympanica posterior, entspringt aus der A. stylomastoidea (Ast der A. auricularis posterior aus der A. carotis externa), verläuft im Canaliculus chordae tympani, der vom Canalis facialis Fallopii abzweigt, und versorgt Trommelfell und Hammer.
- A. tympanica superior, entspringt aus der A. meningea media, verläuft im Canalis nervi petrosi minoris und versorgt den M. tensor tympani sowie die Schleimhaut des Epitympanon.
- A. tympanica inferior, entspringt aus der A. pharyngea ascendens (Ast der A. carotis externa), verläuft durch den Canaliculus tympanicus und versorgt die Schleimhaut des Hypotympanon sowie des Promontorium.

Die Paukenhöhle beherbergt folgende Nerven: Der N. tympanicus führt sensible Fasern. Seine präganglionären parasympathischen Fasern ziehen weiter zum Ganglion oticum. Die aus dem Plexus caroticus internus stammenden Nn. caroticotympanici enthalten postganglionäre, vasomotorische Fasern des Sympathicus.

9.3 Innenohr

Aus topographischen Gesichtspunkten bietet es sich an, an einigen Stellen noch einmal auf die Felsenbeinpräparation im Rahmen des Präparierkurses zu verweisen. Das Innenohr ist im Felsenbein untergebracht. Es enthält die Schnecke (Cochlea) als Sitz des Hörorgans sowie die drei Bogengänge (Ductus semicirculares), Utriculus und Sacculus als Sitz des Gleichgewichtsorgans. Bei der Präparation wird zunächst die Dura mater über dem Felsenbein vollständig entfernt. Dabei müssen die Nn. petrosus major und minor geschont werden. Die Dura mater am Eingang des Porus acusticus internus wird entfernt. Anschließend wird der vordere Bogengang freigelegt; er liegt parallel zum Meatus acusticus internus und dorsal von diesem, ungefähr unter der Eminentia arcuata. Auch für die Freilegung der Cochlea und der Paukenhöhle mit dem Knochenmeißel gibt es Landmarken an der Felsenbeinpyramide.

In der *Schnecke (Cochlea)* ist das Hörorgan, Corti-Organ, untergebracht (Abb. 9.5). Es besteht aus zweieinhalb Windungen. Jede von ihnen enthält drei übereinanderliegende Gänge. Von oben nach unten: Scala vestibuli, Ductus cochlearis und Scala tympani. Die Fenestra vestibuli (ovales Fenster) führt zur Scala vestibuli, die mit Perilymphe gefüllt ist. Die Fenestra cochleae (rundes Fenster) führt zur Scala tympani. Der mittige Ductus cochlearis ist durch die Reisnersche Membran von der Scala vestibuli und durch die Basilarmembran von der der Scala tympani getrennt. Auf der Basilarmembran ist das Cortische Organ, mit den spezifischen zur Transduktion der mechanischen Schwingungen in elektrische Erregungen befähigten Zellen, untergebracht.

Die *Basilarmembran* ist basal schmal und apikal breit (Abb. 9.5). Drei Reihen äußerer Haarzellen werden außen von äußeren Grenzzellen und innen von äußeren

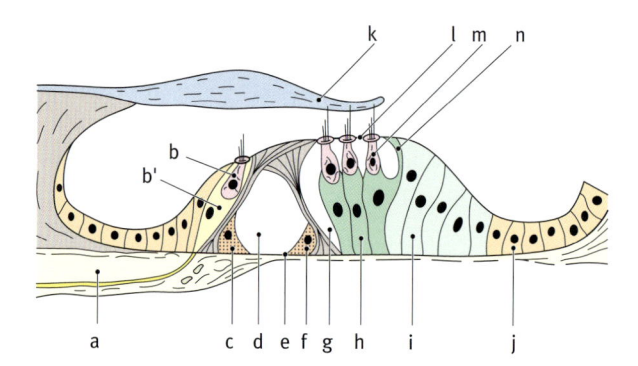

Abb. 9.5: Corti-Organ. In das Schema des Stützapparates (nach Heldt) wurden die Haarzellen und die ableitenden Nervenfasern schematisch eingetragen. Das Zytoplasma der Stützzellen ist punktiert, die Stützfibrillen in ihnen sind vollschwarz. (a) Lamina spiralis ossea, (b) innere Haarzelle, (b') innere Phalangenzelle, (c) innere Pfeilerzelle, (d) Corti-Tunnel, (e) Membrana spiralis (Basilarmembran), (f) äußere Pfeilerzelle, (g) Nuel-Raum, (h) Deiters-Zellen (äußere Phalangenzellen), (i) Hensen-Zellen, (j) Claudius- und Boettcher-Zellen, (k) Membrana tectoria, (l) Membrana reticularis der Deiters-Zellen, (m) äußere Haarzellen, (n) Fortsatz der Deiters-Zellen.

Pfeilerzellen flankiert. Die äußeren Haarzellen sitzen den äußeren Phalangenzellen auf. Eine Reihe innerer Haarzellen wird innen von inneren Grenzzellen und außen von inneren Pfeilerzellen flankiert. Die inneren Haarzellen sitzen den inneren Phalangenzellen auf. Den Stereozilien der Haarzellen liegt die *Membrana tectoria* auf. Der Ductus cochlearis weist unterhalb der Membrana tectoria drei Tunnel auf: 1. Die inneren und äußeren Pfeilerzellen begrenzen den inneren Tunnel (Cortischer Tunnel), 2. zwischen den äußeren Pfeilerzellen und der innersten Reihe der äußeren Haarzellen liegt der Nuelsche Raum, 3. zwischen der äußersten Reihe der äußeren Haarzellen und den äußeren Grenzzellen liegt der äußere Tunnel.

Beim *Hörvorgang* werden die Schwingungen des Trommelfells von der Gehörknöchelchenkette auf das ovale Fenster übertragen. Dadurch gerät die *Perilymphe* der Scala vestibuli in Schwingungen. Die Schwingungen setzen sich auf die Perilymphe der Scala tympani, die ein Ausgleichsventil im runden Fenster hat, fort. Die Schwingung der Perilymphe überträgt sich auf die Schneckentrennwände und auf die Basilarmembran. Die Eigenschwingung der Basilarmembran entspricht der Schwingung der *Endolymphe* im Ductus cochlearis. Nur die äußeren Haarzellen schwingen mit der Basilarmembran, die inneren Haarzellen sitzen fest. Man kann den Vorgang auch so beschreiben: „Der Fußboden (Basilarmembran) wackelt ortsspezifisch für eine Frequenz". An der Schneckenbasis ist die Basilarmembran schmal, dick und steif. An der Schneckenspitze ist sie breit, dünn und elastisch. Basal werden daher hohe Frequenzen abgebildet, apikal jedoch tiefe Frequenzen. Die *mechanoelektrische Transduktion* findet nur im Bereich der äußeren Haarzellen, die nicht nur frequenzspezifisch „mitwackeln", sondern sich auch verkürzen und verlängern können, statt. Das Geräusch der äußeren Haarzellen wird über *otoakustische Emission* den inneren

Haarzellen mitgeteilt. Die inneren Haarzellen werden überwiegend afferent von den dendritischen Fortsätzen des ersten Neurons der Hörbahn im Ganglion spirale abgegriffen. Die äußeren Haarzellen werden vorwiegend efferent innerviert. Die efferenten Fasern stammen aus der oberen Olive des Hirnstamms und wirken inhibitorische auf die äußeren Haarzellen. Man nimmt an, dass das inhibitorische System folgende Funktionen hat: Adaption, Verbesserung der Frequenzdiskrimination und Verminderung des Maskierungseffektes von Störlärm.

Klinik

Eine **Innenohr- oder Schallempfindungsschwerhörigkeit** wird durch eine Schädigung des Corti-Organs oder durch eine Beeinträchtigung der Hörbahn hervorgerufen. Innenohrschäden können durch Medikamente (Antibiotika, insbesondere Streptomycinderivate), Umweltgifte (organische Lösungsmittel), Infektionen (Mumps, Masern, Herpes zoster) oder Traumen (Frakturen des Felsenbeins, Schalltrauma) hervorgerufen werden. Starke Schallbelastungen (Dauerbelastung ab 90 dB) sind ebenfalls schädlich. Hierbei gehen zuerst die äußeren Haarzellen zugrunde. Der **Hochtonverlust** bei einer Lärmschwerhörigkeit ergibt sich aus der Überbelastung der basalen Schneckenwindung. Alle Schallwellen unterschiedlicher Frequenzen passieren diesen Abschnitt der Cochlea [1].

Die **Altersschwerhörigkeit** (Presbyakusis) ist eine beidseitig auftretende, meist symmetrische Schallempfindungsschwerhörigkeit, die vor allem durch einen Hochtonverlust gekennzeichnet ist. Typisch sind Einschränkungen des Sprachverständnisses bei Störgeräuschen und das Auftreten von Ohrgeräuschen (Tinnitus). Als Ursache wird eine physiologische Alterung von Strukturen des peripheren und zentralen Hörorgans angesehen [1]. Die Zellkörper der peripheren Neurone der Hörbahn liegen in der knöchernen Schneckenspindel. Ihre Anzahl beläuft sich auf durchschnittlich 31.500 Zellen. Für eine gute Sprachdiskrimination sind in der Regel etwa 10.000 Neurone, davon 3.000 im apikalen Schneckenbereich, nötig. Bis zur 9. Lebensdekade vermindert sich die Ganglienzellzahl von 36.000 graduell auf 18.000, als etwa auf die Hälfte [2].

Etwa ein Drittel der über 65-jährigen (50 % der Männer und 25 % der Frauen) zeigen einen relevanten Hörverlust von durchschnittlich 35 Dezibel oder mehr im Tonaudiogramm [3]. Die möglichst frühzeitige Versorgung mit Hörgeräten ist eine geeignete Rehabilitationsmaßnahme, die erheblich zur Erhaltung der psychischen und physischen Leistungsfähigkeit alternder Menschen beiträgt [1]. Trotz ausgeklügelter Technik bleibt ein Hörgerät eine periphere akustische Hilfe, die weder die feine Frequenzauflösung der Cochlea noch die wichtigen zentralen Hörfunktionen ersetzen oder entscheidend verbessern kann [3].

Bogengänge

Es gibt *drei Bogengänge, Ductus semicirculares anterior, posterior und lateralis*, die in den drei Ebenen des Raumes angeordnet sind (Abb. 9.6). Die Bogengänge bestehen genauso wie die anderen Binnenräume des Innenohres aus einem häutigen und einem knöchernem Labyrinth. Im häutigen Labyrinth fließt Endolymphe, die in der Stria vascularis gebildet wird und im *Saccus endolymphaticus*, unterhalb der Apertura canaliculi vestibuli (früher als Apertura externa aquaeductus vestibuli bezeichnet), von den Lymphspalten der Dura mater resorbiert wird. Im knöchernen Labyrinth fließt Perilymphe. Bildung und Rückresorption der Perilymphe sind nicht endgültig geklärt. Wahrscheinlich wird sie als Ultrafiltrat von den Gefäßen des Perilymphraumes

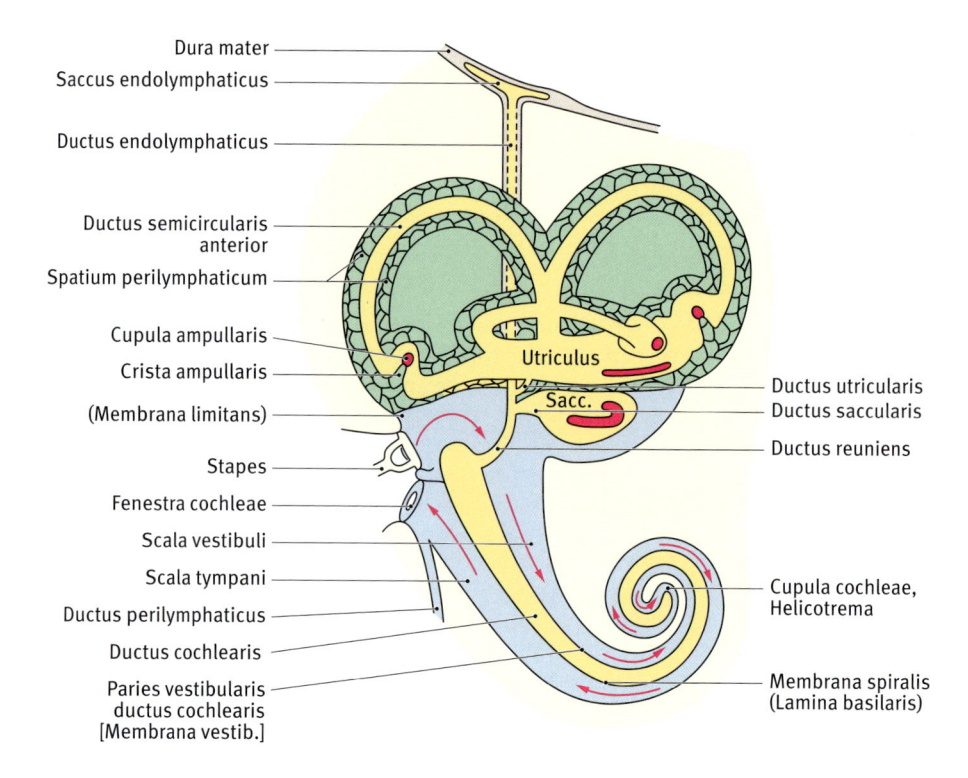

Abb. 9.6: Schema des häutigen Labyrinths und der perilymphatischen Räume beim Menschen. Sacc. = Sacculus. (Blassgelb) Knochen, (gelb) Endolymphräume, (rot) Sinnesfelder (Macula utriculi, Macula sacculi, Cristae der Bogengänge). Rote Pfeile geben die Bewegung der Perilymphe an. Nach de Burlet, verändert.

produziert und über den *Canaliculus cochleae* in den Subarachnoidalraum abgeleitet. In den Bogengängen werden Dreh- und Winkelbeschleunigungen wahrgenommen. Die Rezeptoren sitzen in den Ampullen der Bogengänge. Hier ragen Sinneszellen, die auf der Crista ampullaris angeordnet sind in eine gallertige Cupula hinein. Die Cupula wird durch die Bewegungen der Endolymphe ausgelenkt.

Klinik

Der Symptomenkomplex aus anfallsweise auftretendem Drehschwindel einseitiger Hörverminderung oder Hörverlust sowie einseitigem Ohrgeräusch (Tinnitus) wird als **Morbus Menière** bezeichnet. Als Ursache wird eine Rückresorptionsstörung der Endolymphe im Saccus endolymphaticus vermutet [4].

Utriculus und Sacculus

Hier werden lineare Beschleunigungen wahrgenommen (Abb. 9.6). In der Macula utriculi: vor und zurück (z. B. das Anfahren eines Zuges). In der Macula sacculi: auf und ab (z. B. das Aufsteigen eines Aufzuges). Der Rezeptor besteht aus einer Statolithenmembran, in die Haarzellen eintauchen. Auf der Statolithenmembran sind Statolithen angeordnet. Bei den Statolithen (auch als Otolithen bezeichnet) handelt es sich um Kristalle aus Kalziumkarbonat, deren spezifisches Gewicht größer ist als dasjenige der Endolymphe. Linearbeschleunigungen und die Schwerkraft bei Änderung der Kopflage verursachen daher eine Verschiebung der Statolithenmembran über das Sinnesepithel.

Zusammenfassung
- Funktionell kann das Ohr in äußeres Ohr, Mittelohr und Innenohr gegliedert werden. Zum äußeren Ohr gehören die Ohrmuschel, der Gehörgang und das Trommelfell. Das Mittelohr umfasst die Paukenhöhle mit den Gehörknöchelchen Hammer, Amboss und Steigbügel. Das Innenohr beherbergt das Hörorgan (Schnecke) sowie das Gleichgewichtsorgan (Bogengänge mit Utriculus und Sacculus).
- Das Trommelfell wird durch den langen Hammergriff in 4 Quadranten unterteilt. Hinter dem vorderen oberen Quadranten befindet sich das Ostium tympanicum der Tuba auditiva. Der vordere untere Quadrant ist bei der Otoskopie an einem Lichtreflex erkennbar, hinter ihm befindet sich der Karotiskanal. Hinter dem hinteren unteren Quadranten befindet sich die V. jugularis interna. Hinter dem hinteren oberen Quadranten liegen der lange Fortsatz des Amboss, der Steigbügel, der M. stapedius (Funktion: Geräuschdämpfung) und die Chorda tympani (Funktion: Leitung von Geschmacksempfindungen). Eine Inzision des Trommelfells – beispielsweise bei einer Mittelohrentzündung – ist in den beiden unteren Quadranten möglich.
- Die Paukenhöhle wird mitsamt den Gehörknöchelchen aus den vier Aa. tympanicae (Äste der A. carotis externa) versorgt und über die Tuba auditiva vom Epipharynx aus belüftet.
- In der Schnecke (Cochlea) ist das Hörorgan (Corti-Organ) untergebracht. Es besteht aus zweieinhalb Windungen, von denen jede drei übereinanderliegende mit Perilymphe (Scalae vestibuli und tympani) oder Endolymphe (Ductus cochlearis) gefüllte Gänge enthält. Der Ductus cochlearis beherbergt das mit Hörsinneszellen (Haarzellen) ausgestattete Corti-Organ.
- Beim Hörvorgang werden die Schwingungen der Gehörknöchelchenkette an die mit Peri- und Endolymphe gefüllten Schneckengänge weitergegeben, wodurch die Haarzellen frequenzabhängig erregt werden. Hierbei werden hohe Töne an der Schneckenbasis, tiefe Töne an der Schneckenspitze wahrgenommen.
- Die Rezeptoren in den drei Bogengängen (Ductus semicirculares anterior, posterior und lateralis) werden durch Drehbeschleunigungen erregt.
- Im Utriculus und im Sacculus werden lineare Beschleunigungen wahrgenommen. Im Utriculus „vor und zurück", im Sacculus „auf und ab".

Literatur

[1] Behrbohm H, Kaschke O, Nawka T. Hals-Nasen-Ohren-Heilkunde. Thieme, Stuttgart, New York, 2012, 7, 40-41, 45, 58-59, 66.

[2] Kubik S. Hör- und Gleichgewichtsorgan. In: Leonhardt H, Tillmann B, Töndury G, Zilles K (Hg). Rauber/Kopsch, Anatomie des Menschen, Bd. III. Stuttgart, New York: Thieme, 1987, 638-640.

[3] Probst R, Grevers G, Iro H. Hals-Nasen-Ohren-Heilkunde. Thieme, Stuttgart, New York, 2008, 177-178, 242-243.

[4] Lenarz T, Boenninghaus HG. Hals-Nasen-Ohren-Heilkunde. 14. Aufl., Springer, Berlin, Heidelberg, 2012, 116.

10 Die Arterien, Venen und Lymphgefäße an Kopf und Hals

Bei der Beschreibung der Leitungsbahnen an Kopf und Hals wurde zum Teil auf die Darstellung von Leonhardt [1] in „Rauber/Kopsch, Anatomie des Menschen, Band IV" zurückgegriffen.

10.1 Arterien

Kopf und Hals werden zum überwiegenden Teil aus der Halsschlagader, der *A. carotis communis*, und teilweise auch von Ästen der Schlüsselbeinschlagader, der *A. subclavia*, versorgt (Abb. 10.1). Der aus dem Herzen kommende Aortenbogen gibt drei Hauptstämme ab: Auf der rechten Seite geht der Truncus brachiocephalicus ab, auf der linken Seite entspringen die A. carotis communis sinistra und die A. subclavia sinistra. Der Truncus brachiocephalicus teilt sich in Höhe des Sternoclaviculargelenks in die A. subclavia dextra und die A. carotis communis dextra.

Die *A. subclavia* (Schlüsselbeinschlagader) entspringt rechts aus dem Truncus brachiocephalicus, links geht sie direkt vom Aortenbogen ab. Die Äste der A. subclavia, insbesondere die A. vertebralis, der Truncus thyrocervicalis und der Truncus costocervicalis beteiligen sich ebenfalls an der Versorgung von Kopf und Hals.

Die *A. vertebralis* zieht durch die Foramina transversaria der Halswirbel zum Atlas und gelangt durch das Foramen magnum in die Schädelhöhle. Sie versorgt mit ihren Ästen den Hirnstamm, das Kleinhirn, Gehör- und Gleichgewichtsorgan sowie über die A. cerebri posterior auch den Lobus occipitalis des Endhirns mit dem Sehzentrum. Der *Truncus thyrocervicalis* entspringt am medialen Rand des M. scalenus anterior aus der A. subclavia. Er gibt unter anderem Äste zur Versorgung der Schilddrüse, der Nebenschilddrüsen, des Kehlkopfs, des Rachens, der Luftröhre und der Speiseröhre ab. Der *Truncus costocervicalis* geht aus der dorsalen Wand der A. subclavia hinter dem M. scalenus anterior hervor. Er ist an der Versorgung der Nackenmuskulatur beteiligt.

Die *A. carotis communis*, die Halsschlagader, geht rechts aus dem Truncus brachiocephalicus, links aus dem Aortenbogen hervor und versorgt den gesamten Kopf sowie alle Strukturen des Halses vor der Wirbelsäule. In Höhe des 4. Halswirbels teilt sie sich in ihre beiden Hauptäste, die mehr medial und vorne gelegene A. carotis externa und die lateral und hinten gelegene A. carotis interna. An der Teilungsstelle, der sogenannten Karotisgabel, ist die Arterie zum *Sinus caroticus* erweitert. In diesem etwas verdünnten Bereich der Gefäßwand befindet sich das vom N. glossopharyngeus innervierte Pressorezeptorfeld, das Schwankungen des Blutdrucks registriert. An der Teilungsstelle liegt weiterhin zwischen den Ästen ein kleiner platter Körper von rötlicher Farbe, das *Glomus caroticum*. Es handelt sich um ein Paraganglion, dessen Zel-

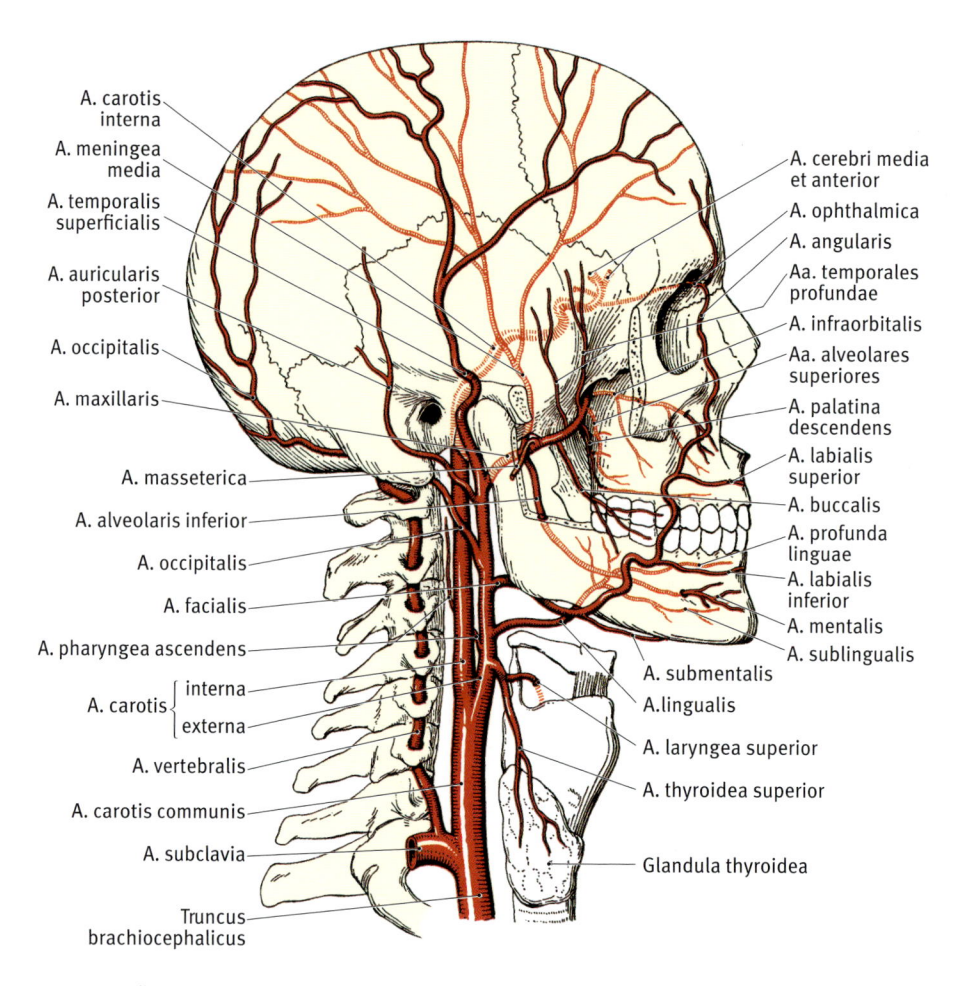

Abb. 10.1: Übersicht über die Arterienversorgung des Kopfes und des Halses.

len Chemorezeptoren zur Messung des Sauerstoffpartialdruckes, des pH-Wertes und des CO_2-Partialdruckes des Blutes besitzen. Über den N. glossopharyngeus werden die Messwerte dem Kreislaufzentrum in der Medulla oblongata zugeleitet. Anastomosen zur A. carotis communis der Gegenseite bestehen über die A. thyroidea superior im Halsbereich und über den Circulus arteriosus im Kopfbereich.

> **Topographie**
> Die Karotisgabel hat eine variable Lage. Mit 66 % aller Fälle liegt die Aufteilung der A. carotis communis in die Aa. carotis externa und interna in Höhe des 4. Halswirbels, in jeweils 16 % in Höhe des 3. oder des 5. Halswirbels und in jeweils weniger als 1 % in Höhe des 2. oder 6. Halswirbels [2]. Die Karotisgabel mit dem Sinus caroticus und dem Glomus caroticum liegt im Trigonum caroticum.

> Das Trigonum caroticum wird vom Venter superior des M. omohyoideus, vom Venter posterior des M. digastricus und vom Vorderrand des M. sternocleidomastoideus begrenzt. Die Teilungsstelle der A. carotis communis liegt meistens (66 %) etwa in Höhe des 4. Halswirbels in Nachbarschaft zum oberen Schildknorpelrand. Bei Blutungen kann die A. carotis communis an der Innenseite des M. sternocleidomastoideus in Höhe des Kehlkopfs durch Druck gegen den Querfortsatz des 6. Halswirbels (Tuberculum caroticum) gepresst werden. Hier ist auch der Karotispuls zu fühlen. Unterhalb des Zungenbeins trifft man auf den ersten Ast der A. carotis externa, die A. thyroidea superior. Im oberen Winkel des Trigonum caroticum sind meistens auch die Ursprünge der Aa. lingualis und facialis zu finden.

Die *A. carotis externa* versorgt die Organe des Halses, die Mundhöhle mit Zähnen und Kauapparat, die Speicheldrüsen, den hinteren Teil der Nasenhöhle, das Gesicht, den knöchernen Schädel, die Weichteile von Stirn-, Scheitel- und Schläfengegend sowie die harte Hirnhaut. Die Arterie spaltet sich im *Trigonum caroticum* von der A. carotis communis ab, verläuft unter dem Venter posterior des M. digastricus, durchdringt das Drüsengewebe der Glandula parotidea und gelangt hinter dem Unterkieferast in die Fossa retromandibularis. In Höhe des Unterkieferhalses teilt sie sich in ihre beiden Endäste, die A. temporalis superficialis und die A. maxillaris auf.

Die *A. carotis interna* versorgt das Großhirn, die Hypophyse, den Inhalt der Orbita, die Stirn sowie die Schleimhaut der Stirnhöhle, der Siebbeinzellen und der vorderen Nasenhöhle. Sie zieht neben dem Pharynx zur Schädelbasis, zieht durch den Canalis caroticus des Felsenbeins und gelangt an der Pyramidenspitze in die mittlere Schädelgrube. Anschließend verläuft die Arterie im Sulcus caroticus zu beiden Seiten des Keilbeinkörpers, zieht durch den Sinus cavernosus und gelangt vorn am Türkensattel nach Durchbrechung der Dura mater in den Subarachnoidalraum, wo sie sich verzweigt. Neben dem Türkensattel beschreibt die Arterie eine S-förmige Krümmung, die als „Karotissiphon" bezeichnet wird. Die A. carotis interna ist von sympathischen Fasern umgeben. Im Canalis caroticus gehen Fasern ab, die als N. petrosus profundus in die Fossa pterygopalatina zum Ganglion pterygopalatinum und als Nn. caroticotympanici zur Paukenhöhle in den Plexus tympanicus ziehen. Ihrem Verlauf entsprechend wird die Arterie in folgende Abschnitte gegliedert:

- *Pars cervicalis:* In ihrem Halsabschnitt liegt die A. carotis interna anfangs lateral hinter der A. carotis externa, wendet sich dann aber aufsteigend mehr zur Mitte. Unmittelbar vor Eintritt in den Canalis caroticus beschreibt die Arterie einen nach medial konvexen Bogen.
- *Pars petrosa:* In ihrem Felsenbeinabschnitt gibt die A. carotis interna Äste zur Versorgung der Paukenhöhle, die Aa. caroticotympanicae, ab. Die Aa. caroticotympanicae gelangen durch die Canaliculi caroticotympanici in die Paukenhöhle. Weiterhin entspringt hier die A. canalis pterygoidei, die mit der gleichnamigen Arterie aus der A. maxillaris anastomosiert.
- *Pars cavernosa:* In diesem Abschnitt ist die A. carotis interna vom venösen Blut des Sinus cavernosus umgeben. Sie gibt hier Äste zur Versorgung der Dura ma-

ter, des Tentorium cerebelli, der Hypophyse (A. hypophysialis inferior) sowie der Hirnnerven IV und V ab.
- *Pars cerebralis:* Nach Durchbrechen der Dura mater spricht man von der Pars cerebralis. In diesem Abschnitt entspringen Arterien zur Versorgung der Hypophyse, der Organe der Augenhöhle und des Gehirns (A. hypophysialis superior, Ramus clivi, A. ophthalmica, A. communicans posterior, A. choroidea anterior, A. cerebri anterior, A. cerebri media).

Über die wichtigsten Versorgungsgebiete der Aa. carotis interna und externa orientieren die Tab. 10.1 und Tab. 10.2.

Klink

In der Pars cerebralis der A. carotis interna, im sogenannten supraklinoidalen Bereich, treten nicht selten **Aneurysmen** auf (30 % nach Bähr und Frotscher [3]). Diese arteriellen Aussackungen liegen in der Nähe der A. ophthalmica oder der A. communicans posterior (Ophthalmica- und Communicans-posterior-Aneurysma). Hierdurch können der N. opticus, das Chiasma opticum oder der Tractus opticus in Mitleidenschaft gezogen werden. Eine Affektion der kreuzenden Fasern des Chiasma opticum führt zu einem Ausfall der nasalen Netzhautfelder, welche die temporalen Gesichtsfelder repräsentieren (heteronyme Hemianopsie). Das Gesichtsfeld ist hierbei beidseits von lateral eingeschränkt. Eine einseitige Affektion eines Tractus opticus führt zu einer homonymen Hemianopsie, bei der jeweils ein temporales und ein nasales Gesichtsfeld ausfallen [4].

Tab. 10.1: Versorgungsgebiete der A. carotis interna

Versorgtes Gebiet / Organ	Arterienast / Arterienäste der A. carotis interna
Vordere Nasenhöhle	– Rr. nasales ant. lat., zum Locus Kieselbach (< A. ethmoidalis ant. < A. ophthalmica) – Rr. septales ant. zum Locus Kieselbach (< A. ethmoidalis ant. < A. ophthalmica)
Siebbeinzellen	– A. ethmoidalis post. (< A. ophthalmica)
Tränendrüse	– A. lacrimalis (< A. ophthalmica)
Netzhaut	– Aa. ciliares post. breves (< A. ophthalmica), 12–20 Zweige zu den Stäbchen und Zapfen – A. centralis retinae (< A. ophthalmica) zu den bipolaren Zellen und Optikusganglienzellen
Dura mater	– R. meningeus ant. (< A. ethmoidalis ant.) zur Dura der vorderen Schädelgrube – R. basalis tentorii – R. marginalis tentorii – R. meningeus (< Pars cavernosa der A. carotis int.) zur vorderen Schädelgrube – R. clivi (< Pars cerebralis der A. carotis int.)

Tab. 10.2: Versorgungsgebiete der A. carotis externa

Versorgtes Gebiet / Organ	Arterienast / Arterienäste der A. carotis externa
Tonsilla palatina	– A. palatina ascendens (< A. facialis) – Aa. palatinae min. (< A. palatina descendens < A. maxillaris) – Rr. pharyngeales (< A. pharyngea ascendens)
Kiefergelenk	– A. auricularis profunda (< A. maxillaris)
Paukenhöhle	– A. tympanica ant. (< A. maxillaris) – A. tympanica sup. (< A. meningea med. < A. maxillaris) – A. tympanica inf. (A. pharyngea ascendens) – A. tympanica post. (< A. auricularis post.)
Dura mater	– A. meningea med. (< A. maxillaris) – A. meningea post. z. Dura hintere Schädelgrube (< A. pharyngea ascendens) – R. meningeus der A. occipitalis, inkonstant durch For. parietale (!)
Kieferhöhle	– A. alveolaris post. sup. (< A. maxillaris) – Aa. alveolares sup. ant. (< A. infraorbitalis, A. maxillaris) – Aa. nasales post. lat. (< A. sphenopalatina < A. maxillaris)
Stirnhöhle	– Aa. nasales post. lat. (< A. sphenopalatina < A. maxillaris)
Siebbeinzellen	– Aa. nasales post. lat. (< A. sphenopalatina < A. maxillaris)
Cellulae mastoideae	– R. mastoideus der A. occipitalis (durch For. mastoideum) – A. tympanica post. (< A. auricularis post.)
Oberkieferzähne	– A. alveolaris post. sup. (< A. maxillaris) zu Prämolaren und Molaren – A. alveolaris sup. ant. (< A. infraorbitalis < A. maxillaris) zu Schneide- und Eckzähnen
Tuba auditiva	– A. canalis pterygoidei (< A. maxillaris)
Hintere Nasenhöhle	– Aa. nasales post. (< A. sphenopalatina < A. maxillaris) – Rr. septales post. (< A. sphenopalatina < A. maxillaris)

10.1.1 Arterien des Halses

An der arteriellen Blutversorgung der Organe und der Muskulatur des Halses sind zwei wichtige Gefäßstämme der A. subclavia beteiligt, die Trunci thyrocervicalis und costocervicalis. Der *Truncus thyrocervicalis* hat folgende Äste:
– A. thyroidea inferior, der stärkste Ast des Truncus thyrocervicalis, tritt hinter der A. carotis communis hindurch und entsendet Äste für Schilddrüse, Kehlkopf, Pharynx, Luftröhre und Speiseröhre.

- A. laryngea inferior, die untere Kehlkopfarterie, zieht hinter der Luftröhre aufwärts und versorgt den unteren Teil des Kehlkopfes. Die Arterie anastomosiert mit der A. laryngea superior, einem Ast der A. thyroidea superior aus der A. carotis externa.
- Rr. glandulares ziehen zur Schilddrüse und zur Nebenschilddrüse.
- Rr. pharyngeales ziehen zum Hypopharynx.
- Rr. oesophageales versorgen den oberen Abschnitt der Speiseröhre.
- Rr. tracheales versorgen die Luftröhre.
- A. cervicalis ascendens verläuft zusammen mit dem N. phrenicus (Zwerchfellnerv) auf dem M. scalenus anterior, den sie versorgt.
- A. transversa cervicis (auch A. transversa colli genannt) überkreuzt oder durchbohrt den Plexus brachialis (Armnervengeflecht) und teilt sich in die Rami superficialis und profundus auf. Beide Äste verlaufen zum oberflächlichen Teil der Rückenmuskulatur, der Ramus superficialis zum M. trapezius und der Ramus profundus zum M. latissimus dorsi sowie zu den Mm. rhomboidei.
- A. suprascapularis tritt vor dem M. scalenus anterior zur Seite, zieht über den Plexus brachialis hinweg und läuft entlang der Clavicula nach hinten zur Schulterregion. Sie versorgt die Schulterblattmuskeln.

Der *Truncus costocervicalis* geht aus der dorsalen Wand der A. subclavia ab. Für die tiefe Nackenmuskulatur gibt er die A. cervicalis profunda die über den Hals der ersten Rippe zu ihrem Versorgungsgebiet verläuft, ab.

Des Weiteren beteiligen sich Äste der *A. carotis externa*, nämlich die Aa. thyroidea superior, sternocleidomastoidea und pharyngea ascendens an der arteriellen Versorgung der Organe des Halses. Die A. pharyngea ascendens entsendet darüber hinaus auch Äste zum Kopf, nämlich zur Paukenhöhle und zur hinteren Schädelgrube.

Die *A. thyroidea superior* versorgt den oberen Pol der Schilddrüse und den Kehlkopf. Außerdem gibt sie Äste zu den benachbarten Muskeln ab. Die A. thyroidea superior entspringt im Trigonum caroticum, nahe der Karotisgabel, dicht unterhalb des großen Zungenbeinhorns, als erster Ast der A. carotis externa Die wichtigsten Äste sind:
- Ramus infrahyoideus zieht zum Zungenbein.
- A. laryngea superior durchbohrt, bedeckt vom M. thyrohyoideus, die Membrana thyrohyoidea. Die Arterie versorgt alle Organabschnitte des Kehlkopfinneren mit Ausnahme des M. cricoarytaenoideus posterior, der zum Versorgungsgebiet der A. thyroidea inferior gehört.
- R. cricothyroideus zieht an der Außenseite des Schildknorpels schräg abwärts zum gleichnamigen Muskel.
- Rami glandulares teilen sich in Rami glandularis anteriores, laterales und posteriores, die alle zum oberen Schilddrüsenpol ziehen, auf.

Die *A. sternocleidomastoidea* ist ein Ast aus der Hinterwand der A. carotis externa. Sie versorgt den M. sternocleidomastoideus.

Die *A. pharyngea ascendens* entspringt als einziger Ast aus der medialen Wand der A. carotis externa, meistens oberhalb des Abgangs der A. thyroidea superior, und verläuft an der seitlichen Pharynxwand, medial vom M. stylohyoideus und vom Venter posterior des M. digastricus, aufwärts. Sie gibt Äste zur Rachenwand, zu den tiefen prävertebralen Halsmuskeln, zur Paukenhöhle und zur Dura mater der hinteren Schädelgrube ab. Die A. pharyngea ascendens anastomosiert meistens mit der A. palatina ascendens, einem Ast der A. facialis zur Versorgung der Tonsilla palatina. Sie hat folgende Äste:
- Rami pharyngeales ziehen zur Schlundwand, zur Tuba auditiva und zur Tonsilla palatina.
- A. tympanica inferior verläuft durch den Canaliculus tympanicus an der Unterseite des Felsenbeins in die Paukenhöhle.
- A. meningea posterior zieht durch das Foramen jugulare zur Dura mater und zur Diploe der hinteren Schädelgrube.

10.1.2 Arterien des Kopfes

Arterien der Mundhöhle und des Gesichts

Die Mundhöhle wird vom dritten Ast der A. carotis externa, der A. lingualis, das Gesicht von ihrem vierten Ast, der A. facialis, versorgt. Die *A. lingualis* versorgt Zunge, Mundboden, Glandula sublingualis und Tonsilla palatina. Die Arterie entspringt in Höhe der A. pharyngea ascendens aus der Vorderwand der A. carotis externa und dringt hinter der Spitze des großen Zungenbeinhorns, bedeckt vom M. hyoglossus, in die Zunge ein. Zwischen M. hyoglossus und M. genioglossus zieht sie zur Zunge. In etwa 20 % der Fälle entspringt die A. lingualis gemeinsam mit der A. facialis aus einem Truncus linguofacialis. Folgende Äste werden abgegeben:
- Ramus suprahyoideus anastomosiert mit dem Ramus infrahyoideus aus der A. thyreoidea superior und versorgt das Zungenbein
- A. sublingualis versorgt die basalen Teile der Zunge, das Diaphragma oris und die Glandula sublingualis.
- Rami dorsales linguae ziehen zum Zungenrücken.
- A. profunda linguae, *Endast der A. lingualis*, zieht zwischen M. genioglossus und M. longitudinalis inferior zur Zungenspitze.

Die *A. facialis* versorgt die Mundbodenmuskeln, die Glandula submandibularis sowie die Weichteile des Gesichtes im Bereich des Ober- und Unterkiefers. An der Versorgung der Tonsilla palatina ist sie ebenfalls beteiligt. Die Arterie entspringt im Trigonum caroticum, unmittelbar über der A. lingualis aus der A. carotis externa. Sie

verläuft medial vom hinteren Bauch des M. digastricus unter die Glandula submandibularis. Folgende Äste werden abgegeben:
- A. palatina ascendens steigt zwischen Mm. styloglossus und stylopharyngeus auf und zieht an der Seitenwand des Pharynx zum Gaumensegel, zur Tonsilla palatina und zur Tuba auditiva.
- Ramus tonsillaris wird zur Tonsilla palatina und zum Zungengrund abgegeben, entspringt nicht selten aus der A. palatina ascendens.
- Rami glandulares ziehen zur Glandula submandibularis.
- A. submentalis verläuft auf der Unterfläche des M. mylohyoideus, gibt Zweige an die Glandula submandibularis und an den M. mylohyoideus ab.
- Aa. labialis superior und inferior ziehen zu den Muskeln der Ober- und Unterlippe. Mit den Arterien der Gegenseite wird ein Gefäßring um die Mundgegend gebildet. Die A. labialis inferior anastomosiert mit der A. submentalis und durch das Foramen mentale mit der A. alveolaris inferior.
- A. angularis, *Endast der A. facialis*, zieht zum medialen Augenwinkel und tritt dort mit der A. ophthalmica in Verbindung.

Topographie
Das Trigonum submandibulare, begrenzt vom Unterkieferrand sowie vom Venter anterior und posterior des M. digastricus, wird von den Aa. lingualis und facialis durchzogen. Der Puls der A. facialis ist bei der Überquerung des Unterkieferrandes zu fühlen.

Klinik
Ein wichtiger Ast der A. facialis ist der Ramus tonsillaris der A. palatina ascendens, der bei einer Tonsillektomie unterbunden werden muss. Von den Gesichtsästen bilden die Aa. labiales superiores und inferiores den Circulus arteriosus oris. Der Endast der A. facialis, die A. angularis, anastomosiert mit der A. dorsalis nasi. Diese Arterie ist der Endast der A. ophthalmica, die aus der A. carotis interna stammt. Die geschilderten Anastomosen bewirken, dass es bei Gesichtsverletzungen zu starken Blutungen kommen kann.

Arterien der Hinterhaupts- und Ohrgegend

Vor der Aufteilung der A. carotis externa in ihre Endäste, die Aa. temporalis superficialis und maxillaris, gehen die Aa. occipitalis und auricularis profunda ab. Die Arterien versorgen die Hinterhaupts- und Ohrgegend.

Die *A. occipitalis* versorgt den M. sternocleidomastoideus, die Cellulae mastoideae im Antrum mastoideum sowie die Weichteile des Kopfes im Bereich des Hinterhauptes. Die A. occipitalis entspringt dorsal in Höhe der A. facialis aus der A. carotis externa. Die Arterie verläuft am Unterrand des Venter posterior des M. digastricus zum Sulcus a. occipitalis an der Innenseite des Processus mastoideus und zieht, bedeckt vom den Mm. splenius capitis und longissimus capitis, zum Hinterhaupt. Am

medialen Rand des M. splenius capitis durchbohrt die A. occipitalis den Ursprung des M. trapezius. In der Kopfschwarte anastomosiert die Arterie mit Zweigen der A. auricularis posterior und der A. temporalis superficialis. Folgende Äste werden abgegeben:
- Ramus mastoideus zieht durch das Foramen mastoideum zur Dura mater der hinteren Schädelgrube, zur Diploe und zu den Cellulae mastoideae.
- Ramus auricularis zieht unter dem M. sternocleidomastoideus zur Hinterfläche der Ohrmuschel.
- Rami sternocleidomastoidei versorgen den gleichnamigen Muskel.
- Ramus meningeus, inkonstanter Ast, der durch das Foramen parietale zur Dura mater zieht.
- Ramus descendens verlässt die Arterie unter dem M. splenius capitis und zieht zur Nackenmuskulatur. Der Ast anastomosiert mit der A. cervicalis profunda und der A. vertebralis.
- Rami occipitales durchbohren den M. trapezius und breiten sich über dem Hinterhaupt in der Kopfschwarte aus.

Die *A. auricularis posterior* beteiligt sich an der Versorgung von Ohrmuschel, Trommelfell, Paukenhöhle und Cellulae mastoideae. Auch der M. stapedius wird von ihr versorgt. Die A. auricularis posterior entspringt wie die A. occipitalis aus der dorsalen Wand der A. carotis externa. Die Arterie zieht unter der Glandula parotidea hindurch, überkreuzt den M. stylohyoideus, wird dann am Oberrand des Venter posterior des M. digastricus angetroffen und verläuft auf dem Processus mastoideus zur Gegend hinter der Ohrmuschel. Folgende Äste werden abgegeben:
- A. stylomastoidea tritt durch das Foramen stylomastoideum in den Canalis n. facialis *(Canalis Fallopii)*, begleitet den N. facialis und gelangt durch den Canalis nervi petrosi majoris zur Dura mater der hinteren Schädelgrube; zuvor gibt sie die A. tympanica posterior zur Paukenhöhle ab.
- A. tympanica posterior versorgt Trommelfell und Hammer, entsendet den Ramus stapedius zum gleichnamigen Muskel sowie Rami mastoidei zu den Cellulae mastoideae.
- Ramus auricularis versorgt die Rückseite der Ohrmuschel.
- Ramus occipitalis verbindet sich mit Zweigen der A. occipitalis.

Arterien der Schläfengegend
Die A. temporalis superficialis ist der schwächere Endast der A. carotis externa und geht hinter dem Kiefergelenk aus jener Arterie hervor. Die Arterie ist an der Versorgung des Kiefergelenks, der Ohrmuschel, des äußeren Gehörgangs, der Glandula parotidea, der Wange, der seitlichen Stirngegend und des seitlichen Augenwinkels sowie der seitlichen Kopfschwarte, der Schläfe und des Schläfenmuskels, M. tempo-

ralis, beteiligt. Die A. temporalis superficialis zieht zwischen Ohr und Kiefergelenkköpfchen zur Schläfenregion. Die wichtigsten Äste sind:
- Rami auriculares anteriores ziehen zum Kiefergelenk, zur Außenfläche der Ohrmuschel und zum äußeren Gehörgang.
- Rami parotidei versorgen die Ohrspeicheldrüse.
- A. transversa faciei zieht unterhalb des Jochbogens zur Wangenregion und zum M. masseter. Weiterhin gibt die Arterie Zweige zur Glandula parotidea und zu den Gesichtsmuskeln ab.
- A. zygomaticoorbitalis zieht oberhalb des Jochbogens zum M. orbicularis oculi und zum seitlichen Augenwinkel.
- A. temporalis media durchbohrt die Fascia temporalis und versorgt den M. temporalis.
- Ramus frontalis steigt zur seitlichen Stirngegend auf und anastomosiert mit der Aa. supraorbitalis und supratrochlearis aus der A. ophthalmica.
- Ramus parietalis steigt schräg nach hinten aufwärts zur Schläfengegend und Kopfschwarte. Der Ast anastomosiert mit den Aa. occipitalis und auricularis posterior.

Klinik

Die A. temporalis superficialis kann von einer entzündlichen Autoimmunerkrankung, der **Arteriitis temporalis Horton (Riesenzellarteriitis)**, betroffen sein. Diese Erkrankung mittlerer und kleiner Arterienäste befällt am Auge bevorzugt die kurzen hinteren Ziliararterien (Aa. ciliares posteriores breves). Häufig kommt es zu einem **Infarkt der Papilla nervi optici**, seltener zu einem Zentralarterienverschluss mit nachfolgender Erblindung. Bei unklaren Kopf- und Nackenschmerzen muss daher immer an eine Arteriitis temporalis gedacht werden, eine Bestimmung der Blutsenkungsgeschwindigkeit (BSG) veranlasst und gegebenenfalls eine sofortige Kortisontherapie eingeleitet werden. Nur so kann einer Erblindung durch einen Papilleninfarkt vorgebeugt werden [5].

Arterien der Gegend des Kiefergelenks

Die *A. maxillaris*, die Kieferarterie, ist der stärkere Endast der A. carotis externa und entspringt hinter dem Ramus mandibulae in Höhe des Unterkieferhalses. Sie versorgt sämtliche Zähne des Ober- und Unterkiefers, die Kieferhöhle, das Kiefergelenk, die Kaumuskeln, den Gaumen, den hinteren Teil der Nasenhöhle und Teile der harten Hirnhaut. Außerdem ist die Arterie an der Versorgung des äußeren Gehörgangs und des Trommelfells beteiligt. Das Gefäß durchzieht anfangs die Glandula parotidea, biegt an der Innenseite des Unterkieferhalses nach vorne um, durchläuft die Fossa infratemporalis, tritt in die Fossa pterygopalatina ein und teilt sich hier in seine Endäste auf. Beim Verlauf durch die Fossa infratemporalis kann die A. maxillaris an der Außen- oder Innenseite sowie auch zwischen den Faserportionen des M. pterygoideus lateralis liegen. Um den Verlauf des Gefäßes präparatorisch vollständig zu überblicken, ist es manchmal notwendig den Unterkieferkopf und die beiden Köpfe des M. pterygoideus lateralis zu entfernen.

Die A. maxillaris wird in folgende Abschnitte gegliedert: Pars mandibularis oder retromandibularis (Verlaufsabschnitt hinter dem Unterkieferast), Pars pterygoidea (mit Bezug zu den Mm. pterygoideus lateralis und pterygoideus medialis) und Pars pterygopalatina (Verlaufsabschnitt in der Flügelgaumengrube).

Pars mandibularis (Pars retromandibularis), ist vorwiegend für die seitliche Schädelregion zuständig:
- A. auricularis profunda zieht zum Kiefergelenk, zum äußeren Gehörgang und zur Außenschicht des Trommelfells.
- A. tympanica anterior zieht durch die Fissura petrotympanica (Glaser-Spalte) zur Schleimhaut des Cavum tympani.
- A. alveolaris inferior, die Unterkieferarterie, zieht zum Canalis mandibulae. Der Ramus mylohyoideus zweigt vor Eintritt in den Kanal ab. Im Canalis mandibulae gibt die Arterie Rami dentales für Zähne und Zahnfleisch ab. Der Endast, die A. mentalis, verlässt den Unterkieferkanal durch das Foramen mentale und zieht zur Haut des Kinns und der Unterlippe.
- A. meningea media zieht durch das Foramen spinosum in die mittlere Schädelgrube und versorgt mit einem vorderen und hinteren Ast die Dura. Die Äste verlaufen extradural in den Knochenfurchen des Schläfenbeins. Die A. meningea media kann auch aus der A. ophthalmica entspringen.

Die Arterie besitzt folgende Äste: A. tympanica superior zieht mit dem N. petrosus minor zur Schleimhaut der Paukenhöhle. Rami frontalis und parietalis beteiligen sich hauptsächlich an der Versorgung der Dura der mittleren Schädelgrube, mit Randästen aber auch an der Versorgung der Dura der vorderen und hinteren Schädelgrube. Der Ramus petrosus beteiligt sich an der Versorgung des M. tensor tympani.

Klinik

Die A. meningea media ist bei Frakturen in der Schläfengegend des Schädels gefährdet. Hierbei kann es zu einem **epiduralen Hämatom** kommen, das sich in einem künstlichen, durch die Blutung geschaffenen Spatium epidurale ausbreitet. Da die Lamina interna der Squama temporalis des Schläfenbeins eher bricht als die Lamina externa, kann das Gefäß auch ohne äußere Impression beschädigt sein und ein epidurales Hämatom auslösen.

Pars pterygoidea ist für die Versorgung der Kaumuskeln zuständig:
- A. masseterica verläuft durch die Incisura mandibulae zum M. masseter.
- Aa. temporales profundae anterior und posterior ziehen aufwärts zur Fossa temporalis und versorgen den M. temporalis.
- Rami pterygoidei ziehen zu den Mm. pterygoidei lateralis und medialis.

- A. buccalis, die Wangenarterie, zieht mit dem N. buccalis auf dem M. buccinator nach unten und versorgt den Wangenmuskel, die Wangenhaut und die Wangenschleimhaut. Die Arterie anastomosiert mit Ästen der A. facialis
- Rami pharyngei ziehen zum Rachen.

Pars pterygopalatina übernimmt die Versorgung der Oberkieferzähne sowie der Schleimhäute von Nase, Kieferhöhle, Stirnhöhle, Siebbeinzellen und Gaumen:
- A. alveolaris superior posterior, die Äste dieser Arterie treten durch die Foramina alveolaria der Maxilla zu den Prämolaren und Molaren sowie zur Schleimhaut der Kieferhöhle.
- A. infraorbitalis zieht durch den Canalis infraorbitalis.
- Aa. alveolares superiores anteriores, verlassen die A. infraorbitalis im Canalis infraorbitalis und ziehen zu den Schneide- und Eckzähnen sowie zur Kieferhöhlenschleimhaut.
- A. palatina descendens entsendet zunächst den R. pharyngeus durch den Canalis palatovaginalis zur Pharynxschleimhaut, zieht dann durch den Canalis palatinus major, wo sie sich folgendermaßen aufteilt: 1. A. palatina major, zieht durch das Foramen palatinum majus zum harten Gaumen. 2. Aa. palatinae minores, ziehen durch Foramina palatina minora des Gaumenbeins zum weichen Gaumen und zur Tonsilla palatina, anastomosieren mit A. palatina ascendens (Ast der A. facialis) und Zweigen der A. pharyngea ascendens (Ast der A. carotis externa).
- A. sphenopalatina teilt sich in: 1. Aa. nasales posteriores laterales für die laterale Wand der hinteren Nasenhöhle sowie für die Schleimhaut der Stirn- und Kieferhöhle sowie der Siebbeinzellen. 2. Rami septales posteriores für die Schleimhaut der Nasenscheidewand.
- A. canalis pterygoidei zieht durch den Canalis pterygoideus zur Tuba auditiva.

Zusammengefasst werden alle Zähne sowie die Schleimhäute von Wangen und Gaumen von Ästen der A. maxillaris versorgt. Die A. lingualis übernimmt die Versorgung der Zunge einschließlich der Mundbodenschleimhaut. Die A. facialis ist für die Mundbodenmuskulatur und die Lippen zuständig.

Klinik

Die A. infraorbitalis kommt als Ast der A. maxillaris aus dem Stromgebiet der A. carotis externa. Die A. supraorbitalis, ein Ast der A. ophthalmica, stellt einen Endast der A. carotis interna dar. Somit kann in diesem Bereich eine Anastomose zwischen den Stromgebieten der Aa. carotis externa und interna gebildet werden [6].

Schwere **Blutungen im Nasen-Rachen-Raum** können aus Ästen der A. sphenopalatina, einem Ast der A. maxillaris, erfolgen. Bleibt die Blutung unstillbar, kann es erforderlich sein, die A. sphenopalatina in der Fossa pterygopalatina zu unterbinden [6].

Arterien der Gegend des Sinus cavernosus und der Hypophyse

Die Äste der Pars cavernosa der A. carotis interna versorgen die Dura in der Gegend des Sinus cavernosus, die Hypophyse und die Hirnnerven IV und V:
- Ramus basalis tentorii zieht zur Anheftung des Tentorium cerebelli am Felsenbein.
- Ramus marginalis tentorii zieht zum Tentoriumschlitz.
- Ramus meningeus, zur Dura mater der vorderen Schädelgrube.
- Ramus sinus cavernosi, zur Wand des Sinus cavernosus.
- A. hypophysialis inferior zieht zum Arterienring um die Neurohypophyse.
- Ramus ganglionaris trigemini versorgt das Ganglion trigeminale des V. Hirnnerven.
- Rami nervorum zur Versorgung des N. trochlearis (IV. Hirnnerv) und des N. trigeminus (V. Hirnnerv).

> **Topographie**
> Der Sinus cavernosus liegt beidseits der Hypophyse, die in der Sella turcica (Türkensattel) des Keilbeins untergebracht ist. Am Abhang (Clivus) dorsal der Hypophyse liegen Brücke und Mittelhirn als Teile des Hirnstamms. An der Dorsalseite des Mittelhirns entspringt der N. trochlearis. Am Seitenrand der Brücke tritt der V. Hirnnerv aus. Das Tentorium cerebelli trennt den Hinterhauptslappen des Großhirns vom Kleinhirn. Es lässt einen Schlitz (Tentoriumschlitz, Incisura tentorii) für den Durchtritt des Hirnstamms, nämlich für das Mittelhirn und die Brücke. Die Lage des Sinus cavernosus erklärt also, warum so verschiedenartige Strukturen wie der IV. und V. Hirnnerv sowie das Tentorium cerebelli von den Ästen der Pars cavernosa der A. carotis interna erreicht werden können.

Arterien der Augenhöhle und des Auges

Die Äste der Pars cerebralis der A. carotis interna versorgen zunächst die Hypophyse und den Hypothalamus sowie die Dura mater am Clivus. Die zahlreichen Äste der A. ophthalmica ziehen zur Augenhöhle und zum Auge. Allerdings gibt die A. ophthalmica auch Äste für die Siebbeinzellen und für den vorderen Teil der Nasenhöhle ab. Im Einzelnen handelt es sich um folgende Hauptäste:
- A. hypophysialis superior zieht zum Hypophysenstiel und zum basalen Hypothalamus.
- Ramus clivi versorgt die Hirnhäute am Clivus. Auf dem Clivus liegt die Brücke als Teil des Hirnstamms.
- A. ophthalmica versorgt vor allem die Tränendrüse, das Auge mitsamt der Aderhaut, dem Ziliarkörper und der Iris sowie die Lider.

Die *A. ophthalmica* zieht unter dem N. opticus durch den Canalis opticus und kreuzt unter dem M. obliquus superior von lateral nach medial über den N. opticus hinweg. Sie verläuft in Begleitung des N. nasociliaris zum medialen Augenwinkel. Äste der A. ophthalmica:

- A. lacrimalis führt zur Tränendrüse: Die Arterie verläuft am Oberrand des M. rectus lateralis und gibt Aa. palpebrales laterales zur Versorgung des Lidapparates ab.
- A. supraorbitalis verläuft auf dem M. levator palpebrae superioris unter dem Orbitadach zur Incisura supraorbitalis (Foramen supraorbitale) und versorgt Haut sowie mimische Muskulatur der Stirn.
- A. ethmoidalis posterior zieht unter dem M. obliquus superior durch das Foramen ethmoidale posterius zu den hinteren Siebbeinzellen.
- A. ethmoidalis anterior zieht unter dem M. obliquus superior durch das Foramen ethmoidale anterius und gelangt unter die Dura mater der vorderen Schädelgrube. Hier gibt sie den Ramus meningeus anterior ab. Anschließend gelangt die Arterie durch die Lamina cribrosa zur Nasenhöhle, wo sie Rami septales anteriores und Rami nasales anteriores laterales zur Versorgung der vorderen Nasenhöhle abgibt. Die Rami septales anteriores speisen den *Locus Kiesselbachi*, einen Ort der vorderen Nasenscheidewand, der zu spontanen Blutungen neigt.
- Aa. palpebrales mediales anastomosieren mit den Aa. palpebrales laterales aus der A. lacrimalis und bilden je einen Gefäßbogen, den Arcus palpebralis superior und den Arcus palpebralis inferior, welche auf dem M. orbicularis oculi liegen. Sie versorgen Ober- und Unterlid. Weiterhin werden die Aa. conjunctivales posteriores zur Bindehaut der Augenlider abgegeben.
- A. supratrochlearis stellt den *aufsteigenden Endast* der A. ophthalmica dar und zieht durch die Incisura frontalis (Foramen frontale) zur Stirnhaut und zu den Stirnmuskeln.
- A. dorsalis nasi stellt den *absteigenden Endast* der A. ophthalmica dar, durchbohrt den M. orbicularis oculi und zieht auf dem Nasenrücken abwärts.
- A. centralis retinae, der erste Ast der A. ophthalmica nach ihrem Eintritt in die Orbita, tritt 6 bis 10 mm vom Augapfel entfernt seitlich und unten in den N. opticus ein.
- Aa. ciliares posteriores breves, ihre 12 bis 20 Zweige durchbohren die Sklera in der Umgebung der Eintrittsstelle des N. opticus in den Augapfel. Diese Arterien speisen die Choroidea, welche das erste Neuron (Stäbchen und Zapfen) der Sehbahn versorgt.
- Aa. ciliares posteriores longae, je eine laterale und mediale Arterie, durchbohren am hinteren Umfang des Augapfels die Sklera und verlaufen zwischen Sklera und Choroidea zum Circulus arteriosus iridis major.
- Aa. ciliares anteriores kommen aus der A. lacrimalis oder aus den Rami musculares der A. ophthalmica und speisen gemeinsam mit den Aa. ciliares posteriores longae den *Circulus iridis major*. Aus diesem arteriellen Gefäßring werden Iris, Ziliarmuskel und Ziliarfortsätze versorgt. Weiterhin werden Aa. episclerales zur Sklera abgegeben.
- Aa. musculares versorgen die äußeren Augenmuskeln.

- Aa. conjunctivales anteriores ziehen aus den Augenmuskelarterien zur Bindehaut des Augapfels.

Klinik

Äste aus der A. palpebralis lateralis und der A. supraorbitalis können eine Anastomose mit dem Ramus frontalis der A. temporalis superficialis, die aus der Strombahn der A. carotis externa stammt, bilden. Diese Anastomose kann bei **Arteriosklerose der A. carotis interna** unter Umständen eine Blutversorgungsquelle für das Gehirn darstellen. Allerdings ist das sicherlich nur bei einer sehr langsamen Entwicklung der Stenose in der A. carotis interna möglich [6].

Arterien des Gehirns

In ihrer Pars cerebralis gibt die A. carotis interna weiterhin folgende Äste zur Versorgung des Gehirns ab:
- A. communicans posterior anastomosiert mit der A. cerebri posterior und ist ein Teil des Circulus arteriosus cerebri (Willisii), aus dem die drei großen Arterien zur Versorgung des Großhirns abgehen. Hierbei verbindet die A. communicans posterior das vordere Stromgebiet der Hirnarterien (Aa. cerebri anteriores und mediae mit Ursprung aus der A. carotis interna) mit dem hinteren Stromgebiet (A. cerebri posteriores mit Ursprung aus der A. vertebralis). Folgende Äste gehen von der A. communicans posterior ab: Ramus chiasmatis zur Versorgung des Sehnervenkreuzung, Ramus nervi oculomotorii zur Versorgung des III. Hirnnerven, Rami thalamicus und hypothalamicus zur Versorgung von Teilen des Zwischenhirns sowie Ramus caudae nuclei caudati zur Versorgung des Nucleus caudatus als einem Basalganglion des Großhirns.
- A. choroidea anterior zieht unter dem Tractus opticus vorbei zum Corpus geniculatum laterale und gelangt durch die Fissura choroidea des Seitenventrikelunterhorns in die Taenia choroidea. Im Reich der Wirbeltiere nahm diese Arterie wegen ihres ausgedehnten Versorgungsgebietes einst eine zentrale Stellung ein. Auch beim Menschen gibt die A. choroidea anterior zahlreiche Äste ab, deren Ausfall, wenn diagnostizierbar, nicht unbedeutend ist.

Die *A. choroidea anterior* ist der letzte Ast der A. carotis interna, bevor sich diese Arterie in die Aa cerebri anterior und media (vorderes Stromgebiet) aufteilt. Sie hat ein ausgedehntes Versorgungsgebiet, das Teile des Plexus choroideus der Seitenventrikel und des dritten Ventrikels, die Basalganglien, die Capsula interna, Teile des Zwischenhirns mit den Umschaltstationen für Hör- und Sehbahn sowie Teile des Mittelhirns umfasst. Die Bedeutung der A. choroidea anterior erkennt man an ihren zahlreichen Ästen:
- Rami choroidei ventriculi lateralis bilden den Plexus choroideus im Unterhorn des Seitenventrikels.

- Rami choroidei ventriculi tertii versorgen den Plexus choroideus des dritten Ventrikels.
- Rami substantiae perforatae anterioris, diese Äste ziehen durch die Substantia perforata anterior zum Knie der inneren Kapsel.
- Rami tractus optici versorgen den Tractus opticus als Teil der Sehbahn.
- Rami corporis geniculati lateralis versorgen den seitlichen Kniehöcker als vierter Umschaltstelle der Sehbahn.
- Rami capsulae internae ziehen zum hinteren Schenkel der Capsula interna, wo unter anderem Pyramidenbahn, Sehbahn und Hörbahn verlaufen.
- Rami globi pallidi ziehen zum Globus pallidus, einem Basalganglion, das unter anderem für ein „Mehr an Bewegung" zuständig ist.
- Rami caudae nuclei caudati, zum Schwanzteil des Nucleus caudatus als einem Basalganglion.
- Rami tuberis cinerii, zum Tuber cinereum als einem Teil des Zwischenhirns.
- Rami nucleorum hypothalamicorum, zu Kernen des Hypothalamus als einem Teil des Zwischenhirns.
- Rami substantiae nigrae, als einem Kerngebiet, das beim Morbus Parkinson degeneriert.
- Rami nuclei rubris, als einen zentralen Kern in der extrapyramidalen Motorik.
- Rami corporis amygdaloidei, als einem Basalganglion.

Die Endäste der Pars cerebralis der A. carotis interna sind die A. cerebri anterior (vorderer Endast) und die A. cerebri media (seitlicher Endast). Beide Arterien übernehmen die Versorgung von wichtigen Teilen des Großhirns.
- Die *A. cerebri anterior* übernimmt die Versorgung von Teilen des Frontallappens des Großhirns, der Capsula interna und der Basalganglien.
- Die *A. cerebri media*, welche die Verlaufsrichtung der A. carotis interna fortsetzt, versorgt wichtige Zentren im Frontal, Parietal- und Temporallappen (Stirn-, Scheitel- und Schläfenlappen) des Großhirns. Hierzu gehören das motorische Sprachzentrum (Broca-Zentrum) und der motorische Cortex im Stirnlappen, das sensorische Sprachzentrum (Wernicke-Zentrum) und der sensible Cortex im Scheitellappen sowie das primäre Hörzentrum im Schläfenlappen. Weiterhin werden Teile der Capsula interna versorgt.

Klinik

Durchblutungsstörungen des Gehirns sind häufig durch eine **Arteriosklerose der A. carotis interna** bedingt. Erfolgt der Lumenverschluss plötzlich, kommt es zum **Schlaganfall**. Entwickelt sich die Stenose der A. carotis interna sehr langsam, gelangt möglicherweise Blut über sich langsam erweiternde Kollateralen zum Gehirn. Dabei kann sich in den hirnnahen Abschnitten der Anastomosen der Blutstrom umkehren [6].
Es sind zwei mögliche Kollateralen bekannt: 1. Die Ophthalmikokollaterale: Hier führt der Blutweg von der A. carotis externa über die Aa. facialis, angularis und ophthalmica zum Karotissiphon. In der A. ophthalmica muss eine Umkehr des Blutstroms erfolgen. 2. Die Okzipitalisanastomose: Hier fließt

das Blut von der A. carotis externa über den Ramus meningeus der A. occipitalis in entsprechende kleine Meningealarterien der A. vertebralis [6]. Diese Anastomose setzt voraus, dass der inkonstante Ramus meningeus der A. occipitalis vorhanden ist. Im Gebiet der Rami meningei der A. vertebralis muss es dabei zu einer Umkehr des Blutstroms kommen.

10.2 Venen

Die Venen verlaufen meist in der Nähe der Arterien, bilden jedoch häufiger Anastomosen als jene. *Venengeflechte* (Plexus venosi) entstehen an Kopf und Hals oft an Stellen mechanischer Beanspruchung. Am Kiefergelenk sind sie beispielsweise für die mechanische Feinregulation verantwortlich. Ferner kann eine plötzliche arterielle Drucksteigerung durch die Speichermöglichkeiten der venösen Plexus aufgefangen werden. Das venöse Blut aus dem Kopf- und Halsbereich wird über die dicke *V. jugularis interna* und die dünnere *V. jugularis externa* zur V. brachiocephalica und von dort über die obere Hohlvene (V. cava superior) zum rechten Vorhof geleitet (Abb. 10.2). Der Zusammenfluss von Vv. subclavia und jugularis interna wird als *Venenwinkel* (Angulus venosus) bezeichnet. Hier münden die Hauptlymphstämme des Körpers ein. Venenklappen kommen in den Kopf- und Halsvenen nur selten vor, da das Blut in Richtung der Schwerkraft fließt und Klappeneinrichtungen überflüssig macht. Venöses Blut aus der Scheitel-, Hinterhaupts- und Ohrgegend sowie der oberflächlichen Halsregion fließt zur V. jugularis externa, venöses Blut aus der oberflächlichen und tiefen Gesichtsregion sowie aus dem Schädelinneren tritt in die V. jugularis interna ein.

Die *V. jugularis externa*, die äußere Drosselvene, nimmt ihren Weg zwischen Platysma und oberflächlichem Blatt der Halsfaszie, zieht auf dem M. sternocleidomastoideus abwärts und tritt in die V. subclavia, mitunter auch in die V. jugularis interna ein.

Die *V. jugularis interna*, die innere Drosselvene, beginnt als Fortsetzung des Sinus sigmoideus am Foramen jugulare mit einer Anschwellung (Bulbus venae jugularis superior). Der Bulbus v. jugularis superior ist in der Fossa jugularis an der Felsenbeinunterfläche untergebracht. Die V. jugularis interna nimmt zusätzlich zum venösen Blut auch die in die Sinus durae matris resorbierte Liquorflüssigkeit auf. Topographisch liegt sie zunächst hinter der A. carotis interna, dann lateral der A. carotis communis, zieht im Spatium lateropharyngeum abwärts und mündet hinter dem Sternoclaviculargelenk in die V. brachiocephalica. Kurz vor der Einmündung hat sie eine zweite Erweiterung (Bulbus venae jugularis inferior). Hier befindet sich eine Venenklappe, die den Blutrückstrom zum Herzen koordiniert. Die Bulbi stellen Strömungsregler dar, die eine retrograde Drucksteigerung auffangen können.

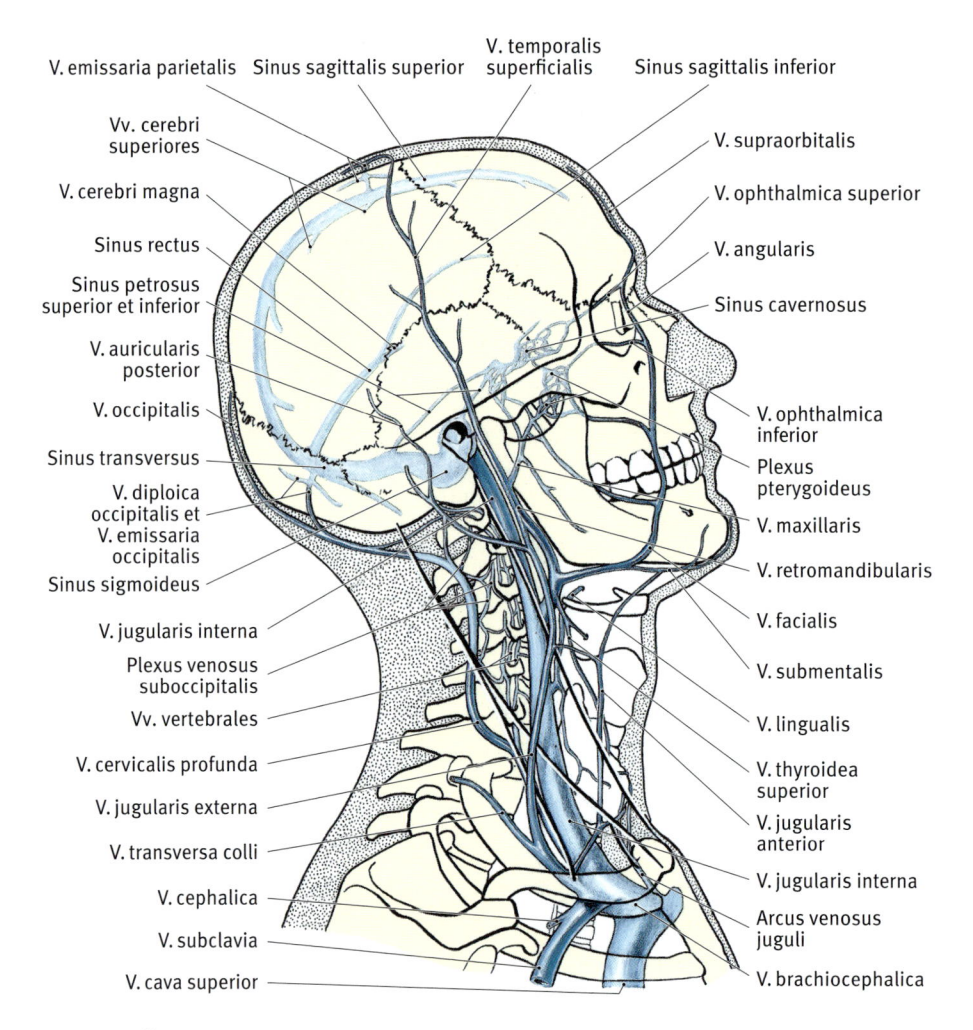

Abb. 10.2: Übersicht über die wichtigsten Venen und Venenverbindungen von Kopf und Hals. Der Schädel ist durchsichtig gezeichnet. Die inneren Schädelvenen sind hellblau gehalten.

10.2.1 Venen des Halses

Die *V. thyroidea inferior*, ein unpaares in die linke V. brachiocephalica einmündendes Gefäß, nimmt über den Plexus venosus impar Blut aus Schilddrüse, Kehlkopf sowie Luft- und Speiseröhre auf. Der *Plexus venosus impar* hat folgende Zuflüsse:
– V. laryngea inferior, aus dem unteren Kehlkopfbereich.
– Vv. tracheales, aus der oberen Luftröhre.
– Vv. oesophageales, aus der oberen Speiseröhre.

Die *V. vertebralis* führt Blut aus dem Plexus venosus suboccipitalis, einem Venengeflecht zwischen Hinterhaupt und Atlas. Es bestehen Verbindungen zu den Venen der Kopfschwarte und zur V. occipitalis. Die Vv. vertebrales münden in die Vv. brachiocephalicae ein. Die *V. cervicalis profunda* begleitet die gleichnamige Arterie unter dem M. semispinalis capitis. Sie erhält Blut aus dem Plexus venosus suboccipitalis sowie aus der V. occipitalis und mündet in die V. brachiocephalica ein.

Die *V. jugularis interna* nimmt folgende am Hals verlaufende Venen auf:
- V. jugularis anterior führt Blut aus der gesamten Zungenbeinmuskulatur.
- V. thyroidea superior, die obere Schilddrüsenvene, führt Blut aus dem oberen Schilddrüsen- und Kehlkopfbereich. Die Vene mündet oft zunächst in die V. lingualis und von dort in die V. jugularis interna ein.
- V. sternocleidomastoidea führt Blut aus dem M. sternocleidmastoideus.
- Vv. pharyngeae, die Schlundvenen, entstammen dem Geflecht des Schlundes (Plexus pharyngeus). *Der Plexus pharyngeus* breitet sich in der Hinter- und Seitenwand des Schlundes aus.

10.2.2 Venen des Kopfes

Venen der Hinterhaupts- und Ohrgegend

Die *Vena jugularis externa* nimmt mit folgenden Ästen Blut aus der Hinterhaupts- und Ohrgegend auf:
- V. occipitalis führt Blut aus Hinterhaupt und Kopfschwarte.
- V. auricularis posterior, leitet Blut aus der hinteren Ohrregion ab.

Venen der oberflächlichen und tiefen Gesichtsgegend

Die *V. jugularis interna* nimmt Venen aus der oberflächlichen und tiefen Gesichtsgegend sowie aus dem Plexus pterygoideus auf.

Die *V. lingualis* führt Blut aus der Zunge und oft auch aus dem oberen Bereich der Schilddrüse. Sie nimmt die Vv. dorsales linguae aus dem Zungenrücken, die V. profunda linguae aus der Zungenmuskulatur und oft auch die V. thyroidea superior aus der Schilddrüse auf.

Die *V. facialis*, die Gesichtsvene, liegt hinter der A. facialis und hat am inneren Augenwinkel über die V. angularis Verbindung mit der V. ophthalmica. Die Vene mündet regelhaft in die V. retromandibularis, wodurch sie mit den Vv. jugularis internae und externae verbunden ist. Manchmal mündet sie auch direkt in die V. jugularis interna ein.

Die *V. retromandibularis*, entsteht hinter dem Unterkieferast und nimmt Blut aus der Maxilla, der tiefen Gesichtsregion, der Schläfe, der Kopfschwarte sowie auch aus der Zungenvene auf. In Höhe des Zungenbeins mündet sie in die V. jugularis interna. Über die V. sternocleidomastoidea ist sie mit der V. jugularis externa verbunden.

Der *Plexus pterygoideus* liegt in der Fossa infratemporalis und bekommt Zuflüsse aus der Nasenhöhle, der tiefen Gesichtsregion, der Paukenhöhle, dem äußeren Gehörgang, dem Kiefergelenk und der Ohrspeicheldrüse. Das Venengeflecht nimmt folgende Venen auf:
- Vv. meningeae mediae treten als Begleitvenen der A. meningea media aus dem Foramen spinosum aus.
- Vv. temporales profundae führen Blut aus den Mm. pterygoidei.
- V. canalis pterygoidei begleitet die gleichnamige Arterie.
- Plexus venosus foraminis ovalis tritt mit dem N. mandibularis als dem dritten Trigeminusast aus dem Foramen ovale aus und ist im Schädelinneren mit dem Sinus cavernosus verbunden.
- Vv. auriculares anteriores führen Blut aus der Vorderfläche der Ohrmuschel und aus der Wand des äußeren Gehörgangs.
- Vv. parotideae führen Blut aus der Ohrspeicheldrüse.
- Vv. temporomandibulares führen Blut aus dem Kiefergelenk ab. Diese Venen werden auch als Vv. articulares bezeichnet. Sie bilden ein Venengeflecht um das Kiefergelenk.
- Vv. tympanicae führen Blut aus dem Mittelohr.
- V. stylomastoidea tritt aus dem Foramen stylomastoideum aus.

Venen des Schädelinnenraums und der Augenhöhle
Auch die Venen des Schädelinnenraums und der Augenhöhle fließen letztendlich zur *V. jugularis interna* ab. Im Einzelnen handelt es sich um folgende Venen:
- Vv. diploicae führen Blut aus der Diploe des Schädeldaches. Sie kommunizieren mit den Vv. emissariae.
- Vv. emissariae treten durch kleine Löcher (Emissarien) der Kalotte hindurch, verbinden innere und äußere Kopfvenen, lassen eine Blutströmung in beide Richtungen zu und können eine Steigerung des Druckgefälles zwischen innerem und äußerem Schädel reduzieren.
- Vv. ophthalmicae leiten das Blut aus der Augenhöhle durch die Fissura orbitalis superior zum Sinus cavernosus.
- Sinus durae matris, die zwischen den beiden Durablättern liegenden Blutleiter der harten Hirnhaut (Dura mater) nehmen das Blut der oberflächlichen und tiefen Hirnvenen auf und leiten es über den Sinus sigmoideus zum Foramen jugulare und zur V. jugularis interna.

Klinik

Die Verbindungen der venösen Plexus untereinander, ihre zahlreichen Anastomosen sowie die Möglichkeit der Strömungsumkehr in klappenlosen Venen spielen für die Verbreitung von Eiterherden eine große Rolle. So können Entzündungen in den Schädelinnenraum oder in die Zahnpulpa übertragen werden und dort Anlass von ernsthaften Erkrankungen, beispielsweise von **Meningitis** und **Pulpitis**, sein.

10.3 Lymphabflüsse an Kopf und Hals

Neben dem Blutgefäßsystem existiert ein zweites Flüssigkeitsbeförderungssystem, nämlich das Lymphgefäßsystem für den Abtransport extrazellulärer Gewebsflüssigkeit (Lymphe). Die Lymphe ist eine zellarme, eiweißreiche, milchig trübe Flüssigkeit, in der auch Bakterien, Krebszellen, Fetttröpfchen, Zelltrümmer und verschiedene andere Partikel befördert werden. Nach Abfilterung ihrer Bestandteile durch die Lymphknoten wird die Lymphe in den Venenwinkel und damit in die Blutbahn geleitet. In den Verlauf der Lymphbahnen sind Lymphknoten, die Filter- und Abwehrfunktion haben, eingeschaltet. Sie liegen oft in Nachbarschaft zu Venen und können je nach Funktionsbelastung unterschiedlich stark anschwellen, wodurch sie Rückschlüsse auf einen Entzündungsherd zulassen. Im Kopf- und Halsbereich gibt es etwa 200 Lymphknoten, die wie alle anderen Lymphknoten folgende Aufgaben bewältigen:

Filterfunktion
Bakterien, Geschwulstkeime, Zellfragmente und verschiedene aus der Umwelt stammende Partikel (Kohlestaub, Zigarettenrauchpartikel) werden festgehalten, phagozytiert und unschädlich gemacht.

Antikörperbildung
B-Lymphozyten entwickeln sich zu Plasmazellen, die Antikörper gegen körperfremde Stoffe produzieren. Außerdem existieren spezielle T-Lymphozyten, die Gedächtnisfunktion haben (T-memory-cells). Sie können sich an die erste Begegnung mit einem Fremdstoff (Antigen) erinnern. Im Rahmen einer Zweitinfektion können sie mit demselben Krankheitserreger reagieren.

Lymphozytenproduktion
Die Lymphozyten, B- und T-Lymphozyten, bilden den Hauptbestandteil des Lymphknotens. Lymphozyten werden also nicht nur im Knochenmark, in Milz und Thymus, sondern auch in Lymphknoten gebildet und in die Blutbahn geleitet. In Lymphknoten werden auch gealterte Lymphozyten abgebaut.

In Richtung auf den Venenwinkel laufen die Lymphgefäße in drei Hauptlymphstämme zusammen. Truncus jugularis für Kopf und Hals, Truncus subclavius für Arm und Schulter sowie Ductus thoracicus und Ductus lymphaticus für Bein und Rumpf. Der Ductus thoracicus wird auf der rechten Körperseite durch den Ductus lymphaticus dexter ergänzt. Alle drei Hauptstämme vereinigen sich vor dem Venenwinkel zu einem gemeinsamen Lymphstamm. Die zu einer bestimmten Körperregion gehörigen Lymphknoten werden als regionäre Lymphknoten bezeichnet. Sie schwellen bei einer Entzündung des entsprechenden Gebietes an.

10.3.1 Lymphabflüsse am Hals

Zu den Lymphknoten des Halses zählen (Abb. 10.3):
- Nodi lymphoidei retropharyngeales, hinter dem Pharynx, für Lymphe aus Schlund, Nasen-Rachen-Übergang und Tuba auditiva.
- Nodi lymphoidei praelaryngeales liegen vor und seitlich des Kehlkopfes, für die Lymphe aus Kehlkopf, Schilddrüse und oberer Luftröhre.
- Nodi lymphoidei cervicales anteriores gliedern sich entlang der V. jugularis anterior in oberflächliche und tiefe Lymphknoten, entsorgen die Lymphe der oberen Luftwege und der Speisewege.

Nodi lymphoidei cervicales laterales gliedern sich in oberflächliche, an der V. jugularis externa gelegene Lymphknoten, die Lymphe aus Ohrmuschel und Glandula parotis aufnehmen sowie tiefe, an der V. jugularis interna gelegene Lymphknoten, die Lymphe aus Tonsillen, Kehlkopf und Schilddrüse ableiten.

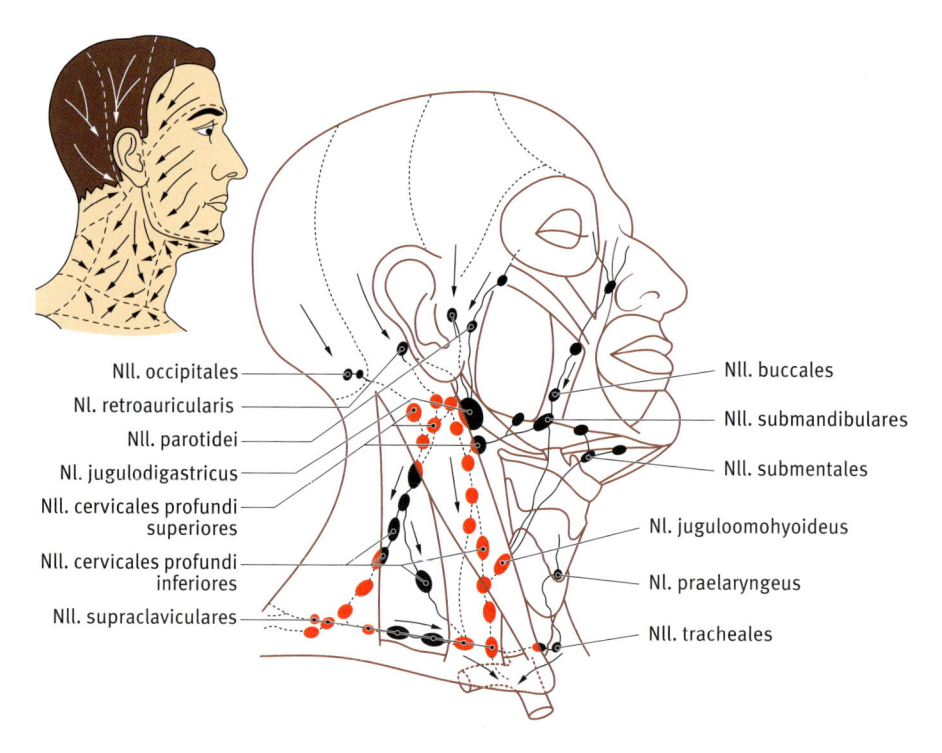

Abb. 10.3: Die Lymphknoten und Lymphabflüsse von Kopf und Hals. Verändertes Schema nach Rouviére. Gestrichelte Linien und Pfeile geben die Einzugsgebiete an. Oberflächliche Knoten (Nodi lymphoidei cervicales superficiales) sind vollschwarz, die tiefen rot wiedergegeben. Inset: Übersicht über den Lymphstrom aus dem Kopf- und Halsbereich (aus G.-H. Schumacher).

10.3.2 Lymphabflüsse am Kopf

Zu den Lymphknoten des Kopfes zählen (Abb. 10.3):
- Nodi lymphoidei occipitales, 1 bis 3 Lymphknoten auf dem Trapeziusursprung und in Nachbarschaft der Linea nuchae suprema für die Scheitel- und Hinterhauptsgegend sowie für die Nackenregion.
- Nodi lymphoidei mastoidei (auch retroauriculares genannt), 2 bis 3 Lymphknoten auf der Ansatzsehne des M. sternocleidomastoideus am Processus mastoideus für die Rückseite der Ohrmuschel, das Mittelohr und die Cellulae mastoideae.
- Nodi lymphoidei parotidei, 1 bis 2 Lymphknoten auf der Glandula parotidea vor dem äußeren Gehörgang. Sie dienen der Lymphentsorgung von Stirn, Schläfe, lateralem Augenlid, Nasenwurzel, Vorderseite der Ohrmuschel, äußerem Gehörgang, Trommelfell, Paukenhöhle und Glandula parotidea.
- Nodi lymphoidei faciales (auch buccales genannt) sind inkonstant und liegen auf dem M. buccinator, in der Nasolabialfalte und am Unterkieferwinkel. Sie dienen der Lymphentsorgung von Augenlidern, Nasen- und Wangenschleimhaut, Fossa infratemporalis, weichem Gaumen und oberer Rachengegend.
- Nodi lymphoidei submentales, 2 bis 3 Lymphknoten in der Submentalloge medial vom Venter anterior des M. digastricus. Sie dienen der Lymphentsorgung von Mundboden, Unterlippe und Frontzähnen sowie Zungenspitze.
- Nodi lymphoidei submandibulares, 3 Lymphknoten in der Submandibularisloge. Sie dienen der Lymphentsorgung von Oberlippe, Wange, Gaumen, Zähnen und vorderer Zunge.

Klinik

Im Falle einer Tumorbesiedlung der tiefen Halslymphknoten, zum Beispiel bei einem fortgeschrittenen **Larynxkarzinom**, müssen diese im Rahmen einer „Neck-dissection" entfernt werden. Zu diesem Zweck hat man die tiefen Lymphknoten entsprechend der Klassifikation der „American Academy of Otolaryngology, Head and Neck Surgery" in 6 Regionen unterteilt [7]:
- Region I: Nodi lymphoidei submentales und submandibulares
- Region II: Nodi lymphoidei cervicales profundi der oberen lateralen Gruppe
- Region III: Nodi lymphoidei cervicales profundi der mittleren lateralen Gruppe
- Region IV: Nodi lymphoidei cervicales profundi der unteren lateralen Gruppe
- Region V: Nodi lymphoidei trigoni cervicalis posterioris
- Region VI: Nodi lymphoidei cervicales anteriores der vorderen Halslymphknotengruppe

Zusammenfassung
- Kopf und Hals werden zum überwiegenden Teil aus der Halsschlagader, der A. carotis communis, und teilweise auch von Ästen der Schlüsselbeinschlagader, der A. subclavia, versorgt. Die A. carotis communis teilt sich in Höhe des 4. Halswirbels in die A. carotis externa und die A. carotis interna.
- Versorgungsgebiet der A. carotis externa: Organe des Halses, Mundhöhle mit Zähnen und Kauapparat, Speicheldrüsen, hinterer Teil der Nasenhöhle, Gesicht, knöcherner Schädel, Weichteile der Stirn-, Scheitel- und Schläfengegend, harte Hirnhaut.
- Versorgungsgebiet der A. carotis interna: Großhirn, Hypophyse, Inhalt der Orbita, Stirn, Siebbeinzellen, vorderer Teil der Nasenhöhle.
- Das venöse Blut aus dem Kopf- und Halsbereich wird über die Vv. jugularis externa und interna zur V. brachiocephalica und von dort über die obere Hohlvene (V. cava superior) zum rechten Herzvorhof geleitet.
- Der venöse Plexus pterygoideus liegt in der Fossa infratemporalis und bekommt Zuflüsse aus der Nasenhöhle, der tiefen Gesichtsregion, der Ohrspeicheldrüse, dem Kiefergelenk, dem äußeren Gehörgang und der Paukenhöhle.
- Für den Zahnmediziner sind besonders die Nodi lymphoidei submandibulares (Lymphentsorgung von Oberlippe, Wange, Gaumen, Zähnen und vorderer Zunge) sowie die Nodi lymphoidei submentales (Lymphentsorgung von Unterlippe, Mundboden, Frontzähnen und Zungenspitze) von Bedeutung.

Literatur

[1] Leonhardt H. Kopf-Hals. In: Leonhardt H, Tillmann B, Zilles K (Hg). Rauber/Kopsch, Anatomie des Menschen, Bd. IV, Topographie der Organsysteme, Systematik der peripheren Leitungsbahnen. Stuttgart, New York: Thieme, 1988, 21-183.
[2] Lanz T von, Wachsmuth W. Praktische Anatomie. Erster Band / Zweiter Teil: Hals. Springer, Berlin, Göttingen, Heidelberg, 1955, 147.
[3] Bähr M, Frotscher M. Neurologisch-topische Diagnostik. Thieme, Stuttgart, New York, 2014, 521.
[4] Claassen H. Arterial and Venous Vascularisation of the Brain. In: Kapapa T, König, R (Hg). Spontaneous Subarachnoid Haemorrhage: Well-Known and New Approaches. New York: Nova Science Publishers, 2016, 9-28.
[5] Grehn F. Augenheilkunde. 31. Aufl., Springer, Berlin, Heidelberg, 2012, 298-299.
[6] Schünke M, Schulte E, Schumacher U. Prometheus. Kopf, Hals und Neuroanatomie. 4. Aufl., Thieme, Stuttgart, New York, 2015, 95, 98, 101, 103.
[7] Robbins KT, Medina JE, Wolfe GT et al. Standardizing neck dissection terminology. Official report of the Academy's Committee for Head and Neck Surgery and Oncology. Arch Otolaryngol Head Neck Surg. 1991;117:601-605.

11 Die Nerven an Kopf und Hals

Kopf und Hals werden durch die 12 Hirnnerven, durch die oberen 4 Halsnerven sowie durch den Halssympathicus innerviert. In diesen Nerven gibt es motorische Faseranteile für die Innervation der quergestreiften Skelettmuskeln, sensible Fasern für die Wahrnehmung von Druck-, Tast-, Temperatur-, Schmerz- und Vibrationsreizen, sensorische Fasern für die Wahrnehmung höherer Sinnesqualitäten wie Sehen, Riechen, Schmecken, Hören und Gleichgewicht sowie vegetative Fasern für die Innervation von autonom tätigen Organen wie beispielsweise Drüsen, Gefäßen und glatter Muskulatur. Der vegetative Anteil der Nervenfasern besteht grundsätzlich aus zwei gegensätzlichen Komponenten, Sympathicus und Parasympathicus, die eine fördernde oder hemmende Wirkung auf die Organtätigkeit haben. Hierbei stammen die sympathischen Anteile aus dem Rückenmark und werden über den Halsgrenzstrang weitergeleitet. Die Quellen für die parasympathischen Anteile gehen auf Kerngebiete im Gehirn zurück, sie finden mit den Hirnnerven ihren Weg zu den Organen. Nachfolgend werden die *12 Hirnnerven* mit ihren verschiedenen Faserqualitäten beschrieben. Dabei wurde auf die Darstellung von Leonhardt [1] in „Rauber/Kopsch, Anatomie des Menschen; Band IV" zurückgegriffen.

11.1 Der I. Hirnnerv – N. olfactorius

Die rein sensorischen Riechnerven sind afferente marklose Nervenfasern der primären Sinneszellen, die in der Riechschleimhaut der oberen Muschel und dem entsprechenden Teil des Nasenseptums liegen. Etwa 20 derartige *Nn. olfactorii* ziehen durch die Lamina cribrosa zum Bulbus olfactorius, wo das erste Neuron der Riechbahn endet. Die Nn. olfactorii werden in der Lamina cribrosa von bindegewebigen Ausläufern der Hirnhäute umscheidet.

Als *N. terminalis* wird ein Bündelchen von Nervenfasern zusammengefasst, die auch beim Menschen regelmäßig vorkommen. Der N. terminalis zieht durch eine eigene Öffnung der Lamina cribrosa zu einer Ansammlung von Ganglienzellen, Ganglion terminale, die hinter der Crista galli, medial vom Bulbus olfactorius liegen, und gelangt, medial vom Tractus olfactorius, zur Lamina terminalis. Die Fasern treten in der Gegend des Vorderrandes der Stria olfactoria medialis in das Endhirn ein.

Klinik

Beim Riechvermögen ist zu unterscheiden zwischen Stoffen, die den N. trigeminus reizen (Essig, Methanol etc.) und wirklichen Gerüchen (Vanille, Kaffee etc.), die über den N. olfactorius wahrgenommen werden. Die häufigste Ursache eines **Ausfalls des Riechvermögens (Anosmie)** ist das Schädel-Hirn-Trauma, wobei ein Abriss der Nn. olfactorii oder Kontusionen des Bulbus olfactorius vorliegen können. Nach einer Virusgrippe tritt in drei Viertel der Fälle eine Beeinträchtigung des Geruchssinns ein, bei ein Drittel eine vollständige Anosmie, die sich nur bei zwei Drittel der schwer Betroffenen innerhalb von 6 bis 12 Monaten zurückbildet und nur bei einem kleinen Teil vollständig bleibt. Auch beim **Morbus Parkinson**, aber ebenso beim **Morbus Alzheimer** wird Hyp- oder Anosmie beschrieben [2].

11.2 Der II. Hirnnerv – N. opticus

Der N. opticus, der rein sensorische Sehnerv, besteht aus markscheidenhaltigen Neuriten des dritten Neurons der Sehbahn. Das erste Neuron, die Stäbchen und Zapfen, das zweite Neuron, die bipolaren Ganglienzellen sowie das dritte Neuron, die Opticusganglienzellen, liegen in der Netzhaut des Auges. Der N. opticus wird von einer Hülle aus Pia mater, Arachnoidea und Dura eingeschlossen. Aus der Pia mater treten Bälkchen in den Sehnerven ein, die ca. 800 kleine Fächer bilden, in denen bündelweise die Nervenfasern verlaufen. Die Dura ist beim Durchtritt des Nerven durch den Canalis opticus mit dessen Periost verwachsen und setzt sich in die Sclera fort. Im Chiasma opticum vereinigen sich beide Sehnerven, wobei die Fasern der nasalen Netzhauthälften zur Gegenseite kreuzen. Nach dem Chiasma opticum verläuft die Sehbahn als Tractus opticus bis zum Corpus geniculatum laterale des Zwischenhirns weiter. Hier beginnt das vierte Neuron der Sehbahn.

Klinik

Bei vollständiger Zerstörung oder Atrophie des N. opticus kommt es zu einer völligen **Erblindung (Amaurose)**. Oftmals tritt eine Amaurose auch bei Ausfall der Augendurchblutung infolge einer Embolie der A. ophthalmica oder der A. centralis retinae (Carotis-interna-Syndrom) auf [3].
Eine Hemianopsie (Ausfall einer Gesichtshälfte) entsteht bei Unterbrechungen im Bereich des Chiasma opticum (Hypophysentumor) und des Tractus opticus (Tumoren der vorderen Schädelgrube, Schädelbasisfrakturen), ebenso wie bei einseitigem Ausfall der Radiatio optica oder der primären und sekundären Sehzentren. Auch zerebrale Gefäßverschlüsse, zum Beispiel das Arteria-calcarina-Syndrom (Verschluss des Ramus calcarinus der A. cerebri posterior) führen zu einer Hemianopsie [3].
Bei Druck durch einen von der Hypophyse ausgehenden Tumor fallen die nasalen, im Chiasma opticum kreuzenden Fasern des N. opticus, die für die temporalen Gesichtshälften zuständig sind, aus. Es kommt zur **bitemporalen Hemianopsie** (auch heteronyme Hemianopsie genannt), die durch eine Einengung des Gesichtsfeldes von lateral (Scheuklappensehen) gekennzeichnet ist. Läsionen des Tractus opticus infolge einer Blutung führen zu einem Ausfall der temporalen Gesichtshälfte des kontralateralen Auges und der nasalen Gesichtshälfte des ipsilateralen Auges. Diese Störung wird auch **homonyme Hemianopsie** genannt, da jeweils die beiden rechten oder die beiden linken Gesichtshälften, also gleichseitige Gesichtsfeldhälften, ausfallen.

11.3 Der III. Hirnnerv – N. oculomotorius

Der N. oculomotorius, der sogenannte Augenmuskelnerv, führt willkürmotorische zur Innervation der quergestreiften äußeren Augenmuskeln. Zu den äußeren Augenmuskeln rechnet man die Mm. rectus superior, inferior, medialis und lateralis sowie die Mm. obliquus superior und inferior. Die äußeren Augenmuskeln sind für die Bewegung des Augapfels zuständig. *Der N. oculomotorius innerviert alle äußeren Augenmuskeln mit Ausnahme der Mm. rectus lateralis und obliquus superior.* Weiterhin enthält der N. oculomotorius parasympathische Fasern, die zu den glatten inneren Augenmuskeln ziehen. Zu den inneren Augenmuskeln werden die Mm. dilatator und sphincter pupillae (Erweiterung und Verengung der Pupille) sowie der M. ciliaris (Naheinstellung der Linse, auch als Akkommodation bezeichnet) gerechnet. *Die parasympathischen Fasern des M. oculomotorius innervieren den M. dilatator pupillae und den M. ciliaris.* Die Kerngebiete für willkürmotorische und parasympathische Faseranteile liegen in den oberen Hügeln der Lamina quadrigemina des Mittelhirns. Der N. oculomotorius verlässt das Mittelhirn im Sulcus interpeduncularis mit 9 bis 12 Wurzelfäden. Er verläuft zwischen A. cerebelli superior und A. cerebri posterior zur Seitenwand des Sinus cavernosus, zieht durch den medialen Winkel der Fissura orbitalis superior, durchbohrt den Ursprung des M. rectus lateralis und teilt sich bei Eintritt in die Orbita in einen Ramus superior und einen Ramus inferior.
- *Ramus superior* hat nur motorische Fasern und versorgt die Mm. levator palpebrae superior (Oberlidheber) und rectus superior (Augenheber). Diese beiden Muskeln sind mit dem M. orbicularis oculi gekoppelt, da die Kerngebiete der Nn. oculomotorius und facialis miteinander verbunden sind. Beim Heben und Senken des Auges folgen Augenlid und M. orbicularis oculi in dem Ausmaß, dass die Sclera oberhalb der Iris unsichtbar bleibt. Mit dem Lidschluss erfolgt eine Aufwärtsbewegung des Auges (Bellsches Phänomen).
- *Ramus inferior* hat motorische und parasympathische Fasern, gibt je einen Zweig an die Mm. rectus medialis (Innenführung des Auges, auch als Adduktion bezeichnet), rectus inferior (Augensenker), obliquus inferior (Hebung und Außenrotation des Auges) sowie an die parasympathische Radix oculomotoria des Ganglion ciliare ab.

Das *Ganglion ciliare*, etwa 2 mm lang, platt und vierseitig, liegt hinten seitlich am N. opticus, medial vom M. rectus oculi lateralis im Fettgewebe der Orbita. Es enthält die Perikarya der parasympathischen postganglionären Nervenfasern für die inneren Augenmuskeln, Mm. ciliaris und M. sphincter pupillae. Über den hinteren, unteren Rand treten die Wurzeln, Radices, in das Ganglion.
- *Radix oculomotoria* (parasympathica) führt parasympathische präganglionäre Fasern des N. oculomotorius aus dem Nucleus accessorius des Mittelhirns (Edinger-Westphal-Kern) zum Ganglion ciliare.

- *Radix sympathica*, hier ziehen postganglionäre sympathische Fasern aus dem Plexus caroticus internus am Ganglion ciliare vorbei. Diese Fasern stammen aus dem Ganglion cervicale superius des Halsgrenzstrangs.
- *Radix nasociliaris*, hier verlassen afferente Fasern aus dem Auge, die in den Nn. ciliares breves verlaufen, die gemeinsame Endstrecke und treten in den N. nasociliaris (V/1) ein.
- *Nn. ciliares breves* enthalten parasympathische, sympathische und sensible Fasern. Es handelt sich um 3 bis 6 aus dem Ganglion austretende Fasern, die sich durch Aufteilung auf etwa 20 vermehren. Sie ziehen meist in zwei Gruppen über und unter dem Sehnerven vom Ganglion ciliare zum Augapfel. Die parasympathischen Fasern sind für die Akkommodation, vermittelt durch den M. ciliaris sowie für die Verengung der Pupille, bewirkt durch den M. sphincter pupillae, zuständig. Die sympathischen Fasern versorgen den Lidheber, M. tarsalis superior. Die sensiblen Fasern vermitteln Empfindungen wie Schmerz, Druck, Temperatur und Berührung.
- *Nn. ciliares longi* schließen sich der unteren Gruppe der Nn. ciliares breves an, führen Sympathicusfasern für den M. dilatator pupillae und bringen sensible Fasern aus der vorderen Augenhälfte zum N. nasociliaris.

Im N. oculomotorius sollen auch afferente Fasern aus den Muskelspindeln der äußeren Augenmuskeln zum Nucleus mesencephalicus n. trigemini verlaufen.

Klinik

Bei einer kompletten **Oculomotoriuslähmung** findet sich auf der gelähmten Seite eine geschlossene Lidspalte. Sie entsteht dadurch, dass der M. levator palpebrae superioris ausfällt und so das Oberlid herabhängt (Ptose). Das Auge schielt schräg nach außen und unten. Es treten Doppelbilder auf. Weiterhin ist die Pupille erweitert (Mydriasis) und die Akkommodation aufgehoben.
Neben der kompletten Oculomotoriuslähmung sind auch partielle Lähmungen möglich. Einseitige Oculomotoriusparesen entstehen unter anderem als Folge von intrazerebralen Tumoren und von Thrombosen oder Embolien der A. cerebri posterior. Beidseitige Oculomotoriuslähmungen finden sich bei Hypophysen- und Mittelhirntumoren. Ferner kann eine Oculomotoriuslähmung bei einer Reihe von Infektionskrankheiten (Diphtherie, Masern, Meningitis, Poliomyelitis) oder bei multipler Sklerose auftreten [3].

11.4 Der IV. Hirnnerv – N. trochlearis

Der N. trochlearis, der rein motorische Augenrollnerv, führt als dünnster Hirnnerv motorische Fasern zum M. obliquus superior (Senkung und Innenrotation des Auges). Der Nerv entspringt aus dem Nucleus trochlearis im Mittelhirn, der caudal vom Kern des M. oculomotorius liegt. Die Fasern kreuzen im Velum medullare craniale und verlassen das Mittelhirn auf der Dorsalseite, unmittelbar unter der Lamina quadrigemina. Der Nerv läuft um die Crura cerebri herum zur Hirnbasis und zieht aufwärts zur Seitenwand des Sinus cavernosus. Nach Eintritt in die Orbita zieht er über den Ursprung des M. levator palpebrae superioris hinweg und dringt von oben in den M. obliquus superior ein.

Klinik

Bei einer **Trochlearislähmung** ist die Senkung des adduzierten Bulbus und in Abduktionsstellung dessen Innenrollung beeinträchtigt. Beim Geradeausblick steht das Auge nach oben-innen. Es kommt zu vertikal gegeneinander verschobenen Doppelbildern, die beim Blick nach unten am stärksten stören, beispielsweise beim Lesen oder Treppensteigen. Neigt der Kranke den Kopf zur kranken Seite, treten die Doppelbilder störend in Erscheinung (Bielschowsky-Phänomen). Durch Schiefhaltung des Kopfes zur gesunden Seite können sie ganz oder teilweise vermieden werden. Trochlearisparesen finden sich nach einem Schädeltrauma, bei mesenzephalen Blutungen, ischämischer und diabetischer Neuropathie sowie bei Sinus-cavernosus- und Orbitaprozessen [2].

11.5 Der V. Hirnnerv – N. trigeminus

Der N. trigeminus, der dreigeteilte Drillingsnerv, ist der große sensible Gesichtsnerv. Motorische Äste besitzt er nur für die Kaumuskulatur. Für die Differentialdiagnose verschiedener Erkrankungen im Bereich von Auge und Orbita, Nase und Nasennebenhöhlen sowie vor allem von Mundhöhle und Zähnen ist eine genauere Kenntnis der Äste des N. trigeminus (ca. 70 größere Äste) wichtig. Über die wichtigsten Versorgungsgebiete des V. Hirnnerven orientiert die Tab. 11.1.

Tab. 11.1: Versorgungsgebiete des N. trigeminus.

Versorgtes Gebiet / Organ	Nervenast / Nervenäste des N. trigeminus
Schleimhaut Stirnhöhle	– N. supraorbitalis mit Rr. med. und lat. aus V/1
Oberlid	– Oberer Ast des N. lacrimalis aus V/1 – N. supraorbitalis aus V/1 – Oberer Ast des N. supratrochlearis aus V/1 – R. palpebralis sup. aus V/1 (< N. infratrochlearis = 2. Endast des N. ethmoidalis ant.)
Dura mater	– tentorius aus V/1 – R. meningeus med. aus V/2 – R. meningeus aus V/3
Schleimhaut Keilbeinhöhle	– N. ethmoidalis post. aus V/1 – Rr. orbitales aus V/2 – R. meningeus aus V/3
Schleimhaut Siebbeinzellen	– N. ethmoidalis post. aus V/1 – Rr. orbitales aus V/2

Tab. 11.1: (Fortsetzung) Versorgungsgebiete des N. trigeminus.

Versorgtes Gebiet / Organ	Nervenast / Nervenäste des N. trigeminus
Vorderer Nasenbereich und vorderes Septum	– N. ethmoidalis ant. mit Rr. nasales int., Rr. nasales lat. und Rr. nasales med. aus V/1 – Rr. nasales int. aus V/2 (< N. infraorbitalis)
Unterlid	– R. palpebralis inf. aus V/1 (< N. infratrochlearis = 2. Endast des N. ethmoidalis ant.)
Tränensack	– R. palpebralis inf. aus V/1 (< N. infratrochlearis = 2. Endast des N. ethmoidalis ant.)
Obere und mittlere Nasenmuschel sowie hinteres Septum	– Rr. nasales post. sup. lat. aus V/2 – Rr. nasales post. sup. med. aus V/2
Tonsilla palatina	– R. pharyngeus aus V/2 (< Rr. ganglionares seu pterygopalatini) verlaufen durch laterales For. palatinum min.
Harter Gaumen	– N. palatinus maj. aus V/2
Untere Muschel	– Rr. nasales post. inf. aus V/2
Weicher Gaumen	– Rr. palatini min. aus V/2
Wangen und Schläfengegend	– R. zygomaticofacialis aus V/2
Zähne und Zahnfleisch Oberkiefer	– Rr. alveolares sup. post. aus V/2 bilden Rr. dentales et gingivales sup. – R. alveolaris sup. med. aus V/2 bildet Rr. dentales et gingivales sup. – Rr. alveolares sup. ant. aus V/2 bilden Rr. dentales et gingivales sup. – N. nasopalatinus aus V/2 (< Rr. nasales post. sup. med.) für Schleimhaut dorsal der Incisivi
Nasenspitze und Nasenflügel	– N. ethmoidalis ant. mit R. nasalis ext. aus V/1 – R. nasalis ext. aus V/2 (< N. infraorbitalis)
Oberlippe	– Rr. labiales sup. aus V/2 (< N. infraorbitalis)
Gingiva des ersten unteren Molaren	– N. buccalis aus V/3
Haut vor der Ohrmuschel	– Nn. auriculares ant. aus V/3 (< N. auriculotemporalis) – Rr. temporales superf. aus V/3 (< N. auriculotemporalis)
Trommelfell	– Rr. membrani tympani aus V/3 (< N. auriculotemporalis)
Kiefergelenk	– N. massetericus aus V/3
Zunge	– Rr. linguales des N. lingualis aus V/3
Zähne und Zahnfleisch Unterkiefer	– N. alveolaris inf. aus V/3 teilt sich in Rr. dentales et gingivales inf. auf
Unterlippe und Kinn	– Rr. labiales inf. aus V/3 (< N. alveolaris inf.) – Rr. mentales aus V/3 (< N. alveolaris inf.)

Der erste Trigeminusast, N. ophthalmicus, zieht an der Seitenwand des Sinus cavernosus zur Fissura orbitalis superior in die Augenhöhle. Vor seinem Eintritt in die Augenhöhle gibt er einen Ast zur sensiblen Versorgung der Dura mater ab. Er versorgt sensibel: Stirn, beide Augenwinkel, Nasenrücken, Schleimhaut der Stirnhöhle und der Siebbeinzellen, vordere Nasenhöhle, Dura der vorderen Schädelgrube, Tentorium cerebelli. Dem ersten Trigeminusast ist das *Ganglion ciliare*, das sich an der Innenseite des M. rectus lateralis befindet, zugeordnet; hier wird der *Lidschlussreflex (Cornealreflex)* und der *Pupillenreflex* (nur parasympathisch gesteuerte Verengung der Pupille, Miosis) verschaltet.

Der N. ophthalmicus gibt zunächst den N. lacrimalis für die Tränendrüse zur lateralen Orbitawand ab; anschließend spricht man vom N. frontalis. Als nächster Ast wird der N. nasociliaris zur medialen Orbitawand abgegeben; von diesem zweigen wiederum die Nn. ethmoidalis anterior und infratrochlearis ab. Danach geht der dünne N. supratrochlearis zum medialen Augenwinkel ab. Der dickere N. supraorbitalis teilt sich terminal in einen Ramus medialis und lateralis. Folgende Äste gehen vom N. ophthalmicus ab (Abb. 11.1):

- *R. tentorius* verläuft in der Wand des Sinus cavernosus und übernimmt die sensible Versorgung des Tentorium cerebelli.
- *N. lacrimalis* verläuft an der lateralen Seite der Orbita. Ein oberer Ast versorgt die Konjunktiva, den lateralen Augenwinkel und das Oberlid sensibel. Ein unterer Ast ist für die Tränenanastomose mit dem N. zygomaticus zuständig und ist in den Leitungsweg zur sekretorischen Innvervation der Tränendrüse eingeschaltet.
- *N. frontalis* teilt sich in einen starken N. supraorbitalis und einen schwachen N. supratrochlearis zur sensiblen Versorgung der Stirnhaut.
- *N. supraorbitalis*, sein lateraler Ast verläuft durch die Incisura supraorbitalis (oder das Foramen supraorbitale), sein medialer Ast zieht durch die Incisura frontalis. Der Nerv innerviert Stirnhaut, Oberlid, Konjunktiva und die Schleimhaut der Stirnhöhle sensibel.
- *N. supratrochlearis*, sein oberer Zweig verlässt die Orbita über die Trochlea und zieht zur Haut der Stirn, zum Oberlid und zur Nasengegend, sein unterer Zweig nimmt Verbindung zum N. infratrochlearis auf und versorgt Haut und Konjunktiva des medialen Augenwinkels sensibel.
- *N. nasociliaris*, er durchbohrt den M. rectus lateralis und verläuft an der medialen Wand der Orbita. Er gibt den Ramus communicans cum ganglio ciliari ab und lässt so die Radix nasociliaris des Ganglion ciliare entstehen. Weiterhin gibt er Nn. ciliares breves, die Afferenzen aus dem Augapfel leiten, ab. Schließlich führen die zwei Nn. ciliares longi afferente Fasern zur Leitung der Sensibilität aus Cornea, Iris und Corpus ciliare mit sich.
- *N. ethmoidalis posterior* verlässt die Orbita durch das Foramen ethmoidale posterius und zieht zur Schleimhaut der hinteren Siebbeinzellen und zur Keilbeinhöhle, die er sensibel versorgt.

- *N. ethmoidalis anterior* wird auch als *erster Endast des N. ophthalmicus* bezeichnet, verlässt die Orbita durch das Foramen ethmoidale anterius, zieht zur Dura mater der vorderen Schädelgrube und verläuft mit Rami nasales durch die Lamina cribrosa des Siebbeins zur Schleimhaut der Nase. Die Rami nasales werden weiter untergliedert. Der Ramus nasalis externus verläuft im Sulcus ethmoidalis des Nasenbeins, tritt durch das Foramen nasale aus und versorgt die Haut der Nasenspitze. Rami nasales interni sind für die sensible Versorgung der Schleimhaut vor den Muscheln und für den vorderen Septumbereich zuständig; es werden Rami nasales laterales zur seitlichen Nasengegend und Rami nasales medii zum mittleren Septumbereich unterschieden.
- *N. infratrochlearis* wird auch als *zweiter Endast des N. ophthalmicus* bezeichnet, zieht zur Trochlea, wo er sich in einen Ramus palpebralis superior und einen Ramus palpebralis inferior aufteilt. Der Ramus palpebralis superior zieht mit dem N. supratrochlearis zum Oberlid. Der Ramus palpebralis inferior versorgt den Tränensack sensibel.

Der rein sensible zweite Trigeminusast, N. maxillaris, betritt durch das Foramen rotundum die Flügelgaumengrube, wo sich vegetative Fasern aus dem N. intermedius und dem Truncus sympathicus mit ihm verbinden. Vor Eintritt in das Foramen rotundum wird der Ramus meningeus für die sensible Versorgung der Dura der mittleren Schä-

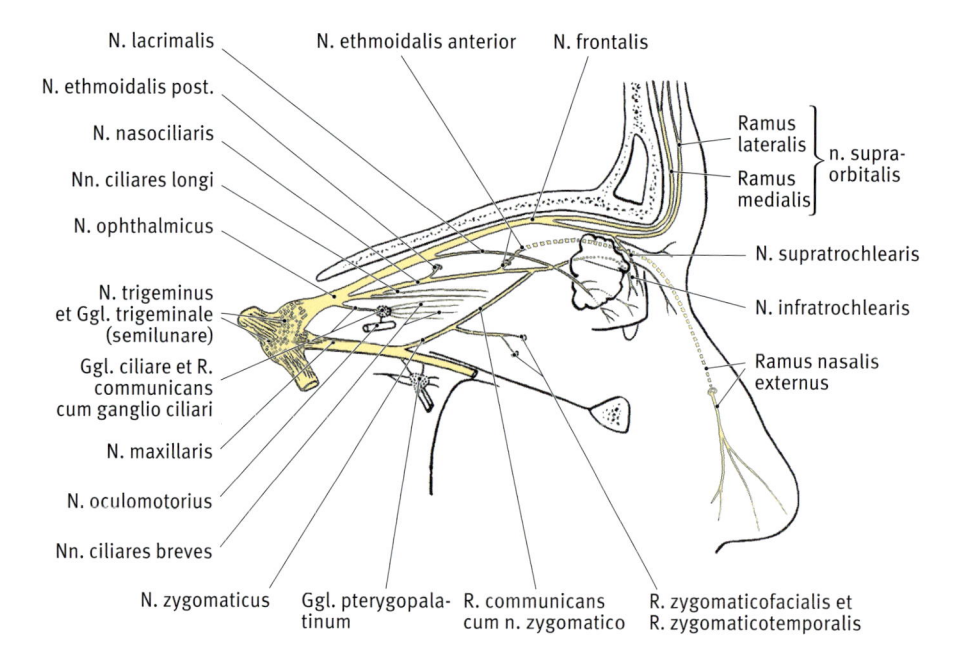

Abb. 11.1: Schematische Übersicht über Lage und Verzweigung des N. ophthalmicus. Ansicht von lateral.

delgrube abgegeben. Er versorgt sensibel die mittlere Gesichtsetage einschließlich Unterlid und Oberlippe, die Schleimhaut der hinteren Nasenhöhle, den oberen Teil der Wange, den Sinus maxillaris und die Zähne des Oberkiefers. Dem zweiten Trigeminusast ist das *Ganglion pterygopalatinum,* in der Fossa pterygopalatina gelegen, beigeordnet. Im Ganglion pterygopalatinum wird der N. petrosus major auf postsynaptische Fasern umgeschaltet (parasympathische Innervation der Tränendrüse sowie der Nasen- und Gaumendrüsen). Der N. petrosus profundus, schon im Halsgrenzstrang umgeschaltet, wird hier nicht mehr umgeschaltet, sondern zieht am Ganglion vorbei (sympathische Innervation der Tränendrüse sowie der Nasen- und Gaumendrüsen). Folgende weitere Haupt- und Nebenäste gehen vom N. maxillaris ab (Abb. 11.2):
– Ramus meningeus (medius) innerviert die Dura mater im Gebiet der vorderen Äste der A. meningea media (mittlere Schädelgrube).

In der *Fossa pterygopalatina* teilt sich der N. maxillaris in drei Äste: *Rami ganglionares (Nn. pterygopalatini), N. zygomaticus und N. infraorbitalis.*
– **Rami ganglionares oder Nn. pterygopalatini:** Zwei oder mehrere kurze Äste ziehen zum Ganglion pterygopalatinum. Die sensiblen Anteile der Rami ganglionares (auch als Nn. pterygopalatini bezeichnet) ziehen in der Peripherie durch das Ganglion pterygopalatinum hindurch, verlaufen durch die Ein- und Ausgänge der Fossa pterygopalatina in alle Richtungen, nach vorne, nach lateral, nach medial, nach hinten und nach unten, teils unter Mitnahme vegetativer Fasern aus dem Ganglion pterygopalatinum. Es handelt sich um folgende Äste:

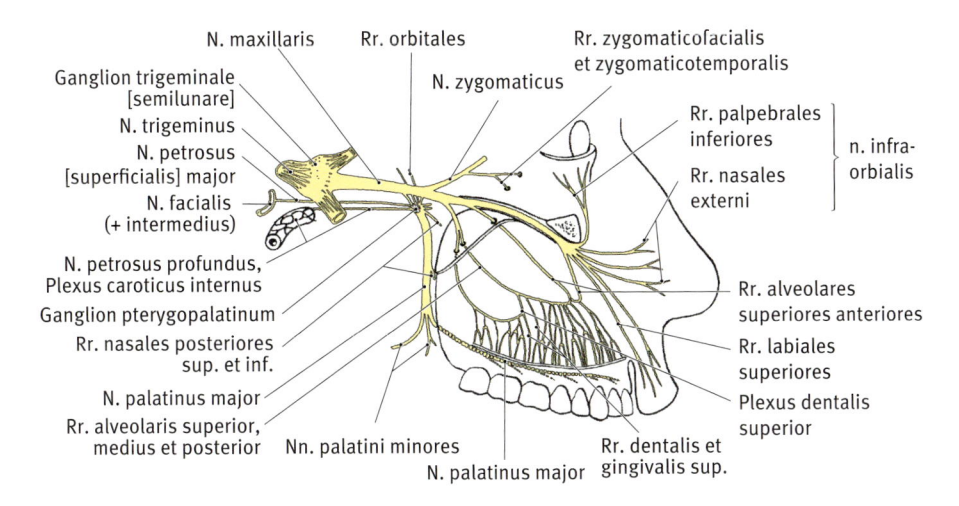

Abb. 11.2: Schematische Übersicht über Lage und Verzweigung des N. maxillaris. Ansicht von lateral.

- *Rami orbitales*, zwei bis drei dünne Äste ziehen durch die Fissura orbitalis inferior und durch die Sutura sphenoethmoidalis zur Schleimhaut der hinteren Siebbeinzellen und zur Keilbeinhöhle.
- *Rami nasales posteriores superiores laterales*, es handelt sich um 10 dünne Äste die nach medial durch das Foramen sphenopalatinum zur oberen und mittleren Nasenmuschel im hinteren Teil der Nasenhöhle ziehen.
- *Rami nasales posteriores superiores mediales* ziehen durch das Foramen sphenopalatinum zum oberen Septum im hinteren Teil der Nasenhöhle. Eine Abspaltung ist der N. nasopalatinus, der unter der Schleimhaut des Septums mit dem gleichnamigen Nerven der Gegenseite durch den Canalis incisivus zur Gingiva der oberen Schneidezähne zieht.
- *Ramus pharyngeus* verläuft durch ein laterales Foramen palatinum minus zur Tonsilla palatina und zum Nasopharynx.
- *N. palatinus major* zieht aus der Fossa pterygopalatina abwärts durch den Canalis palatinus major zum harten Gaumen. Der Nerv anastomosiert am Foramen incisivum mit dem N. nasopalatinus.
- *Rami nasales posteriores inferiores* verlassen den N. palatinus major im Canalis palatinus major und treten durch den Knochen zur unteren Muschel.
- *Nn. palatini minores* (mehrere feine Äste) ziehen durch mehrere, gleichnamige Knochenkanälchen, die in der Nachbarschaft des Canalis palatinus major liegen, und gelangen durch die Foramina palatina minora zum weichen Gaumen.
- **N. zygomaticus** spaltet sich in der Flügelgaumengrube vom Stamm des N. maxillaris ab, zieht durch die Fissura orbitalis inferior zur seitlichen Orbita und nimmt Kontakt mit dem N. lacrimalis auf (leitet parasympathische und sympathische Efferenzen zur Tränendrüse: Tränenanastomose). Anschließend ziehen weitere sensible Äste durch das Foramen zygomaticoorbitale zur Orbita, durch das Foramen zygomaticofaciale zur Wangengegend und durch das Foramen zygomaticotemporale zur Schläfengegend.
- **N. infraorbitalis** zieht durch die Fissura orbitalis inferior in den Sulcus und Canalis infraorbitalis zum Foramen infraorbitale. Er übernimmt die sensible Versorgung der Oberkieferzähne mitsamt Zahnfleisch, der Kieferhöhle und der Haut der mittleren Gesichtsregion.
- *Rami alveolares superiores posteriores* gehen vor Eintritt des Nerven in den Canalis infraorbitalis ab, ziehen am Tuber maxillare abwärts und treten durch die Foramina alveolaria der Facies infratemporalis der Maxilla zu den Molaren und ihrer bukkalen Schleimhaut.
- *Ramus alveolaris medius* tritt aus dem Sulcus infraorbitalis, in der Seitenwand der Kieferhöhle, zu den Prämolaren.
- *Rami alveolares superiores anteriores* entspringen erst nach Austritt des N. infraorbitalis aus dem Foramen infraorbitale und ziehen rückläufig durch den Knochen zu den Front- und Eckzähnen.

- Der *Plexus dentalis superior* wird von den Rami alveolares superiores gespeist und breitet sich über den Zahnwurzeln im Knochen aus; er gibt Rami dentales superiores zu den Zähnen des Oberkiefers und Rami gingivales superiores zum Zahnfleisch ab.
- Schließlich hat der *N. infraorbitalis* noch mehrere sensible Endäste: Die Rami palpebrales inferiores ziehen nach dem Austritt des Nerven aus dem Canalis infraorbitalis zum Unterlid. Rami nasales externi ziehen zur Haut des Nasenflügels. Rami nasales interni versorgen die Haut des Nasenvorhofs. Rami labiales superiores versorgen die Haut der Oberlippe.

Die *Fossa pterygopalatina* (Flügelgaumengrube) ist ein wichtiger Verkehrsknotenpunkt im seitlichen Gesichtsbereich. Hier befindet sich das *Ganglion pterygopalatinum*, das im Präparierkurs von der lateralen Nasenhöhlenwand aus, also von medial, dargestellt werden kann.

Ein- und Ausgänge der Fossa pterygopalatina
- Durch die *Fissura orbitalis inferior* zur Orbita: Diesen Weg nehmen der N. zygomaticus und die V. ophthalmica inferior, die den Plexus pterygoideus drainiert.
- Durch das *Foramen rotundum* zur mittleren Schädelgrube: Hier zieht der N. maxillaris durch.
- Der *Canalis pterygoideus* stellt eine Verbindung zum Felsenbein und zur äußeren Schädelbasis her; er gewährt den Nn. petrosus major (parasympathisch) und profundus (sympathisch) Durchtritt.
- Durch das *Foramen sphenopalatinum* zur Nasenhöhle als Eintrittspforte für die A. sphenopalatina.
- Durch den *Canalis palatinus major* für A. palatina descendens und A. palatina major sowie durch die Canales palatini minores für die Aa. palatinae minores zum Gaumen.

Der dritte Trigeminusast, N. mandibularis, versorgt sensibel die Haut der unteren Gesichtsetage einschließlich der Unterlippe und des Ohres, die Schleimhaut der Zunge und des Mundes im Bereich des Unterkiefers sowie die Unterkieferzähne. Er hat motorische Äste für die Kaumuskulatur, die Muskeln des weichen Gaumens und des Mundbodens. Der N. mandibularis zieht zwischen den Mm. pterygoideus lateralis und medialis zur Fossa infratemporalis und teilt sich dort in: *Nn. auriculotemporalis, alveolaris inferior und lingualis*. Dem dritten Trigeminusast sind das Ganglion oticum, unterhalb des Foramen ovale gelegen, sowie das Ganglion submandibulare, unter dem N. lingualis über der Glandula submandibularis gelegen, beigeordnet. Im *Ganglion oticum* werden parasympathische Fasern des N. petrosus minor auf den N. auriculotemporalis (V/3) zur parasympathischen Innervation der Glandula parotis umgeschaltet. Im *Ganglion submandibulare* werden parasympathische Fasern aus

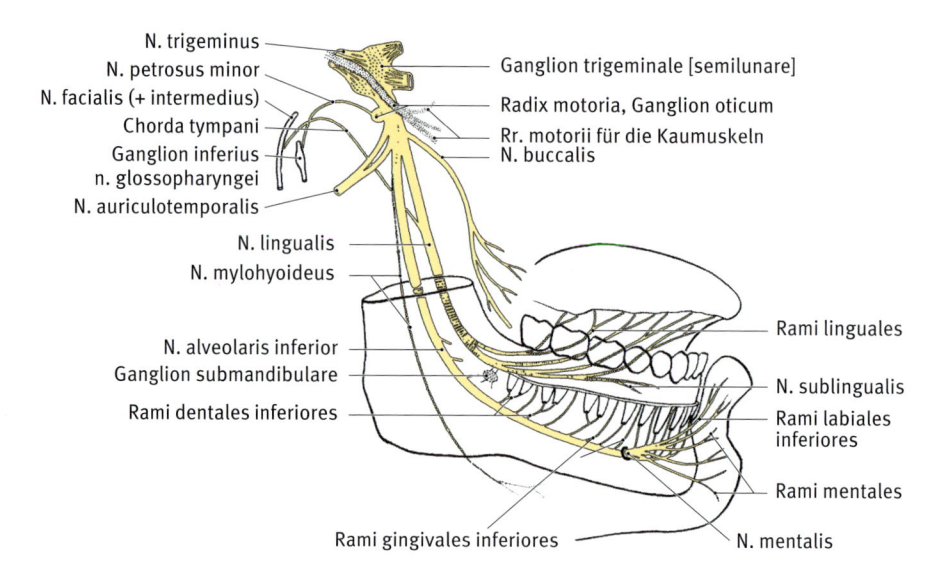

Abb. 11.3: Schematische Übersicht über Lage und Verzweigung des N. mandibularis. Ansicht von lateral.

dem N. lingualis, die aus der Chorda tympani stammen, auf Rami glandulares zur parasympathischen Innvervation der Glandulae submandibularis und sublingualis umgeschaltet. Folgende Äste gehen aus dem Stamm des N. mandibularis vor seiner Aufteilung in die drei Endäste ab (Abb. 11.3):

- *Ramus meningeus*, ein sensibler Ast, verläuft auf dem Planum infratemporale, tritt durch das Foramen spinosum zur Dura mater im Bereich der A. meningea media, zur Keilbeinhöhle sowie durch die Fissura petrosquamosa zu den Cellulae mastoideae.
- *N. massetericus* zieht über den M. pterygoideus lateralis hinweg durch die Incisura mandibulae zum M. masseter. Der Nerv führt neben motorischen Fasern für den gleichnamigen Muskel auch sensible Fasern für das Kiefergelenk.
- *Nn. temporales profundi*, zwei Äste laufen auf dem Planum infratemporale zum M. temporalis, den sie motorisch versorgen. Der vordere Ast zieht durch den M. pterygoideus lateralis, der hintere Ast verläuft über den M. pterygoideus lateralis hinweg. Der hintere Ast enthält auch sensible Fasern für das Kiefergelenk.
- *N. pterygoideus lateralis*, er ist häufig auf einer kurzen Strecke mit dem N. buccalis verbunden und innerviert den M. pterygoideus lateralis.
- *N. pterygoideus medialis*, mehrere kurze Ästchen ziehen am Ganglion oticum vorbei und innervieren den M. pterygoideus medialis.
- *Ramus communicans cum nervo pterygoideo mediali* verbindet diesen Nerven mit dem Ganglion oticum. Das Ganglion oticum liegt unter dem Foramen ovale, an der medialen Seite des N. mandibularis und lateral des M. tensor veli palatini.

- *N. musculi tensoris tympani* zieht nach hinten, am Ganglion oticum vorbei und innerviert den M. tensor tympani.
- *N. buccalis* durchbohrt den M. buccinator, versorgt sensibel die Schleimhaut der Wange und die bukkale Gingiva in der Gegend des oberen ersten Molaren. Des Weiteren innerviert ein Zweig des N. buccalis das *Chievitz-Organ* (Organum juxtaorale). Die Funktion dieses Organs ist noch ungeklärt, möglicherweise hat es eine rezeptorische Funktion.

Der *N. auriculotemporalis*, rein sensibel, erhält parasympathische Fasern aus dem Ganglion oticum sowie sympathische Fasern aus den von sympathischen Fasern umsponnenen benachbarten Arterien. Der Nerv umgreift unter dem Foramen spinosum die A. meningea media mit zwei Wurzeln und zieht hinter dem Collum mandibulae und unter der Ohrspeicheldrüse nach oben. *Dieser Nerv versorgt das Kiefergelenk einschließlich des Discus articularis sensibel. Auch die oben genannten Fasern des N. massetericus und Nn. temporales profundi beteiligen sich an der sensiblen Versorgung des Kiefergelenks.* Der N. auriculotemporalis gibt folgende Äste ab:
- *Nn. meatus acustici externi*, zwei Ästchen an der Grenze zwischen knorpeligem und knöchernem Gehörgang versorgen die Haut des äußeren Gehörgangs sensibel.
- *Rami membranae tympani* dienen der sensiblen Versorgung des Trommelfells.
- *Rami parotidei* enthalten sensible und postganglionäre vegetative Fasern aus dem Ganglion oticum für die Ohrspeicheldrüse.
- *Rami communicantes cum nervo faciali* enthalten postganglionäre, parasympathische Fasern aus dem Ganglion oticum zum N. facialis, der sie zur Ohrspeicheldrüse weiterleitet.
- *Nn. auriculares anteriores*, zur sensiblen Versorgung der Haut an der Vorderfläche der Ohrmuschel.
- *Rami temporales superficiales*, zur sensiblen Versorgung der Haut der hinteren Schläfengegend in Nachbarschaft zum Ohr.

Klinik

Der N. auriculotemporalis spielt für **Dysfunktionen des Kiefergelenks** eine große Rolle. Patienten, bei denen ausgedehnte Kronen- und Brückenarbeiten durchgeführt wurden, klagen mitunter über supra- und infraorbitale Schmerzen sowie über Ohrgeräusche (Tinnitus). Diese Beschwerden können beispielsweise auf eine Einengung des N. auriculotemporalis im Bereich des Kiefergelenks, die von Projektionsschmerzen begleitet sein können, zurückgeführt werden [4].

Der *N. lingualis* erhält Geschmacksfasern und parasympathische Fasern aus der Chorda tympani (VII. Hirnnerv), zieht zwischen den Mm. pterygoideus medialis und lateralis hindurch, liegt vor dem N. alveolaris inferior und oberhalb der Glandula submandibularis, und verläuft auf der Oberseite des M. mylohyoideus. Der Nerv unterkreuzt den Ductus submandibularis. Folgende Äste gehen ab:

- *Rami isthmi faucium*, zur sensiblen Versorgung der Schleimhaut der Schlundenge und der Tonsilla palatina.
- *Rami communicantes cum nervo hypoglossi*, sensible Fasern für den N. hypoglossus.
- *Ramus communicans cum chorda tympani* entsteht bei Verbreiterung der von hinten in den N. lingualis einstrahlenden Fasern der Chorda tympani.
- *N. sublingualis* geht am Hinterrand der Glandula submandibularis ab, zieht an der lateralen Drüsenseite zur Schleimhaut des Mundbodens und zur Gingiva der unteren Frontzähne.
- *Rami linguales* führen sensible Fasern und Geschmacksfasern aus den vorderen zwei Dritteln der Zungenschleimhaut.
- *Rami ganglionares* führen sekretomotorische parasympathische Fasern aus der Chorda tympani zum Ganglion submandibulare.

Der *N. alveolaris inferior* führt sensible Fasern für den Unterkieferbereich und motorische Fasern für den Mundboden. Er zieht zwischen den Mm. pterygoideus medialis und lateralis abwärts und verläuft anschließend zwischen Mandibula und Ligamentum sphenomandibulare zum Foramen mandibulae. Der Nerv gibt folgende Äste ab:
- *N. mylohyoideus* zweigt noch vor dem Eintritt des N. alveolaris inferior in den Canalis mandibulae ab, verläuft auf der Unterfläche des M. mylohyoideus in Begleitung der A. submentalis und innerviert den M. mylohyoideus sowie den Venter anterior des M. digastricus.
- *Plexus dentalis inferior* entsteht im Canalis mandibulae und gibt Rami dentales inferiores zu den Zähnen des Unterkiefers und Rami gingivales inferiores zum Zahnfleisch ab.
- *N. mentalis* verlässt den Canalis mandibulae durch das Foramen mentale, bedeckt vom M. depressor labii inferioris. Rami mentales ziehen zur Haut des Kinns. Rami labiales inferiores versorgen die Haut und Schleimhaut der Unterlippe sensibel.

Klinik

Ein nach dorsal und unten verlagertes Caput mandibulae kann den Verlaufsraum für den N. auriculotemporalis und die Chorda tympani erheblich einengen und zu entsprechenden Funktionsstörungen, wie beispielsweise neuralgiformen **Schmerzen im Kiefergelenk**, führen [4,5,6].

Innervation der Dura mater

An der Innervation der Dura mater beteiligen sich zusätzlich zum N. trigeminus auch die Nn. glossopharyngeus und vagus.
- Vordere Schädelgrube: Rami meningei aus den Nn. ethmoidalis anterior und posterior.
- Mittlere Schädelgrube: Ramus meningeus medius aus V/2 und Ramus meningeus aus V/3.

- Hintere Schädelgrube: Rami meningei aus den Nn. glossopharyngeus und vagus.
- Tentorium cerebelli: Ramus tentorius aus V/1.

Das Ganglion trigeminale

Das Ganglion trigeminale entspricht einem Spinalganglion. Es handelt sich um pseudounipolare Ganglienzellen, deren periphere Fortsätze zu Rezeptoren für Berührung, Diskrimination, Druck sowie Schmerz und Temperatur ziehen. Die zentralen Fortsätze enden im Nucleus sensorius principalis n. trigemini (Nucleus pontinus), der Berührung und Diskrimination verarbeitet sowie im Nucleus spinalis n. trigemini, der Schmerz und Temperatur verarbeitet. Im N. mandibularis verlaufen die propriozeptiven Fasern aus Kaumuskulatur, Kiefergelenk und Zähnen am Ganglion trigeminale vorbei zu Perikaryen des Nucleus mesencephalicus. Von diesem Kern wiederum ziehen efferente Fasern zum Nucleus motorius n. trigemini, der die Kaumuskulatur steuert.

Klinik

Bei der Behandlung von **Gesichts- und Kieferschmerzen** spielt der N. trigeminus eine dominierende Rolle. Die Schmerzen können nach peripheren Reizungen der Nerven durch Entzündungen, Traumen oder Tumoren auftreten. Sie können den Charakter von Dauerschmerzen oder von heftigen Schmerzattacken mit schmerzlosen Intervallen annehmen. Im ersten Fall liegt eine echte Neuritis, im letzteren eine Neuralgie (neuralgiforme Schmerzen) mit oder ohne erkennbare Ursachen (echte, essentielle oder ideopathische Trigeminusneuralgie) vor. Häufige Ursachen der Neuritis sind die **Parodontitis apicalis**, die **Pulpitis** und die **Alveolitis** nach Zahnextraktionen mit Wundheilungsstörungen [3].

Die Ursache der **ideopathischen (echten, essentiellen) Trigeminusneuralgie** ist dagegen unbekannt. Sie betrifft häufiger Frauen als Männer und überwiegend den zweiten und dritten Trigeminusast der rechten Gesichtsseite. Charakteristisch sind blitzartig einschießende Schmerzen, denen nicht selten muskuläre Symptome in der betroffenen Region folgen (Tic douloureux). Die Intervalle zwischen den Attacken sind unterschiedlich lang. Der Schmerz hält sich streng an den Versorgungsbereich des betroffenen Trigeminusastes. Schmerzanfälle sind durch einfache Berührungsreize der Haut oder Schleimhaut (Triggerzonen) auslösbar. Im schmerzfreien Intervall sind im Gegensatz zur Neuritis die sensiblen Qualitäten des Nervs erhalten [3].

Einen Hinweis auf mögliche Ursachen einer **ideopathischen Trigeminusneuralgie** findet man bei Lang [7]. So waren manche Autoren der Meinung, dass die Trigeminusneuralgie ausschließlich durch mechanische Beeinflussung (Tumoren, aberrierende Arterien, Aneurysmen) entsteht [8]. In diesem Zusammenhang wies Sunderland [9] auf den verhältnismäßig häufigen Kontakt von Arterien, insbesondere der A. cerebelli superior, mit dem N. trigeminus hin. Schon Dandy [10] war der Meinung, dass eine Kompression der Radix sensoria in der Regel durch einen Zweig der A. basilaris verursacht sei. Dandy legte deshalb zwischen anlagernde Arterien und Nerv spezielle Plastikschwämme ein und erzielte damit gute bis sehr gute Ergebnisse [7]. Ferner konnten bei 60 % der Patienten mit Trigeminusneuralgie Herpes simplex-Bläschen nachgewiesen werden [11].

11.6 Der VI. Hirnnerv – N. abducens

Der Kern des N. abducens, des rein motorischen Augenmuskelnervs, liegt in der oberen Hälfte der Rautengrube. Der N. abducens innerviert den M. rectus lateralis, welcher den Augapfel zur Seite führt (Seitwärtsführung des Auges, auch als Abduktion bezeichnet). Der Austritt liegt am Hinterrand der Brücke. Der Nerv hat den längsten intrakraniellen Verlauf bis zu seinem Eintritt in die Augenhöhle.

Klinik

Der Ausfall des vom N. abducens innervierten M. rectus lateralis erzeugt am betroffenen Auge eine Lähmung der Bulbuswendung nach lateral mit horizontalen Doppelbildern beim Blick nach der Lähmungsseite. Beim Geradeausblick kann das Auge durch den Tonus des intakten M. rectus medialis leicht nach innen stehen. Der Patient dreht deshalb seinen Kopf leicht zur gesunden Seite, um Doppelbilder zu vermeiden [2]. Bedingt durch den sehr langen extraduralen Verlauf des Nervens ist die **Abducensparese** die häufigste Ursache für eine Augenmuskellähmung. In seinem peripheren Verlauf wird der Nerv leicht bei allgemeinem Hirndruck, bei Schädelbasisbruch sowie entzündlichen und neoplastischen Prozessen an der Schädelbasis geschädigt. Weitere Ursachen sind: Aneurysma der A. basilaris, infraclinoidales Aneurysma der A. carotis interna, Subarachnoidalblutung und Akustikusneurinom [12].

11.7 Der VII. Hirnnerv – N. facialis

Der N. facialis, der Gesichtsnerv, ist gemischt und besitzt motorische, sensorische, sekretomotorische parasympathische sowie wahrscheinlich auch sensible Fasern. Sensible, sensorische und parasympathische Anteile sind im N. intermedius, einem mehr oder weniger isoliert verlaufenden Teil des N. facialis, vereinigt. Die motorischen Fasern innervieren die mimische Muskulatur, die Mm. stapedius und stylohyoideus sowie den Venter posterior des M. digastricus. Der N. intermedius nimmt Geschmacksfasern aus den vorderen zwei Dritteln der Zunge und sensible Fasern aus dem Gehörgang und der Ohrmuschel auf. Weiterhin leitet er parasympathische präganglionäre Fasern zur Glandula lacrimalis, zu den Nasen- und Gaumendrüsen, zur Glandula sublingualis sowie zur Glandula submandibularis. Die motorischen Fasern des N. facialis verlaufen im *sogenannten inneren Facialisknie* bogenförmig um den Kern des N. abducens im Boden der oberen Hälfte der Rautengrube (Fossa rhomboidea). Das parasympathische Kerngebiet liegt im Nucleus salivatorius superior im Boden der unteren Hälfte der Rautengrube. Das sensorische Kerngebiet liegt im Nucleus und Tractus solitarius im Boden der unteren Hälfte der Rautengrube. Folgende Äste gehen vom N. facialis ab (Abb. 11.4):
- *N. stapedius* entspringt im Canalis facialis (Fallopii) und innerviert den gleichnamigen Muskel, der den Steigbügel aus dem runden Fenster hebeln kann.

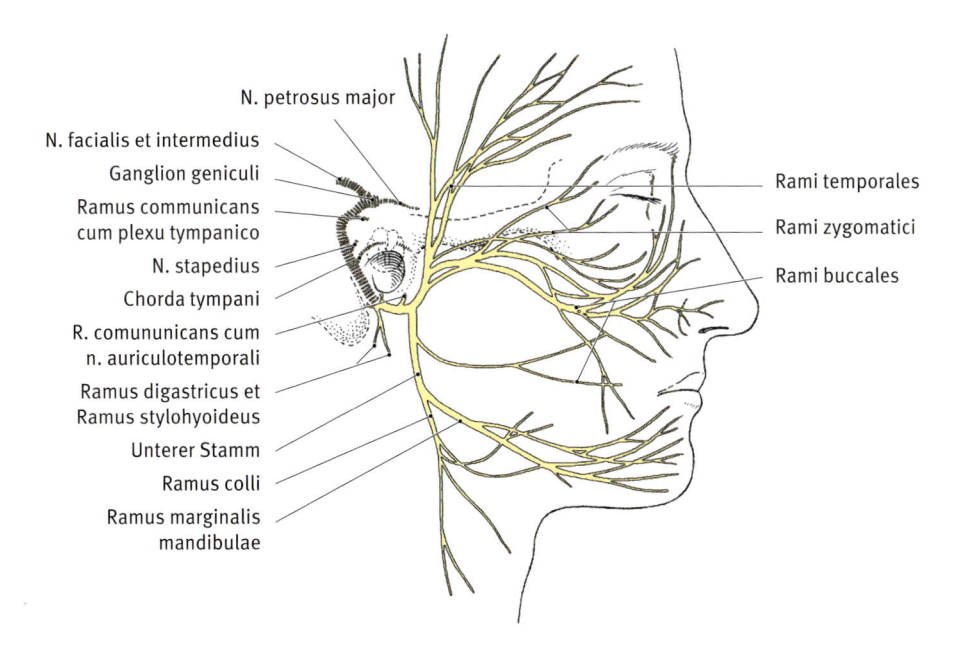

Abb. 11.4: Schema des N. facialis mit Intermedius. Der Verlauf im Felsenbein ist gestrichelt; nach dem Austritt aus dem Foramen stylomastoideum ist er voll ausgezogen

- *Ramus communicans cum nervo vago* entsteht nach Austritt des N. facialis aus dem Foramen stylomastoideum.
- *N. auricularis posterior* entsendet einen Ramus occipitalis zur Innervation des Venter occipitalis des M. occipitofrontalis und einen Ramus auricularis zur Innervation der Ohrmuskeln. Vom Ramus auricularis wird auch die Haut hinter der Ohrmuschel sensibel versorgt.
- *Ramus digastricus* innerviert den Venter posterior des M. digastricus.
- *Ramus stylohyoideus* verläuft mit dem Ramus digastricus und innerviert den M. stylohyoideus, der das Zungenbein nach hinten und oben ziehen kann.
- *Ramus communicans cum nervo glossopharyngeo* verläuft mit dem Ramus digastricus. Der Ramus lingualis, ein inkonstanter Ast, der unmittelbar am Foramen stylomastoideum abgeht, kann den Ramus communicans cum nervo glossopharyngeo ersetzen.
- *Rami temporales* (auch als Stirnast bezeichnet) steigen steil über den Jochbogen auf, innervieren den oberen Teil des M. orbicularis oculi, den Venter frontalis des M. occipitofrontalis, die vorderen Ohrmuskeln, und den M. procerus. Diese Muskeln sind für die Bewegung von Augenbrauen und Stirn sowie für den Lidschluss zuständig.
- *Rami zygomatici* steigen schräg nach vorne zu den Muskeln zwischen der Lid- und Mundspalte auf und innervieren den unteren Teil des M. orbicularis oculi

sowie die Mm. zygomatici. Die Mm. zygomatici unterstützen das Mienenspiel, indem sie die Oberlippe und den Mundwinkel bewegen können.
- *Rami buccales* verlaufen horizontal zum M. buccinator. Der M. buccinator verhindert eine Überdehnung der Wangen.
- *Ramus marginalis mandibulae* verläuft am Unterrand der Mandibula zum M. depressor labii inferioris und zum M. mentalis. Diese Muskeln beeinflussen die Stellung der Unterlippe und das Hautrelief der Kinngegend.
- *Ramus colli* verläuft hinter dem Angulus mandibulae zum Platysma und anastomosiert mit dem N. transversus colli aus dem Plexus cervicalis (sogenannte *Ansa cervicalis superficialis*). Das Platysma ist ein Hautmuskel des Halses.

Das *Ganglion geniculi* enthält Perikarya der Geschmacksfasern des N. intermedius und wahrscheinlich auch Perikarya seiner sensiblen Anteile. Folgende Äste haben Bezug zum Ganglion geniculi:
- *N. petrosus major* zweigt am Ganglion geniculi ab und enthält präganglionäre parasympathische Fasern für die Tränendrüse sowie für die Nasen- und Gaumendrüsen. Der N. petrosus major zieht durch das Foramen lacerum zur äußeren Schädelbasis und vereinigt sich hier mit dem sympathischen N. petrosus profundus zum gemeinsamen N. canalis pterygoidei, zieht dann durch den Canalis pterygoideus und endet im Ganglion pterygoideum. Hier wird der N. petrosus major umgeschaltet, der N. petrosus profundus nicht.
- *Ramus communicans cum plexo tympanico* leitet möglicherweise sensible Fasern zum Plexus tympanicus und weiter zum Ganglion oticum.
- *Chorda tympani* ist gemischt und beinhaltet sensible, sensorische und parasympathische Fasern. Die sensiblen und sensorischen Fasern haben ihre Perikarya im Ganglion geniculi, die parasympathischen kommen aus dem Nucleus salivatorius superior der Rautengrube. Die Chorda tympani verlässt den N. facialis vor Austritt aus dem Foramen stylomastoideum und zieht zwischen Hammer und Amboss zur *Fissura petrotympanica (Glaser-Spalte)*; sie enthält Geschmacksfasern und sensible Fasern aus den vorderen zwei Dritteln der Zunge sowie präganglionäre, parasympathische Fasern für die Unterzungen- und Unterkieferdrüse.

Klinik

Funktionsstörungen des Kiefergelenks würden sich oftmals kaum bemerkbar machen, wenn dieses Gelenk nicht in der anatomisch, neurophysiologisch und mitunter auch ostitisch hochreaktiven Umgebung des Felsenbeins gelegen wäre. Zu dieser hochreaktiven Umgebung gehören der N. facialis, die Chorda tympani sowie die Nn. petrosus major und minor. Möglicherweise bedingen Veränderungen im Kiefergelenk eine pathologische Verengung der feinen Nervenkanälchen für die beiden letztgenannten Nerven [13].

Dem *Ganglion pterygopalatinum* werden präganglionäre, parasympathische Fasern über den N. petrosus major zugeführt. Nach Umschaltung entlässt dieses Ganglion postganglionäre, parasympathische Fasern zur sekretomotorischen Innervation der Tränendrüse sowie der Nasen- und Gaumendrüsen. Postganglionäre sympathische Fasern zur Hemmung der Sekretion von Tränendrüse, Nasen- und Gaumendrüsen verlaufen im N. petrosus profundus und ziehen ohne Umschaltung am Ganglion vorbei. Parasympathische und sympathische Fasern verlaufen auf einer kurzen Strecke vereinigt im N. canalis pterygoidei durch den Canalis pterygoideus zum Ganglion pterygopalatinum.

N. canalis pterygoidei setzt sich aus präganglionären, parasympathischen Fasern des N. petrosus major und postganglionären, sympathischen Fasern des N. petrosus profundus zusammen.

Die postganglionären Parasympathicus- und Sympathicusfasern verlaufen mit den sensiblen Rami ganglionares des N. maxillaris, die am Ganglion pterygopalatinum vorbeiziehen, durch die Ein- und Ausgänge der Fossa pterygopalatina zu ihren Erfolgsorganen.

Dem *Ganglion submandibulare* werden präganglionäre, parasympathische Fasern über die Chorda tympani zugeführt. Nach Umschaltung entlässt das Ganglion postganglionäre, parasympathische Fasern zur sekretomotorischen Innervation der Unterzungen- und Unterkieferdrüse. Postganglionäre sympathische Fasern zur Hemmung der Sekretion von Unterzungen- und Unterkieferdrüse verlaufen im Plexus caroticus externus und ziehen ohne Umschaltung am Ganglion vorbei. Folgende Äste haben Bezug zum Ganglion submandibulare:
- *Chorda tympani* mit präganglionären, parasympathischen Fasern aus dem Intermediusanteil des N. facialis.
- *Ramus sympathicus ad ganglion submandibulare* führt postganglionäre, sympathische Fasern aus dem Plexus caroticus externus.
- *Rami communicantes cum nervo linguali* führen dem N. lingualis postganglionäre, parasympathische und sympathische Fasern zur Innervation der Drüsen der Mundschleimhaut zu.
- *Rami ganglionares* ziehen vom Ganglion submandibulare zur Unterzungen- und Unterkieferdrüse und enthalten postganglionäre, parasympathische und sympathische Fasern.

Klinik

Facialisparesen sind häufig. Das klinische Bild einer Facialisparese hängt von der Lokalisation der Störung ab. Je nach ihrem Sitz lässt sich eine periphere und eine zentrale Facialislähmung unterscheiden [3].
Bei der **zentralen Facialislähmung** sind die Nervenfasern unterbrochen, die vom unteren Teil des Gyrus praecentralis des motorischen Rindenzentrums über die Capsula interna und die Hirnschenkel zum motorischen Facialiskern ziehen. Da jedoch der obere Teil des Nucleus nervi facialis, von dem die Fasern für den Stirnteil des N. facialis ausgehen, sowohl homolateral als auch kontralateral Impulse erhält, das heißt von beiden motorischen Rindenzentren, fällt niemals der gesamte Nerv aus, sondern hauptsächlich der untere Anteil. Bei einer zentralen Facialisparese lässt sich die Stirn noch runzeln

und das Auge schließen. Da die häufigste Ursache für eine zentrale Facialisparese eine Apoplexie ist, ist sie in der Mehrzahl der Fälle mit einer Hemiplegie kombiniert.

Bei der **peripheren Facialisparese** sind sämtliche mimische Muskeln der betroffenen Seite gelähmt. Durch den Ausfall der M. orbicularis oris lässt sich der Mund nicht spitzen, der Lippenschluss ist unvollständig, der Speichel tropft aus dem Mundwinkel. Die Lähmung des M. buccinator bewirkt, dass die Wange nicht aufgeblasen werden kann, der Mundwinkel herabhängt und die Nasolabialfalte verschwindet. Der Ausfall des Stirnastes macht sich durch eine glatte Stirn und unvollständigen Lidschluss bemerkbar. Am schwerwiegendsten ist die Lähmung des M. orbicularis oculi, da das Unterlid schlaff herabhängt (Lagophthalmus), der Lidschlussreflex fehlt, die Tränenflüssigkeit herabträufelt und eine Austrocknung der Konjunktiva (Gefahr der Keratokonjunktivitis) droht.

Je nach Lokalisation der Schädigung kann auch der N. stapedius (Hyperakusis), die Chorda tympani (Geschmacksstörungen) in den vorderen zwei Dritteln der Zunge) oder das Facialisknie mit den Nn. petrosus major und profundus (Unterbrechung der Tränensekretion) betroffen sein.

Ursache der **zentralen Facialislähmung** ist hauptsächlich ein **apoplektischer Insult**. Als Auslöser der peripheren Facialislähmung kommen lokale Durchblutungsstörungen, die nicht selten nach Zugwind oder Unterkühlung auftreten, in Frage. Passagere Lähmungen werden auch nach fehlerhafter Leitungsanästhesie der N. alveolaris inferior beobachtet. Nach Schädelbasisbrüchen kann es, je nach Lokalisation, in bis zu 50 % zu Facialislähmungen kommen. Bei durch neurotrope Viren verursachten Erkrankungen (Echo-, Coxsackie-, Poliomyelitisinfektion) finden sich nicht selten ebenfalls Facialislähmungen. Weiterhin wird ein Facialisbeteiligung bei Parotitis und bei malignen Parotistumoren beobachtet.

11.8 Der VIII. Hirnnerv – N. vestibulocochlearis

Der N. vestibulocochlearis, ein rein sensorischer Nerv, führt afferente Fasern aus dem Hör- und Gleichgewichtsorgan. Die obere Radix vestibularis enthält Fasern aus dem Gleichgewichtsorgan, die untere Radix cochlearis besteht aus Fasern aus dem Hörorgan. Beide Anteile laufen im Meatus acusticus internus zusammen.

- *N. vestibularis* setzt sich aus den beiden Anteilen des Ganglion vestibulare zusammen und ist durch einen Ramus communicans cochlearis mit dem N. cochlearis verbunden. Das *Ganglion vestibulare* liegt im Boden des Meatus acusticus internus. Die obere Pars rostralis des Ganglion vestibulare versorgt mit dem N. utriculoampullaris die Rezeptoren des vorderen und seitlichen Bogengangs sowie die Rezeptoren des Utriculus. Der N. utriculoampullaris setzt sich wiederum aus drei Ästen zusammen: N. ampullaris anterior, N. ampullaris lateralis, N. utricularis. Die untere Pars caudalis des Ganglion vestibulare versorgt mit dem N. ampullaris posterior den hinteren Bogengang und mit dem N. saccularis den Sacculus. In den Bogengängen werden Drehbeschleunigungen bei Lageveränderungen des Kopfes wahrgenommen. In Utriculus und Sacculus erfolgt die Wahrnehmung von Linearbeschleunigungen, „Vor und Zurück" im Utriculus sowie „Auf und ab" im Sacculus.
- *N. cochlearis* führt die Fasern aus den Rezeptoren des Organum spirale (Hörorgan, Corti-Organ). Das *Ganglion spirale*, ein bemarktes Ganglion in der Schne-

ckenachse, enthält die bipolaren Ganglienzellen des N. cochlearis. Die Ganglienzellen liegen in der knöchernen Achse der Schneckenspindel, des Modiolus. Der periphere Fortsatz dieser Ganglienzellen zieht zu den inneren und äußeren Haarzellen als den Schallrezeptoren. Der zentrale Fortsatz zieht zum Hirnstamm und ist am Aufbau der Hörbahn beteiligt.

Klinik

Je nach Lokalisation des Krankheitsherdes kann der gesamte N. vestibulocochlearis oder nur der vestibuläre beziehungsweise der cochleare Anteil betroffen sein [3]. Ein Ausfall des Gesamtnervs ist seltener als die Störung eines seiner beiden Teile. Der Gesamtausfall des N. vestibulocochlearis wird bei Schädelbasisbrüchen, bei Tumoren des Kleinhirnbrückenwinkels und bei Durchblutungsstörungen im Bereich der A. labyrinthi beobachtet. Die **Akustikusneurinome** manifestieren sich meist zwischen dem 30. und 50. Lebensjahr und erzeugen das charakteristische klinische Bild des Kleinhirnbrückenwinkeltumors, nämlich progrediente Gehörabnahme, Ohrgeräusche und Gleichgewichtsstörungen [2].
Hörstörungen wie **Schwerhörigkeit** und **Taubheit** sind häufig auf Schädigungen vor oder unter der Geburt zurückzuführen: Röteln, Innenohr- und Gehörgangsfehlbildungen, Hirnblutungen. Auch Infekte im Kleinstkindalter wie Parotitis, Diphtherie, Masern und Scharlach sind an Hörstörungen beteiligt. Langandauernde Streptomycinbehandlung kann ebenfalls zur Ertaubung oder zur Schwerhörigkeit führen.
Störungen des Gleichgewichtsapparates verursachen **Schwindel**, Fallneigung und häufig Nystagmus. Bei einer Beeinträchtigung des Gehörs wird zwischen einer **Schallleitungsschwerhörigkeit**, deren Ursache im Mittelohr (Gehörknöchelchen) liegt und einer **Rezeptionsschwerhörigkeit**, bei der das Sinnesorgan (Sinneszellen des Corti'schen Organs) oder der N. cochlearis betroffen sind, unterschieden.

11.9 Der IX. Hirnnerv – N. glossopharyngeus

Der N. glossopharyngeus ist gemischt und leitet motorische, sensible, sensorische und parasympathische Fasern. Die motorischen Fasern innervieren die Schlundschnürer und den M. stylopharyngeus, die sensiblen Fasern sind für Tonsillen, Pharynx, Tuba auditiva und Paukenhöhle zuständig. Weiterhin enthält er Geschmacksfasern aus den Papillae vallatae der Zunge und leitet parasympathische Fasern zum *Ganglion oticum*. Der Nerv tritt hinter der unteren Olive mit zwei Strängen aus. Das *Ganglion superius* des IX. Hirnnerven liegt im Foramen jugulare und ist sensibel und sensorisch. *Das Ganglion inferius* liegt in der Fossula petrosa und enthält eine Anzahl zweiter sekretorisch-parasympathischer Neurone. Nach dem Austritt aus dem Foramen jugulare verläuft der Nerv zwischen A. carotis communis und V. jugularis interna, dann auf seinem Leitmuskel, M. stylopharyngeus, und schließlich zwischen den Mm. stylopharyngeus und styloglossus abwärts zum Pharynx und zur Zungenwurzel. Der Ramus meningeus verlässt das Ganglion superius, tritt rückläufig durch das Foramen jugulare und versorgt die Dura der hinteren Schädelgrube.

Beim *Brechreflex* wird der afferente Schenkel durch den N. glossopharyngeus gebildet, der sensible Fasern für den Mesopharynx führt. Der efferente Schenkel zieht zu den Mm. constrictores pharyngis. Das Brechzentrum liegt in der Medulla oblongata. Hier ist die Blut-Hirnschranke aufgehoben und bestimmte Stoffe können einen Brechreiz ausüben.

Folgende weitere Äste spalten sich ab (Abb. 11.5):

- *N. tympanicus* enthält sensible Fasern für die Paukenhöhle und präganglionäre, parasympathische Fasern für die Ohrspeicheldrüse. Aus dem Plexus tympanicus geht der N. petrosus minor hervor, der im Ganglion oticum endet. Die Verbindung zwischen dem Ganglion inferius des IX. Hirnnerven und dem Ganglion oticum des V. Hirnnerven wird *Jacobson'sche Anastomose* genannt. Aus dem Ganglion inferius ziehen postganglionäre, parasympathische Fasern, die sich dem N. auriculotemporalis (V/3) anschließen zur Ohrspeicheldrüse und fördern dort die Sekretion.
- *Nn. caroticotympanici* enthalten postganglionäre, sympathische Fasern aus dem Plexus caroticus internus, die zum Plexus tympanicus ziehen. Diese Gefäße regeln unter anderem die Weite der Gefäße in der Paukenhöhle (Mittelohr).

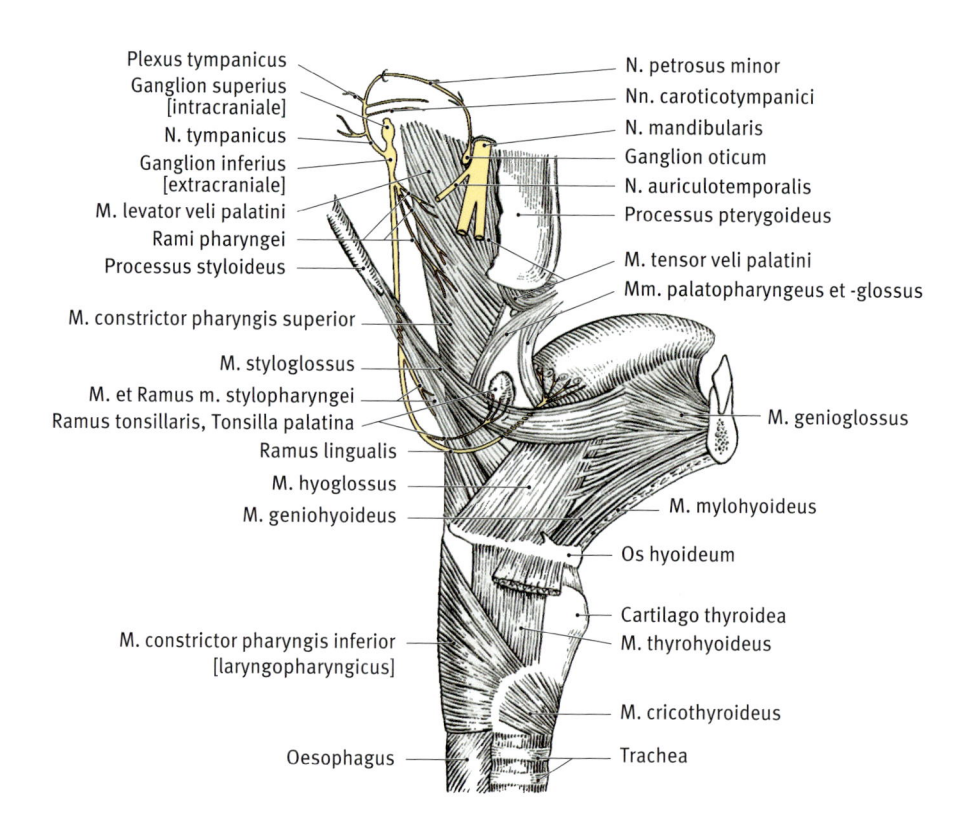

Abb. 11.5: Schematische Übersicht über die Lage und Verzweigung des N. glossopharyngeus.

- *Ramus tubarius* tritt als Ausläufer des Plexus tympanicus in die Tuba auditiva und versorgt dort die Schleimhaut sensibel.
- *Ramus communicans cum ramo auriculari nervi vagi* stellt eine Verbindung zwischen dem Ganglion inferius des IX. Hirnnerven und dem Ramus auricularis n. vagi her und ist für den Hustenreflex bei Reizung des äußeren Gehörgangs verantwortlich.
- *Rami pharyngei*, es handelt sich um drei bis vier Äste mit efferenten und afferenten Fasern, die zur Rückwand des Pharynx ziehen. Diese Äste folgen dem M. stylopharyngeus als Leitmuskel. Zusammen mit den N. vagus und dem Truncus sympathicus bilden die Rami pharyngei den *Plexus pharyngeus*, der für die motorische Innervation der Pharynxmuskeln, für die sensible Innervation des Pharynx sowie für seine vasomotorische Innervation verantwortlich ist.
- *Ramus musculi stylopharyngei* innerviert den gleichnamigen Muskel des dritten Kiemenbogens. Dieser Muskel zieht den Pharynx beim Schluckakt nach oben.
- *Ramus sinus carotici* zieht mit sensiblen und parasympathischen Fasern zum *Sinus caroticus* und zum *Glomus caroticum* an der Teilungsstelle zwischen A. carotis interna und externa. Es handelt sich um einen starken afferenten Ast, der pressorezeptorische Fasern vom Sinus caroticus (Blutdruckmessung) und chemoreptorische Fasern vom Glomus caroticum (Messung des pH sowie des Sauerstoff- und Kohlendioxidgehaltes des Blutes) führt. Der Nerv, der auch Verbindung zum N. vagus und zum Ganglion cervicale superius hat, wird auch als „*Blutdruckzügler*" bezeichnet.

Bei der Präparation im Präparierkurs lässt sich der N. glossopharyngeus erst in der Ecke zwischen M. styloglossus und M. hyoglossus in seiner Gesamtheit darstellen; hier gibt er folgende Äste ab:
- *Rami tonsillares* führen sensible und motorische Fasern. Die sensiblen Fasern ziehen zu den Gaumenmandeln, zur Rachenmandel und zu den Tubenmandeln sowie zum weichen Gaumen. Die motorischen Fasern innervieren die Mm. palatoglossus, palatopharyngeus, salpingopharyngeus und den M. uvulae. Die Schlundenge (Isthmus faucium), durch die Mundhöhle und Rachen miteinander in Verbindung stehen, wird durch die Gaumenbögen hervorgerufen. Die Mm. palatoglossus und palatopharyngeus unterfüttern den vorderen (Arcus palatoglossus) und hinteren Gaumenbogen (Arcus palatopharyngeus) und regeln die Weite der Schlundenge. Der M. salpingopharyngeus zieht vom Tubenknorpel zur seitlichen Rachenwand und ist ein Schlundheber. Der M. uvulae dient der Verkürzung des Zäpfchens.
- *Rami linguales* führen Geschmacksfasern aus den Papillae vallatae des Zungengrundes und sensible Fasern aus dem hinteren Drittel der Zunge. Weiterhin leiten diese Äste sekretorische, parasympathische Fasern zu den Zungendrüsen.

Klinik

Ein isolierter Befall des N. glossopharyngeus ist äußerst selten. Meistens ist eine **Glossopharyngeuslähmung** mit anderen Hirnnervenausfällen kombiniert. Bei Paresen des N. glossopharyngeus lässt sich weder der Gaumen- noch der Würgereflex auslösen. Das Gaumensegel hängt auf der gelähmten Seite tiefer, und die Rachenhinterwand ist zur gesunden Seite verzogen. Das hintere Zungendrittel ist anästhetisch, außerdem fehlen hier die Geschmacksempfindungen.

Schädelbasisbrüche, Tumoren, Thrombosen des Bulbus superior venae jugularis internae und Gefäßprozesse in der Medulla oblongata können zu Glossopharyngeusausfällen führen. So verursacht ein Ausfall der lateralen Gefäßgruppe der Medulla oblongata (Aa. sulci lateralis der A. vertebralis) das **Wallenberg-Syndrom**, bei dem die Hirnnerven V, VIII, IX und X betroffen sind. Auf der Läsionsseite treten vor allem Dysphonie (N. vagus), Dysphagie (N. glossopharyngeus), gustatorische Anästhesie (N. glossopharyngeus) und Sensibilitätsstörungen im Gesicht (N. trigeminus) sowie Nystagmus (N. vestibulocochlearis) auf [14].

11.10 Der X. Hirnnerv – N. vagus

Der N. vagus verdankt seinen Namen dem ausgedehnten Verlauf, der vom Pharynx bis zur linken Colonflexur *(Cannon-Böhm-Punkt)* reicht. Der N. vagus versorgt die Dura mater der hinteren Schädelgrube, den Zungengrund und die Haut des äußeren Gehörgangs sensibel, er innerviert den Kehlkopf motorisch und sensibel und führt Geschmacksfasern aus der Gegend des Kehlkopfeingangs. Weiterhin leitet er parasympathische und sensible Fasern zu den Brust- und Bauchorganen. Afferente Fasern des N. vagus leiten den größten Teil der Eingeweidesensationen mit Ausnahme der von sympathischen Fasern übermittelten Schmerzempfindung. Der N. vagus steht in Beziehung zum Nucleus dorsalis n. vagi (präganglionäre parasympathische Fasern für die Eingeweideinnervation in Brust- und Bauchraum), zum Nucleus ambiguus (willkürmotorische Fasern für die Kehlkopfmuskeln) und zum Nucleus tractus solitarii (viszeroafferente Fasern aus Brust- und Bauchraum, Geschmacksfasern). Er verlässt die Medulla oblongata mit 10 bis 15 Wurzelfäden hinter der unteren Olive unter dem N. glossopharyngeus. Noch im Foramen jugulare liegt das kleine *Ganglion superius* (Ganglion jugulare). Unmittelbar nach seinem Austritt aus dem Foramen jugulare nimmt der N. vagus den Ramus internus des N. accessorius auf und schwillt vor den Wirbelkörpern der ersten beiden Halswirbel zum 15 mm langen *Ganglion inferius*, das höher als das sympathische Ganglion cervicale superius liegt, an. Beide Ganglien des X. Hirnnerven enthalten die Perikarya der sensiblen und sensorischen Fasern, das Ganglion inferius zusätzlich noch einen Teil der parasympathischen Umschaltzellen. Die zahlreichen parasympathischen Fasern des N. vagus haben ihren Ursprung im Nucleus dorsalis n. vagi in der Medulla oblongata. Ein geringer Teil dieser Fasern wird im Ganglion inferius auf das zweite Neuron umgeschaltet und übernimmt die parasympathische Versorgung von Kopf und Hals. Die parasympathischen Vagusfasern für Brust- und Eingeweide werden erst in der Wand der jeweiligen Organe (intra-

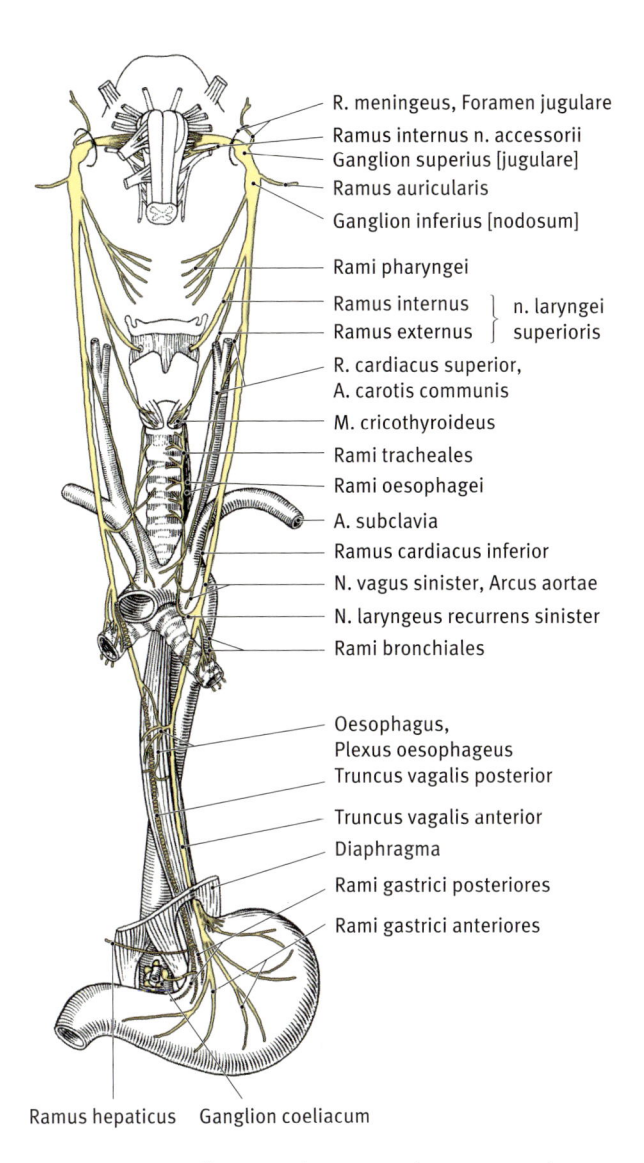

Abb. 11.6: Schematische Übersicht über Lage und Verzweigung des N. vagus bis zum Magen.

mural) auf das zweite Neuron umgeschaltet. Der N. hypoglossus kreuzt hinter dem Ganglion inferius n. vagi zur Seite. Durch die obere Thoraxapertur zieht der N. vagus rechts zwischen V. brachiocephalica und A. subclavia, links zwischen V. brachiocephalica und Aortenbogen in den Brustraum. Er verläuft hinter der Lungenwurzel zum Ösophagus und mit diesem als Truncus vagalis in den Bauchraum. Folgende Äste spalten sich ab (Abb. 11.6):

- *Ramus meningeus*, aus dem Ganglion superius, zieht rückläufig durch das Foramen jugulare zur sensiblen Versorgung der Dura mater der hinteren Schädelgrube.
- *Ramus auricularis*, aus dem Ganglion superius, zieht durch den in der Fossa jugularis gelegenen Canalis mastoideus, tritt durch die Fissura tympanomastoidea und versorgt den äußeren Gehörgang und die Hinterfläche der Ohrmuschel sensibel.
- *Ramus communicans cum nervo glossopharyngeo* stellt eine Verbindung zwischen dem Ramus auricularis nervi vagi und dem Ganglion inferius des N. glossopharyngeus her. Auf taktile Reize kann ein *Hustenreflex* erfolgen.
- *Rami pharyngei* ziehen zusammen mit Fasern des Ramus internus des N. accessorius und sympathischen Fasern aus dem Ganglion cervicale superius sowie mit den Rami pharyngei des N. glossopharyngeus zur seitlichen Pharynxwand und bilden dort den *Plexus pharyngeus*.
- *Plexus pharyngeus*, gebildet aus Rami pharyngeales der Nn. glossopharyngeus und vagus unter Beteiligung von Sympathicusfasern zur motorischen, sensiblen, parasympathischen und vasomotorischen Innervation des Schlundes einschließlich Schlunddrüsen. In einzelnen versorgen motorische Fasern die Schlundmuskeln, sensible Fasern die Schleimhaut und sekretorische parasympathische Fasern die Pharynxdrüsen. Die vegetativen Fasern können auch auf die Schilddrüse übergreifen.
- *N. levator veli palatini*, zur motorischen Innervation des M. levator veli palatini zusammen mit Ästen der Nn. facialis und glossopharyngeus. Der Muskel hebt das Gaumensegel und darf auch im Schlaf nicht ausfallen.
- *Rami cardiaci cervicales superiores* bestehen aus parasympathischen und sensiblen Fasern. Sie lagern sich mit Sympathicusfasern zusammen und ziehen zum *Plexus cardiacus* vor und hinter dem Aortenbogen. Dabei wirken die parasympathischen Fasern dämpfend, die sympathischen Fasern erregend auf die Herzaktion (Puls, Kontraktionskraft, Überleitungszeit). Weiterhin kontrollieren die Rami cardiaci cervicales superiores mit afferenten sensiblen Fasern die Wandspannung des Aortenbogens.
- *N. laryngeus superior* verlässt den N. vagus am Ganglion inferius und zieht abwärts zur Membrana thyrohyoidea. Hinter dem großen Zungenbeinhorn teilt er sich in einen Ramus externus und internus. Der aus motorischen, sensiblen und sekretorischen Fasern sowie wenigen sensorischen Vagusfasern bestehende Ramus externus verläuft zu den Mm. cricothyroideus (Grobspanner der Stimmlippe) und constrictor pharyngis inferior (unterer Schlundschnürer), die er motorisch innerviert. Sensible und sekretorische Fasern ziehen zum oberen Schilddrüsenpol und zur Stimmlippenschleimhaut. Sensorische Fasern leiten Geschmacksempfindungen aus der Regio epiglottica. Der starke Ramus internus führt sensible und parasympathische Fasern mit sich. Der Nerv durchbohrt die Membrana thyrohyoidea und innerviert die Valleculae epiglotticae, die Epiglottis und die

obere Kehlkopfschleimhaut bis zur Stimmfalte. Der Ramus communicans cum nervo laryngeo inferiori entlässt sensible Fasern für die Trachea.
- *Rami cardiaci cervicales inferiores*, sensibel und parasympathisch, ziehen zum Plexus cardiacus. Die parasympathischen Fasern wirken dämpfend auf die Herzaktion.
- *N. laryngeus recurrens* führt motorische, sensible sowie sekretorische Fasern und zieht links unter dem Ligamentum arteriosum (Derivat des 6. Kiemenbogens) und rechts um die A. subclavia in der Rinne zwischen Trachea und Ösophagus nach kranial. Folgende Äste werden abgegeben: Rami trachcales, ziehen zu Trachea, Schilddrüse und Epithelkörperchen. Rami oesophagei ziehen zur Speiseröhre. Der *N. laryngeus inferior als starker Endast des N. laryngeus recurrens* durchbohrt den M. constrictor pharyngis inferior und innerviert alle inneren Kehlkopfmuskeln motorisch (unter anderem den M. vocalis als Feinspanner der Stimmlippe, den M. cricoarytenoideus posterior als einzigen Öffner und den M. cricoarytenoideus lateralis als Schließer der Stimmritze) und die Schleimhaut unterhalb der Stimmritze sensibel; außerdem übernimmt er die parasympathische Versorgung der Schilddrüse.
- *Ramus communicans cum ramo laryngeo interno (Galen'sche Anastomose)* verbindet den N. laryngeus inferior mit dem Ramus internus des N. laryngeus superior.
- *Rami cardiaci thoracici* ziehen zum Plexus cardiacus. Als Abspaltung ziehen afferente und vegetative Fasern zu den Chemo- und Pressorezeptoren des *Glomus aorticum* am Aortenbogen und wirken regulierend auf den Blutdruck.
- *Rami bronchiales* bilden am Lungenhilum den Plexus pulmonalis. Parasympathische Fasern der Rami bronchialis bewirken eine Kontraktion der Bronchialmuskulatur und wirken stimulierend auf die Bronchialdrüsen.
- *Rami oesophagei* ziehen zur Speiseröhre und bilden den Plexus oesophageus. Parasympathische Fasern sind für die Kontraktion der Speiseröhrenmuskulatur verantwortlich und wirken stimulatorisch auf ihre Drüsen.
- Die *Trunci vagales anterior* (vorwiegend linker N. vagus) und posterior (vorwiegend rechter N. vagus). versorgen die Bauchorgane bis zur linken Colonflexur *(Cannon-Böhm-Punkt)*. Parasympathische Fasern der Trunci sind für die Bewegung (Peristaltik) der glatten Muskulatur des Magen-Darm-Traktes verantwortlich und wirken stimulatorisch auf die Drüsenzellen des Magens (zum Beispiel auf die Salzsäuresekretion) sowie auf Leber und Bauchspeicheldrüse. Des Weiteren werden Dehnungsimpulse aus dem Eingeweidetrakt über viszeroafferente Fasern der Trunci zum zentralen Nervensystem geleitet.

Klinik

Infolge des ausgedehnten Innervationsgebietes und der unterschiedlichen Faserqualitäten des N. vagus ist das Erscheinungsbild der **Vaguslähmung** sehr vielfältig [3]. Ein Ausfall der N. laryngeus recurrens der linken Seite findet sich häufiger als eine rechtsseitige Recurrensparese, da der Nerv der linken Seite eine weitere Verlaufsstrecke hat als derjenige der rechten Seite und zudem in den Brustraum eindringt. So kann eine linksseitige **Stimmlippenlähmung** oft das einzige Frühsymptom eines Mediastinaltumors oder eines Aneurysmas des Aortenbogens sein. Bei einseitiger Lähmung des N. laryngeus inferior steht das Stimmband der betreffenden Seite – da Öffner und Schließer der Stimmritze gleichermaßen ausfallen – in einer straffen Paramedianstellung.
Rekurrensparesen finden sich – da bereits Zerrung oder Druck zu einem Ausfall des Nervs führen können – bei Strumen, Ösophaguskarzinomen, Aortenaneurysmen und Mediastinaltumoren. Nicht selten wird der N. laryngeus recurrens bei Operationen (Strumektomie) geschädigt.
Bei einem totalen peripheren oder nukleären **Vagusausfall** entsteht eine durch Lähmung des M. levator veli palatini bedingte Erschlaffung des Gaumensegels. Bei diesen Paresen des Gaumensegels gelangen Flüssigkeiten oder Speisebrei in die Nase, und die Sprache wird näselnd. Bei Ausfall der Rami cardiaci kommt es zu einer Tachykardie. Bei Reizung des Ramus meningeus (Meningitis) kann Brechreiz auftreten. Ist der N. vagus isoliert betroffen, das heißt ohne Mitbeteiligung anderer Hirnnerven, dann liegt immer eine extrazerebrale Schädigung vor. Doch auch hierbei lassen sich oft Läsionen anderer Hirnnerven beobachten, beispielsweise bei einer Schädelbasisfraktur. Totalausfälle des N. vagus findet man unter anderem bei vaskulären Prozessen in der Medulla oblongata und iatrogen im Gefolge einer radikalen Halslymphknotenausräumung (Neck-dissection).

11.11 Der XI. Hirnnerv – N. accessorius

Der rein motorische N. accessorius entspringt mit zwei Wurzelportionen vom Boden der Rautengrube und aus den Halsmarksegmenten C 1 bis C 6. Der Nerv innerviert den M. trapezius, der für Heben und Senken des Schultergürtels zuständig ist sowie den M. sternocleidomastoideus, der eine Drehung des Kopfes bewirken kann. Die Radices craniales (Pars vagalis) kommen mit 3 bis 6 Wurzelbündeln aus dem Nucleus ambiguus im Boden der Rautengrube und verlassen im Sulcus lateralis posterior hinter dem N. vagus die Medulla oblongata. Die Radices spinales (Pars spinalis) entspringen mit bis zu 6 Wurzelbündeln aus eine Kernsäule in der Basis des Vorderhorns. Die Wurzelfäden treten seitlich zwischen den vorderen und hinteren Spinalnervenwurzeln aus dem Halsmark und steigen vereinigt durch das Foramen magnum auf. Die Radices spinales vereinigen sich mit den Radices craniales zum Stamm des N. accessorius. Dieser Truncus n. accessorii verlässt die Schädelhöhle durch das Foramen jugulare und teilt sich in einen Ramus internus und einen Ramus externus.
- *Ramus internus* führt dem N. vagus zwischen Ganglion superius und inferius die Fasern der Radices craniales zu. Die willkürmotorischen Fasern des N. vagus für die Kehlkopfmuskeln verlaufen also anfangs im N. accessorius.
- *Ramus externus*, bestehend aus den gebündelten Fasern der Radices spinales, zieht zwischen A. occipitalis und V. jugularis interna über den Querfortsatz

des Atlas abwärts und gibt einen Ast für den M. sternocleidomastoideus (Kopfdrehung) ab. Anschließend durchquert der Ramus externus hinten das seitliche Halsdreieck und tritt von unten mit Rami musculares in den M. trapezius (Auf- und Abwärtsbewegung des Schultergürtels) ein.

Klinik
Bei **einseitiger Lähmung des M. sternocleidomastoideus** ist die Kopfdrehung zur Gegenseite abgeschwächt. Durch ein Überwiegen des Muskels der gesunden Seite entsteht ein Schiefhals. Hierbei ist der Hinterkopf zur gesunden Seite geneigt, das Kinn zur gelähmten Seite gerichtet. Bei einer doppelseitigen Lähmung tritt eine Schwäche beim Beugen des Kopfes auf.
Bei einer **Trapeziuslähmung** steht das Schulterblatt weiter lateral als auf der gesunden Seite. Der mediale Scapulateil steht höher, der Angulus lateralis tiefer. Die Elevation des Armes über die Horizontale ist eingeschränkt. Dies ist eine gefürchtete Komplikation der Neck-dissection, wenn der N. accessorius aus Radikalitätsgründen nicht geschont werden kann. Das resultierende **Schulter-Arm-Syndrom** führt zu erheblichen, therapieresistenten Beschwerden. Eine iatrogene Schädigung ist bei Operationen im seitlichen Halsbereich, besonders bei Lymphknotenbiopsien am Hinterrand des M. sternocleidomastoideus, möglich. Eine derartige Schädigung liegt bei drei Viertel aller Fälle vor. Meist bemerkt der Patient erst einige Wochen später, wenn er den Arm wieder belastet, eine gewisse motorische Behinderung oder Schulterschmerzen bei Arm- und Schulterbewegungen. Ferner kann der N. accessorius bei Läsionsherden in der Medulla oblongata, bei Schädelbrüchen oder bei Anomalien im kraniozervikalen Übergangsbereich betroffen sein.

11.12 Der XII. Hirnnerv – N. hypoglossus

Der rein motorische N. hypoglossus, der Zungennerv, entspringt aus dem Nucleus n. hypoglossi im Boden der unteren Hälfte der Rautengrube. Der Nerv innerviert größtenteils die an der Bewegung der Zunge beteiligten Muskeln. Der N. hypoglossus verlässt die Medulla oblongata mit 10 bis 15 Wurzelfäden zwischen Pyramide und unterer Olive im Sulcus ventrolateralis. Der Nerv entspricht entwicklungsgeschichtlich der motorischen Wurzel eines obersten Spinalnerven, dessen dorsale sensible Wurzel zurückgebildet wurde. Die seitlich hinter der A. vertebralis zusammenlaufenden Wurzelfäden durchsetzen die Dura meist in zwei Bündeln und ziehen dann in den Canalis hypoglossi, wobei sich die Bündel zum N. hypoglossus zusammenschließen. Der Nerv liegt zunächst medial-dorsal vom N. vagus, kreuzt hinter diesem in Höhe des Ganglion inferius zur Seite und zieht bedeckt vom hinteren Bauch des M. digastricus und vom M. styohyoideus zwischen V. jugularis und A. carotis interna nach vorne. Er überkreuzt lateral die Karotisgabel oder die A. carotis externa und tritt über den Hinterrand des M. mylohyoideus auf den Mundboden.
– *Rami linguales* dringen lateral vom M. hyoglossus in die Zunge ein und innervieren die Mm. styloglossus (Zug der Zunge nach hinten-oben beim Schluckakt), hyoglossus (Abwärtsbewegung der Zunge), genioglossus (Herausstrecken der Zunge) und die Binnenmuskulatur der Zunge.

Der Nerv hat unmittelbar unter der Schädelbasis Verbindung zum Ganglion cervicale superius und zum N. vagus. Die Radix superior der Ansa cervicalis legt sich eine Strecke weit dem N. hypoglossus an.

Klinik

Bei **einseitiger Hypoglossusläsion** kommt es zur schlaffen Lähmung der gleichseitigen Zungenhälfte mit Atrophie und Faszikulieren. Die vorgestreckte Zunge weicht nach der Seite der Lähmung ab. Die Sprache ist kaum beeinträchtigt. Als Ursache kommen Schädelbasisfrakturen, Tumoren und Aneurysmen in Frage. Beim apoplektischen Insult findet man meistens eine einseitige, oft wieder zurückgehende (zentrale) Zungenlähmung.

Eine **doppelseitige Hypoglossuslähmung** beruht meistens auf einer Schädigung der dicht nebeneinanderliegenden Kerngebiete. Es besteht eine beidseitige schlaffe Lähmung der Zunge mit Atrophie. Beim Sprechen und Schlucken treten erhebliche Schwierigkeiten auf. Häufige Ursachen sind: progressive Bulbärparalyse, amyotrophe Lateralsklerose.

Zusammenfassung
- Unter den 12 Hirnnerven haben eine ausschließlich sensorische Funktion der N. olfactorius (I) als Geruchsnerv, der N. opticus (II) als Sehnerv und der N. vestibulocochlearis (VIII) als Hör- und Gleichgewichtsnerv.
- Eine ausschließlich willkürmotorische Funktion haben der N. trochlearis (IV, M. obliquus superior des Auges), der N. abducens (VI, M. rectus lateralis des Auges), der N. accessorius (XI, Mm. trapezius und sternocleidomastoideus) und der N. hypoglossus (XII, alle Zungenmuskeln).
- Der N. oculomotorius (III) hat motorische Fasern für alle Augenmuskeln mit Ausnahme der Mm. obliquus superior und rectus lateralis und führt parasympathische Fasern für die Mm. sphincter pupillae (Verengung der Pupille) und ciliaris (Akkommodation).
- Im N. trigeminus (V) leiten sensible Fasern Druck, Berührung, Schmerz, Temperatur und Propriozeption von Gesicht, Cornea, Mund, Nasennebenhöhlen, Zunge, Zähnen, Hirnhäuten, Kiefergelenk und Trommelfell. Motorische Anteile innervieren die Kaumuskulatur sowie die Muskeln im Bereich des Mundbodens (M. mylohyoideus, vorderer Bauch des M. digastricus), des weichen Gaumen (M. tensor veli palatini) und der Tuba auditiva (M. tensor tympani).
- Der N. facialis (VII) führt sensorische Fasern (Chorda tympani) für den Geschmack aus den vorderen zwei Dritteln der Zunge. Parasympathische Fasern ziehen zu den Speicheldrüsen (Glandulae sublingualis und submandibularis), zur Tränendrüse (Glandula lacrimalis) sowie zu den Mund- und Nasendrüsen. Motorische Fasern innervieren die Muskeln des Gesichts, des Zungenbeins (M. stylohyoideus), des Mundbodens (hinterer Bauch des M. digastricus) und des Mittelohrs (M. stapedius).
- Der N. glossopharyngeus (IX) besitzt sensorische Fasern für Geschmacksempfindungen aus dem hinteren Drittel der Zunge, parasympathische Fasern für die Ohrspeicheldrüse (Glandula parotidea) und sensible Fasern für Trommelfell, Tuba auditiva, Zungengrund, Schlund und Sinus caroticus (Änderungen des Blutdrucks).
- Der N. vagus (X) besteht aus parasympathischen Fasern für die glatte Muskulatur aller Organe des Brust- und Bauchraums bis zur linken Colonflexur, willkürlichen motorischen Fasern für die Kehlkopf- und Rachenmuskeln sowie sensiblen Fasern für Afferenzen aus dem Kehlkopf und dem unteren Pharynx, aus den Eingeweiden, dem Glomus caroticum (Chemorezeptor), dem Sinus caroticus (Blutdruck) sowie der Dura der hinteren Schädelgrube.

Literatur

[1] Leonhardt H. Kopf-Hals. In: Leonhardt H, Tillmann B, Zilles K (Hg). Rauber/Kopsch, Anatomie des Menschen, Bd. IV. Stuttgart, New York: Thieme, 1988, 21-183.
[2] Mumenthaler M, Mattle H. Neurologie. Thieme, Stuttgart, New York, 2008, 56, 537, 563-566, 614-615.
[3] Rosenbauer KA, Engelhardt JP, Koch H, Stüttgen U. Klinische Anatomie der Kopf- und Halsregion für Zahnmediziner. Thieme, Stuttgart, New York, 1998, 249-250, 256-257, 259-265.
[4] Gerber A. Unsere Frage: Neuralgie infolge Okklusionsstörung, ja oder nein? Schweizer Medizinische Wochenschrift. 1973;83:119-129.
[5] Gerber A. Beiträge zur totalen Prothetik (VII). Ziel und Technik der Fertigstellung und der Nachsorge. Quintessenz. 1973;9.
[6] Gerber A. Unsere Frage: Es geht um Gelenkschmerzen nach schöner neuer Brücke. Wo liegt die Ursache? Schweizer Medizinische Wochenschrift. 1973;83:290-298.
[7] Lang J. Kopf, Teil A: Übergeordnete Systeme. In: Lang J, Wachsmuth W (Hg). Praktische Anatomie, begründet von T. von Lanz und W. Wachsmuth, Erster Band, Teil 1 A. Sonderausgabe der 1985 erschienene 1. Auflage. Springer, Berlin, Heidelberg, New York etc., 2004, 472-473, 505-509.
[8] Olivecrona H. Die Trigeminusneuralgie und ihre Behandlung. Nervenarzt. 1941;14:49-57.
[9] Sunderland S. Neurovascular relations and anomalies at base of the brain. J Neurol Neurosurg Psychiat. 1948;11:243-257.
[10] Dandy WE. Lesions of cranial nerves; diagnosis and treatment. J Int Coll Surg. 1939;2:5-13.
[11] Knight G. Herpes simplex and trigeminal neuralgia. Proc Roy Soc Med. 1954;47:788-790.
[12] Poeck K, Hacke W. Neurologie. Springer, Heidelberg, 2006, 626.
[13] Gerber A, Steinhardt G. Kiefergelenkstörungen – Diagnostik und Therapie. Quintessenz Verlags-GmbH, Berlin, Chicago, London etc., 1989, 27.
[14] Töndury G, Kubik S, Krisch B. Hirnhäute und Hirngefäße. In: Leonhardt H, Tillmann B, Töndury G, Zilles K (Hg). Rauber/Kopsch, Anatomie des Menschen, Bd. III: Nervensystem, Sinnesorgane. Thieme, Stuttgart, New York, 1987, 175-233.

12 Die Eingeweide des Halses

Der Hals (Collum, Cervix) stellt die Verbindung zwischen Kopf und Rumpf her. Er ist aus Skelettelementen, Muskeln und den Halseingeweiden aufgebaut. Diese Strukturen sind auf engem Raum untergebracht. Verletzungen des Halses bei Unfällen sind meistens ernsterer Art. Zum Halsskelett gehören 7 Halswirbel und das Zungenbein. Muskeln ermöglichen die aufrechte Haltung des Kopfes und die Beweglichkeit des Halses. Das Eingeweidesystem besteht aus lebenswichtigen Leitungsbahnen zwischen Kopf und Brust. Weiterhin sind hier Schlund, Tonsillen, Kehlkopf, oberer Teil von Luft- und Speiseröhre sowie Schilddrüse und Nebenschilddrüsen untergebracht. Die Halseingeweide verbinden Nase und Lunge, Mund und Magen sowie Kopf und Herz. Vor der Halswirbelsäule liegen Schlund und Kehlkopf. Zu beiden Seiten des Schlundes dehnt sich der Parapharyngealraum mit den großen Leitungsbahnen aus.

12.1 Der Schlund (Pharynx)

Der vor den ersten Halswirbeln gelegene Schlund, auch Rachen oder Pharynx genannt, verbindet Mund- und Nasenhöhle mit Kehlkopf und Oesophagus (Abb. 12.1). Man gliedert den Pharynx in einen Epipharynx (Nasopharynx), der über die Choanen mit der Nasenhöhle kommuniziert, einen Mesopharynx (Oropharynx), der durch den Isthmus faucium von der Mundhöhle abgegrenzt wird, und einen Hypopharynx (Laryngopharynx), der unten in den Kehlkopf und hinten in den Oesophagus übergeht.

Der Schlund ist ein 11 bis 12 cm langer bindegewebig-muskulöser Schlauch. Er erstreckt sich von der Schädelbasis, an der er durch die *Membrana pharyngobasilaris* aufgehängt ist, bis in Höhe des 6. Halswirbels. Seine Wand besteht aus einer spezifisch angeordneten Muskulatur (Konstriktoren und Levatoren), die außen von der Fascia pharyngea zusammengehalten wird. Die Konstriktoren überlagern sich dachziegelförmig von unten nach oben. Dorsal bilden sie eine mediansagittale Raphe.

12.1.1 Schlundmuskeln

Die Muskeln des Schlundes entspringen an Skelettelementen von Kopf und Hals sowie von der Zunge und können den Pharynx schnüren (Schlundschnürer oder Konstriktoren). Weiterhin gibt es drei längs verlaufende Muskeln (Schlundheber oder Levatoren), die den Pharynx anheben können und am Schluckvorgang beteiligt sind.

Schlundschnürer

Der *M. constrictor pharyngis superior* (oberer Schlundschnürer) ist am Aufbau des Epipharynx beteiligt. Er wird auf Grund seiner Ursprünge in 4 Teile gegliedert, deren

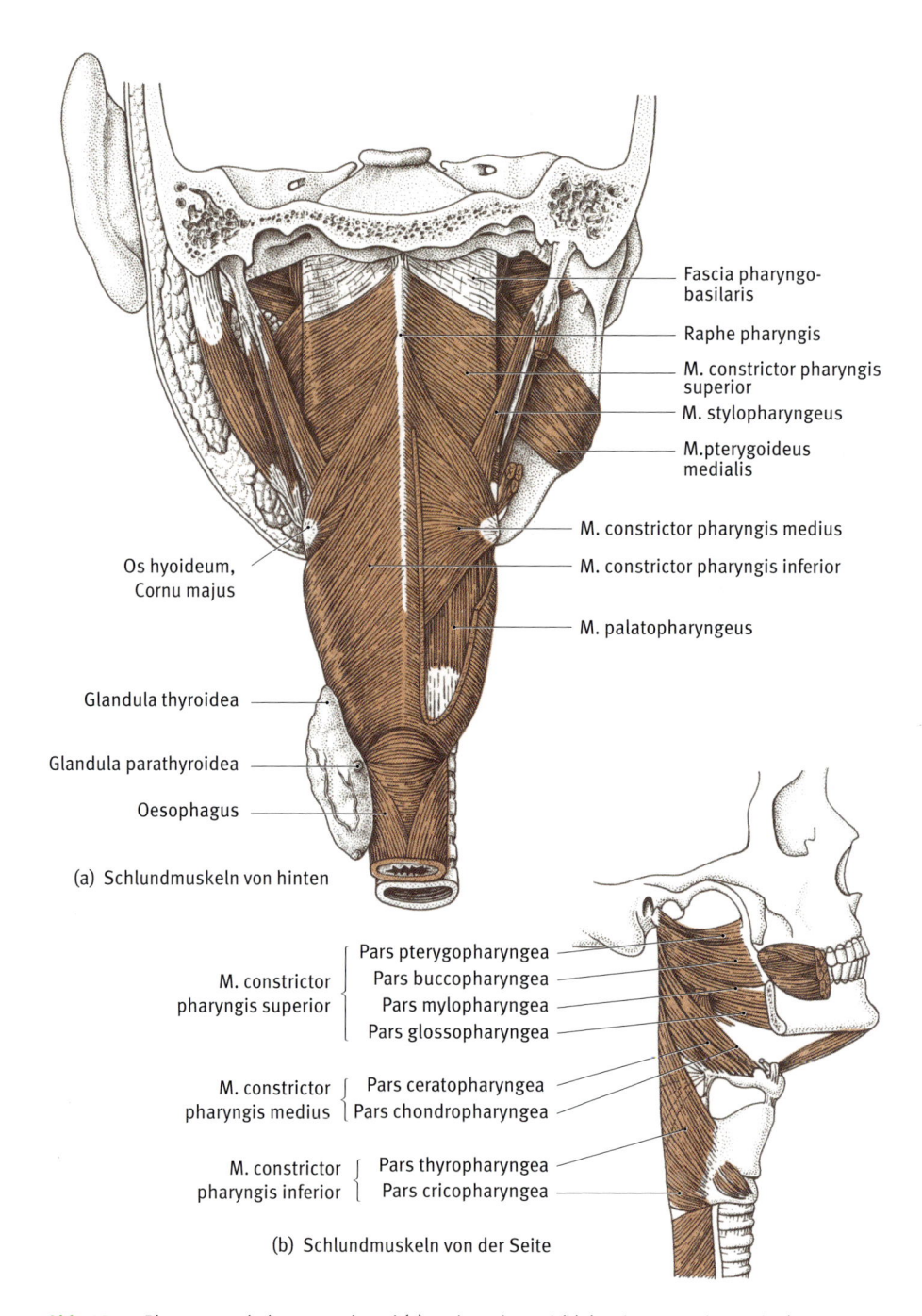

Abb. 12.1: Pharynxmuskulatur von dorsal (a) und von lateral (b) (nach G.-H. Schumacher).

Fasern beidseits bogenförmig nach hinten verlaufen und sich in einer medianen bindegewebigen Raphe pharyngis treffen und dort ansetzen:
- Pars pterygopharyngea entspringt am Processus pterygoideus des Keilbeins.
- Pars buccopharyngea entspringt an der Raphe pterygomandibularis, die den Hamulus pterygoideus des Keilbeins mit der Innenseite des Unterkiefers verbindet.
- Pars mylopharyngea entspringt an der Linea mylohyoidea der Unterkiefers.
- Pars glossopharyngea entspringt an der Zungenbinnenmuskulatur.

Der *M. constrictor pharyngis medius* (mittlerer Schlundschnürer) ist Bestandteil des Mesopharynx. Er wird in zwei Anteile untergliedert, die dorsal an der Raphe pharyngis ansetzen:
- Pars chondropharyngea entspringt am kleinen Zungenbeinhorn (Cornu minus).
- Pars ceratopharyngea entspringt am großen Zungenbeinhorn (Cornu majus).

Der *M. constrictor pharyngis inferior* (unterer Schlundschnürer) ist am Aufbau des Hypopharynx beteiligt und besteht aus zwei Teilen, die dorsal an der Raphe pharyngis ansetzen. Am Übergang zum Oesophagus fehlt die Raphe. Die Muskelfasern beider Seiten durchflechten sich bevor sie in die Muskulatur der Speiseröhre übergehen:
- Pars thyropharyngea, entspringt am Schildknorpel.
- Pars cricopharyngea, entspringt am Ringknorpel. Die Pars cricopharyngea wird wiederum in eine Pars obliqua und eine Pars fundiformis gegliedert. Die Muskelfasern der Pars fundiformis werden auch als „Killianscher Schleudermuskel" bezeichnet.

Klinik

Der Hypopharynx hat in seinem unteren Abschnitt (Pars cricopharyngea) eine Schwachstelle. Hier sind die beidseitigen Muskelabschnitte nicht durch eine Raphe miteinander verbunden. Zwischen der Pars obliqua und der Pars fundiformis des M. constrictor pharyngis inferior liegt das Killian Dreieck. An dieser Stelle können Aussackungen, die man als **Zenker'sches Divertikel** bezeichnet, auftreten. Am Übergang des Pharynx in den Ösophagus tritt im sogenannten Laimer-Dreieck ebenfalls eine Schwachstelle auf. Da sich der Verlauf der Muskelfasern umordnet, besteht die Ösophaguswand im Laimer-Dreieck nur aus Ringmuskulatur. Hier können ebenfalls **Divertikel** entstehen.

Schlundheber
- Der M. stylopharyngeus entspringt vom Processus styloideus. Er zieht schräg an der seitlichen Pharynxwand nach unten, schiebt sich am Übergang des Epipharynx in den Mesopharynx zwischen die dachziegelartig angeordneten Muskelfasern und endet zum Teil an der Submukosa der Pharynxwand, zum Teil aber auch am Hinterrand des Schildknorpels und am Seitenrand des Kehldeckels.
- Der M. palatopharyngeus entspringt von der Gaumenaponeurose und vom Hamulus pterygoideus des Keilbeins. Dieser sehr kräftige Schlundheber zieht auf

der Innenseite des Pharynx abwärts und setzt gemeinsam mit dem M. salpingopharyngeus am Schildknorpel und am Kehldeckel an.
- Der M. salpingopharyngeus entspringt vom knorpeligen Teil der Tuba auditiva. Dieser sehr schwache Schlundheber zieht zur seitlichen Rachenwand.

Funktion der Schlundmuskeln

Die dachziegelartig angeordneten Muskeln können den Schlund schnüren und verengen, die Längsmuskeln können ihn anheben und verkürzen. Die Muskelgruppen beider Verlaufsrichtungen müssen besonders in der ersten Phase des Schluckaktes koordiniert zusammenarbeiten, um eine rasche Passage der Nahrung zu gewährleisten. Der temporär gesperrte Luftweg für die Atmung muss zügig wieder freigegeben werden.

12.1.2 Schleimhaut des Schlundes

Der Epipharynx tritt gewöhnlich nicht mit der Nahrung in Kontakt. Seine Innenauskleidung besteht aus einem mehrreihigen Flimmerepithel (respiratorisches Epithel), was für die Reinigung und Adaption der Atemluft vorteilhaft ist. Meso- und Hypopharynx werden durch die vorbeigleitenden Speisen stärker belastet. Hier herrscht wie in der Mundhöhle ein mehrschichtig unverhorntes Plattenepithel, das sich bei Verletzungen rasch erneuern kann, vor. In der Lamina propria des Epipharynx trifft man vorwiegend sero-mukös gemischte Drüsen, im Meso- und Hypopharynx überwiegend rein muköse Schleimdrüsen, die Glandulae pharyngeae, an. Diese Drüsen haben die Aufgabe, die Oberfläche ständig feucht zu halten. Der Schleimhaut des Pharynx fehlt insgesamt die Lamina muscularis mucosae. Eine Reliefbildung, die im Magen-Darm-Trakt erwünscht ist, hätte hier wegen der kurzen Verweildauer der Nahrung keinen Sinn.

Der Epipharynx zeigt an seiner oberen Wand, besonders bei Kindern, stark entwickeltes lymphatisches Gewebe. Hierzu gehört die hinten mit einer Einsenkung endigende Tonsilla pharyngea (Rachenmandel). Im Bereich der Seitenwand des Epipharynx mündet die *Tuba auditiva Eustachii*. Hinter der Einmündungsstelle, ostium pharyngeum, erhebt sich die Schleimhaut zum *Tubenwulst (Torus tubarius)*. Die zwischen diesem und der Hinterwand bestehende Grube wird als *Recessus pharyngeus Rosenmülleri* bezeichnet. Unter der Tubenöffnung wirft der M. levator veli palatini die Schleimhaut zum *Levatorwulst (Torus levatorius)* auf.

Im Bereich des weichen Gaumens bildet der Arcus palatoglossus und der Arcus palatopharyngeus eine Nische, *Fossa tonsillaris*, in der die von einer Kapsel umgebene Tonsilla palatina (Gaumenmandel) liegt. Darüber liegt die Fossa supratonsillaris als Rest der zweiten Kiementasche. Von der Fossa supratonsillaris können Entzündungen der peritonsillären Gebiete ausgehen. Lateral grenzt die Gaumenmandel an den M. constrictor pharyngis superior.

> **Klinik**
>
> Von den lateral und kranial verlaufenden großen Halsgefäßen ist die Tonsilla palatina durch einen ziemlich weiten Zwischenraum getrennt. Allerdings muss mit einer variablen Schleife der A. carotis interna mit Nähe zum Tonsillenbett und der Gefahr tödlicher Blutungen bei der Tonsillektomie gerechnet werden [1].

Die Grenze des Mesopharynx gegenüber dem Cavum oris wird durch den Arcus palatopharyngeus, der dem Isthmus faucium entspricht, markiert. Die Grenze des Mesopharynx gegenüber dem Hypopharynx verläuft in einer Horizontalebene, die durch die Spitze der aufgerichteten Epiglottis geht.

Der Hypopharynx reicht unten bis zum Ösophagus in Höhe des Ringknorpels. Der im oberen Teil des Hypopharynx gelegene Aditus laryngis wird oben vom Rand der Epiglottis, seitlich von den Plicae aryepiglotticae und hinten von der Incisura interarytenoidea begrenzt. Seitlich liegen die *Recessus piriformes*, in denen leicht Fremdkörper (Fischgräten) hängenbleiben. Hinter der Cartilago cricoidea geht der Hypopharynx trichterförmig in den Oesophagus über.

12.1.3 Topographische Beziehungen des Schlundes

Die Hinterwand des Pharynx ist durch lockeres Bindegewebe mit dem tiefen Blatt der Halsfaszie verbunden. Dahinter liegen die Mm. longus capitis und longus colli. Im diesem lockeren retropharyngealen Bindegewebe können sich, ausgehend von den hier liegenden Lymphknoten, Entzündungen entlang dem Oesophagus nach unten bis in das Mediastinum fortsetzen. Seitlich vom Pharynx liegt der von einer besonderen Faszie ausgekleidete *parapharyngeale Raum (Spatium lateropharyngeum)*, der in seinem oberen Abschnitt besonders geräumig ist. Lateral wird dieser Raum vom Unterkiefer sowie von den Mm. pterygoideus medialis, stylohyoideus und sternocleidomastoideus begrenzt. Im Spatium lateropharyngeum liegen vorne die A. carotis externa, dahinter lateral die V. jugularis interna und medial die A. carotis interna. Hinter den Gefäßen verlaufen die Nn. glossopharyngeus, vagus (mit dem Ganglion inferius), accessorius und hypoglossus sowie der Truncus sympathicus (mit dem Ganglion cervicale superius).

12.1.4 Nerven und Gefäße des Pharynx

Die Rami pharyngei der Nn. glossopharyngeus und vagus enthalten motorische, sensible und parasympathische Fasern. Sie verbinden sich mit Sympathikusästen zu einem auf der Schlundwand gelegenen Geflecht, dem *Plexus pharyngeus*, der Muskeln, Schleimhaut und Drüsen versorgt. Hierbei wird der Epi- und Mesopharynx vor allem durch den N. glossopharyngeus, der Hypopharynx überwiegend durch den N. vagus innerviert. Motorische, sensible und parasympathische Anteile stammen aus dem IX. und X. Hirnnerv. Die sympathischen Fasern haben ihren Ursprung im mittleren und oberen Halsganglion. Insgesamt sind die vegetativen Fasern für die Innervation der Pharynxdrüsen verantwortlich. Die Schlundheber werden vom N. glossopharyngeus motorisch innerviert.

Der *Schluckreflex* wird durch Berührung der Hinterwand des Mesopharynx ausgelöst. Der afferente Teil des Reflexbogens kommt über sensible Fasern des N. glossopharyngeus, die zum Schluckzentrum in der Medulla oblongata leiten, zustande.

Die arterielle Versorgung des Pharynx erfolgt aus der A. pharyngea ascendens der A. carotis externa, der A. palatina ascendens, der A. facialis und der A. thyroidea inferior der A. subclavia. Für den venösen Abfluss ist ein Venengeflecht auf der Hinterwand des Pharynx, der Plexus venosus pharyngeus, verantwortlich. Dieses Venengeflecht hat Verbindung zu den Vv. jugularis interna, facialis und retromandibularis sowie zum Sinus cavernosus. Für den Lymphabfluss sind die Nodi lymphoidei retropharyngei, die auch die Lymphe aus der Tuben- und der Rachenmandel aufnehmen, zuständig. Der weitere Lymphabfluss erfolgt in Richtung auf die tiefen Halslymphknoten, Nodi lymphoidei cervicales profundi.

12.2 Weicher Gaumen

Unter dem weichen Gaumen versteht man das Gaumensegel (Velum palatinum), dessen Unterrand sich wulstartig verschmälert und als Zäpfchen (Uvula) bezeichnet wird. Bei Betrachtung im Spiegel ist das Zäpfchen zu erkennen, nicht aber die Grenze zwischen hartem und weichem Gaumen. Als mobiler Teil des weichen Gaumens berührt das Zäpfchen in Ruhe den Zungengrund. Beim Schlucken stellt es sich gegen die Hinterwand des Pharynx auf, um die Choanen zu verschließen. Die Grundlage des weichen Gaumens bildet eine von Schleimhaut überzogene bindegewebig-muskulöse Platte. Den bindegewebigen Teil stellt die derbe Gaumenaponeurose dar, die sich vom Rand des harten Gaumens in den weichen Gaumen fortsetzt. Sie bildet dort eine feste, aber bewegliche Sehne für die Befestigung der Muskulatur. Präparatorisch ist der weiche Gaumen erst nach medianer Durchtrennung der Pharynxhinterwand zugänglich.

Klinik

Was die prothetische Zahnheilkunde anlangt, so sind der sehnige Teil des Gaumens und der Anfangsteil des weichen Gaumens sowie die Bewegungen desselben von Bedeutung. Infolge der ungünstigen Beschaffenheit der Schleimhautabdeckung des harten Gaumens, ist man meistens gezwungen die Prothesenplatte zur Erreichung eines luftdichten Abschlusses auf den Anfangsteil des weichen Gaumens auszudehnen [2].

12.2.1 Muskeln des weichen Gaumens

Diese quergestreiften Skelettmuskeln entspringen an der Schädelbasis und laufen in das Gaumensegel aus (Abb. 12.2). Insgesamt müssen die drei Muskelpaare auf beiden Seiten symmetrisch arbeiten, um einen zuverlässigen Verschluss der Choanen, und damit den Verschluss des Nasopharynx gegenüber dem Oropharynx, beim Schlucken zu gewährleisten.

- Der M. tensor veli palatini liegt lateral und ventral vom M. levator veli palatini sowie medial vom Foramen ovale, er spannt das Gaumensegel und erweitert die Tube. Der M. tensor veli palatini entspringt an der Spina sphenoidalis, in der Fossa scaphoidea und an der membranösen Außenwand der Tube. Der Muskel verläuft abwärts und biegt mit seiner Sehne fast rechtwinklig um den Hamulus pterygoideus (Hypomochlion) des Keilbeins und strahlt horizontal in die Gau-

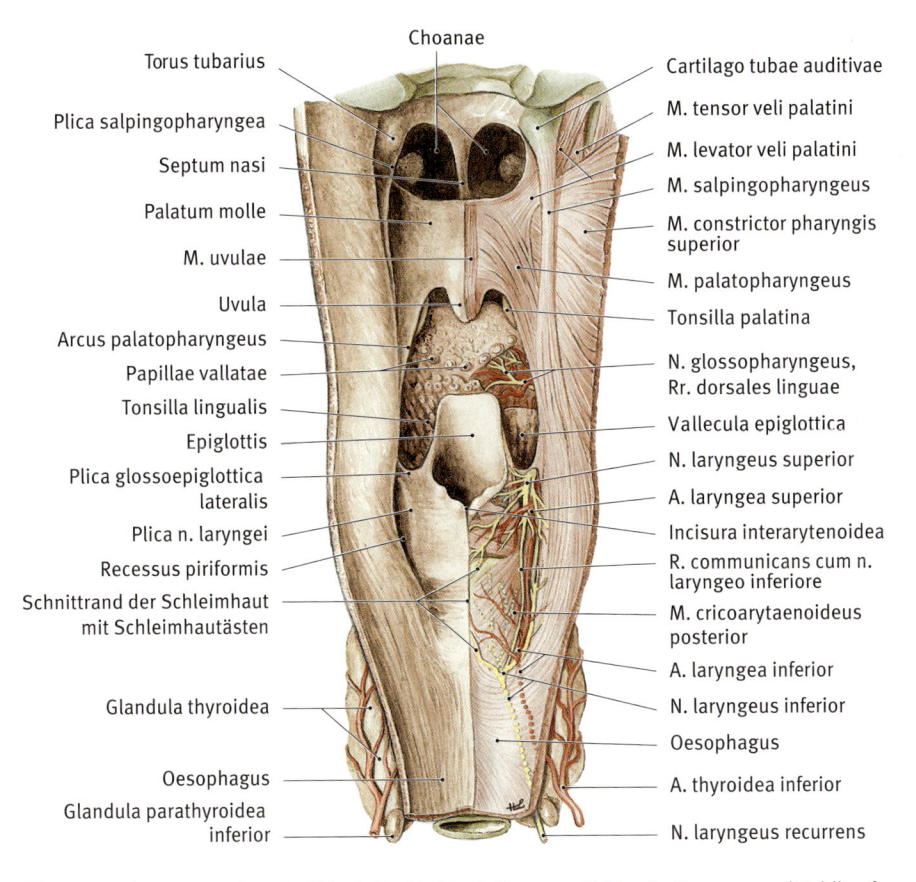

Abb. 12.2: Pharynx von dorsal eröffnet. Rechts Darstellung von Schlund-, Gaumen- und Kehlkopfmuskeln sowie Gefäßen und Nerven nach Entfernung der Schleimhaut. Verdeckte Teile der Nerven punktiert.

menaponeurose ein. Bei der Präparation von dorsal ist der Hauptanteil des Muskeln unter dem M. levator veli palatini verborgen. Häufig ist dann nur seine glänzende Endsehne erkennbar. Erst nach teilweiser Entfernung des M. levator veli palatini ist der Tensor vollständig sichtbar.
- Der M. levator veli palatini hebt das Gaumensegel gegen die hintere Pharynxwand. Er entspringt von der Unterfläche der Felsenbeinpyramide und von der knorpeligen Innenwand der Tube, zieht schräg nach medial unten und strahlt in das Gaumensegel ein. Hierbei überschreiten seine Fasern die Mittellinie und durchflechten sich mit denen der Gegenseite.
- Der M. uvulae entspringt paarig vom Hinterrand des harten Gaumens beiderseits der Spina nasalis posterior sowie von der Gaumenaponeurose und strahlt in das Zäpfchen aus.

Funktion der Gaumenmuskulatur

Die Kontraktion dieser Muskeln findet hauptsächlich während des Schluckaktes und der Phonation statt. Beim Schluckakt wird der weiche Gaumen durch den M. tensor veli palatini verkürzt und verspannt, durch den Levator veli palatini angehoben. Da sich gleichzeitig die Hinterwand des Epipharynx wulstförmig zum sogenannten Passavant'schen Ringwulst verdickt, legen sich Rachenwand und Gaumensegel so fest aneinander, dass der obere Luftweg völlig verschlossen wird.

Der M. tensor veli palatini erweitert bei seiner Kontraktion die Tuba auditiva, da er an ihrem membranösen Teil entspringt. Bei jedem Schlucken findet daher eine Durchlüftung der Tube, der ein Druckausgleich im Mittelohr folgt, statt.

Bei der Phonation ist der weiche Gaumen in ständiger Bewegung, um das Ein- und Ausströmen der zum Sprechen gebrauchten Luft zu ermöglichen. Es werden also die Luftbewegungen an der Grenze vom Nasopharynx zum Oropharynx geregelt. Beim Aussprechen der Konsonanten G, K und Q wird das Gaumensegel stark bewegt, weil der Nasenrachenraum verengt oder verschlossen werden muss.

12.2.2 Schleimhaut des Gaumensegels

Die Oberseite des Gaumensegels kommt mit der eingeatmeten Luft in Berührung und besitzt daher ein mehrreihiges Flimmerepithel. Die Unterseite hat Kontakt mit der Nahrung und ist wie die Mundhöhle von einem mehrschichtigen unverhornten Plattenepithel bedeckt. In der Schleimhaut kommen gemischte Drüsen vor. Form und Kontur des Gaumensegels werden durch eine Unterpolsterung der Schleimhaut mit Baufett gesichert.

12.2.3 Nerven- und Gefäße des weichen Gaumens

Der M. tensor veli palatini wird motorisch vom N. tensoris veli palatini, einem Ast des N. mandibularis (V/3) versorgt. Der M. levator veli palatini erhält Nervenfasern aus den Nn. glossopharyngeus und vagus sowie wahrscheinlich auch aus dem N. facialis. Der M. uvulae wird motorisch durch den N. vagus innerviert. Die sensible Schleimhautversorgung erfolgt über die Nn. palatini minores aus dem Ganglion pterygopalatinum. An der Blutversorgung sind die A. palatina descendens aus der A. maxillaris und die A. palatina ascendens aus der A. facialis beteiligt.

12.2.4 Der Schluckvorgang

Im Schlund verlaufen Luft- und Speiseweg zum Teil gemeinsam, was die Gefahr des Verschluckens beinhaltet. Beim Schlucken müssen die Choanen und der Kehlkopfeingang verschlossen werden. Der Verschluss der Choanen geschieht durch den weichen Gaumen, der Verschluss des Kehlkopfs wird durch Stimmlippen und Kehldeckel bewerkstelligt. Sobald die Nahrung zerkaut, eingespeichelt und breiförmig ist, wird sie durch die Zunge in den hinteren Teil der Mundhöhle befördert. Damit beginnt die orale Phase des Schluckvorgangs.

Orale Phase (Vorbereitungsphase)
Die Mundhöhle wird verschlossen. Das Gaumensegel wird durch den M. levator veli palatini (innerviert durch die Nn. facialis, glossopharyngeus und vagus) gegen den M. constrictor pharyngis superior angehoben. Der M. constrictor pharyngis superior bildet den *Passavant'schen Ringwulst*, der mit dem M. levator veli palatini in Kontakt tritt. Damit ist der Mesopharynx gegen den Epipharynx abgeschlossen. Die Mundbodenmuskulatur, insbesondere der M. mylohyoideus (innerviert durch einen Ast des N. mandibularis aus dem N. trigeminus) kontrahiert sich. So ist die Nahrung bei geschlossenen Lippen zwischen Zunge und hartem Gaumen eingeklemmt und es entsteht ein Überdruck in der Mundhöhle. Die Zunge funktioniert dabei wie ein Spritzenstempel, der die Speise im geschlossenen Mundraum nach hinten befördert. Für einen Augenblick öffnet sich der Isthmus faucium, und der Speisebrei wird in den Schlund hineinbefördert, womit die orale Phase des Schluckaktes beendet ist. Beim Schluckakt kommt es reflektorisch zu einem intensiven Zahnkontakt für einen Zeitraum von 1 bis 2 Sekunden.

Pharyngeale Phase
Der Bissen berührt die Rachenhinterwand und löst den Schluckreflex aus. Die Zungenwurzel wird durch die Mm. styloglossus und hyoglossus (innerviert durch den N. hypoglossus) nach hinten bewegt. Der Kehlkopf wird durch den M. thyrohyoideus

(innerviert durch die Ansa cervicalis profunda) angehoben. Die Epiglottis verschließt unter Druck des Fettkörpers an ihrer Unterseite und unter Zug des M. aryepiglotticus (innerviert durch den N. vagus) den Kehlkopfeingang. Der Transport der Nahrung geschieht durch die Kontraktion der Schlundschnürer (Mm. constrictores pharyngis, innerviert durch den N. glossopharyngeus) sowie durch die von den Schlundhebern (Mm. stylopharyngeus und palatopharyngeus, innerviert durch den N. glossopharyngeus) bewirkte Anhebung, Verkürzung und Erweiterung des Schlundes.

Oesophageale Phase
Der hinter dem Ringknorpel gelegene Ösophagusmund erschlafft. Vom Beginn der Speiseröhre bis zum Erreichen der Kardia braucht der feste Bissen etwa 22 Sekunden.

> Zusammengefasst sind am Schluckakt Mundbodenmuskeln, die Muskeln der Uvula, die Schlundmuskeln, die Kehlkopfmuskeln sowie die infrahyalen Muskeln unter Beteiligung folgender Nerven beteiligt: Ansa cervicalis profunda sowie Hirnnerven V/3, VII, IX, X und XII. Der Mensch schluckt pro Tag zwischen 600 und 3.000 Mal [3], nach anderen Angaben zwischen 1.400 und 2.000 Mal [4]. Bauer und Gutowski [5] geben für den Wachzustand eine mittlere Schluckfrequenz von 40/Stunde und für den Schlaf eine Frequenz von 15 bis 20/Stunde an.

12.3 Die Speiseröhre

Die Speiseröhre (Oesophagus) beginnt mit der Pars cervicalis hinter der Cartilago cricoidea in Höhe des 6. Halswirbels. Sie geht aus dem Hypopharynx hervor. Der Beginn ist 15 cm von den Schneidezähnen entfernt. Die Entfernung der Zahnreihe zur Cardia beträgt 37 bis 41 cm, diejenige zum Pylorus 60 cm. In ihrem Verlauf liegt sie zunächst eng der Wirbelsäule an, entfernt sich dann von ihr. Der Oesophagus ist ein enger Schlauch mit potentiellem Lumen und liegt dorsal der Trachea. Die Speiseröhre ist durch lockeres Bindegewebe vorn mit der Trachea und hinten mit dem tiefen Blatt der Halsfaszie verbunden. Beide Bindegewebsräume stehen mit dem Mediastinum in Verbindung. 1 bis 2 cm seitlich vom Oesophagus liegt das Gefäßnervenbündel des Halses. Wegen der Krümmung der Speiseröhre ist der Abstand zu den Leitungsbahnen links etwas geringer ist als rechts.

12.4 Der Kehlkopf

Der Kehlkopf ist ein modifizierter Teil der Luftröhre und steht im Dienst der Phonation. Er liegt vor der Speiseröhre und ist am Hals gut tastbar. Nach unten ist der Kehlkopf mit der Trachea verbunden, nach oben mit dem Zungenbein. Die feste Grundlage für Gelenke und Muskeln bildet das Kehlkopfskelett. Eine Reihe von quergestreiften

Muskeln sichern den Kehlkopfeingang und bewegen die Stimmbänder. Knorpel, Muskeln und Gefäße des Kehlkopfs entwickeln sich aus der mesenchymalen Anlage des 4. und 5. Kiemenbogens.

12.4.1 Kehlkopfskelett

Das Kehlkopfgerüst setzt sich aus folgenden Hauptknorpeln, die aus hyalinem Knorpel bestehen, zusammen (Abb. 12.3):
- Schildknorpel (Cartilago thyroidea)
- Ringknorpel (Cartilago cricoidea)
- Gießbeckenknorpel (Cartilagines arytenoideae)

Dazu kommen der Kehldeckel und kleinere Knorpeleinlagerungen. Im Gegensatz zu den vorigen bestehen sie nicht aus hyalinem, sondern aus elastischem Knorpel (Abb. 12.3):
- Kehldeckelknorpel (Cartilago epiglottica)
- Santorini'sche Knorpel (Cartilagines corniculatae)
- Wrisberg'sche Knorpel (Cartilagines cuneiformes)
- einem Weizenkorn ähnelnde Knorpel (Cartilagines triticeae)

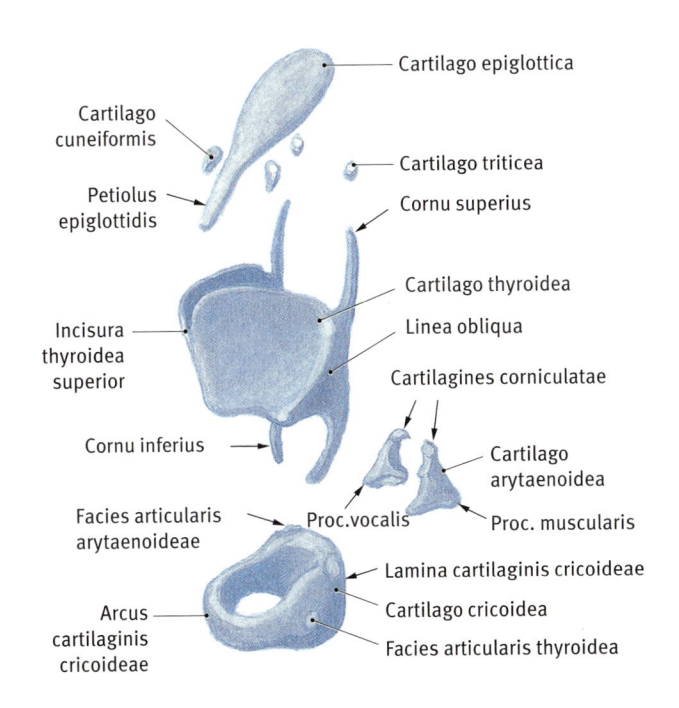

Abb. 12.3: Kehlkopfknorpel (nach Gray's Anatomy).

Cartilago thyroidea (Schildknorpel)

Die beiden Seitenplatten des Schildknorpels treffen ventral beim Mann in einem Winkel von ungefähr 90°, bei der Frau von ungefähr 120° zusammen. Sein oberster Teil ist etwas nach vorne gekippt und ist am Hals des Mannes als *„Adamsapfel" (Pomus Adami)* erkennbar. Der Oberrand ist in der Mittellinie eingekerbt (Incisura thyroidea). Am Hinterrand erheben sich nach oben die Cornua superiora, nach unten die Cornua inferiora. An der Außenfläche der Seitenplatte befindet sich eine schräge Leiste (Linea obliqua) für den Ansatz des unteren Schlundschnürers sowie der Mm. thyrohyoideus und sternothyroideus.

Cartilago cricoidea (Ringknorpel)

Der Ringknorpel hat die Form eines Siegelringes. Seine Spange liegt ventral und heißt Arcus, seine Platte ragt dorsal aufwärts und wird Lamina genannt. Die Lamina besteht aus zwei durch eine Leiste getrennten Gruben für den Ursprung des M. cricoarytenoideus posterior. An ihrer Oberkante erhebt sich beidseits eine ovale Gelenkfläche für die gelenkige Verbindung mit dem Stellknorpel. Nahe der Unterkante befinden sich beidseits zwei runde Gelenkflächen für die gelenkige Verbindung mit den Unterhörnern des Schildknorpels.

Cartilagines arytenoideae (Gießbeckenknorpel, Stellknorpel)

Die Stellknorpel sitzen beweglich auf der Lamina des Ringknorpels und haben die Form einer dreiseitigen Pyramide mit einer vorderen, hinteren und medialen Seite. Die Vorderseite ist durch Muskelansätze in zwei Gruben unterteilt, die Fovea oblonga unten und die Fovea triangularis oben. Die Pyramidenbasis tritt mit dem Ringknorpeloberrand, auf welchem der Stellknorpel Drehbewegungen und seitliche Verschiebungen machen kann, in Kontakt. Die Pyramidenspitze wird als Apex bezeichnet; ihr sitzt der kleine Santorini'sche Knorpel auf. Die Pyramidenbasis läuft nach ventral in den Processus vocalis, an dem das Stimmband befestigt ist, und nach lateral in den Processus muscularis, der als Muskelansatz für die Mm. cricoarytenoideus posterior und lateralis dient, aus.

Cartilago epiglottica (Kehldeckel, Epiglottis)

Der Kehldeckel hat die Form eines Fahrradsattels. Die Basis ragt frei in den Rachen vor und bildet die vordere Umrandung des Kehlkopfeingangs. Kaudal läuft er in einen Stiel (Petiolus) aus, welcher mittels eines Bandes, Ligamentum thyroepiglotticum, an der Innenseite des Schildknorpels befestigt ist. Beide Flächen des Kehldeckels weisen zahlreiche Grübchen auf, in die Drüsen eingelagert sind. Die Ränder der Epiglottis sind durch Schleimhautfalten (Plicae aryepiglotticae) mit den Stellknorpeln verbunden. In der Nische zwischen Petiolus und Membrana thyrohyoidea befindet sich ein

Fettkörper, der die Bewegungen des Kehldeckels unterstützt und beim Schluckvorgang am Verschluss des Kehlkopfs beteiligt ist.

Verknöcherung der Kehlkopfknorpel
Alle hyalinen Kehlkopfknorpel, mit Ausnahme des aus elastischem Knorpel bestehenden Kehldeckels, beginnen jenseits des 20. Lebensjahres zu verknöchern. Der Ablauf der Verknöcherung ist im Falle des Schildknorpels Gegenstand zahlreicher makroskopisch-anatomischer und histologischer Untersuchungen gewesen [6]. Als größter Knorpel des Kehlkopfskeletts beginnt der Schildknorpel am Ende der Pubertät geschlechtsdifferent zu verknöchern [7]. Beim Mann verknöchert er bis ins hohe Lebensalter nahezu vollständig. Bei der Frau bleibt die ventrale Schildknorpelhälfte in der Regel unverknöchert. Mit immunhistochemischen Methoden lassen sich an den Chondrozyten des hyalinen Schildknorpels Androgenrezeptoren, jedoch keine Östrogen- und Progesteronrezeptoren nachweisen [8]. Interessanterweise bleibt eine Verknöcherung des Kehlkopfskeletts bei Kastraten aus. Die Mineralisation des Knorpels wird durch Chondrozyten, die den hypertrophen Chondrozyten aus Wachstumsfugen ähneln, gesteuert. Diese Zellen gehen im Gegensatz zur Wachstumsfuge nicht unmittelbar nach Vollendung ihrer Aufgabe, der Knorpelmineralisation, zugrunde, sondern bleiben noch lange innerhalb der mineralisierten Knorpelmatrix sichtbar [9]. Der Untergang dieser die Schildknorpelmineralisation steuernden Chondrozyten erfolgt schließlich wie in Wachstumsfugen durch den programmierten Zelltod (Apoptose). Auf mineralisierten Knorpel wird dann durch Osteoblasten Knochengewebe abgelagert. Die Osteoblasten als zweite Zellart sind im Rahmen der Vaskularisation des Knorpelgewebes eingewandert. Die Einsprossung von Gefäßen in den bislang gefäßlosen hyalinen Knorpel führt darüber hinaus zur Ausbildung eines Knochenmarks. Der Vorgang der Knochenablagerung erfolgt beim Mann protrahiert bis ins hohe Lebensalter. Bei der Frau erfährt die Verknöcherung nach dem 30. bis 50. Lebensjahr keinen nennenswerten Zuwachs mehr. *Zusammengefasst verläuft die Verknöcherung der Kehlkopfknorpel chondral, geschlechtsdifferent und protrahiert [6].* Im Rahmen der Altersveränderungen an den Geweben des Kehlkopfs beeinflusst die zunehmende Verknöcherung der vormals biegsamen Knorpel den Stimmklang.

12.4.2 Bänder und Gelenke

Die einzelnen Knorpel sind durch Bänder so miteinander verbunden, dass der Kehlkopf insgesamt die Röhrenform der Trachea annimmt. Schild- und Ringknorpel sind durch das Ligamentum cricothyroideum miteinander verbunden. Die gelenkige Verbindung zwischen den unteren Schildknorpelhörnern und dem Ringknorpel wird Articulatio cricothyroidea genannt. Ring- und Stellknorpel bilden in der Articulatio cricoarytenoidea ein Gelenk.

Kaudal tritt der Kehlkopf durch das Ligamentum cricotracheale mit der Trachea in Kontakt. Dieses Band spannt sich zwischen Ringknorpel und oberster Trachealknorpelspange aus. Kranial ist der Kehlkopf mittels der Membrana thyrohyoidea am Os hyoideum aufgehängt. Die Membran verläuft zwischen Schildknorpeloberrand und Zungenbein und ist in der Mitte und an den freien seitlichen Rändern verstärkt (Ligamentum thyrohyoideum medianum und laterale). In die beiden seitlichen Bänder ist jeweils ein einem Weizenkorn ähnelndes Knorpelchen, Cartilago triticea, eingelagert. Die Membrana thyrohyoidea weist ein Loch für den Durchtritt der A. laryngea superior und des N. laryngeus superior auf.

Das *Ligamentum vocale* ist das elastische Stimmband. Es spannt sich zwischen der Hinterfläche des Schildknorpels und dem Processus vocalis aus. Histologischen und elektronenmikroskopischen Untersuchungen zufolge ist ein vorderer und hinterer *Nodulus elasticus* in das Ligamentum vocale eingelagert [10]. Hierdurch wird ein Ausriss der Stimmbänder beim Schwingvorgang verhindert. Unter Berücksichtigung dieser Untersuchungen inseriert das Ligamentum vocale im Bereich der vorderen Kommissur über zwei Strukturen: Über die Stimmbandsehne, *Broyl-Sehne*, und die Noduli elastici anteriores [10]. Im Bereich des dorsalen Stimmbandansatzes inseriert das Ligamentum vocale über drei Strukturen: Über die Noduli elastici posteriores, den elastischen Knorpel an der Spitze des Processus vocalis des Stellknorpels und den hyalinen Knorpel an der Basis des Stellknorpels [11].

Stellung und Spannung der Stimmbänder können durch zwei Gelenke, welche Diarthrosen darstellen, verändert werden:

- In der *Articulatio cricothyroidea* artikuliert das Cornu inferius des Schildknorpels mit der Seitenfläche des Ringknorpels. Der Schildknorpel bewegt sich hier um eine quere, beide Gelenke verbindende Achse im Sinne von Kippbewegungen. Wird der Schildknorpel nach hinten gekippt, so nähert er sich den Stellknorpeln und die Stimmbänder erschlaffen; wird er hingegen nach vorne gekippt, so entfernt er sich von den Stellknorpeln und die Stimmbänder werden gespannt.
- In der *Articulatio cricoarytenoidea* artikuliert die Basis des Stellknorpels mit dem Oberrand des Ringknorpels. Es handelt sich um ein kombiniertes Drehgelenk, in dem folgende beiden Bewegungen möglich sind:
  - Zum einen drehen sich die Stellknorpel um eine vertikale Achse, wobei die Processus vocales nach medial oder lateral bewegt werden. Werden die Processus musculares nach dorsal-medial gezogen, so weichen die Processus vocales auseinander und damit werden die Stimmbänder abduziert (Stimmritzenerweiterung). Werden hingegen die Processus musculares nach ventral medial gezogen, so nähern sich die Processus vocales einander und damit werden die Stimmbänder adduziert (verengte Stimmritze).
  - Zum anderen gleiten die Stellknorpel längs des oberen Ringknorpelrandes. Gleiten beide Stellknorpel aufeinander zu, so legen sich die medialen Flächen der Stellknorpel ebenso wie die Stimmlippen aneinander und es kommt zu einem vollständigen Verschluss der Stimmritze.

Klinik

In höherem Lebensalter kommt es am Krikoarytenoidgelenk häufig zu **degenerativen Knorpelveränderungen**, die mit dem von den Extremitätengelenken bekannten Krankheitsbild der **Arthrose** vergleichbar sind. Derartige arthrotische Veränderungen tragen zu einer Verringerung des Stimmlippenschlusses im Rahmen der Phonation und damit zu Veränderungen der Stimmqualität bei. Ferner wurden **Gelenkinfektionen (Arthritis)** und **Rheuma (rheumatoide Arthritis)** beschrieben [12,13].
Nach endotrachealer In- und Extubation, Laryngoskopie oder nach Bronchoskopie kann es zur Dislokation des Stellknorpels kommen, was als „**Aryluxation**" bezeichnet wird. Experimentelle Studien belegen allerdings eindeutig, dass es hierbei nicht zu einer Luxation des Aryknorpels kommt, sondern dass die Verlagerung der Aryknorpels auf Einblutungen in die Gelenkhöhle oder einen Reizerguss zurückzuführen ist [14].

Als Fortsetzung der elastischen Bestandteile der Trachealschleimhaut sind zwei röhrenförmige Membranen entscheidend am Aufbau des bindegewebigen Kehlkopfskeletts beteiligt:
- Der *Conus elasticus* stellt eine elastische Membran dar, deren kaudaler Rand am Ringknorpeloberrand angeheftet ist. Der kraniale Rand der Membran spannt sich zwischen einem Punkt, der 5 bis 8 mm unterhalb der Incisura thyroidea an der Schildknorpelinnenseite liegt und den beiden Processus vocales der Stellknorpel aus. Die kranialen freien Ränder des Conus elasticus werden als *Stimmbänder, Ligamenta vocalia*, bezeichnet. Der Conus elasticus wird vorne median zwischen Schildknorpelunterrand und Arcus des Ringknorpels durch das Ligamentum cricothyroideum verstärkt. Der verformbare Conus elasticus bewegt sich mit den Stimmbändern und nimmt bald die Gestalt eines Flötenmundstückes, bald die eines fast zylindrischen Rohres an. Somit ist er für die Verengung und Erweiterung des infraglottischen Raumes verantwortlich und reguliert die Luftmenge beim Sprechen. Durch die ausgeprägte Keilform des Conus elasticus wird die exspiratorische Luft so abgeleitet, dass die Stimmbänder bei der Phonation in horizontaler Richtung auseinanderweichen.
- Die *Membrana quadrangularis* verbindet beidseitig den Seitenrand der Epiglottis mit den Stellknorpeln, verjüngt sich also konisch nach unten. Der kraniale freie Rand der Membran begrenzt zusammen mit der Epiglottis den Kehlkopfeingang und heißt Plica aryepiglottica. Der kaudale freie Rand verläuft von der Ansatzstelle der Epiglottis am Schildknorpel auf beiden Seiten zu den Stellknorpeln und wird als *Ligamentum vestibulare* bezeichnet.

Klinik

Das Ligamentum cricothyroideum ist subkutan leicht tastbar. Bei Erstickungsgefahr kann ein medianer horizontaler Schnitt durch das Ligamentum cricothyroideum (Koniotomie) als Notfallmaßnahme lebensrettend sein. Unterhalb des Ringknorpels wird in der Klinik die Tracheotomie durchgeführt [15].

12.4.3 Palpation des Kehlkopfs

Schild- und Ringknorpel können unter der Halshaut zum Teil ertastet werden. Das Zungenbein liegt etwa in Höhe des Unterkieferrandes und kann gut palpiert werden. Ca. 1,5 cm unterhalb des Zungenbeins liegt der Oberrand des Schildknorpels, in der Mitte die Incisura thyroidea superior, darunter der Angulus thyroideus. Beim Mann ist am Angulus thyroideus der „Adamsapfel" ausgeprägt. Zwischen Zungenbein und Schildknorpel kann die Membrana thyrohyoidea gefühlt werden. Median beginnt am Unterrand des Schildknorpels das Lig. cricothyroideum. Darunter liegt der Bogen des Ringknorpels. Von der Trachea ist nur der oberste Teil einer Palpation zugänglich, da sich die Luftröhre in ihrem distalen Abschnitt zunehmend von der Halsoberfläche nach dorsal entfernt.

Beim Schlucken kann die Auf- und Abwärtsbewegung von Zungenbein und Schildknorpel ertastet und gesehen werden. Je nach Alter und Geschlecht kann der Bewegungsumfang 3 bis 5 cm ausmachen. Auch beim Sprechen macht der Kehlkopf Bewegungen.

12.4.4 Kehlkopfmuskeln

Alle Kehlkopfmuskeln gehören zur quergestreiften Skelettmuskulatur und werden durch willkürmotorische Fasern des N. vagus innerviert.

Innere Kehlkopfmuskeln
Die inneren Kehlkopfmuskeln wirken auf die Articulatio cricoarytenoidea und stehen damit ausschließlich im Dienst der Sprachbildung. Nach ihrer Funktion werden sie in Erweiterer (Abduktoren) und Verengerer (Adduktoren) der Stimmritze eingeteilt (Abb. 12.4, Abb. 12.5).

Stimmritzenerweiterer
- Der M. cricoarytenoideus posterior („Posticus") entspringt an der dorsalen Fläche der Lamina der Cartilago cricoidea und setzt am Processus muscularis des Stellknorpels an. Der Posticus öffnet als einziger Kehlkopfmuskel die gesamte Stimmritze, seine doppelseitige Lähmung kann zum Erstickungstod führen.
- Der M. cricoarytaenoideus lateralis („Lateralis") öffnet das hintere Drittel (Pars intercartilaginea) der Stimmritze.

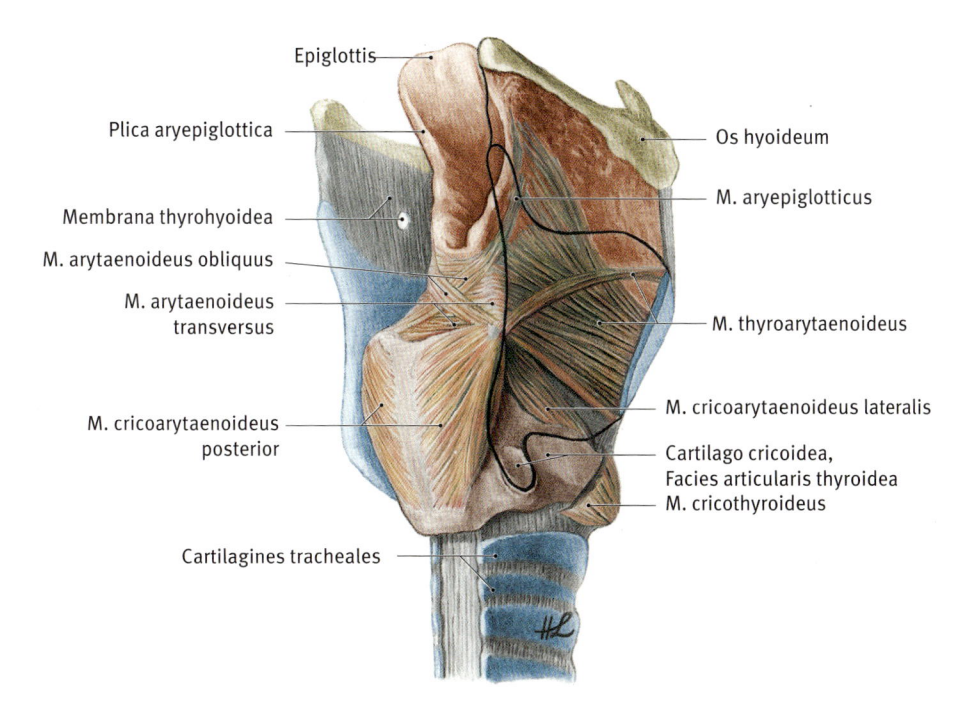

Abb. 12.4: Darstellung der Kehlkopfmuskeln, Ansicht von rechts dorsolateral; die rechte Schildknorpelplatte und der rechte M. cricothyroideus sind zum Teil entfernt. Der Umriss der Cartilago thyroidea ist schwarz eingezeichnet.

Stimmritzenverengerer

- Der M. cricoarytenoideus lateralis („Lateralis") entspringt lateral am Oberrand des Ringknorpels und setzt am Processus muscularis des Stellknorpels an. Seine Fasern sind somit senkrecht zu denjenigen des Posticus gerichtet. Er ist der Antagonist des Posticus und schließt die vorderen zwei Drittel (Pars intermembranacea) der Stimmritze, das hintere Drittel (Pars intercartilaginea) öffnet er zum „Flüsterdreieck" und ist an der Einstellung der Stimmritze zur Flüstersprache beteiligt.
- M. arytenoideus transversus (unpaar) ist zwischen den hinteren Flächen beider Stellknorpel ausgespannt. Bei Kontraktion nähern sich die beiden Stellknorpel einander. Somit wird der hintere dreieckige, zwischen den Stellknorpeln gelegene Spalt der Stimmritze (Pars intercartilaginea) verschlossen.
- M. arytenoideus obliquus (paarig) verläuft jeweils von der Gegend des Processus muscularis des einen Stellknorpel zur Spitze des gegenseitigen Stellknorpels. Der Muskel ist zusammen mit dem M. arytenoideus transversus am Verschluss der Stimmritze beteiligt. Einige seiner Fasern spalten sich von der Hauptmuskelmasse ab und ziehen als M. aryepiglotticus in der Plica aryepiglottica bis zum Kehldeckel.

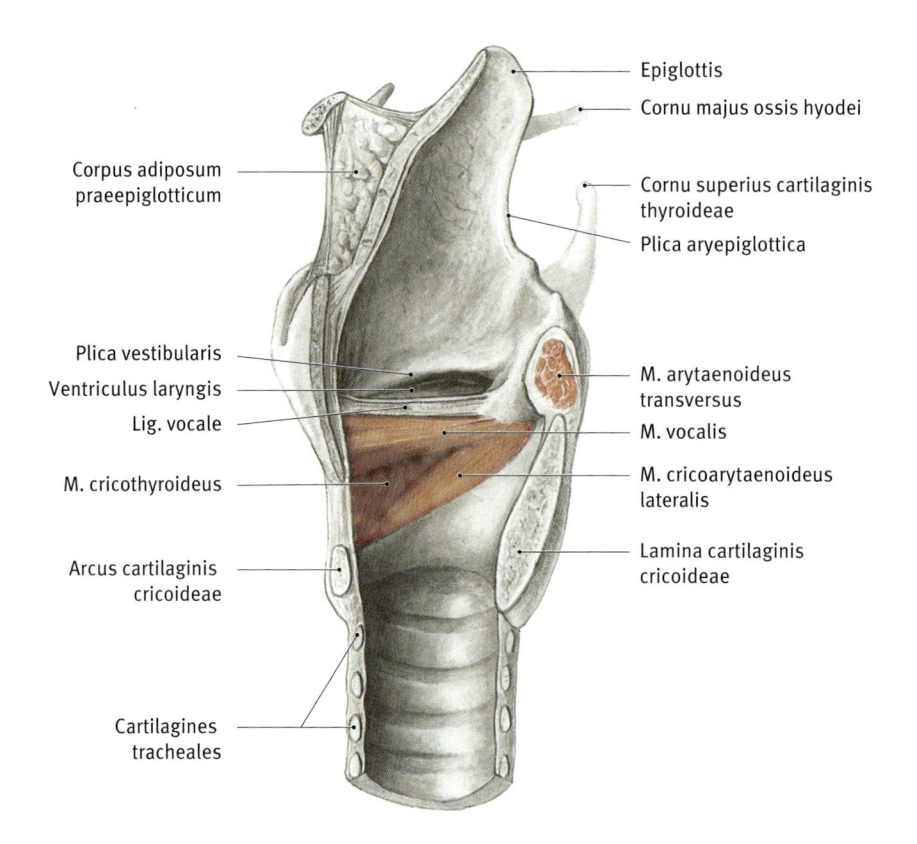

Abb. 12.5: Innenansicht des Kehlkopfes. Ligamentum vocale, M. vocalis, M. cricoarytaenoideus lateralis und M. cricothyroideus sind freipräpariert; Paramedianschnitt.

- Der M. thyroarytaenoideus („Externus") entspringt an der Innenfläche der Schildknorpelplatte und setzt am Processus muscularis und an der gesamten lateralen Fläche des Stellknorpels an. Ein Teil seiner Fasern geht dorsal in die Muskelmasse des M. artenoideus über. Der Muskel hilft beim Schluss der Pars intermembranacea der Stimmritze. Eine Abspaltung dieses Muskels, der M. thyroepiglotticus, kann den Kehldeckel senken.
- Der M. vocalis („Internus") ist als innerer Anteil des M. thyroarytenoideus aufzufassen. Er entspringt an der Innenseite des Schildknorpels unterhalb des Stimmbands und setzt am Processus vocalis des Stellknorpels sowie oberhalb des Processus vocalis an. Dieser Muskel stellt den inneren Faseranteil des Externus dar und polstert die Stimmlippe aus. Seine Fasern sind nach Art eines dreidimensionalen Netzes miteinander verwoben [16]. Die feinere Architektur des M. vocalis ist nicht restlos geklärt. Insbesondere ist unbekannt, ob Aufzweigungen der Muskelfasern und myo-myale Kontakte oder Zwischensehnen zur besonderen Anordnung der Muskelfasern im M. vocalis beitragen. Der M. vocalis regelt die

Feineinstellung der Stimmlippe im Hinblick auf die Spannung der schwingenden Masse.

Äußere Kehlkopfmuskeln

Die äußeren Kehlkopfmuskeln liegen auf der Außenseite des Kehlkopfskeletts und wirken auf die Articulatio cricoarytenoidea.

Der M cricothyroideus („Anticus") entspringt an der Außenfläche des Arcus der Cartilago cricoidea und wird entsprechend der Verlaufsrichtung seiner Fasern in zwei Teile gegliedert. Die Fasern der Pars recta setzen an der medialen Fläche des Schildknorpelunterrandes, die der Pars obliqua an der dorsalen Fläche des Schildknorpelunterrandes und am Cornu inferius an. Bei Kontraktion des Muskels, wird der Schildknorpel nach vorne gekippt. Verhindert der Posticus gleichzeitig das Vornüberkippen der Stellknorpel, so werden die Stimmlippen gespannt.

Zu den äußeren Kehlkopfmuskeln rechnet man noch jene Halsmuskeln, die am Kehlkopfskelett ansetzen: Mm. thyrohyoideus, sternothyroideus und constrictor pharyngis inferior.

12.4.5 Funktion der Kehlkopfmuskeln

Als Aufgaben der Kehlkopfmuskeln gelten die Stimmbildung und die Verhinderung des Eindringens von festen und flüssigen Bestandteilen in die Lunge. Dementsprechend regeln die Larynxmuskeln die Spannung des Stimmbands (Ligamentum vocale) und die Weite der Stimmritze (Rima glottidis).

Die Stimmritze muss für die Phonation gering und für die Atmung weit geöffnet werden. Für den Schluckakt muss sie verschlossen werden. Die Weite der Stimmritze wird durch die Bewegung der Stellknorpel gesteuert. Bei der Kontraktion des Posticus als dem einzigen Stimmritzenerweiterer wird der Processus muscularis des Stellknorpels nach hinten gezogen, woraufhin der Processus vocalis nach lateral gedreht und die Stimmritze geöffnet wird. Der Lateralis ist Antagonist des Posticus. Bei seiner Kontraktion wird der Processus muscularis des Stellknorpels nach vorne gezogen und somit die Pars intermembranacea der Stimmritze verschlossen; die Pars intercartilaginea, der zwischen den beiden Stellknorpeln liegende Teil der Stimmritze, bleibt offen. Dies ermöglicht die sogenannte Flüstersprache, die weder Ton noch Klangfarbe aufweist, da die Stimmbänder an ihr nicht beteiligt sind. Die Pars intercartilaginea kann durch die Mm. arytenoideus transversus und obliquus verschlossen werden.

Der Anticus kann den Schildknorpelunterrand etwas nach kaudal bewegen und kippt so den Schildknorpel um eine transversale Gelenkachse nach vorne. Dadurch wird das Stimmband grob gespannt. Bei einer Lähmung des Anticus ist die Bildung hoher Töne behindert.

Für die Feineinstellung des Stimmbandes ist der M. vocalis verantwortlich. Durch seine Wirkung kann die Stimmfalte die Form einer dicken, weniger gespannten oder einer dünnen, straff gespannten Saite annehmen. Weiterhin ist dieser Muskel für ein faltenloses Aneinanderlegen der Stimmlippen und somit für den vollständigen Verschluss der Stimmritze verantwortlich.

Der M. aryepiglotticus ist als einziger Larynxmuskel nicht an der Bewegung und Verformung der Stimmfalte beteiligt. Durch seinen ringförmigen Verlauf kann er den Kehldeckel herabziehen. Er sichert so den Kehlkopfeingang beim Schlucken. Histochemische Untersuchungen der Kehlkopfmuskeln beim Menschen ergaben, dass der M. vocalis im Vergleich zum Posticus signifikant weniger langsame, ermüdbare Typ I-Fasern, jedoch signifikant mehr schnelle, ermüdungsresistente Typ IIA-Fasern enthält [17].

Klinik

Aus einer Schwäche des M. arytenoideus transversus kann insbesondere bei Frauen eine sogenannte **„Transversusschwäche"** mit offenem Flüsterdreieck und hauchiger Stimme resultieren. Bei nachlassender Spannung des M. vocalis, wie sie beispielsweise nach längerer stimmlicher Belastung auftreten kann, kommt es zur sogenannten **„Internusschwäche"**. Die Stimmritze kann nicht mehr ausreichend verschlossen werden, Luft kann bei der Phonation durchtreten, die Stimme ermüdet schnell und klingt heiser. Hieran ist auch eine Verminderung der Schleimproduktion durch die Kehlkopfdrüsen beteiligt [15].

12.4.6 Innenrelief des Kehlkopfs (Cavum laryngis)

Auf einem Frontalschnitt gleicht das Kehlkopfinnere einer Sanduhr (Abb. 12.6). Man unterscheidet drei Etagen [15,18]: Die obere Etage, das Vestibulum laryngis, liegt oberhalb der Taschenfalten. Die mittlere Etage, die Glottis und der Ventriculus laryngis, liegen zwischen Taschen- und Stimmfalten. Die untere Etage, das Cavum infraglotticum, liegt unterhalb der Stimmfalten.

Obere Etage (Vestibulum laryngis)

Die obere Etage, das Vestibulum laryngis, beginnt mit dem Kehlkopfeingang, Aditus laryngis, und endet an den Plicae vestibulares. Der Aditus laryngis wird durch den freien Epiglottisrand und die Plicae aryepiglotticae begrenzt. Die Plica aryepiglottica liegt in Höhe des Oberrandes der Membrana quadrangularis und zieht von der Epiglottis zu den Spitzen der Stellknorpel, genauer gesagt zu den darüber gelegenen Santorini'schen Knorpeln. In die Plicae aryepiglotticae sind auch die Wrisberg'schen Knorpel eingelagert. Der Kehlkopfeingang mit der Epiglottis steht annähernd in einer frontalen Ebene und ist der hinteren Rachenwand zugekehrt.

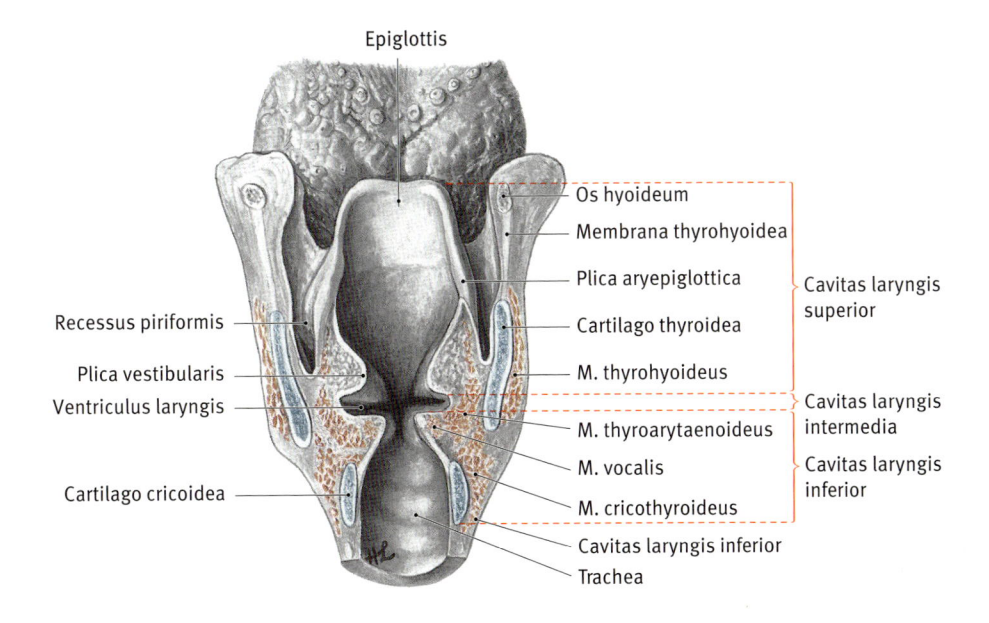

Abb. 12.6: Etagengliederung des Kehlkopfes, Frontalschnitt, Dorsalansicht.

Die Schleimhaut des Rachens ist beiderseits des Vestibulum laryngis bis hinab zum Ringknorpel zu einer abwärts verlaufenden Nische, *Recessus piriformis*, vertieft, die als Schluckstraße dient. Vom Zungengrund ziehen eine mediane und zwei seitliche Schleimhautfalten in Richtung Epiglottis (Plicae glossoepiglottica mediana und lateralis). Diese Falten halten den Kehldeckel offen. Die beiden Falten begrenzen paarige Schleimhautgruben (Valleculae epiglotticae).

Klinik

Im Recessus piriformis und noch häufiger in den Valleculae epiglotticae können sich Fremdkörper, beispielsweise Fischgräten, verfangen

---

Mittlere Etage

Die mittlere Etage liegt zwischen Taschen- und Stimmfalten, ist nur ca. 5 mm hoch und wird wegen ihrer Form, die an das Mundstück einer Flöte erinnert, auch *Glottis* genannt. Die Seitenwand ist taschenförmig zum *Ventriculus laryngis* (Morgagni'sche Tasche), der sich unterschiedlich weit nach lateral und kranial ausdehnen kann, ausgebuchtet und dient als Resonanzraum. Der Ventriculus laryngis hat oft eine hernienartige Ausstülpung, Sacculus laryngis, der als Rudiment der mächtigen Kehlsäcke der Menschenaffen aufzufassen ist. *Im ärztlichen Alltag wird als „Glottis" oft nur die Ebene der Stimmfalten (Plica vocalis) mit der Stimmritze (Rima glottidis) verstanden.*

Die vorderen zwei Drittel der Stimmritze, also der zwischen den Stimmbändern liegende und von den Plicae vocales begrenzte Teil, werden als Pars intermembranacea bezeichnet. Das hintere Drittel, das zwischen den Stellknorpeln liegt und unabhängig vom vorderen Teil geöffnet werden kann, wird Pars intercartilaginea genannt. *Die Stimmfalten (Plicae vocales, auch als Stimmlippen bezeichnet) bestehen beidseits aus dem Ligamentum vocale, dem M. vocalis und der bedeckenden Schleimhaut.* Dieser Weichteilwulst kann in Abstimmung mit der Gegenseite auf verschiedene Weise verformt und bewegt werden. Die Glottis ist somit der wichtigste Teil des Cavum laryngis, da hier die Stimmbildung (Phonation) ihren Anfang nimmt und der Zugang zu den unteren Luftwegen vollständig verschlossen werden kann.

Die beidseitigen *Taschenfalten (Plicae vestibulares)* ragen nicht so weit in das Lumen hinein wie die darunterliegenden Stimmfalten. Sie enthalten das Ligamentum vestibulare und werden auch als „falsche Stimmbänder" bezeichnet, da sie nicht an der Stimmbildung beteiligt sind. Ihre Schleimhaut enthält Drüsen, die von oben die Stimmfalten befeuchten.

Untere Etage (Cavum infraglotticum)

Die untere Etage ist das Cavum infraglotticum oder der subglottische Raum; dieser liegt unterhalb der Stimmritze und wird vom Conus elasticus ummantelt. Als Anschlussstück des Kehlkopfs geht das Cavum infraglotticum am Ringknorpelunterrand in die Luftröhre über.

12.4.7 Das Kehlkopfspiegelbild

Mit Hilfe eines Kehlkopfspiegels können wichtige Strukturen des Kehlkopfinneren überblickt werden. Beim Kehlkopfspiegeln sieht man vorne die Epiglottis und seitlich die Plicae aryepiglotticae. Auf der Plica sind beidseits zwei Höckerchen sichtbar, die durch das Santorini'sche und Wrisberg'sche Knorpelchen hervorgerufen werden. Das Tuberculum corniculatum Santorini liegt medial, das Tuberculum cuneiforme Wrisbergi lateral. Die Stimmlippen erscheinen infolge der Überkleidung mit mehrschichtigem unverhorntem Plattenepithel weiß, während die Umgebung und auch die Taschenfalten die normale rötliche Schleimhautfarbe aufweisen. Bei geöffneter Stimmritze sind in der Tiefe die Knorpelspangen der Trachea erkennbar.

12.4.8 Schleimhaut des Kehlkopfs

Das mehrreihige Flimmerepithel des Rachens setzt sich zunächst in den Kehlkopfeingang und den Anfangsteil des Ventriculus laryngis fort. In der unteren Hälfte des Vestibulum laryngis bildet sich ein mehrschichtiges Zylinderepithel heraus, das in Höhe des Taschenfalten in ein mehrreihiges Flimmerepithel übergeht. Dieses respiratorische Epithel bedeckt die Schleimhaut der Atemwege bis in die Bronchiolen. Lediglich die Stimmfalten sind auf Grund der mechanischen Beanspruchung bei der Phonation von einem mehrschichtig unverhornten Plattenepithel, das im Kehlkopfspiegelbild gegenüber der übrigen rötlich getönten Schleimhaut durch eine weiße Farbe hervortritt, überzogen.

Die Schleimhaut der Stimmfalten ist unverschieblich mit Stimmband und Conus elasticus verwachsen. Hingegen ist die Schleimhaut im Vestibulum laryngis, im Bereich der Plicae aryepiglotticae und der Taschenfalten von einem lockeren submukösen Bindegewebe unterfüttert und daher auf der Unterlage verschieblich.

Die Lamina propria der Kehlkopfschleimhaut enthält zahlreiche elastische Fasern, die in ihrer Gesamtheit als Membrana fibroelastica laryngis bezeichnet werden. Hierdurch sind größere Schleimhautverschiebungen und Einfaltungen möglich. Stellenweise kommen auch kleinere Lymphfollikel vor, die Abwehraufgaben übernehmen und Antikörper vom Typ des Immunglobulins A bilden.

Gemischte tubuloalveoläre Drüsen und Becherzellen sind im Ventriculus laryngis und im Bereich der Taschenfalten sehr zahlreich vorhanden. Sie befeuchten die Atemluft und verhindern ein Austrocknen der Schleimhaut. Drüsen der Taschenfalten berieseln die Stimmfalten, die selbst keine Drüsen und Lymphgefäße besitzen, mit Schleim. Heiserkeit nach längerem Reden ist auf eine reduzierte Befeuchtung der Stimmfalten zurückzuführen. Die Drüsen der Taschenfalten sekretieren auch kleine *muzin-assoziierte Peptide* [19], die für die viskoelastischen Eigenschaften des die Stimmlippen bedeckenden Schleims verantwortlich sind. Die Viskosität dieses Schleims beeinflusst die Wellenbildung der Stimmlippenschleimhaut bei der Phonation. Neueren Untersuchungen zufolge bilden die subepithelialen Drüsen des Taschenbands *antimikrobielle Peptide* [20], die ihre Aufgabe im Rahmen der unspezifischen Abwehr von Keimen erfüllen. In der Nachbarschaft des Ventriculus laryngis enthält das Taschenband Lymphfollikel. Dieses *larynxassoziierte lymphatische Gewebe* [21] hat ähnliche Funktionen wie der Waldeyer-Rachenring am Übergang der Mundhöhle zum Rachen. Es überwacht den subglottischen Raum. Im Rahmen von Altersveränderungen sind derartige Lymphfollikel in der 6. Lebensdekade nur bei 7 % der Untersuchten nachweisbar. Im Epithel der Epiglottis und der Valleculae epiglotticae kommen einzelne Geschmacksknospen vor.

Klinik

Bei Entzündungen und bei allergischer Disposition kann die Kehlkopfschleimhaut insbesondere im Bereich des Vestibulum laryngis große Mengen an Gewebeflüssigkeit einlagern. Hierdurch entsteht ein sogenanntes **Glottisödem**, das die Atemwege versperren und schwere Erstickungsanfälle herbeiführen kann.

Subepithelial ist das Bindegewebe über dem Ligamentum vocale zwischen Linea subarcuata superior und inferior locker und verschieblich (Reinke-Raum). Flüssigkeitsansammlungen in diesem Bereich rufen an den Stimmlippen eine Schwellung, **Reinke-Ödem** genannt, hervor. Das Reinke-Ödem ragt in die Stimmritze hinein und geht mit Heiserkeit bis hin zur Atemnot einher. Es muss von dem oben erwähnten Glottisödem abgegrenzt werden [18].

Leitsymptom bei allen Neubildungen im Kehlkopf ist die über einen längeren Zeitraum bestehende Heiserkeit. Diese sollte bei Persistenz über einen Zeitraum von mehr als zwei Wochen laryngoskopisch abgeklärt werden. Durch die Sensibilisierung von Risikopatienten (Raucher) gegenüber dem Symptom Heiserkeit kann insbesondere das **glottische Larynxkarzinom** – der häufigste maligne Tumor im Kopf-Hals-Bereich – frühzeitig erkannt und therapiert werden [22]. Jährlich erkranken in der Bundesrepublik etwa 3.300 Männer und 500 Frauen an einer bösartigen Neubildung des Kehlkopfs. Die meisten Patienten sind zum Zeitpunkt der Diagnosestellung zwischen 50 und 70 Jahre alt. Hauptrisikofaktoren sind Rauchen und Alkohol. Da sich die Zahl der Raucherinnen in Deutschland erhöht hat, erkranken zunehmend auch Frauen [23].

12.4.9 Nerven und Gefäße des Larynx

Die Innervation des Kehlkopfs übernimmt allein der N. vagus mit motorischen, sensiblen, parasympathischen und wenigen sensorischen Fasern. Der N. laryngeus superior teilt sich in einen Ramus externus und internus. Der Ramus externus verläuft auf der Außenseite des Kehlkopfs zum M. cricothyroideus, den er motorisch innerviert. Sensible Anteile erreichen über das Ligamentum cricothyroideum die Schleimhaut und versorgen die Gegend der Stimmfalte. Der Ramus internus dringt mit den Vasa laryngea superiora durch die Membrana thyrohyoidea in das Kehlkopfinnere und versorgt die Schleimhaut der oberen Kehlkopfhälfte bis hinab zur Stimmfalte sensibel. Außerdem gibt er Äste zur Zungenwurzel und zu den Valleculae epiglotticae ab, die für die sensible Schleimhautinnervation und für die sensorische Innervation der wenigen Geschmacksknospen zuständig sind.

Der N. laryngeus inferior, ist die Fortsetzung des N. laryngeus recurrens, der rechts um die A. subclavia und links um den Aortenbogen wieder zum Kehlkopf aufsteigt. Mit motorischen Fasern innerviert er alle Kehlkopfmuskeln mit Ausnahme des M. cricothyroideus. Sensible und sekretorische Fasern sind für die untere Larynxhälfte bis hinauf zur Stimmfalte zuständig. Die sympathische Innervation erfolgt über den Plexus caroticus externus. Im Recessus piriformis anastomosieren die Nn. laryngeus superior und inferior miteinander (Galen'sche Anastomose).

Die arterielle Blutversorgung übernimmt die A. laryngea superior, der erste Ast der A. carotis externa sowie die A. laryngea inferior, ein Ast des Truncus thyrocervicalis aus der A. subclavia. Das Versorgungsgebiet der A. laryngea superior ist im Vergleich zu demjenigen der A. laryngea inferior größer [24]. Der venöse Abfluss erfolgt über einen Venenplexus an der Rückwand des Ringknorpels, der wiederum zum Plexus venosus pharyngeus Verbindung hat. Von hier aus fließt das venöse Blut in die V. jugularis interna ab. Die Lymphe der oberen Kehlkopfhälfte fließt zu den Nodi lymphoidei cervicales profundi, die Lymphe der unteren Kehlkopfhälfte zu den Nodi lymphoidei tracheobronchiales superiores ab.

12.4.10 Leistungen des Kehlkopfs

Der Kehlkopf ist an der Atmung, der Phonation und am Schluckakt beteiligt. Beim Schluckvorgang verändert sich die Lage des Kehlkopfs, er bewegt sich um ca. 5 cm auf und ab. Bei der Phonation bewegt sich der Kehlkopf nur gering, um die Resonanzräume zu verformen. Bei der Atmung wird die Weite der Glottis verändert, der Kehlkopf selbst bewegt sich nicht.

Atmung
Bei normaler ruhiger Atmung ist die Stimmritze nur leicht geöffnet. Bei mittlerer Atmung ist die Pars intermembranaea etwas stärker geöffnet, die Stimmritze nimmt die Form eines spitzwinkligen Dreiecks an. Bei heftiger Atmung ist die Stimmritze in Form eines fünfeckigen, rautenförmigen Spalts weit geöffnet.

Stimmbildung (Phonation)
Stimme und Sprache sind ein Ergebnis der phylogenetischen Höherentwicklung des Gehirns, besonders der Regionen des motorischen und sensorischen Sprachzentrums. Vor dem Sprechen ist die Stimmritze geschlossen (Phonationsstellung). Die im subglottischen Raum angestaute Exspirationsluft lässt in der Folgezeit die Stimmfalten seitlich auseinanderweichen. Alsdann kehren die Stimmfalten in ihre Ausgangslage zurück, um gleich darauf erneut auseinanderzuweichen. Es treten schnelle Vibrationsbewegungen der Stimmfalten auf. Die spaltförmige geöffnete Stimmritze hat die Funktion einer Düse, an der die ausgeatmete Luft mit hoher Geschwindigkeit vorbeizieht. Diese Druckstöße versetzen die Stimmbänder in hörbare Schwingungen, die als Ton vernommen werden. Die Stimmlippen schwingen dabei horizontal, senkrecht zur Richtung des Luftstroms. Bei der stimmlosen Flüstersprache ist nur die Pars intercartilaginea der Stimmritze geöffnet, da keine Schwingungen der Stimmlippen benötigt werden. Die Umwandlung der durch den Kehlkopf erzeugten Töne zu Konsonanten und Sprache, die Artikulation, geschieht durch Gaumen, Zunge, Zähne, Lippen und Wangen. Nach operativer Entfernung der Stimmfalten können auch die Taschenfalten Tonlaute erzeugen, die zu Konsonanten und Sprache umgeformt werden können.

Die *Tonhöhe* hängt von der Form und Spannung der Stimmfalten ab. Je kürzer, dünner und gespannter die Stimmbänder sind, desto höher ist die Stimmlage. Daher könnten verschiedene Stimmlagen wie Bass, Tenor, Alt und Sopran unterschieden werden. Die Tonhöhe steigt auch mit der Frequenz der Stimmbandschwingungen. So ist die Schwingungsfrequenz bei dünnen und gespannten Stimmbändern größer als bei dicken und entspannten.

Bei der *Bruststimme* ist die Glottis eng, die zur Phonation bestimmte Exspirationsluft kann nur schwer entweichen und gerät im subglottischen Raum und im Thorax in Mitschwingung. Bei der *Kopfstimme* hingegen werden die oberhalb der Glottis liegenden Resonanzräume des Kopfes eingesetzt. Die *Bauchrednerstimme* wird unter geringem Luftverbrauch bei nur leichter Schwingung der Stimmlippenkanten erzeugt. Dabei sind die Gaumenbögen verengt und die Resonanzräume verkleinert. Bei der *Jodelstimme* kommt es zu einer sprunghaften Überleitung der Phonationsluft vom Brust- in das Kopfregister und umgekehrt. Diese Stimmart beansprucht die Glottis sehr.

Die *Tonstärke* hängt von der Energie und Geschwindigkeit des exspiratorischen, die Stimmfalten anregenden Luftstroms ab. Bei Flüstern beträgt die Tonstärke etwa 20 Phon, bei gewöhnlicher Unterhaltung etwa 40 Phon und bei einer Sopranstimme 100 Phon.

Die *Klangfarbe* macht den individuellen Stimmcharakter, an dem man einen Menschen erkennt, aus. Sie ist durch die Form des Ansatzrohres, das sich aus Resonanzräumen, Rachen, Mund, Nase und Nasennebenhöhlen zusammensetzt, bedingt. Die Ausmaße der Resonanzräume haben eine genetische und individuelle Komponente. Bereits ein Unterschied von nur wenigen Millimetern führt zu einer anderen Klangfarbe. Variationen der Klangfarbe innerhalb derselben Stimme werden durch Formveränderungen des Ansatzrohres verursacht. Das Ansatzrohr kann durch die Bewegungen des Kehlkopfs verkürzt und verlängert werden sowie durch die Muskeln des Rachens, der Zunge, der Lippen und der Wangen verformt werden. Die Stimme von Kleinkindern hat eine nahezu identische Klangfarbe, da das Ansatzrohr bei höherer Kehlkopflage fast einheitlich geformt ist.

12.4.11 Topographie und Geschlechtsverschiedenheiten des Kehlkopfs

Die Lage des Kehlkopfs ist von Alter und Geschlecht abhängig. Beim Säugling steht die Mitte des Schildknorpels, welche der Stimmritzenebene entspricht, in Höhe des 4. Halswirbels, bei der erwachsenen Frau in Höhe des 5. Halswirbels, beim erwachsenen Mann zwischen 5. und 6. Halswirbel. In hohem Alter tritt der Kehlkopf noch eine halbe Wirbelkörperhöhe tiefer (Descensus laryngis). Beim Säugling und beim Kleinkind hat der Kehlkopf Anschluss an den Epipharynx. Die hohe Lage des Kehlkopfes bewirkt, dass die Epiglottis unter die Zungenwurzel gezwängt wird und schon in Ruhelage halb geschlossen ist. Die Nahrung kann über den Kehldeckel in den Schlund gelangen, ohne dass der Kehlkopfeingang vollständig verschlossen werden muss. So kann der Säugling gleichzeitig atmen und trinken. Der Kehlkopf des erwachsenen Mannes ist größer und kräftiger. Die Schildknorpelplatten stoßen mit einem spitzen Winkel von etwa 90° zusammen, während der Winkel bei der Frau mit etwa 120° stumpf bleibt. Durch diese unterschiedliche Ausprägung des Schildknorpelwinkels entstehen verschieden große sagittale Durchmesser, die die Länge der Stimmritze beeinflussen. Die Stimmritzenlänge beträgt beim Mann etwa 2,2 cm, bei der Frau etwa 1,7 cm. Die Transformation des Knabenkehlkopfes zu dem des erwachsenen Mannes vollzieht sich in der Pubertät unter dem Einfluss von Testosteron. Diese Phase dauert in der Regel ein Jahr, während dessen der Schildknorpelwinkel kleiner und der sagittale Durchmesser der Stimmritze größer wird. Weiterhin kommt es zur Ausbildung einer stärkeren Prominentia laryngea (Adamsapfel) und zum Stimmbruch. Beim weiblichen Geschlecht ist die pubertär bedingte Veränderung des Kehlkopfs unwesentlich.

12.5 Die Trachea

Die Luftröhre (Trachea) ist ca. 12 cm lang, beginnt in Höhe des 6. bis 7. Halswirbels und liegt hier im vorderen Halsgebiet, dann im hinteren Mediastinum. Sie besteht aus 15 bis 20 hufeisenförmigen Knorpelspangen, die durch die Paries membranaceus hinten verschlossen werden. Sie wird vom N. laryngeus recurrens und vom Truncus sympathicus innerviert. Die Trachea verläuft annähernd senkrecht und liegt in ihrem oberen Abschnitt vorn unmittelbar unter dem oberflächlichen und mittleren Blatt der Halsfaszie, in Höhe der oberen Thoraxapertur dagegen ungefähr 4 cm unter der Oberfläche, hinter dem Manubrium sterni. In Höhe der zweiten bis vierten Trachealknorpelspange zieht der Isthmus glandulae thyroideae über die Luftröhre hinweg. Hinten liegt der Luftröhre in ihrem ganzen Verlauf der Oesophagus an. In den Längsfurchen zwischen Luft- und Speiseröhre verlaufen beidseits, zusammen mit der Kette der Nodi lymphoidei paratracheales, die Nn. laryngei recurrentes zum Kehlkopf. Seitlich wird die Trachea oben von den Schilddrüsenlappen umgeben, weiter unten nähert sich ihr das Gefäßnervenbündel des Halses.

12.6 Die Schilddrüse

Die Schilddrüse (Glandula thyroidea) ist eine endokrine Drüse, die ihre Hormone in die Blutbahn abgibt. In gesundem Zustand beträgt ihr Gewicht ungefähr 25 bis 30 g. Sie hat eine hufeisenförmige Gestalt. An der Schilddrüse unterscheidet man zwei Seitenlappen, die seitlich die Trachea umfassen (Abb. 12.7). Der Isthmus, der etwa in Höhe des 2. bis 4. Trachealknorpels liegt, verbindet die beiden Seitenlappen miteinander. Ein Lobus pyramidalis ist nicht immer vorhanden. Er zieht vom Isthmus zum Zungenbein und ist als Rest des Ductus thyroglossus aufzufassen. Die Schilddrüse ist ein hypobranchiales Organ, das sich aus dem entodermalen Mundhöhlenepithel entwickelt. Sie entsteht an einer Stelle, welche durch das spätere Foramen caecum der Zunge markiert ist. Die Anlage der Schilddrüse wandert nach kaudal, bleibt aber mit ihrer Ursprungsstelle noch längere Zeit durch einen Gang *(Ductus thyroglossus)* verbunden. Der Descensus endet, sobald die Cartilago thyroidea passiert ist.

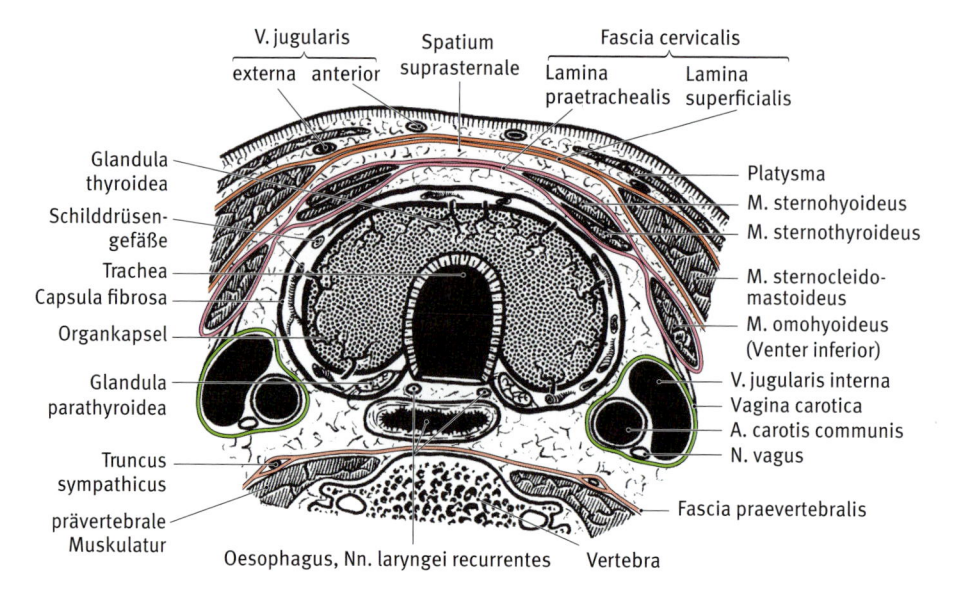

Abb. 12.7: Topographie der Schilddrüse. Schematischer Querschnitt durch den Hals

> **Topographie**
> Die Schilddrüse liegt vor der Trachea und unterhalb des Larynx. Sie erreicht normalerweise oben den Unterrand des Schildknorpels, während sie unten ungefähr 2,5 cm von der Incisura jugularis sterni entfernt bleibt.

Das Organ ist in eine doppelte bindegewebige Hülle eingeschlossen: Die innere Hülle (Capsula interna) überzieht das Drüsengewebe und entsendet lockeres Bindegewebe und zahlreiche Blutgefäße in die Drüse. Dadurch wird die Schilddrüse in einzelne Läppchen (Lobuli) zerlegt. Diese bestehen aus Drüsenbläschen (Follikel), die mit Kolloid gefüllt sind. Die äußere Hülle (Capsula externa) verbindet die Drüse mit der Trachea, dem Ringknorpel und den Faszien der Mm. sternothyroidei und sternohyoidei. Die vier etwa erbsengroßen Epithelkörperchen (Glandulae parathyroideae) und die Gefäße liegen zwischen den beiden Kapselblättern.

12.6.1 Funktion der Schilddrüse

Die wichtigsten Hormone der Schilddrüse sind das Trijodthyronin (T3) und das Thyroxin (T4), wobei T3 wirksamer als T4 ist; außerdem wird Calcitonin produziert. Trijodthyronin und Thyroxin werden in den Follikeln gespeichert und bei Bedarf ins Blut abgegeben. Von beiden Hormonen enthält die Schilddrüse eine genügende Menge, um den Körper für 10 Monate zu versorgen. Die Hormone Trijodthyronin und Thyroxin sind für Stoffwechsel und Wärmehaushalt zuständig, das Hormon Calcitonin senkt den Blutkalziumspiegel. Von der Schilddrüse werden O_2-Aufnahme und O_2-Verbrauch aufeinander abgestimmt und somit die Stoffwechsellage an die augenblickliche Leistung angepasst. Eine Schilddrüsenunterfunktion während der Wachstumsphase kann zum Zwergwuchs und zur Unterentwicklung des Gehirns führen. Die Steuerung des Schilddrüse ist von vegetativen Zentren und vom Hypophysenvorderlappen abhängig. Erkrankungen der Schilddrüse können vom Organ selbst, von der Hypophyse und vom Hypothalamus ausgehen. Unter allen endokrinen Organen ist die Schilddrüse für Störungen besonders anfällig, da sie sich häufig wechselnden Bedingungen anpassen muss.

Klinik

Über- und Unterfunktion der Drüse können zu einer Vergrößerung der Schilddrüse und zu einem Gewicht über 60 g führen **(Struma, Kropf)**. Symptome einer **Überfunktion** (Merseburger Trias) sind Steigerung des Stoffwechsels, Erhöhung der Körpertemperatur, schnellerer Herzschlag, feuchte Haut, Gewichtsabnahme, Exophthalmus und allgemein Zeichen eines erhöhten Sympathikotonus. **Unterfunktion** kann durch Jodmangel entstehen und macht sich in körperlicher und geistiger Trägheit, Kälteempfindlichkeit, Schwellung **(Myxödem)** und Trockenheit der Haut sowie Senkung von Körpertemperatur und Pulsfrequenz bemerkbar. Unzureichende Hormonproduktion während der Entwicklung führt zu Minderwuchs, der von einem Intelligenzdefekt begleitet sein kann **(Kretinismus, Kretin)**. Bei Mangel an Schilddrüsenhormon bleibt die Zahnentwicklung, vor allem aber die Schmelzbildung, zurück.

12.6.2 Nerven- und Gefäße der Schilddrüse

Die Schilddrüse wird sensibel und vegetativ innerviert. Der N. vagus entsendet Schilddrüsenäste aus dem N. laryngeus inferior (eine Fortsetzung des N. laryngeus recurrens) und aus dem Ramus externus des N. laryngeus superior, die beide sensible und parasympathische Fasern mit sich führen. Die sympathischen Fasern gelangen mit den Arterien zur Schilddrüse. Sie haben ihren Ursprung vorwiegend im Ganglion cervicale medium, es kommen jedoch auch Zuflüsse aus dem oberen und unteren Halsganglion. An der Oberfläche des Schilddrüse bilden die Nervenfasern einen Plexus.

Klinik

Da der hinter den Drüsenlappen liegende Stamm des N. laryngeus inferior nach kranial zu den Stimmlippen und den Kehlkopfmuskeln weiterzieht, ist er bei operativen Eingriffen an der Schilddrüse, insbesondere bei Zweiteingriffen, darzustellen und zu schonen.

Als endokrine Drüse weist die Schilddrüse einen großen Gefäßreichtum auf. 4 Arterien versorgen sie mit Blut: Die A. thyroidea superior (paarig) entspringt aus der A. carotis externa, tritt an den oberen Pol des Seitenlappens heran und verteilt sich vorwiegend an der Vorderfläche des Organs. Die A. thyroidea inferior (paarig) entspringt aus dem Truncus thyrocervicalis der A. subclavia und verzweigt sich besonders an der Hinterfläche der Schilddrüse. Diese Arterie tritt in nahe Beziehung zum N. laryngeus recurrens. Eine fünfte Arterie zieht manchmal als A. thyroidea ima zum Isthmus; sie entspringt aus der Aorta oder aus dem Truncus brachiocephalicus. Die V. thyroidea superior sammelt das Blut aus der vorderen Hälfte der Drüse; sie fließt zur V. jugularis interna ab. Die Vv. thyroideae inferiores bilden an der Vorderfläche des Isthmus ein Geflecht (Plexus thyroideus impar); sie münden in die Vv. brachiocephalicae. Vom Isthmus zieht die unpaare V. thyroidea ima nach unten zur linken V. brachiocephalica. Die Lymphe der Schilddrüse fließt zu den Nodi lymphoidei praetracheales und parapharyngeales ab.

12.7 Die Nebenschilddrüsen

Die 4 Anlagen der Nebenschilddrüse (Epithelkörperchen, Glandulae parathyroideae superior und inferior) wandern zur Schilddrüse und lagern sich an deren Hinterfläche an. Hierbei kommt ein Paar an den beiden kranialen Polen und das andere an den beiden kaudalen Polen zu liegen. Die Lage der Nebenschilddrüsen ist sehr variabel, bei manchen Tieren sind sie sogar im Mediastinum oder am Zungenbein zu finden.

Die Nebenschilddrüsen synthetisieren das Parathormon, das den Kalzium- und Phosphatspiegel des Blutes reguliert. Der Blutkalziumspiegel wird angehoben, die Rückresorption von Phosphaten in der Niere wird verringert. Ein Erwachsener besitzt in Skelett und Zähnen ungefähr 1,1 kg Kalzium. Kalzium spielt nicht nur für die Mineralisation der Stützgewebe eine Rolle, sondern ist auch für die Reizbarkeit von Nervenfasern und für die Erregungsübertragung an der motorischen Endplatte von Bedeutung.

Für den Zahnarzt sind die Epithelkörperchen von großer Bedeutung, weil bei einer Überfunktion vermehrt Kalzium aus dem Gewebe freigesetzt und in die Blutbahn abgegeben wird. Als Folge kann es zur Entkalkung von Knochen und Zähnen kommen. Die Knochen sind dann von Frakturgefahr bedroht, an den Zähnen fällt eine vermehrte Brüchigkeit des Schmelzes auf. Bei einer Unterfunktion kommt es zum Absinken des Serumkalziumspiegels und damit zu einer neuromuskulären Übererregbarkeit sowie zu tetanischen Muskelkrämpfen. Die Epithelkörperchen werden von zahlreichen Gefäßen und Nervenfasern versorgt. Die Leitungsbahnen entsprechen denjenigen der Schilddrüse.

Klinik

Eine versehentliche Entfernung der Nebenschilddrüsen im Verlauf einer Schilddrüsenoperation führt zur **Tetanie**, einem Krankheitsbild, das durch einen Abfall der Kalziumionen im Blut gekennzeichnet ist. In der Folgezeit kommt es zu einer Erhöhung der Erregbarkeit des Nervensystems mit generalisierten Krämpfen.

12.8 Der lymphatische Rachenring (Waldeyerscher Rachenring)

Zum sogenannten Waldeyerschen Rachenring werden folgende lymphatischen Organe und Gewebe zusammengefasst: Tonsillae palatinae, Radix linguae mit Tonsilla lingualis, Plicae salpingopharyngeae mit lymphatischen Seitensträngen als Ausdehnung der Tonsillae tubariae, Tonsilla pharyngea (Abb. 12.8).

Tonsilla palatina
Die Gaumenmandel (Tonsilla palatina) liegt in der Nische zwischen den Schlundbögen, den Arcus palatoglossus und palatopharyngeus, in Höhe des Oropharynx. Beide

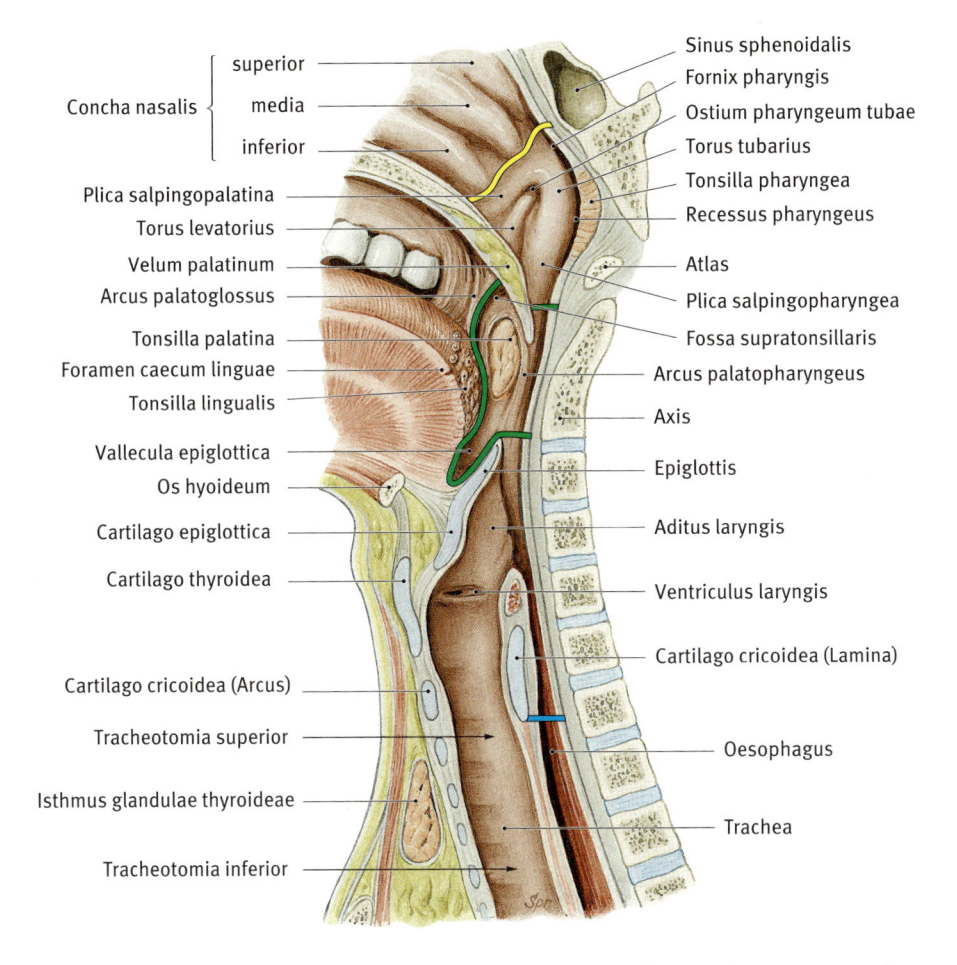

Abb. 12.8: Medianschnitt durch Schlund und Kehlkopf. Pars nasalis (sive: Epipharynx), Pars oralis (sive: Mesopharynx) und Pars laryngea pharyngis (sive: Hypopharynx) sind durch dicke farbige Linien schematisch abgegrenzt. Die Pfeile zeigen Wege der Tracheotomia superior und inferior.

Bögen werden durch Muskeln gleichen Namens unterfüttert. Nach Herunterdrücken der Zungenwurzel ist die Gaumenmandel gewöhnlich sichtbar. Sie ist durch tiefe, kryptenartige Epitheleinsenkungen charakterisiert und hat eine höckerige, oft auch eine rissige Oberfläche. An ihrer vom Epithel abgewandten Hinterfläche ist die Gaumenmandel von einer Bindegewebskapsel umgeben, die eine Infektionsausbreitung aus dem mit Abwehrmechanismen beschäftigten Gewebe verhindert. Bei einer *Tonsillektomie* wird die Mandel aus ihrer Kapsel, die erhalten bleiben soll, herausgeschält.

Tonsilla pharyngea

Die meist abgeflachte Rachenmandel (Tonsilla pharyngea) liegt an der Hinterwand des Nasopharynx direkt unter der Schädelbasis. Sie ist symmetrisch angelegt. Beide Teile liegen so nahe beieinander, dass die Tonsilla pharyngea unpaarig erscheint. Außen wird die Rachenmandel von einem respiratorischen Flimmerepithel bedeckt. Im Kindesalter kann sie vergrößert sein, die Choanen einengen und damit die Nasenatmung behindern. Nach der Pubertät wird die Mandel kleiner und kann im Präparierkurs nur noch an einer Verdickung des Schlunddachs erkannt werden.

Tonsilla lingualis

Die Zungenmandel (Tonsilla lingualis) besteht aus etwa 40 bis 90 lymphatischen Follikeln, den sogenannten Zungenbälgen, die in Form von flachen Wülsten die Zungenwurzel bedecken. Da das hintere Zungendrittel der Rachenwand zugekehrt ist, kann die Zungenmandel beim Patienten erst nach Herabdrücken der Zunge gesehen werden. Die Form der Zungenmandel bleibt vor und nach der Pubertät konstant. Sie ist nur selten entzündet.

Tonsilla tubaria

Unter der Tubenmandel (Tonsilla tubaria) wird eine Ansammlung von lymphatischen Gewebe in der Nähe der Tubenöffnung (Ostium tubae auditivae) verstanden. Die paarige Mandel liegt in Höhe des hinteren Endes der unteren Nasenmuschel. Sie liegt im Nasopharynx und ist von respiratorischem Flimmerepithel überzogen. Die Tubenmandel kann sich in der seitlichen Pharynxwand nach kaudal ausdehnen, was zur Bildung der „*lymphatischen Seitenstränge*" führt. Im Falle einer Entzündung wird die Tubenöffnung verlegt, wodurch die Belüftung der Paukenhöhle unterbrochen ist. Hinter dem Tubenwulst öffnet sich der nach lateral weisende *Recessus pharyngeus* (Rosen-Müllersche Grube).

12.8.1 Funktion der Tonsillen

Die Mandeln haben Abwehraufgaben. Sie wehren pathogene Keime ab, die mit der Atemluft oder mit der Nahrungsaufnahme den Racheneingang erreichen. An der Oberfläche sind sie vom jeweiligen Epithel überzogen: Gaumen- und Zungenmandel vom Mundhöhlenepithel, Rachen- und Tubenmandel vom Nasenhöhlenepithel. Die Auseinandersetzung mit den Keimen findet in der Tiefe der Krypten statt. Hierzu lockert sich das mehrschichtig unverhornte Plattenepithel auf. In einer sogenannten Durchdringungszone können Lymphozyten nach außen wandern und umgekehrt pathogene Keime nach innen in Richtung auf die Lymphfollikel vordringen. In den Lymphfollikeln differenzieren sich Lymphozyten zu Plasmazellen, die Antikörper herstellen. Bei Kindern erreicht der lymphatische Rachenring seine volle Blüte. Der Abbau vieler Antigene verläuft unbemerkt in den Tonsillen und führt nicht zu Krankheitssymptomen.

12.8.2 Nerven- und Gefäßversorgung der Tonsillen

Alle Tonsillen werden sensibel durch Rami tonsillares des N. glossopharyngeus als dem Nerv des dritten Kiemenbogens versorgt. Die Mandeln entwickeln sich aus der zweiten Kiementasche. Für die Blutzufuhr sind mehrere Arterien zuständig: A. palatina ascendens aus der A. facialis, A. palatina descendens aus der A. maxillaris, A. pharyngea ascendens aus der A. carotis externa und Rami tonsillares aus der A. lingualis.

Klinik

Bei Tonsillektomien kann es zu erheblichen arteriellen Blutungen kommen. Auch eine geschlängelt verlaufende A. carotis interna, die sogenannte gefährliche Karotisschleife [1], kann verletzt werden. Eine sorgfältige Blutstillung ist wichtig, da die Gefäße durch Bewegungen beim Schluckvorgang wieder platzen können.

12.9 Der Parapharyngealraum (Spatium lateropharyngeum)

Die Ausdehnung des Parapharyngealraum kann man sich nur schwer vorstellen. Da dieser Raum bei Operationen (Laryngektomie, Neck-dissection) oft betroffen ist, wird ihm ein eigenes Kapitel gewidmet (Abb. 12.9).

Der etwa 2,5 cm breite Raum liegt beidseits des Pharynx. In ihm verlaufen wichtige Leitungsbahnen. Verletzungen dieses Raumes, z. B. infolge von Auto- oder Motorradunfällen, haben schwerwiegende Folgen, da unter anderem folgende Strukturen mit der Möglichkeit gefährlicher Blutungen und Lähmungen verletzt werden können: Aa. carotis communis, carotis externa, carotis interna, V. jugularis interna sowie die

12 Die Eingeweide des Halses

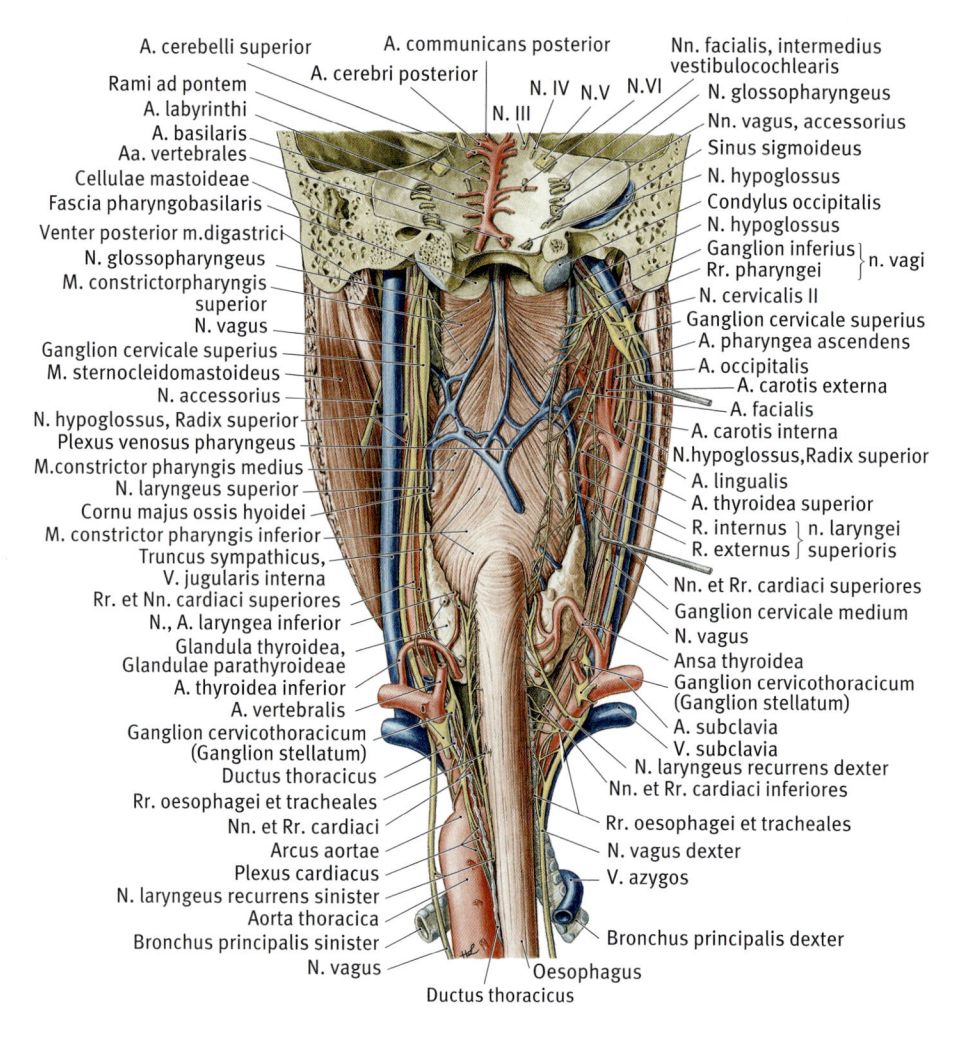

Abb. 12.9: Pharynx, Oesophagus und Gefäß-Nervenstrang (Spatium parapharyngeum) des Halses von dorsal. Wirbelsäule und hinterer Teil des Schädels sind entfernt.

Nn. glossopharyngeus, vagus, accessorius und hypoglossus. Der parapharyngeale Raum wird in eine obere Pars cephalica und eine untere Pars cervicalis gegliedert. Die Pars cephalica reicht von der Schädelbasis bis zum Unterrand der Mandibula. Die Pars cervicalis beginnt am Unterkieferunterrand und reicht über die obere Thoraxapertur bis ins Mediastinum. Die mediale Grenze des Parapharyngealraumes bildet der Pharynx. Lateral wird die Pars cephalica vom M. pterygoideus medialis, dem Venter posterior des M. digastricus und von der Faszie der Glandula parotidea begrenzt. Die Pars cervicalis stößt lateral an die Halsmuskeln. Dorsal wird der parapharyngeale Raum von der tiefen, prävertebralen Halsfaszie begrenzt. Ventral erhält die Pars cephalica Beziehung zu den drei am Griffelfortsatz entspringenden Muskeln, den Mm. styloglossus, stylohyoideus und stylopharyngeus. Diese drei Muskeln überkreuzen den Gefäßnervenstrang des Halses.

Durch den Parapharyngealraum ziehen folgende Strukturen: A carotis communis, V. jugularis interna, Truncus sympathicus, N. vagus sowie im oberen Teil auch N. glossopharyngeus, N. accessorius und N. hypoglossus. Die Verbindung zur Schädelhöhle stellen der Canalis caroticus, das Foramen jugulare und der Canalis n. hypoglossi her. Der Raum enthält darüber hinaus noch Binde- und Fettgewebe, die als Verschiebeschicht und Polsterung die Gefäß-Nerven-Bahnen auch bei extremen Halsbewegungen schützen.

Die *A. carotis communis* beginnt rechts am Truncus brachiocephalicus und links am Aortenbogen. Sie liegt direkt neben dem Pharynx. Nach kranial teilt sie sich in die A. carotis externa und die A. carotis interna. Die A. carotis interna setzt die Verlaufsrichtung der A. carotis communis im parapharyngealen Bindegewebe fort und betritt über den Canalis caroticus den Schädelinnenraum.

Die *V. jugularis interna* beginnt unterhalb des Foramen jugulare mit einer Erweiterung (Bulbus venae jugularis superioris). Sie verläuft dorsolateral der A. carotis interna, dann lateral neben der A. carotis communis und endet an der oberen Thoraxapertur. Hier mündet sie in die V. brachiocephalica.

Der *Truncus sympathicus* liegt der Hinterwand der A. carotis communis an und besteht im Halsraum aus drei Ganglien: Ganglion cervicale superius, Ganglion cervicale medium und Ganglion cervicale inferius. Das Ganglion cervicale inferius ist oft mit dem ersten Brustganglion zum Ganglion cervicothoracicum (Ganglion stellatum) verschmolzen. Der sympathische Halsgrenzstrang liegt im Spatium lateropharyngeum am weitesten dorsal und ist in das tiefe Blatt der Halsfaszie (Lamina praevertebralis) eingeschlossen.

Der *N. vagus* verlässt den Schädel über das Foramen jugulare und verläuft dorsal zwischen A. carotis communis und V. jugularis interna nach kaudal. Der N. laryngeus superior verlässt den Hauptstamm des N. vagus bereits im oberen Drittel des parapharyngealen Raumes und zieht zum Kehlkopf.

Der *N. glossopharyngeus* verlässt den Schädel ebenfalls über das Foramen jugulare. Er verläuft meistens auf dem M. stylopharyngeus, seinem Leitmuskel, abwärts zur seitlichen Pharynxwand. Dort spaltet er sich in mehrere Äste auf, die in Richtung Fossa tonsillaris und Zungengrund ziehen. Ein langer Ast steigt als Ramus sinus carotici bis zur Karotisgabel herab und nimmt Kontakt mit dem Glomus caroticum auf.

Der *N. hypoglossus* verlässt den Schädel über den Canalis nervi hypoglossi und liegt zunächst medial der Nn. vagus und glossopharyngeus. Im weiteren Verlauf liegt der Nerv lateral neben dem N. vagus und der A. carotis interna. In Höhe der oberen Schlundhälfte überkreuzt der N. hypoglossus zumeist die Karotisgabel, zieht im Bogen, bedeckt vom M. hyoglossus, zur Mundhöhle und versorgt die Zungenmuskeln. Seine Verbindung zu den oberen Zervikalnerven wird Ansa cervicalis profunda genannt.

Der *N. accessorius* verlässt den Schädel wie die Nn. glossopharyngeus und vagus über das Foramen jugulare. Bald nach seinem Austritt verläuft er nach lateral zu seinen Versorgungsgebieten. Er hat nur einen kurzen, auf den Epipharynx begrenzten Verlauf durch den Parapharyngealraum. Der Nerv zieht vor der V. jugularis interna und hinter dem Venter posterior des M. digastricus zu den Mm. sternocleidomastoideus und trapezius.

Klinik

Der Parapharyngealraum ist beim Patienten schwer zugänglich. **Parapharyngealphlegmonen und -abszesse** können außer von einer **peritonsillären Angina** auch von **Zahnabszessen**, Speicheldrüsenerkrankungen, eingespießten Fremdkörpern und Mittelohrkomplikationen ausgehen. Man findet eine starke druckschmerzhafte Schwellung der seitlichen Halsweichteile, eine Vorwölbung der seitlichen Rachenwand im Meso- und Hypopharynxbereich und Zeichen eines Kehlkopfödems. Bei Ausbreitung nach oben kommt es zur **Thrombose des Sinus cavernosus** und **Meningitis**, bei Absinken nach unten zur **Mediastinitis**. Das **Larynxödem** kann zum Erstickungstod, die Arrosion großer Halsgefäße zur Verblutung führen [25].

12.10 Die Muskulatur des Halses

Als Träger des Kopfes hat der Hals die Aufgabe eine optimale Beweglichkeit des Kopfes zu ermöglichen. Als knöcherne Stütze für Kopf- und Halseingeweide sind nur die Wirbel und das Zungenbein übriggeblieben. Ursprünglich angelegte „Halsrippen" wurden zu Gunsten einer besseren Beweglichkeit zurückgebildet.

Die Muskulatur des Halses stellt nichts Einheitliches dar. Sie ist entwicklungsgeschichtlich verschiedenartiger Herkunft und entstammt der ventralen Stammesmuskulatur, den Muskeln der Kiemenbögen und teilweise der Muskulatur des Schultergürtels. Das Zwerchfell war ursprünglich ein Halsmuskel, wie es an der Innvervation aus dem Plexus cervicalis noch ablesbar ist. Die Halsmuskulatur wird in folgende Gruppen unterteilt: Oberflächliche Schicht, suprahyale Muskulatur, infrahyale Muskulatur, Scalenus-Gruppe und praevertebrale Muskulatur (Abb. 12.10).

12.10.1 Oberflächliche Schicht

Das *Platysma* ist eine sehr dünne, direkt unter der Haut gelegene Muskelplatte, die sich vom Unterkieferrand bis in Höhe der zweiten Rippe ausbreitet. Das Platysma stellt den im Halsbereich verbliebenen Anteil der oberflächlichen vom N. facialis innervierten Muskulatur dar, die aus dem Muskelmaterial des zweiten Kiemenbogens hervorgegangen ist und wird durch die Ansa cervicalis superficialis innerviert. Als Ansa cervicalis superficialis wird eine Verbindung des Ramus colli nervi facialis mit dem N. transversus colli aus dem Plexus cervicalis bezeichnet. Die gesamte übrige

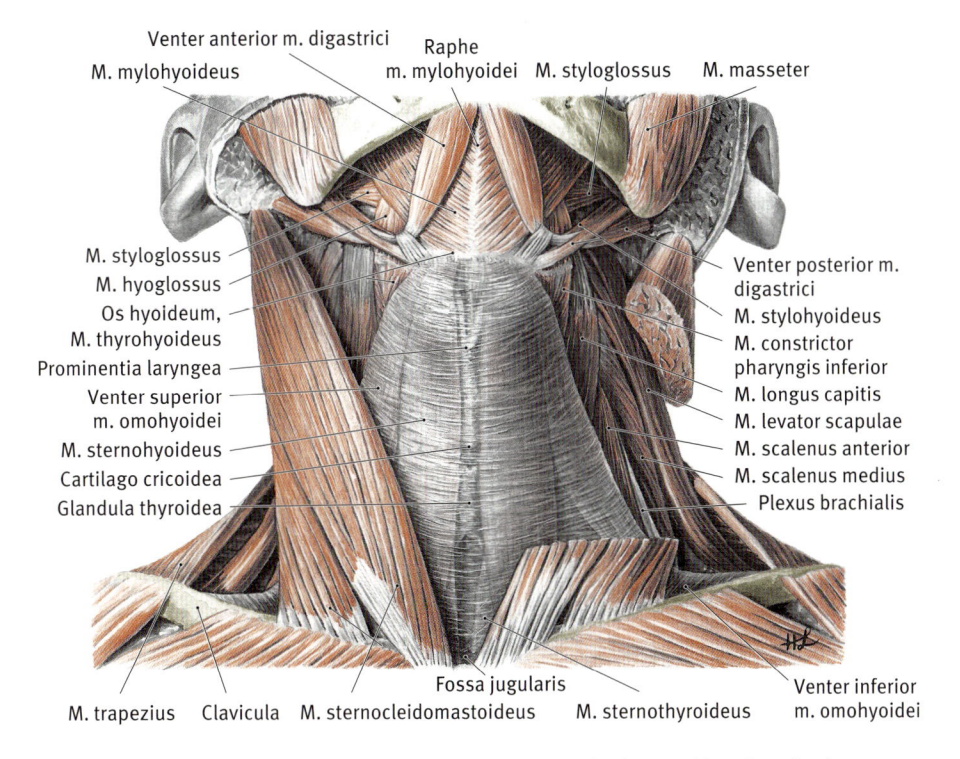

Abb. 12.10: Muskeln des Halses von vorn. Der linke M. sternocleidomastoideus ist teilweise entfernt. Auf den Unterzungenbeinmuskeln ist die Lamina praetrachealis der Halsfaszie (Fascia cervicalis media) dargestellt.

vom N. facialis innervierte oberflächliche Muskulatur ist vollständig in die Kopfregion verlagert worden und bildet die mimische Muskulatur.

Der *M. sternocleidomastoideus*, entspringt mit einer Pars sternalis am Manubrium sterni sowie einer Pars clavicularis am sternalen Ende der Clavicula und setzt am Processus mastoideus und an der Linea nuchae superior an. Die Innervation erfolgt durch den N. accessorius und Äste des Plexus cervicalis. Der Kopfwender als kräftigster aller Halsmuskeln verbindet Kopf und Brust miteinander. Die Muskeln beider Seiten liegen an ihrem sternalen Ursprung dicht beieinander, divergieren jedoch in Richtung auf ihren Ansatz. Oberhalb des Manubrium sterni sinkt die Haut zur Drosselgrube (Fossa jugularis) ein. Bei beidseitiger Kontraktion wird der Kopf nach hinten gekippt, weil der Ansatz der beiden Muskeln bei aufrechter Kopfhaltung hinter der Drehachse des Kopfes liegt. Ein Anheben des Kopfes ist in Rückenlage möglich, da dann der Ursprung höher liegt als der Ansatz. Ein bettlägeriger Patient hat mitunter Schwierigkeiten den ca. 6,5 kg schweren Kopf zu heben. Der Kopf dreht sich bei einseitiger Kontraktion zur Gegenseite, da Ansatz und Ursprung einander genähert werden. Darüber hinaus ist der Muskel auch an der Seitwärtsneigung des Kopfes beteiligt. Wechselt das Punctum fixum zum Schädel kann der M. sternocleidomastoideus die Hebung der Rippen bei der Inspiration unterstützen. Die Blutzufuhr erfolgt über die A. sternocleidomastoidea aus der A. carotis externa.

Klinik

In der Mitte des Hinterrandes des M. sternocleidomastoideus liegt der Erb'sche Punkt. Hier treten die sensiblen Äste des Plexus cervicalis durch die oberflächliche Halsfaszie und strahlen zur Nacken-, Hals- und Schulterregion aus. Durch Applikation eines Lokalanaesthetikums am Erb'schen Punkt kann eine Anaesthesie der gesamten seitlichen Halsregion erreicht werden.

12.10.2 Suprahyale Muskulatur

Die 4 suprahyalen Muskeln bilden die Grundlage des Mundbodens. Sie sind teilweise Derivate des ersten Kiemenbogens und werden deshalb vom N. trigeminus innerviert (M. mylohyoideus und Venter anterior des M. digastricus), teilweise stammen sie von der Muskulatur des zweiten Kiemenbogens ab und werden deshalb vom N. facialis innerviert (Venter posterior des M. digastricus und M. stylohyoideus). Der M. geniohyoideus wird vom N. hypoglossus versorgt.

Der *M. digastricus* (biventer) zerfällt durch eine Zwischensehne am Zungenbein in zwei getrennte Bäuche. Der Venter posterior entspringt an der Incisura mastoidea des Schläfenbeins und zieht schräg nach vorne und unten, um am Zungenbein in eine Zwischensehne überzugehen. Diese Zwischensehne wird durch ein Sehnenstück und durch den M. stylohyoideus am Zungenbein befestigt. Der hintere Muskelbauch wird durch den N. facialis innerviert und über die A. occipitalis und die A. auricularis posterior (Äste der A. carotis externa) mit Blut versorgt. Der Venter anterior zieht weiter vom Zungenbein zur Mandibula und wird durch den N. mylohyoideus aus dem dritten Trigeminusast innerviert sowie durch die A. submentalis (Ast der A. facialis) mit Blut versorgt. Der vordere Teil des zweibäuchigen Muskels verhält sich wie ein Tragegurt für die Mundbodenplatte.

Der *M. stylohyoideus* entspringt am Processus styloideus des Schläfenbeins und setzt am großen Horn sowie am Körper des Zungenbeins an. Der Muskel wird vom Ramus stylohyoideus des N. facialis innerviert und über die Aa. occipitalis und auricularis posterior (Äste der A. carotis externa) mit Blut versorgt. Der Muskel zieht das Zungenbein nach hinten und oben. Gelegentlich ist der Muskel mit dem hinteren Bauch des M. digastricus verschmolzen.

Der *M. mylohyoideus* entspringt an der Linea mylohyoidea der Mandibula und setzt am Zungenbein und einer mittig gelegenen Raphe, die ihn mit dem Muskel der Gegenseite verbindet, an. Der Muskel wird vom N. mylohyoideus aus dem dritten Trigeminusast innerviert. Die Blutzufuhr erfolgt an der Muskeloberseite durch die A. sublingualis (Ast der A. lingualis) und an der Unterseite durch die A. submentalis (Ast der A. facialis). Der M. mylohyoideus bildet eine quere Muskelplatte am Mundboden (Diaphragma oris), welche beide Unterkieferhälften verbindet und gibt der Zunge einen Halt.

Der *M. geniohyoideus* entspringt an der Spina mentalis der Mandibula und setzt am Zungenbein an. Der Muskel wird vom N. hypoglossus innerviert und über die A. sublingualis (Ast der A. lingualis) mit Blut versorgt. Der spindelförmige Muskel unterstützt die Mundbodenplatte von oben und zieht das Zungenbein nach vorn.

Funktion der suprahyalen Muskeln
Sie unterstützen die Kieferöffnung bei der Nahrungsaufnahme und dienen dem Schluckakt sowie dem Sprechvorgang. Da das Zungenbein allseitig durch Muskeln aufgehängt ist, muss es bei der Kieferöffnung fixiert werden. Dies bewirken der M. stylohyoideus und der Venter posterior des M. digastricus, indem sie es nach oben fixieren, andererseits die infrahyalen Muskeln, indem sie es nach unten fixieren.

Nach Fixation des Zungenbeins, kann die Kontraktion der Mundbodenmuskeln den Tonus der Schließmuskeln überwinden und den Unterkiefer um etwa 5 cm öffnen. Bei Fixation des Unterkiefers durch die Kaumuskulatur, können die Mundbodenmuskeln das Zungenbein und damit den Kehlkopf nach oben und vorn bewegen und damit die Schluckstellung des Kehlkopfes ermöglichen. Eine Verlagerung des Kehlkopfes ist auch für die Phonation nötig, was teilweise durch die suprahyalen Muskeln geschieht. Die suprahyalen Muskeln werden durch drei verschiedene Nerven innerviert, so dass der Ausfall eines Nervs kompensiert werden kann. Die Anhebung des Zungengrundes gegen den Gaumen ist beim Schluckvorgang unentbehrlich. Bei Lähmung der Mundbodenplatte kann diese Aufgabe allein vom M. palatoglossus, der vom N. glossopharygeus innerviert wird, übernommen werden.

12.10.3 Infrahyale Muskulatur

Die 4 infrahyalen Muskeln setzen entweder am Zungenbein oder am Schildknorpel an. Sie werden alle von der Ansa cervicalis profunda innerviert. Als Ansa cervicalis profunda wird die Verbindung der Nn. cervicales 1 bis 3 mit dem N. hypoglossus bezeichnet. Die Blutzufuhr erfolgt aus der A. thyroidea superior (Ast der A. carotis externa) und der A. transversa cervicis (Ast der A. subclavia). In diesen Muskeln treten häufig sehnige Unterbrechungen, die auf eine frühere Segmentierung hinweisen, auf. Die infrahyale Muskelgruppe dient hauptsächlich der aktiven Bewegung des Kehlkopfs.

Der *M. sternohyoideus* entspringt an der dorsalen Fläche des Manubrium sterni und setzt am Körper des Zungenbeins an.

Der *M. sternothyroideus* liegt hinter dem M. sternohyoideus, entspringt an der dorsalen Fläche des Manubrium sterni und setzt an der Linea obliqua des Schildknorpels an. In seinem Verlauf überquert er die Schilddrüse. Der Muskel kann den Kehlkopf senken.

Der *M. thyrohyoideus*, der kürzeste der 4 infrahyalen Muskeln, entspringt an der Linea obliqua des Schildknorpels und setzt lateral am Zungenbeinkörper an. In seinem Verlauf überquert er die Membrana thyrohyoidea. Der Muskel kann den Kehlkopf anheben.

Der *M. omohyoideus* entspringt an der Scapula medial der Incisura scapulae sowie am Schulterblattoberrand und setzt am Seitenrand des Zungenbeinkörpers an. Es handelt sich um einen zweibäuchigen Muskel mit einem oberen (Venter superior) und einem unteren Bauch (Venter inferior). Zwischen den beiden Muskelbäuchen liegt eine Zwischensehne, die mit der Fascia colli media verwachsen ist. Durch den Zug an der Zwischensehne wird auch die Vena jugularis interna, die mit der Lamina praetrachealis fasciae cervicalis verbunden ist, immer offengehalten.

Funktion der infrahyalen Muskulatur

Diese Muskeln arbeiten synergistisch oder antagonistisch mit den suprahyalen Muskeln zusammen. Da das Zungenbein zwischen den supra- und infrahyalen Muskeln aufgehängt ist, muss die Zusammenarbeit zwischen beiden Muskelgruppen sehr präzise ablaufen. Die infrahyalen Muskeln können das Zungenbein senken oder es in seiner Lage fixieren, wodurch Öffnen des Kiefers und Heben des Kehlkopfs möglich werden. *Sie sind dadurch direkt oder indirekt an Nahrungsaufnahme, Kauakt, Phonation und Schluckakt beteiligt.*

12.10.4 Die Scalenus-Gruppe

Die Scalenus-Gruppe (Mm. scaleni bedeutet „Treppenmuskeln") ist eine seitlich am Hals liegende Gruppe von Muskeln, die den Intercostalmuskeln an der Brust entsprechen. Die drei Mm. scaleni entspringen an den Querfortsätzen der Halswirbel und inserieren an der ersten und zweiten Rippe, sie werden vorn vom M. sternocleidomastoideus und hinten vom M. trapezius bedeckt. Die Mm. scaleni entsprechen phylogenetisch Zwischenrippenmuskeln, die nach Auflösung der Halsrippen miteinander verschmolzen sind. Daraus ist ihre segmentale Innervation, die aus den Rami ventrales der Nn. cervicales C 2 bis C 8 stammt, zu verstehen. Auf Grund der ausgeprägt guten nervalen Versorgung ist eine vollständige Lähmung der Mm. scaleni selten.

- Der *M. scalenus anterior* entspringt an den Tubercula anteriora des 3. bis 6. Halswirbels und setzt am Tuberculum musculi scaleni (Lisfranc'scher Höcker) an der ersten Rippe an.
- Der *M. scalenus medius* entspringt an den Tubercula anteriora aller Halswirbel und setzt an der ersten Rippe, dorsal vom Sulcus arteriae subclaviae, an.
- Der *M. scalenus posterior* entspringt an den Tubercula posteriora des 5. bis 7. Halswirbels und setzt an der zweiten Rippe an.

Vor und hinter der Insertion des M. scalenus anterior befindet sich eine dreieckige Muskellücke, deren Basis von der ersten Rippe gebildet wird. Diese Lücken werden *Scalenuslücken* genannt. Die vordere Scalenuslücke liegt zwischen den Mm. sternocleidomastoideus und scalenus anterior, sie wird von der Vena subclavia durchzogen. Die hintere Scalenuslücke liegt zwischen den Mm. scalenus anterior und medius, sie wird von der A. subclavia sowie vom Plexus brachialis durchzogen.

Klinik
In der hinteren Scalenuslücke kann eine Anaesthesie des Plexus brachialis für Operationen am Arm durchgeführt werden.

Die Mm. scaleni gehören zu den Muskeln mit inspiratorischer Wirkung, da sie bei beidseitiger Kontraktion die oberen Rippen heben. Sie arbeiten eng mit den Interkostalmuskeln zusammen und sind auch im Schlaf aktiv. Bei einseitiger Kontraktion kann der Hals und damit der Kopf seitwärts geneigt werden.

Klinik
Die ausgeprägt gute nervale Versorgung der Mm. scaleni kann bei Motoneuronerkrankungen, beispielsweise bei amyotropher Lateralsklerose, von Bedeutung sein. Die **amyotrophe Lateralsklerose** ist durch einen Untergang von Motoneuronen mit nachfolgender Lähmung der den jeweiligen Nervenzellen entsprechenden Muskeln gekennzeichnet. Geistige und psychische Fähigkeiten bleiben ebenso wie Sensorik (Augen und Gehör) und Sensibilität (Berührungs-, Schmerz- und Temperatursinn) erhalten. Der Erhalt der Motoneurone der inspiratorischen Muskeln ist für das Überleben von entscheidender Bedeutung. Insofern werden die inspiratorischen Mm. scaleni mit ihrer reichen Versorgung aus den Motoneuronen der Zervikalnerven 2 bis 8 je nach Ausprägung der Erkrankung mehr oder weniger lange funktionstüchtig bleiben.

12.10.5 Die praevertebrale Gruppe

Die drei Muskeln der praevertebralen Gruppe liegen unmittelbar vor der Halswirbelsäule und werden wie die Scalenus-Gruppe von Ästen des Plexus cervicalis innerviert. Ihre Funktion besteht in der Beugung und Seitwärtsneigung der Halswirbelsäule. Weiterhin schützen die Muskeln den unmittelbar ventral gelegenen Pharynx während seiner Aktion. Ansonsten würde der Schlund auf den Körpern der Halswirbel reiben. Darüber hinaus gleichen die Muskeln der prävertebralen Gruppe die Lordose der Halswirbelsäule für den mehr vertikal orientierten Verlauf des Pharynx aus.
- Der *M. rectus capitis anterior* entspringt am Querfortsatz des Atlas und setzt an der Pars basilaris des Os occipitale an. Er wird vom Ramus ventralis des ersten Zervikalnerven (N. cervicalis I) innerviert.

- Der *M. longus capitis* entspringt an den Processus transversi der mittleren Halswirbel und setzt am Os occipitale an. Er wird von den Rami ventrales der Nn. cervicales innerviert.
- Der *M. longus colli* entspringt an den Körpern der drei oberen Brust- und der drei unteren Halswirbel und setzt an den Körpern der oberen Halswirbel sowie an den Processus transversi der mittleren Halswirbel an. Er wird von den Rami ventrales der Nn. cervicales innerviert.

12.11 Die Halsfaszien

Die Halsmuskulatur bildet mit ihren schichtweise angeordneten Muskeln eine Hülle um die Organe des Halses und die Leitungsbahnen. Die Anordnung der Muskeln ermöglicht eine Gliederung in Regionen. Die Muskeln werden von den drei Blättern der Halsfaszie (Fascia cervicalis) in ihrer Lage gehalten. Man gliedert die Halsfaszie in drei Blätter (Abb. 12.11): Lamina superficialis, Lamina praetrachealis und Lamina praevertebralis. Das oberflächliche Blatt der Halsfaszie entspricht der allgemeinen Körperfaszie. Das mittlere Blatt umschließt die infrahyale Muskulatur und das tiefe

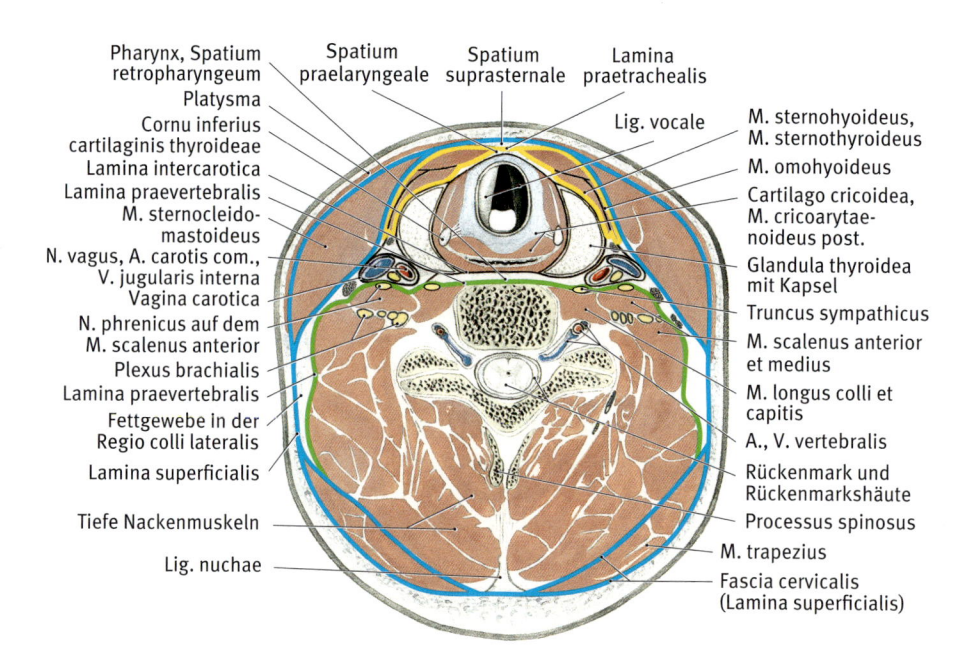

Abb. 12.11: Faszien und Bindegewebsräume des Halses. Querschnitt in Ringknorpelhöhe, Fascia cervicalis superficialis (sive: Lamina superficialis) – dicke blaue Linie; Fascia cervicalis media (sive: Lamina praetrachealis) – dicke gelbe Linie; Fascia cervicalis profunda (sive: Lamina praevertebralis) – dicke grüne Linie.

Blatt umhüllt die prävertebrale Muskulatur. Das tiefe Blatt der Halsfaszie enthält den Halsgrenzstrang und setzt sich mit dem Plexus brachialis in die Achselhöhle fort.

Lamina superficialis (oberflächliches Blatt der Halsfaszie)
Die Lamina superficialis liegt unter dem Platysma und umhüllt den gesamten Hals und Nacken. Vom Vorderrand des M. trapezius aus, den sie an seiner vorderen und hinteren Fläche überkleidet, zieht sie weiter nach vorn, wobei sie den M. sternocleidomastoideus umscheidet. Über den Unterkiefer steht die Faszie mit der Fascia parotideomasseterica, über das Schlüsselbein mit der Fascia pectoralis in Verbindung. Für die Glandula submandibularis bildet sie eine bindegewebige Faszienloge. Die Faszie ist folgendermaßen befestigt: oben am Unterrand der Mandibula, in der Mitte an der Außenfläche des Zungenbeins, unten an der Vorderfläche des Manubrium sterni und an der Clavicula, hinten am Nackenband (Ligamentum nuchae). Die Lamina superficialis der Halsfaszie überspannt das Trigonum colli laterale.

Lamina praetrachealis (mittleres Blatt der Halsfaszie)
Das mittlere Blatt der Halsfaszie wird wegen seiner Lage vor der Trachea auch als Lamina praetrachealis bezeichnet. Die Lamina praetrachealis umhüllt die infrahyale Muskulatur und überzieht die Halseingeweide sowie den Gefäß-Nerven-Strang des Halses. Oben ist sie am Zungenbein, unten an der Innenseite des Schlüsselbeins und des Brustbeins angeheftet. Seitlich reicht sie bis zu den beiden Bäuchen des M. omohyoideus. Insgesamt hat die mittlere Halsfaszie in ihrer Ausdehnung die Form eines Dreiecks, das kranial vom Zungenbein, lateral von den Mm. omohyoidei und kaudal vom Hinterrand der Incisura jugularis des Sternum und von der Clavicula begrenzt wird.

Das oberflächliche und mittlere Blatt der Halsfaszie sind vorne miteinander verwachsen. Lediglich oberhalb des Sternum befindet sich zwischen beiden Faszien ein kleiner Spaltraum, das Spatium suprasternale. Es entsteht dadurch, dass die oberflächliche Faszie am Vorderrand, die mittlere Faszie jedoch am Hinterrand der Incisura jugularis sterni ansetzt. Dieser Spaltraum enthält ein Venengeflecht (Arcus venosus juguli) und Fettgewebe.

Als *Vagina carotica* bezeichnet man die Faszienscheide des Gefäß-Nerven-Stranges, die sich vom mittleren Blatt der Halsfaszie ableitet und die eng benachbarten Leitungsbahnen (A. carotis communis, V. jugularis interna und N. vagus) umgibt. Die mittlere Halsfaszie schützt die Halseingeweide und dient als Gleitlager. Durch Kontraktion der beiden Mm. omohyoidei kann sie gespannt werden, wodurch auch das Lumen der V. jugularis interna, mit deren bindegewebiger Hülle die Faszie verwachsen ist, offengehalten wird. In der herznahen V. jugularis interna herrscht durch die Saugwirkung des Herzens ein Unterdruck, der die Vene kollabieren lassen würde, wenn die Faszienspannung dem nicht entgegenwirken würde.

Lamina praevertebralis (tiefes Blatt der Halsfaszie)
Das tiefe Blatt der Halsfaszie, die Lamina praevertebralis, liegt hinter den Halseingeweiden und vor den Halswirbeln. An den Halswirbelkörpern ist die Lamina praevertebralis über das Ligamentum longitudinale befestigt. Sie bedeckt die praevertebrale Halsmuskulatur, die Mm. scaleni, den M. levator scapulae sowie die autochthonen Nackenmuskeln. An der Vorderfläche des M. trapezius sind das tiefe und oberflächliche Blatt der Halsfaszie miteinander verbunden. Der zwischen der tiefen Halsfaszie und den Halseingeweiden liegende *retropharyngeale Raum* ist von lockerem Bindegewebe erfüllt. Diese Verschiebeschicht ermöglicht die Auf- und Abbewegungen der Halseingeweide und schützt sie gegen Reibung an der Halswirbelsäule. Die Lamina praevertebralis ist kranial an der Schädelbasis befestigt, kaudal geht sie an der hinteren Brustwand in die Fascia endothoracica über.

Klinik

Eitrige Prozesse können sich in den retropharyngealen Raum hinein ausbreiten und schwerwiegende Symptome (hohes Fieber, Schonhaltung des Kopfes, Schluckstörungen, Atemnot) verursachen. Als **Senkungsabszesse** können sie sich einen Weg in das Mediastinum oder in die Schultergegend bahnen. Ursache sind meist einschmelzende, vor allem prävertebrale Lymphknoten im Rahme einer ausgedehnten Tonsillitis oder Angina retronasalis [23].

12.12 Topographie des Halses, Regionen und Dreiecke

Die lordotisch gekrümmte Halswirbelsäule hat eine exzentrische Lage am Hals. Hierdurch ist der Raum vor der Halswirbelsäule größer als derjenige hinter ihr. Ventral liegt die eigentliche Halsregion mit den beweglichen Eingeweiden und den Leitungsbahnen, dorsal die Nackenregion mit kräftigen Muskeln. Auf Querschnitten stellt sich der Hals in Höhe des Kehlkopfes kreisrund, nahe der Schädelbasis längsoval und in Nachbarschaft der oberen Thoraxapertur queroval dar.

Die obere Grenze des Halses zieht vom Unterrand des Unterkiefers über den Processus mastoideus zur Linea nuchae suprema und von dort zur Protuberantia occipitalis externa. Die untere Grenze verläuft von der Incisura jugularis sterni über die Clavicula zur Articulatio acromioclavicularis und von dort über die Spina scapulae zum Processus spinosus des 7. Halswirbels (Vertebra prominens).

Halseingeweide und Halsmuskulatur liegen auf Grund des engen Raumes sehr dicht beieinander und sind nicht wie beim Brustraum von Skelettteilen bedeckt. Charakteristische Reliefbildungen des Halses treten insbesondere bei schlanken Menschen gut hervor. Zu den tastbaren Skelettpunkten am Hals gehören: vorne Zungenbein und Kehlkopf, oben Mandibulaunterrand und Processus mastoideus sowie unten Sternum und Clavicula. Zu den tastbaren Muskeln gehören: Mm. sternocleidmastoideus und trapezius nahe der Oberfläche sowie die Mundbodenmuskulatur und die Mm. scaleni in der Tiefe.

Der Hals kann auf Grund verschiedener gerade und schräg verlaufender Muskeln, die sich auch teilweise überkreuzen, in Regionen und Dreiecke (Trigona) unterteilt werden. Zu diesen Muskeln gehören die Mm. digastricus, sternocleidomastoideus, scaleni, omohyoideus und trapezius. *Die Dreiecke (Trigona submandibulare, submentale, caroticum, musculare, omotrapezium, omoclaviculare und suboccipitale) sind klinisch zum Auffinden von Leitungsbahnen wichtig.*

Die vordere Halsregion (Regio cervicalis anterior) wird oben vom unteren Rand des Unterkiefers und beidseits vom M. sternocleidomastoideus begrenzt. Die seitliche Halsregion (Regio cervicalis lateralis, seitliches Halsdreieck) liegt zwischen dem Hinterrand des M. sternocleidomastoideus, der Clavicula und dem Vorderrand des M. trapezius. Die hintere Halsregion (Regio cervicalis posterior, Nackengegend) beginnt hinter der Verbindungslinie zwischen Processus mastoideus und Acromion.

12.12.1 Regio cervicalis anterior

Die vordere Halsregion wird von den Mm. sternocleidmastoidei beider Seiten, vom Oberrand des Manubrium sterni sowie vom Unterrand der Mandibula begrenzt. In ihr liegen das Zungenbein, die Halseingeweide, der Gefäß-Nerven-Strang sowie die Glandula submandibularis. Folgende durch Skelettelemente und Muskeln begrenzte Dreiecke erleichtern das Auffinden von Strukturen.

12.12.1.1 Trigonum submandibulare

Die Begrenzung des Trigonum submandibulare ist seitlich durch den Unterkieferrand, medial durch den Venter anterior des M. digastricus und hinten durch den Venter posterior des M. digastricus gegeben (Abb. 12.12). Den Boden des Dreiecks bildet der M. mylohyoideus. Das Dreieck wird von der oberflächlichen Halsfaszie oberflächlich und in der Tiefe ausgekleidet und enthält folgende Strukturen:
- *Glandula submandibularis* wird von einer Kapsel umschlossen, grenzt lateral und oben an den Unterkiefer, medial an den M. mylohyoideus. Ein Teil der Drüse zieht um den Rand des M. mylohyoideus herum in die Regio sublingualis.
- *A. facialis* entspringt oberhalb des großen Zungenbeinhorns aus der A. carotis externa, dringt unter dem Venter posterior des M. digastricus und unter dem M. stylohyoideus in das Dreieck ein, wird hier von der Drüse bedeckt, manchmal geradezu umschlossen, und zieht am Vorderrand des M. masseter über den Unterkieferrand zum Gesicht. Sie entlässt Äste zur Glandula submandibularis sowie die A. palatina ascendens, die zwischen den Mm. styloglossus und stylopharyngeus, zur Tonsilla palatina und zum weichen Gaumen zieht. Weiter vorne entspringt die A. submentalis, die den Mundboden versorgt.

- *Vena facialis* verläuft in der oberflächlichen Halsfaszie und nimmt die V. submentalis auf.
- *Ramus marginalis mandibulae* des N. facialis.
- *N. lingualis* verläuft oberhalb der Glandula submandibularis.
- *N. submentalis.*
- *Ganglion submandibulare* liegt unterhalb des N. lingualis, an der Oberseite der Glandula submandibularis.
- *N. hypoglossus* tritt zwischen oberer Fläche des M. hyoglossus und dem Venter posterior des M. digastricus von hinten in das Dreieck ein. Der Nerv liegt hier hinter der Drüse und verlässt die Region zwischen den Mm. hyoglossus und mylohyoideus, um die Zungenmuskeln zu innervieren.
- *Nodi lymphoidei submandibulares*, meist drei Lymphknoten, die Lymphe von folgenden Regionen und Organen erhalten: Stirn, medialer Augenwinkel, Nase, Nasennebenhöhlen, Lippen, Wangen, Gaumen, Zunge, Zähne. Diese Lymphknoten stehen mit den tiefen Halslymphknoten in Verbindung und sind für die Diagnostik im Mund-, Kiefer- und Gesichtsbereich wichtig.

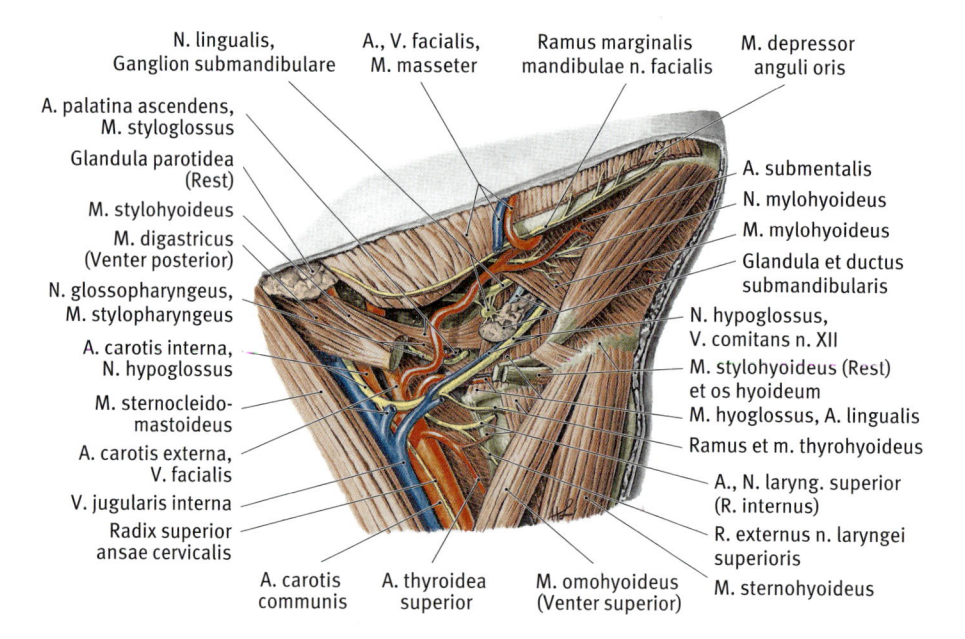

Abb. 12.12: Trigonum submandibulare (tief) und Trigonum caroticum. Glandula parotidea und Glandula submandibularis sind größtenteils entfernt. Die Mm. digastricus und stylohyoideus wurden teilweise reseziert, um den Verlauf der Gefäße und Nerven besser darzustellen.

12.12.1.2 Trigonum submentale

Es wird oben durch das Kinn, unten durch das Zungenbein und seitlich durch den Venter anterior des M. digastricus begrenzt. Das Kinndreieck wird vom oberflächlichen Blatt der Halsfaszie bedeckt und enthält die Nodi lymphoidei submentales. Diese Lymphknotengruppe erhält Lymphe aus der Zungenspitze, den unteren Schneidezähnen, der Unterlippe und dem Mundboden.

12.12.1.3 Trigonum caroticum

Das Trigonum caroticum liegt kaudal vom Trigonum submandibulare und wird hinten durch den Vorderrand des M. sternocleidomastoideus, oben durch den Venter posterior des M. digastricus und vorn vom Venter superior des M. omohyoideus begrenzt (Abb. 12.13). Das Dreieck wird von der oberflächlichen Halsfaszie und vom Platysma bedeckt. Es enthält den Gefäß-Nerven-Strang des Halses und folgende weitere Strukturen:

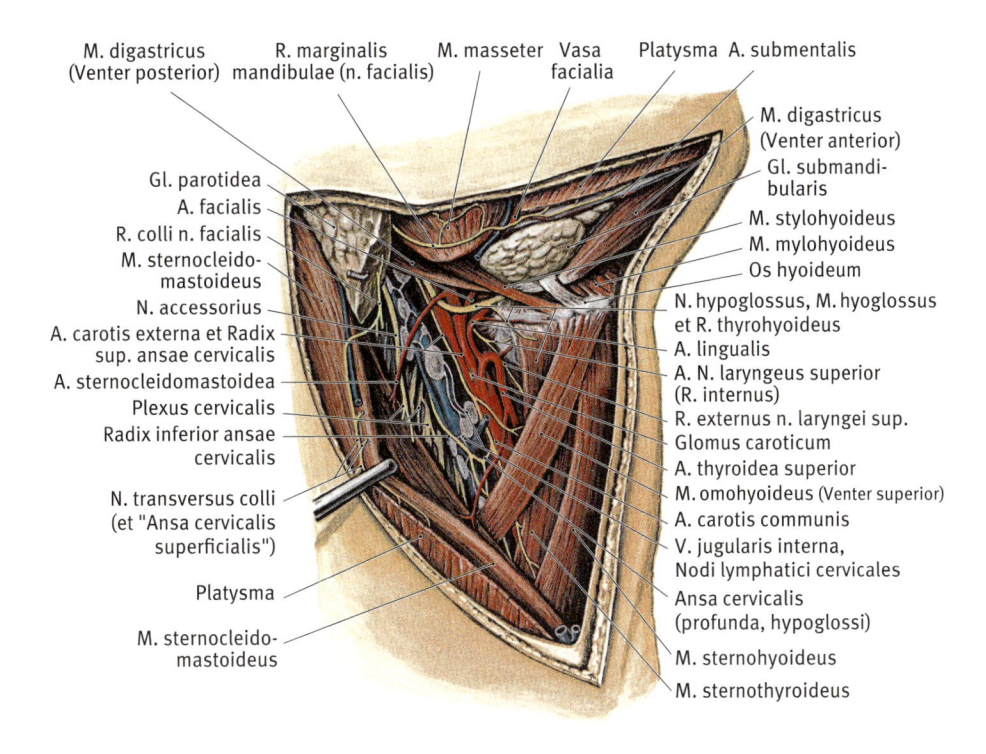

Abb. 12.13: Übersicht über Trigonum caroticum und Trigonum submandibulare. Haut und Platysma sind teilweise abgetragen. Der M. sternocleidomastoideus ist nach dorsal gezogen.

Arterien

- Teilungsstelle der *A. carotis communis* (Carotisgabel): Die A. carotis communis teilt sich in die mehr vorne und medial gelegene A. carotis externa und die mehr lateral und hinten gelegene A. carotis interna. Die Gabelung der A. carotis communis ist zum *Sinus caroticus* erweitert. Die Arterienwand enthält hier Pressorezeptoren zur Messung des Blutdrucks. In der Carotisgabel liegt das etwa 3 mm große *Glomus caroticum*, eine Ansammlung von Zellen (Paraganglien), die als periphere Chemorezeptoren Blutgas- und pH-Werte des Blutes messen. Der Ramus sinus carotici des N. glossopharyngeus überträgt die Messwerte zum Atmungs- und Kreislaufzentrum der Medulla oblongata.

Klinik

Zur Blutstillung kann die A. carotis communis im Notfall gegen den 6. Halswirbel (Tuberculum caroticum) gedrückt werden. Ein Schlag auf das Carotisdreieck kann eine plötzliche Blutdrucksenkung und damit Bewusstlosigkeit zur Folge haben.

- *A. thyroidea superior*, Ast der A. carotis externa unterhalb des Zungenbeins.
- *A. lingualis*, Ast der A. carotis externa oberhalb des großen Zungenbeinhorns.
- *A. facialis,* entspringt oberhalb der A. lingualis.
- *A. pharyngea ascendens*, Ast aus der medialen Wand der A. carotis externa, steigt an der hinteren Pharynxwand auf.
- *A. occipitalis*, Ast aus der Hinterwand der A. carotis externa, versorgt die Hinterhauptsregion.

Venen
- *V. jugularis anterior*.
- *V. jugularis externa*.
- *V. jugularis interna*, diese liegt gegenüber den Carotiden am weitesten lateral und dorsal.

Nerven
- *Ramus colli nervi facialis* anastomosiert mit N. transversus colli (aus Plexus cervicalis, Erb'scher Punkt) und bildet die *Ansa cervicalis superficialis*.
- *N. hypoglossus* überkreuzt die Carotiden.
- *N. vagus* verläuft in der Carotisscheide.
- *N. laryngeus superior* verlässt den N. vagus und zieht nach medial zum Kehlkopf.
- *Ramus cardiacus cervicalis superior* verlässt den N. vagus und bringt parasympathische Efferenzen zum Herz.
- *Truncus sympathicus* verläuft im tiefen Blatt der Halsfaszie (Lamina praevertebralis).

- *Ganglion cervicale superius* liegt vor dem Querfortsatz des zweiten oder dritten Halswirbels.

Lymphknoten
- *Nodi lymphoidei cervicales laterales superficiales* entlang der V. jugularis externa empfangen Lymphe aus: Ohrmuschel und Ohrspeicheldrüse. Sie geben die Lymphe an die tiefen Halslymphknoten weiter.
- *Nodi lymphoidei cervicales laterales profundi*, 20 bis 30 tiefe Halslymphknoten entlang der V. jugularis interna, erhalten als Sammellymphknoten Lymphe aus dem Kopf- und Halsbereich.
- *Nodus lymphoideus jugulodigastricus*, der oberste der tiefen Halslymphknoten, liegt unter dem Venter posterior des M. digastricus, empfängt Lymphe aus Zungenrand und Tonsilla palatina.

12.12.1.4 Trigonum musculare
Das Trigonum musculare liegt zwischen der Medianlinie der vorderen Halsregion, dem Vorderrand des M. sternocleidomastoideus und dem Venter superior des M. omohyoideus. Kraniale Begrenzung ist das Zungenbein, das kaudale Ende bildet die Drosselgrube (Fossa jugularis). Das Dreieck wird vom oberen und mittleren Blatt der Halsfaszie bekleidet und hat folgenden Inhalt: Infrahyale Muskulatur (Mm. sternohyoideus und sternothyroideus), Kehlkopf, Schilddrüse, Epithelkörperchen, Halsteil der Trachea und des Oesophagus.

12.12.1.5 Regio sternocleidomastoidea
Die Ausbreitung dieser Regio sternocleidomastoidea entspricht ungefähr der des M. sternocleidomastoideus. Sie reicht hinten bis zur Wirbelsäule, medial bis zu Trachea und Ösophagus und unten bis zur Pleurakuppel. Die Region enthält die Vagina carotica und wird von zahlreichen Leitungsbahnen durchzogen:

Arterien
- *A. carotis communis*, die rechte A. carotis communis liegt oberflächlicher als die linke. Dies liegt daran, dass die rechte aus dem Truncus brachiocephalicus, die linke jedoch aus dem weiter dorsal gelegenen Aortenbogen entspringt.
- *A. subclavia* entspringt rechts aus dem Truncus brachiocephalicus und links direkt aus dem Aortenbogen. Die Arterie zieht über die Pleurakuppel läuft zusammen mit den Trunci des Plexus brachialis durch die hintere Scalenuslücke (zwischen den Mm scalenus anterior und medius).
- Äste der *A. subclavia* für Kopf, Hals und Brustwand:
- *A. thoracica interna* zieht nach unten zum Zwerchfell.

- *Truncus thyrocervicalis* entspringt am medialen Rand des M. scalenus anterior und hat folgende Äste:
  - A. thyroidea inferior, der stärkste Ast, versorgt die Schilddrüse, den Kehlkopf (A. laryngea inferior), die Trachea (Rami tracheales), den Oesophagus (Rami oesophageales) und den M. constrictor pharyngis inferior (Rami pharyngeales).
  - Weiterhin gibt sie die A. cervicalis ascendens ab, die auf dem M. scalenus anterior in Richtung Schädelbasis aufsteigt und Rami spinales durch die Foramina intervertebralia zum Rückenmark entsendet.
- *A. transversa cervicis* durchsetzt häufig den Plexus brachialis und teilt sich in Höhe des oberen medialen Schulterblattwinkels in einen Ramus superficialis und einen Ramus profundus. Der Ramus superficialis zieht unter den M. trapezius und teilt sich in einen Ramus ascendens für die Nackenmuskeln und einen Ramus descendens. Der Ramus superficialis kann jedoch auch selbständig als A. cervicalis superficialis aus dem Truncus thyrocervicalis entspringen. Der Ramus profundus läuft mit dem N. dorsalis scapulae zum medialen Schulterblattrand und zieht abwärts zu den Mm. rhomboidei. Der Ramus profundus geht oftmals (67 %) direkt aus der A. subclavia hervor und wird dann als A. scapularis dorsalis bezeichnet.
- *A. suprascapularis* tritt vor dem M. scalenus anterior zur Seite, und zieht hinter der Clavicula über das Ligamentum transversum scapulae superius hinweg. Die Arterie tritt in den M. supraspinatus ein und anastomosiert in der Fossa infraspinata mit der A. subscapularis als einem Ast der A. axillaris *(Schulterblattarkade)*.
- *Truncus costocervicalis* entspringt kurz vor der hinteren Scalenuslücke aus der A. subclavia und hat folgende Äste:
  - A. cervicalis profunda versorgt Nackenmuskulatur.
  - A. intercostalis suprema versorgt die Muskulatur der beiden oberen Intercostalräume.

Venen

Vv. jugularis externa und interna, beide Venen münden hinter dem Sternoclaviculargelenk im sogenannten Venenwinkel in die V. subclavia, die durch die vordere Scalenuslücke (vor dem M. scalenus anterior) zieht.

Nerven

- Hautäste des *Plexus cervicalis* treten am Hinterrand des M. sternocleidomastoideus hervor und werden nachfolgend gesondert unter „Erb'scher Punkt" beschrieben.
- *N. accessorius* zieht nach medial zum M. sternocleidomastoideus und weiter zum M. trapezius.

- *N. phrenicus* verläuft auf dem M. scalenus anterior abwärts und innerviert das Zwerchfell.
- *N. vagus* ist in die Vagina carotica eingeschlossen und gibt die Rami cardiaci cervicales superiores und inferiores zur parasympathischen Innervation des Herzens ab.

Halssympathicus
- *Truncus sympathicus*, liegt im tiefen Blatt der Halsfaszie, hat drei Halsganglien und entlässt folgende Äste zur sympathischen Innvervation der Organe von Kopf, Hals, Arm und Brust:
  - Im *Ganglion cervicale superius* werden die präganglionären sympathischen Fasern für den Kopf umgeschaltet. Das Ganglion liegt in Höhe des zweiten bis dritten Halswirbels und entlässt folgende Äste:
    - N. jugularis, zum Ganglion inferius des N. glossopharyngeus und zum Ganglion superius des N. vagus.
    - *Nn. caroticus internus*, bildet den *Plexus caroticus internus*, aus dem der N. petrosus profundus (sympathische Innervation von Tränendrüse, Nasen- und Gaumendrüsen) sowie der *Plexus tympanicus* (sympathische Innervation der Paukenhöhle) hervorgehen.
    - *Nn. carotici externi*, bilden den *Plexus caroticus externus* und den *Plexus caroticus communis*, die unter anderem für die sympathische Innervation der Speicheldrüsen verantwortlich sind.
    - *Rr. laryngopharyngei*, zum *Plexus pharyngeus*, sind für die sympathische Innervation von Kehlkopf und Pharynx verantwortlich.
    - *N. cardiacus cervicalis superior*, zieht zum *Plexus cardiacus*, der für die sympathische Innervation des Herzens verantwortlich ist.
  - Im *Ganglion cervicale medium* werden die präganglionären sympathischen Fasern für den Hals umgeschaltet. Das Ganglion liegt in Höhe des 6. Halswirbels liegt und entsendet den N. cardiacus cervicalis medius zum *Plexus cardiacus* für die sympathische Versorgung des Herzens.
  - Im *Ganglion cervicale inferius* werden die präganglionären sympathischen Fasern für Arm, Herz und Lungen umgeschaltet. Das Ganglion cervicale inferius, das meistens mit dem ersten Brustganglion zum Ganglion cervicothoracicum (Ganglion stellatum) verschmolzen ist, liegt vor dem Köpfchen der ersten Rippe. Es entsendet folgende Äste:
    - Ansa subclavia, umschlingt die A. subclavia und bildet den *Plexus subclavius*. Der Plexus subclavius setzt sich auf die Äste der A. subclavia fort und bringt sympathische Efferenzen zur Schilddrüse und zu den Epithelkörperchen.
    - *N. cardiacus cervicalis inferius*, tritt zum *Plexus cardiacus*.
    - *N. vertebralis*, umspinnt die A. vertebralis und bildet den *Plexus vertebralis*, der sympathische Efferenzen bis in die hintere Schädelgrube bringt.

Klinik

Eine Unterbrechung des Halsgrenzstrangs, zum Beispiel durch eine Verletzung des Ganglion stellatum, bedeutet eine Unterbrechung der sympathischen Innervation des Kopfes. Dies drückt sich am deutlichsten im **Hornerschen Symptomenkomplex** aus: 1. Enophthalmus (Zurücksinken des Augapfels durch Lähmung des M. orbitalis. Der glatte M. orbitalis ist beim Mensch das Rudiment einer Muskelplatte, die bei vielen Säugern die fehlende laterale Knochenbedeckung der Orbita ersetzt. Glatte Muskelfasern des M. orbitalis sind im Bereich der Fissura orbitalis inferior in die Periorbita eingewebt). 2. Ptosis (Herabhängen des Oberlides durch Lähmung des M. tarsalis superior). 3. Miosis (Engstellung der Pupille durch Lähmung des M. dilatator pupillae).

Lymphgefäße

Vor dem rechten und linken Venenwinkel sammelt sich die gesamte Körperlymphe.
- *Ductus lymphaticus dexter* mündet in den rechten Venenwinkel, entsteht durch den Zusammenfluss folgender Lymphgefäße:
- *Truncus jugularis* führt Lymphe aus Kopf und Hals.
- *Truncus subclavius* verläuft mit der V. subclavia, sammelt Lymphe aus Arm und vorderer Brustwand über die axillären Lymphknoten.
- *Truncus bronchomediastinalis* kommt hinter der V. brachiocephalica aus dem Brustraum hervor, führt Lymphe aus Lunge und Mediastinum.
- *Ductus thoracicus* mündet in den linken Venenwinkel, nachdem er die Truncus jugularis, subclavius und bronchomediastinalis der linken Körperseite aufgenommen hat.

Lymphknoten

- *Nodi lymphoidei cervicales anteriores* gliedern sich in eine oberflächlich sowie eine tiefe Gruppe und nehmen die Lymphe der oberen Luft- und Speisewege auf. Die oberflächlichen Lymphknoten liegen entlang der V. jugularis anterior.
- *Nodi lymphoidei cervicales laterales* werden ebenfalls in oberflächliche und tiefe Lymphknoten untergliedert. Die oberflächlichen Lymphknoten folgen der V. jugularis externa, die tiefen liegen entlang der V. jugularis interna.

Erb'scher Punkt

Der Erb'sche Punkt (Punctum nervosum) liegt am Hinterrand des M. sternocleidomastoideus. Hier treten folgende sensible Äste des Plexus cervicalis hervor:
- *N. occipitalis minor* (C 2, C 3) geht eine Verbindung mit dem N. occipitalis major (Ramus dorsalis von C 2) ein. Der N. occpitalis minor tritt zwischen Atlas und Axis hervor, durchbohrt die Mm. semispinalis capitis und trapezius und versorgt die Haut am Hinterkopf bis zur Scheitelhöhe. Es besteht ein Faseraustausch mit dem N. occipitalis tertius (Ramus dorsalis von C 3).

- *N. auricularis magnus* (C 3) verläuft aufwärts zum Ohr und teilt sich in: 1. Ramus anterior für die Haut vor dem Ohr und über dem M. masseter sowie für die Haut der konkaven Fläche der Ohrmuschel und des Ohrläppchens. 2. Ramus posterior für die Haut der konvexen Fläche der Ohrmuschel und die Haut hinter dem Ohr.
- *N. transversus colli* (C 3) verläuft über den M. sternocleidomastoideus hinweg zur Haut des ventralen und lateralen Halses. Seine Verbindung mit den Ramus colli des N. facialis wird *Ansa cervicalis superficialis* genannt.
- *Nn. supraclaviculares* (C 3, C 4) verlaufen abwärts durch das seitliche Halsdreieck zur Haut des seitlichen Halses, der unteren Nackengegend, der oberen Brustgegend und der Schultergegend. Es werden Rami mediales, intermedii und laterales unterschieden.

12.12.2 Regio cervicalis lateralis

Die seitliche Halsregion (Regio cervicalis lateralis) wird vorn vom M. sternocleidomastoideus, hinten vom M. trapezius und unten vom Schlüsselbein begrenzt (Abb. 12.14). Der Boden wird durch die Mm. scaleni, levator scapulae, splenius capitis und durch das tiefe Blatt der Halsfaszie gebildet. Nach unten geht die seitliche Halsregion zwischen erster Rippe, Schlüsselbein und Schulterblatt in die Achselhöhle über. Durch den Venter posterior des M. omohyoideus kann sie in ein größeres Trigonum omotrapezium und ein kleineres Trigonum omoclaviculare unterteilt werden.

Trigonum omotrapezium
Das Trigonum omotrapezium wird vom Vorderrand des M. trapezius, vom unteren Bauch des M. omohyoideus und vom Hinterrand des M. sternocleidomastoideus begrenzt. Es beinhaltet folgende Strukturen:
- *Nn. supraclaviculares* ziehen zur Schulter und zur vorderen Brustwand.
- *N. accessorius* verläuft auf dem M. levator scapulae nach unten zum M. trapezius.
- *N. dorsalis scapulae* zieht unter dem M. levator scapulae zu den Mm. rhomboideus major und minor.
- *N. suprascapularis* läuft nach lateral unter dem Ligamentum transversum scapulae superius zu den Mm. supraspinatus und infraspinatus.
- *N. thoracicus longus* durchbohrt den M. scalenus medius und zieht an der seitlichen Brustwand abwärts zum M. serratus anterior.

Trigonum omoclaviculare
Das Trigonum omoclaviculare wird vom Hinterrand des M. sternocleidomastoideus, vom unteren Bauch des M. omohyoideus und von der Clavicula begrenzt. Das Dreieck entspricht weitgehend der oberhalb der Clavicula sichtbaren Grube, Fossa supraclavicularis, und enthält folgende Strukturen:

- *A. subclavia* verläuft in der hinteren Skalenuslücke.
- *Plexus brachialis* verläuft oberhalb der A. subclavia in der hinteren Scalenuslücke.
- *Nodus lymphoideus juguloomohyoideus (Virchow-Drüse)* liegt über oder unter dem Venter posterior des M. omohyoideus
- *Nodi lymphoidei supraclaviculares* liegen oberhalb des Schlüsselbeins.
- *Nodi lymphoidei cervicales laterales*, eine oberflächliche Lymphknotengruppe, die am Vorderrand des M. trapezius liegt.

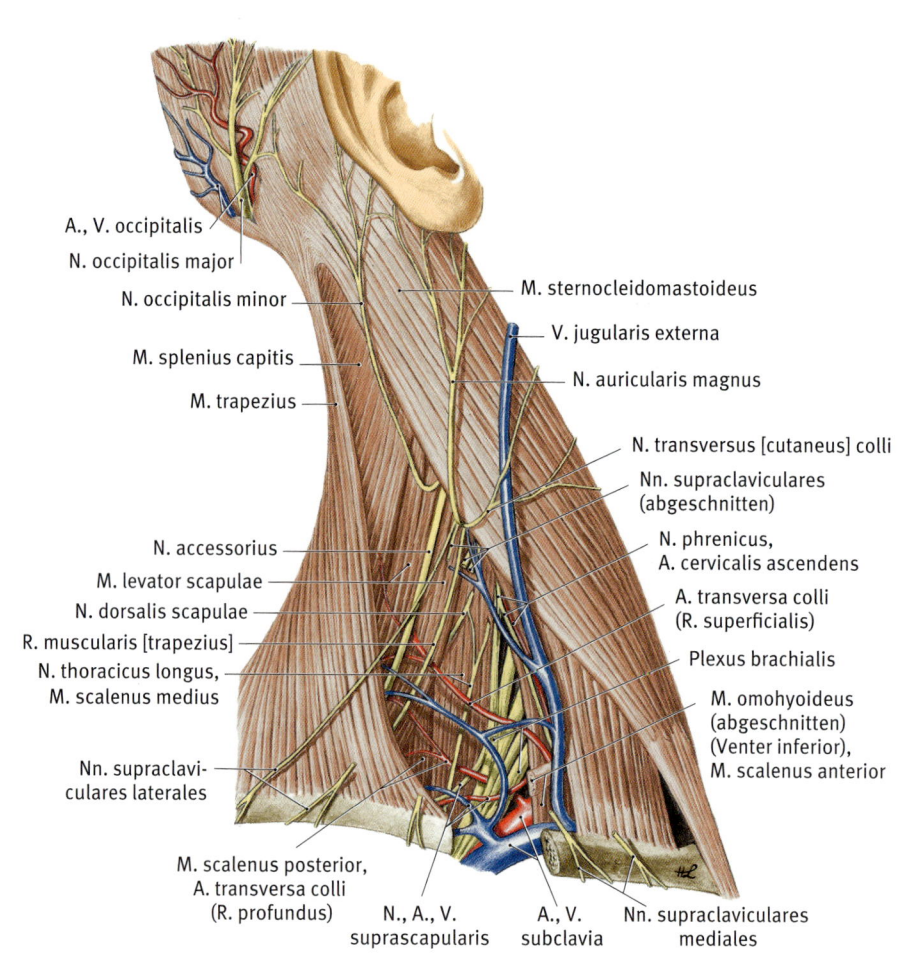

Abb. 12.14: Regio colli lateralis. Die Fascia cervicalis superficialis, ein Teil der Clavicula und die Nn. supraclaviculares sind entfernt.

> **Klinik**
>
> Lymphknotenschwellungen im linken Trigonum omoclaviculare werden als **Virchow-Drüse** bezeichnet und müssen immer zu einer Tumorabklärung im Bauch- und Beckenraum veranlassen.

12.12.3 Regio cervicalis posterior

Die Regio cervicalis posterior (Nackenregion) ist durch kulissenartig übereinanderliegende Muskel, zwischen denen Nerven und Arterien hindurchtreten, geprägt. Unter der derben Haut und dem fettreichen Unterhautbindegewebe befindet sich das oberflächliche Blatt der Halsfaszie, das den M. trapezius einhüllt. Das Oberflächenrelief wird durch die Pars ascendens des M. trapezius und beidseits durch den M. splenius capitis, der schräg aufwärts in Richtung Ohr sowie durch den M. semispinalis capitis, der gerade aufwärts zum Planum occipitale zieht, geprägt.

Fast alle Muskeln der autochthonen Rückenmuskulatur lassen sich in der Nackenregion nachweisen. Die autochthone Rückenmuskulatur wird in einen lateralen und medialen Trakt gegliedert. Zum lateralen Trakt gehören das sakrospinale, das spinotransversale und das intertransversale System. Zum medialen Trakt rechnet man das spinale und das transversospinale System.

Folgende autochthone Rückenmuskeln liegen in der oberflächlichen Nackenregion:
- M. splenius capitis (spinotransversales System)
- M. semispinalis capitis (transversospinales System)
   In der darunterliegenden Schicht liegen:
- M. semispinalis cervicis (transversospinales System)
- M. longissimus capitis (sakrospinales System)
   In der tiefsten Schicht, unter dem M. semispinalis capitis, liegen:
- M. rectus capitis posterior major
- M. rectus capitis posterior minor
- M. obliquus capitis superior
- M. obliquus capitis inferior
- Mm. interspinales cervicis (spinales System)

Die A. occipitalis tritt lateral vom M. obliquus capitis superior durch die Nackenmuskeln hindurch, durchbohrt zusammen mit dem N. occipitalis major den M. trapezius und verzweigt sich oberflächlich in der Hinterhauptsgegend. Die A. vertebralis zieht durch die Foramina transversaria der Halswirbel 1 bis 6, läuft um den hinteren Umfang der Facies articularis des Atlas, tritt durch die Membrana atlanto-occipitalis in den Wirbelkanal und durch das Foramen magnum in die Schädelhöhle ein.

In der Nackenregion verlaufen Rami dorsales der Spinalnerven C1 bis C3, die ausnahmsweise einen besonderen Namen haben. Der N. suboccipitalis (Ramus dorsalis von C 1) tritt aus dem Wirbelkanal zwischen Hinterhauptsschuppe und Atlas aus und innerviert die tiefen Nackenmuskeln. Der N. occipitalis major (Ramus dorsalis von C 2) tritt zwischen Atlas und Axis aus und schlingt sich um den kaudalen Rand des M. obliquus capitis inferior herum, gibt motorische Äste an die Nackenmuskulatur ab und durchbohrt dann als rein sensibler Nerv nahe der Protuberantia occipitalis externa die Ansatzsehne des M. trapezius und innerviert die Haut der Hinterhauptsgegend. Der N. occipitalis tertius verlässt den Wirbelkanal zwischen Axis und drittem Halswirbel. Die Lymphe der Nackengegend fließt teils zu den an der Linea nuchae superior gelegenen Nodi lymphoidei occipitales, teils zu den axillären Lymphknoten ab.

Trigonum suboccipitale

Das Trigonum suboccipitale (tiefes Nackendreieck) wird von den tiefen Nackenmuskeln, im Einzelnen von den Mm. rectus capitis posterior major, obliquus capitis inferior und obliquus capitis superior begrenzt. Es enthält die A. vertebralis, einen Venenplexus und den N. suboccipitalis.

12.13 Die Logen des Halses

Ein von Faszien eingeschlossener Raum oder ein zwischen Faszien gelegener Spalt wird als Loge oder Spatium bezeichnet. Die Logen beherbergen Drüsen, Lymphknoten und Muskeln. Die Spatien stellen Gleiträume dar und ermöglichen die Verschieblichkeit zwischen Halseingeweiden und Muskeln. Außerdem verlaufen in den Spatien die Leitungsbahnen zwischen Kopf und Hals. Folgende Logen und Spatien sind wichtig:
- Die *masseterico-mandibuläre Loge* liegt zwischen dem M. masseter und dem Ramus mandibulae. Bei der Entfernung eines unteren Weisheitszahnes kann diese Loge von einer eitrigen Infiltration erfasst werden (Abb. 12.15a).
- Die *Submandibularloge* (Spatium submandibulare) ist der Raum zwischen der Innenfläche des Unterkiefer und der Unterfläche des M. mylohyoideus. Unten wird sie vom oberflächlichen Blatt der Halsfaszie abgeschlossen, hinten ist sie zur Sublingualloge hin offen. Sie enthält die Glandula submandibularis.
- Die *Submentalloge* (Spatium submentale) befindet sich zwischen Unterkiefer und Zungenbein. Seitlich wird sie von den vorderen Bäuchen des M. digastricus begrenzt und unten vom oberflächlichen Blatt der Halsfaszie abgeschlossen. Sie enthält die Nodi lymphoidei submentales.
- Die *Loge des M. sternocleidomastoideus* (Spatium sternocleidomastoideum) wird vom oberflächlichen Blatt der Halsfaszie gebildet und enthält den gleichnamigen Muskel.
- Die *Vagina carotica* ist ein Faszienschlauch, der seitlich von den Halsorganen ins Mediastium zieht. In ihr liegen die A. carotis communis, die V. jugularis interna, der N. vagus und die Radix superior der Ansa cervicalis profunda.

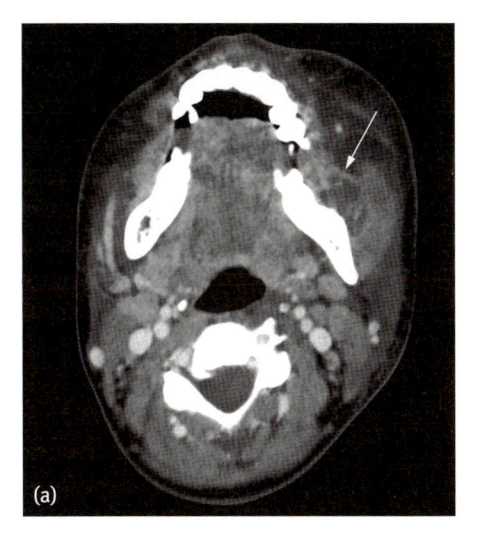

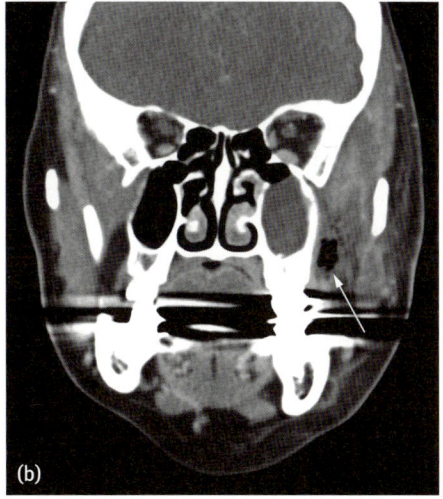

Abb. 12.15: (a) Abszess in der masseterico-mandibulären Loge. Darstellung im axialen CT. Zustand nach Weisheitszahnentfernung im linken Unterkiefer (Region 38). Weichteilinfiltration der masseterico-mandibulären Loge mit Einschmelzung in Form eines Abszesses (Pfeil). (b) Entzündungsreaktion in der Fossa temporalis und infratemporalis. Darstellung im coronalen CT. Zustand nach Weisheitszahnentfernung im linken Oberkiefer mit entzündlicher Umgebungsreaktion in der Fossa temporalis und infratemporalis (Pfeil). (Überlassen von Herrn Prof. Dr. Dr. Friedrich W. Neukam, Mund-, Kiefer- und Gesichtschirurgische Klinik, Universitätsklinikum Erlangen).

- Der *Parapharyngealraum* (Spatium lateropharyngeum) erstreckt sich von der Seitenwand der Pharynx bis zur Ohrspeicheldrüse. Dorsal erreicht er das tiefe Blatt der Halsfaszie, medial reicht er bis zum Spatium retropharyngeum, oben hat er Anschluss an die Fossa infratemporalis und unten an das Mediastinum.
- Der *retropharyngeale Spalt* (Spatium retropharyngeum) liegt zwischen der Hinterwand des Pharynx und dem tiefen Blatt der Halsfaszie. Er beginnt oben an der Schädelbasis und geht unten in den retrooesophagealen Spalt über. Vom Parapharyngealraum ist er nur durch wenig Bindegewebe getrennt. Der Spalt enthält Äste der A. pharyngea ascendens (Ast der A. carotis externa) und die Vv. pharyngeae aus dem Plexus pharyngeus.
- Der *retrooesophageale Spalt* (Spatium retrooesophageum) dehnt sich hinter dem Halsteil des Oesophagus aus und reicht bis in das Mediastinum.

Klinik

Logen und Spatien haben eine besondere klinische Bedeutung, weil sich in ihnen Eiter ansammeln und in weiter entfernte Gebiete fortgeleitet werden kann. Es besteht die Möglichkeit der **Infektionsausbreitung** aus dem Mund-Kiefer-Gesichtsbereich bis ins Mediastinum. Die Unterkieferzähne und der Mundboden haben über das Spatium sublinguale nach unten Anschluss an das Spatium submandibulare. Über das Spatium pteygomandibulare besteht auch ein Anschluss nach oben an die

Fossae infratemporalis und pterygopalatina. Des Weiteren kann sich eine **Infektion** vom Spatium pterygomandibulare in das Spatium lateropharyngeum und von dort ins Mediastinum ausbreiten. Bei der Entfernung eines oberen Weisheitszahnes kann sich ein **entzündliches Infiltrat** von der Fossa temporalis bis in die Fossa infratemporalis ausbreiten (Abb. 12.15b).

12.14 Der Nacken

Als Nacken wird der mit kräftigen Muskelsträngen angefüllte Raum hinter den Querfortsätzen der Halswirbelsäule bezeichnet (Abb. 12.16). Er reicht von der Hinterhauptsgegend bis zum 7. Halswirbel und geht hier in den Rücken über. Seine seitliche Grenze entspricht der Ausdehnung des M. trapezius. Die Nackenmuskulatur umfasst drei Schichten. Die obere Schicht besteht aus dem M. trapezius, die mittlere enthält Anteile der autochthonen Rückenmuskulatur, die tiefe Schicht wird von den kurzen Nackenmuskeln gebildet.

Klinik

Die Nackenmuskulatur ist für den Zahnarzt wichtig, weil diese Muskeln unter Umständen als „Kaumuskeln" fungieren können. Ist nämlich der Unterkiefer nach einem Unfall fixiert, so können die Nackenmuskeln den Kopf nach hinten kippen und so bei der Öffnung des Mundes helfen. Ferner ist an eine Verspannung der Nackenmuskulatur bei **myofaszialen Schmerzen im Kieferbereich** zu denken.

12.14.1 Obere Schicht der Nackenmuskeln

Die obere Schicht der Nackenmuskeln wird durch den *M. trapezius* gebildet. Der Name des M. trapezius geht auf die Eigenheit zurück, dass rechte und linke Seite des Muskels eine Raute bilden. Der Muskel bedeckt den Nacken und einen Teil des Rückens. Man unterscheidet einen absteigenden Teil (Pars descendens), einen horizontalen Teil (Pars transversa) sowie einen aufsteigenden Teil (Pars ascendens).

Der Muskel entspringt an der Protuberantia occipitalis externa, der Linea nuchae superior, an den Dornfortsätzen der Halswirbel unter Vermittlung des Nackenbandes und an den Dornfortsätzen der Brustwirbel. Die Ansätze verteilen sich auf die laterale Clavicula (Pars descendens), das Acromion (Pars transversa) und die Spina scapulae (Pars ascendens). Die Innervation erfolgt durch den N. accessorius und durch Zweige aus dem Plexus cervicalis.

Die oberen Fasern heben, die unteren senken die Schulter. Beim Tragen von Lasten werden die Schultern angehoben, um die Rippen und die Wirbel-Rippen-Gelenke zu entlasten. Bei Kontraktion aller Fasern wird das Schulterblatt zur Wirbelsäule hingezogen. Bei einseitiger Kontraktion dreht sich der Kopf zur Gegenseite.

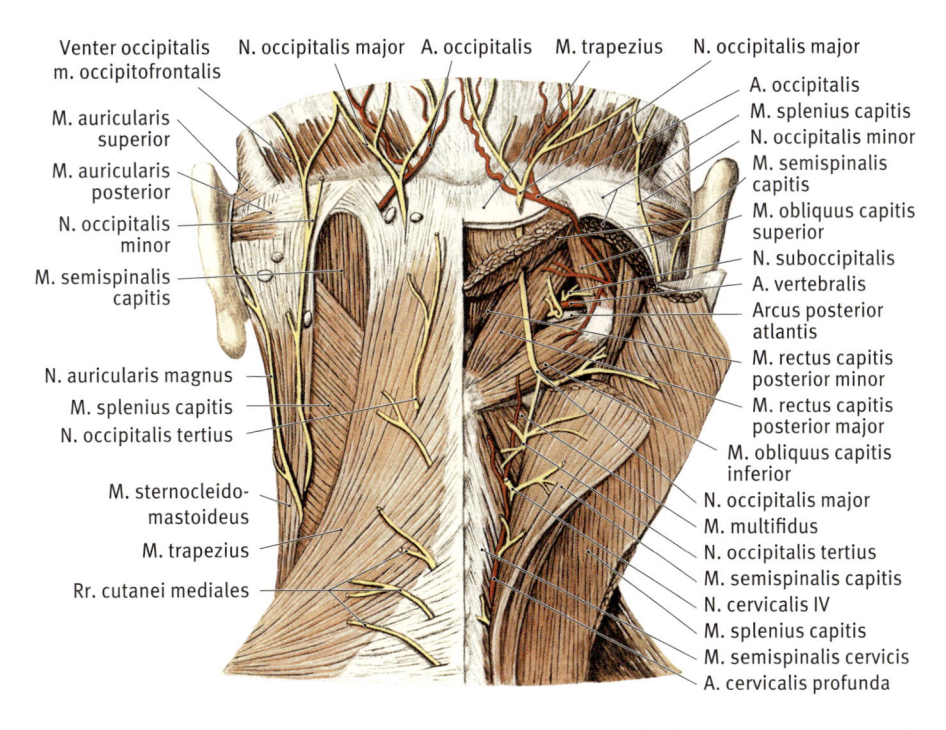

Abb. 12.16: Regio nuchae. Links oberflächliche, rechts tiefe Schicht(en) mit Muskeln, Arterien und Nerven.

12.14.2 Mittlere Schicht der Nackenmuskeln

Der *M. splenius capitis* wird auch Riemenmuskel genannt, weil er die tiefen Nackenmuskeln wie ein schräges Band umschließt. Er gehört zum spinotransversalen System der autochthonen Rückenmuskulatur und zieht von einem Dornfortsatz zu einem Querfortsatz, wobei er mehrere Wirbel überspringt. Je nach Ursprung unterscheidet man einen Kopf- und einen Halsteil, M. splenius capitis und M. splenius cervicis.

Der Ursprünge verteilen sich auf die Dornfortsätze der unteren Halswirbel und der oberen Brustwirbel. Der Ansatz liegt an den Querfortsätzen der oberen drei Halswirbel, an der Linea nuchae superior und am Processus mastoideus. Die Innervation erfolgt aus den Rami dorsales der Zervikalnerven. Bei beidseitiger Kontraktion werden Kopf und Hals nach hinten geneigt. Bei einseitiger Kontraktion erfolgt eine Drehung des Kopfes zur gleichen Seite sowie eine Seitwärtsneigung.

Der *M. semispinalis capitis*, auch Halbdornmuskel genannt, unterkreuzt den M. splenius capitis. Er gehört zum transversospinalen System der autochthonen Rückenmuskulatur. Die Fasern verlaufen von einem Querfortsatz zu einem Dornfortsatz, wobei 5 bis 7 Wirbel übersprungen werden. Je nach Lage wird ein Kopf-, Hals- und ein Brustteil – M. semispinalis capitis, M. semispinalis cervicis und M. semispinalis thoracis – unterschieden.

Die Ursprünge liegen an den Querfortsätzen des 5. bis 12. Brustwirbels. Die Ansätze verteilen sich auf die Dornfortsätze der oberen Brust- und der unteren Halswirbel sowie die Linea nuchae superior. Die Innervation erfolgt durch die Rami dorsales der Zervikal- und Thorakalnerven. Bei beidseitiger Kontraktion werden Kopf und Hals gestreckt. Bei einseitiger Kontraktion erfolgt eine Drehung des Kopfes zur Gegenseite.

12.14.3 Tiefe Schicht der Nackenmuskeln

Hierzu gehören 4 kurze Muskeln, zwei gerade und zwei schräge, welche das untere und obere Kopfgelenk miteinander verbinden. Es sind Muskeln, die eine erhebliche Kontraktionskraft ausüben können. Der Bewegungsumfang ist klein. Daher sind diese Muskeln in erster Linie Haltemuskeln. Rechte und linke Seite werden durch das Nackenband (Ligamentum nuchae) voneinander getrennt. Die Innervation geschieht durch den N. suboccipitalis, der als dorsaler Ast von C 1 überwiegend motorische Fasern führt.

Der *M. rectus capitis posterior major* entspringt am Dornfortsatz des Axis und zieht zur Linea nuchae inferior. Der *M. rectus capitis posterior minor* entspringt am Tuberculum posterius des Atlas und zieht zur Linea nuchae inferior. Der *M. obliquus capitis superior* hat seinen Ursprung am Querfortsatz des Atlas und setzt an der Linea nuchae inferior an. Der *M. obliquus capitis inferior* hat seinen Ursprung am Dornfortsatz des Axis und setzt am Querfortsatz des Atlas an.

Bei Kontraktion aller vier Muskeln wird das Gleichgewicht des Kopfes aufrechterhalten. Im oberen Kopfgelenk neigen die Mm. rectus capitis posterior minor und obliquus capitis superior den Kopf nach hinten. Im unteren Kopfgelenk können die Mm. rectus capitis posteror major und obliquus capitis inferior den Kopf zur gleichen Seite drehen und seitwärts neigen.

Klinik

Die Häufigkeit der meist nur als „Befindlichkeitsstörungen" eingestuften Beschwerden der **Craniomandibulären Dysfunktion (CMD)** wie Kopfschmerz, Schwindel, Hörstörungen, Tinnitus, vasomotorische Rhinitis, Stimmstörungen und vor allem die sehr engen Wechselbeziehungen zwischen funktionellen Kiefergelenkstörungen und Rückenschmerzen zwingen die Zahnärzte wie auch die Humanmediziner zu einem radikalen Umdenken. Erst eine gute Zusammenarbeit zwischen den Disziplinen der Zahnmedizin und der Humanmedizin ermöglicht eine erfolgreiche Behandlung [26].

Bewegungen im Kiefergelenk sind nur in einem engen Zusammenspiel von Nacken-, Kau- und Zungenbeinmuskeln möglich. Sollen Bewegungen im Kiefergelenk (Mundöffnen und -schließen) bei ruhiger Kopfhaltung erfolgen, muss eine Stabilisierung in den Kopfgelenken durch kompensatorische Anspannungen der Nackenmuskulatur erfolgen. Andererseits erfordert eine Reklination des Kopfes die gleichzeitige Aktivierung der Kaumuskeln, soll der Mund geschlossen bleiben. Die reine Schließbewegung des Unterkiefers erfolgt über die Mm. masseter, temporalis und auch pterygoideus medialis.

Die Mm. temporales und pterygoidei laterales dienen der Positionierung des Unterkiefers, die supra- und infrahyale Muskulatur dient der Öffnungsbewegung. Hals- und Nackenmuskulatur stabilisieren den Kopf im Kopfgelenk [26].

Die **Otalgie**, als ein in das Ohr projizierter Schmerz bei fehlender Ohrerkrankung stellt mit 46 bis 63 % das häufigste Ohrsymptom einer CMD dar. Als zweithäufigstes Ohrsymptom bei CMD wird der **Tinnitus** angegeben [26].

Zusammenfassung

- Die Schlundmuskulatur ist in drei übereinanderliegenden Abteilungen angeordnet: Mm. constrictores pharyngis superior (Epi- oder Nasopharynx), medius (Meso- oder Oropharynx) und inferior (Hypo- oder Laryngopharynx). Der Hypopharynx hat in seinem unteren Abschnitt eine Schwachstelle, an der Aussackungen (Zenker'sches Divertikel) auftreten können. Am Übergang des Hypopharynx in den Oesophagus kann im sogenannten Laimer-Dreieck ebenfalls eine Schwachstelle auftreten.
- Am Schluckakt sind die Muskeln des Mundbodens, der Uvula, des Schlundes und des Kehlkopfes sowie die infrahyale Muskulatur mit folgenden Nerven beteiligt: Ansa cervicalis profunda sowie Hirnnerven V/3, VII, IX, X, und XII. Für den Wachzustand wird eine Schluckfrequenz von 40/Stunde und für den Schlaf von 15 bis 20/Stunde angegeben.
- Am Kehlkopf öffnet der M. cricoarytaenoideus posterior (Posticus) die gesamte Stimmritze, der M. cricoarytaenoideus lateralis (Lateralis) nur ihr hinteres Drittel. Zu den Stimmritzenverengern gehören die Mm. cricoarytaenodeus lateralis (nur vordere zwei Drittel), arytaenoideus, thyroarytaenoideus (Externus) und vocalis (Internus). Zum Spannen der Stimmlippe dienen die Mm. cricothyroideus (Grobspanner) und vocalis (Feinspanner). Bei nachlassender Spannung des M. vocalis, wie sie beispielsweise nach längerer stimmlicher Belastung auftreten kann, kommt es zur sogenannten „Internusschwäche".
- Leitsymptom bei allen Neubildungen im Kehlkopf ist die über einen längeren Zeitraum bestehende Heiserkeit. Diese sollte bei Persistenz über mehr als 14 Tage laryngoskopisch abgeklärt werden.
- Unzureichende Produktion von Schilddrüsenhormon während der Entwicklung führt zu Minderwuchs, der von einer Störung der geistigen Entwicklung begleitet sein kann (Kretinismus, Kretin). Bei Mangel an Schilddrüsenhormon bleibt die Zahnentwicklung, vor allem die Schmelzbildung, zurück.
- Die Halsdreiecke (Trigona submandibulare, submentale, musculare, omotrapezoideum, omoclaviculare und suboccipitale) sind zum Auffinden von Leitungsbahnen wichtig.
- Die Nodi lymphoidei submandibulares im Trigonum submandibulare spielen für die Diagnostik im Mund-, Kiefer- und Gesichtsbereich eine große Rolle.
- Über die Logen des Halses (Submandibular- und Submentalloge, Loge des M. sternocleidomastoideus, Vagina carotica, Parapharyngealraum, retropharyngealer und oesophagealer Spalt) besteht die Möglichkeit der Infektionsausbreitung.
- Zwischen Kiefergelenksstörungen und Rückenschmerzen bestehen enge Wechselbeziehungen. Neben anderen Symptomen wie Kopfschmerzen, Schwindel, Hörstörungen, Tinnitus, vasomotorische Rhinitis und Stimmstörungen werden diese meist als Befindlichkeitsstörungen eingestuften Beschwerden unter dem Begriff der craniomandibulären Dysfunktion (CMD) zusammengefasst.

Literatur

[1] Tillmann B, Christofides C. Die „gefährliche Schleife" der Arteria carotis interna. HNO. 1995;43:601-604.
[2] Kemeny I. Die klinischen Grundlagen der totalen Prothese. Johann Ambrosius Barth Verlag, Leipzig, 1955, 104.
[3] Samandari F, Mai K. Funktionelle Anatomie für Zahnmediziner. Bd. I, Quintessenz, Berlin, Chikago, London etc, 1995, 317.
[4] Gerber A, Steinhardt G. Kiefergelenkstörungen – Diagnostik und Therapie. Quintessenz Verlags-GmbH, Berlin, Chicago, London et 1989, 85.
[5] Bauer A, Gutowski A. Gnathologie. Quintessenz Verlags-GmbH, Berlin, Chicago, London etc, 1984, 54.
[6] Claassen H. Untersuchungen zur Mineralisation und Knochenbildung im Schildknorpel und im ersten Rippenknorpel – Ein Beitrag zur Anatomie der sogenannten permanenten Knorpel. Shaker, Aachen, 1999.
[7] Claassen H, Schicht M, Sel S, Paulsen F. Special pattern of endochondral ossification in human laryngeal cartilages: X-ray and light-microscopic studies on thyroid cartilage. Clinical Anatomy. 2014;27:423-430.
[8] Claassen H, Mönig H, Sel S, Werner JA, Paulsen F. Androgen receptors and gender-specific distribution of alkaline phosphatase in human thyroid cartilage. Histochemistry and Cell Biology. 2006;126:381-388.
[9] Claassen H, Schicht M, Sel S, Werner J, Paulsen F. The fate of chondrocytes during ageing of human thyroid cartilage. Histochemistry and Cell Biology. 2009;131:605-614.
[10] Paulsen F, Tillmann B. Struktur und Funktion des ventralen Stimmbandansatzes. Laryngorhinootologie. 1996;75:590-596.
[11] Paulsen F, Tillmann B. Functional anatomy of the posterior insertion of the human vocal ligament. Eur Arch Otorhinolaryngol. 1997;254:442-448.
[12] Paulsen F, Tillmann B. Degenerative changes in human cricoarytenoid joint. Arch Otolaryngol Head Neck Surg. 1998;124:903-906.
[13] Paulsen F, Tillmann B. Osteoarthritis in cricoarytenoid joint. Osteoarthritis Cart. 1999;7:505-514.
[14] Paulsen F, Rudert H, Tillmann B. New insights into the pathomechanism of postintubation arytenoid subluxation. Anesthesiology. 1999;91:659-666.
[15] Kutta H, Knipping S, Claassen H, Paulsen F. Update Larynx: Funktionelle Anatomie unter klinischen Gesichtspunkten. Teil I: Entwicklung, Kehlkopfskelett, Gelenke, Stimmlippenansatz, Muskulatur. HNO. 2007;55:583-598.
[16] Claassen H. Der konstruktive Bau des M. thyreoarytaenoideus beim Menschen und einigen Säugern. Medizinische Dissertation Friedrich-Alexander-Universität Erlangen-Nürnberg, 1979.
[17] Claassen H, Werner JA. Fiber differentiation of the human laryngeal muscles using the inhibition reactivation myofibrillar ATPase technique. Anat Embryol. 1992;186:341-346.
[18] Kutta H, Knipping S, Claassen H, Paulsen F. Update Larynx: Funktionelle Anatomie unter klinischen Gesichtspunkten. Teil II: Kehlkopfschleimhaut, Blutgefäßversorgung, Innervation, Lymphabfluss, Altersveränderungen. HNO. 2007;55:661-676.
[19] Kutta H, Steven P, Varoga D, Paulsen FP. TFF peptides in the human false vocal folds of the larynx. Peptides. 2004;25:811-818.
[20] Kutta H, Steven P, Kohla G, Tillmann B, Paulsen F. The human false vocal folds – an analysis of antimicrobial defense mechanisms. Anat Embryol. 2002;205:315-323.

[21] Kutta H, Steven P, Tillmann BN, Tsokos M, Paulsen FP. Region-specific immunological response of the different laryngeal compartments: significance of larynx-associated lymphoid tissue. Cell Tissue Res. 2003;311:365-371.
[22] Probst R, Grevers G, Iro H. Hals-Nasen-Ohren-Heilkunde. Thieme, Stuttgart, New York, 2008, 333.
[23] Behrbohm H, Kaschke O, Nawka T. Hals-Nasen-Ohren-Heilkunde. Thieme, Stuttgart, New York, 2012, 144, 173.
[24] Claassen H, Klaws GR. Preparation of four-color arterial corrosion casts of the laryngeal arteries. Surg Radiol Anat. 1992;14:301-305.
[25] Oeken FW, Plath P, Federspil P. Hals-Nasen-Ohren-Heilkunde. Ullstein Mosby, Berlin, 1993, 148.
[26] Hülse M. Die Bedeutung vertebragener Störungen im HNO-Bereich. In: Hülse M, Neuhuber W, Wolff HD (Hg). Die obere Halswirbelsäule. Heidelberg: Springer, 2005, 111-161.

13 Entwicklung des kranio-fazialen und kranio-zervikalen Systems

Die Entwicklung von Kopf und Hals, insbesondere von Schädel, Gesicht, Zunge, Schilddrüse und Nebenschilddrüsen sowie Kehlkopf kann nur durch einen Rückgriff auf die sich nach der Gastrulation entwickelnden Gewebe des Ekto-, Meso- und Entoderms verstanden werden. Hierbei ist besonders die unterschiedliche Gliederung und Entwicklung des Mesoderms im Rumpf- und Kopfbereich von Bedeutung [1].

13.1 Regionale Gliederung des Mesoderms nach der Gastrulation

Das Mesoderm bildet nach seiner Entstehung während der Gastrulation nur kurzzeitig ein zusammenhängendes Gewebe. Im jungen Embryo ist zwischen Praechordalplatte (Oropharyngealmembran) und Kloakenmembran die *Chorda dorsalis* entstanden. Eine Gliederung des Mesoderms kann auf Grund der unterschiedlichen Lage zur Chorda dorsalis erfolgen.

13.1.1 Mesoderm im Rumpfbereich

Seitlich der Chorda dorsalis differenzieren sich drei Elemente, aus deren Zellmaterial sich unterschiedliche Gewebe ableiten. Dies sind das paraxiale Mesoderm (segmentales Mesoderm), das intermediäre Mesoderm und das seitliche Mesoderm (Seitenplattenmesoderm).

Paraxiales Mesoderm

Das paraxiales Mesoderm ist durch eine Untergliederung in Somiten segmentiert und unterscheidet sich von der seitlich benachbarten Region, die unsegmentiert bleibt. Das Auftreten der Somiten ist im Rumpfbereich gut erkennbar und kann zur Altersbestimmung des Embryos herangezogen werden. Es entstehen mehr als *30 Somitenpaare*. Die Somiten stellen nur vorläufige Strukturen dar. Sie lassen sich in drei Regionen untergliedern, aus denen Zellgruppen in verschiedene Richtungen auswandern. In der 7. Embryonalwoche sind die Somiten aufgebraucht.

Aus der ersten Region der Somiten, *Sklerotom* genannt, wandern Zellen aus, die das Skelett der Wirbelsäule bilden. Diese Zellen wandern zur Chorda dorsalis, umschließen das Neuralrohr und geben schließlich Anlass zur Entwicklung von Knorpel und Knochen. Aus der zweiten Region, *Dermatom* genannt, entstehen Zellen, die zum Ektoderm wandern und dort die Dermis der Haut (Lederhaut, Corium) im Rumpf- und Extremitätenbereich bilden. Aus der dritten Region, *Myotom* genannt, entstehen die Muskelzellen.

Intermediäres Mesoderm
Aus dem intermediären Mesoderm entwickelt sich das Urogenitalsystem.

Seitliches Mesoderm
Aus dem seitlichen Mesoderm entsteht zunächst ein seitlicher Strang, der sich alsbald in somatische und viszerale Mesodermplatten aufteilt. Aus diesen beiden Mesodermplatten entsteht das *Coelom*, also je nach Lokalisation die Pleurahöhle oder die Peritonealhöhle. Aus der somatischen Schicht entsteht die Muskulatur der äußeren Körperwand. Aus der inneren, viszeralen Schicht entwickeln sich die Eingeweidemuskeln. Die äußere, somatische Schicht ist außerdem am Aufbau der Skelettmuskulatur der Extremitäten beteiligt.

13.1.2 Mesoderm im Kopfbereich

Das Anlagematerial des Kopfskeletts entstammt dem Kopfmesoderm. Es enthält Zellmaterial der Praechordalplatte, der Neuralleiste und des paraxialen Mesoderms. Auf Grund der Beteiligung der ektodermalen Neuralleiste spricht man beim Kopfmesoderm auch von einem *Mesektoderm*.

Im Kopfbereich endet die Chorda dorsalis in der *Praechordalplatte*. Diese besteht aus einer Mesenchymverdichtung. Während der Faltung des Embryos nach ventral verlagern sich die Zellen dieser praechordalen Mesenchymverdichtung nach lateral. Seitlich der Chorda dorsalis ist wiederum paraxiales Mesoderm entstanden. Im Gegensatz zum Rumpf gibt es kein intermediäres Mesoderm. Somit steht das paraxiale Mesoderm direkt in Kontakt mit dem seitlichen Mesoderm.

Paraxiales Mesoderm
Das paraxiale Mesoderm und das Mesoderm der Praechordalplatte bilden ein zusammenhängendes Zellkonglomerat, das zusammen mit Zellen aus der Neuralleiste *(Mesektoderm)* an der Bildung von Kopf- und Halsstrukturen beteiligt ist.

Seitliches Mesoderm
Das seitliche Mesoderm teilt sich nicht. Da aus ihm Herz und Herzbeutel hervorgehen, wird es auch kardiogenes Mesoderm genannt.

13.2 Regionale Gliederung des Mesoderms nach der Neurulation

Nach der Neurulation ist der Embryo so gegliedert, dass das Neuralrohr in der Mitte als Längswulst ausgebildet ist. Die Somiten bilden seitliche Erhebungen. Die Chorda dorsalis liegt unterhalb des Neuralrohres; sie reicht bis zur Hypophyse und endet im Bereich des späteren Keilbeinkörpers. Am Kopf lässt sich ein chordaler und ein praechordaler Abschnitt unterscheiden. Der chordale Kopfabschnitt ist später das Ursprungsgebiet der Hirnnerven III bis XII.

Im paraxialen Mesoderm des Kopfes kommt es nur kurzzeitig und wenig ausgeprägt zu einer Segmentierung. Trotzdem ist eine Gliederung erkennbar. Statt von Somiten spricht man von *Somitomeren*. Auch in den Somitomeren treten sklerotome, dermatome und myotome Bereiche auf. Aus den Zellen der Sklerotome bilden sich Skelettelemente, aus den Zellen der Dermatome Haut und Meningen, die Zellen der Myotome differenzieren sich zu quergestreifter Muskulatur einschließlich der Kaumuskulatur und der Muskulatur der äußeren Augenmuskeln. Bei Säugetieren werden insgesamt *7 Kopfsomitomere* gebildet. Das erste Kopfsomitomerenpaar liegt beidseits der Praechordalplatte. Die Kopfsomitomerenpaare 2, 3, 4, 5, 6 und 7 liegen beidseits der Chorda dorsalis.

13.3 Entwicklung des Kopfskeletts

Am Schädel werden ein *Gehirnschädel (Neurocranium)* und ein *Gesichtsschädel (Viszerocranium)* unterschieden [2,3]. Die Entwicklung beider Abschnitte ist nur aus der Phylogenese zu verstehen, denn das menschliche Kopfskelett besteht aus einer Reihe sich weitgehend unabhängig entwickelnder Komponenten. Neurocranium und Viszerocranium werden zunächst bindegewebig angelegt. Im weiteren Verlauf entwickeln sich in beiden Abschnitten sowohl knorpelige (chondrale) als auch häutige (desmale) Zwischenstufen. *Die Begriffe „chondral" und „desmal" sagen etwas über die spätere Ossifikation aus.* Bei der chondralen Ossifikation werden knorpelig vorgebildete Skelettelemente durch Knochen ersetzt, bei der desmalen Ossifikation entsteht Knochen direkt aus Knochenvorläuferzellen. Zahlreiche Knochen des späteren Schädels, wie zum Beispiel das Keilbein, das Schläfenbein und das Hinterhauptsbein, entwickeln sich als „Mischknochen" aus chondralen und desmalen Vorgängerstufen.

Am *Hirnschädel (Neurocranium)* wird die Schädelbasis, also Teile des Keil-, Schläfen- und Hinterhauptsbeines, chondral gebildet. Das Schädeldach, also die Schuppenteile von Stirn- und Hinterhauptsbein sowie das Scheitelbein, entsteht hingegen desmal. Beide Teile bilden die das Gehirn umhüllende Hirnkapsel.

Der *Gesichtsschädel (Viszerocranium)* entwickelt sich um die Eingänge zu den Atem- und Speisewegen. Er geht phylogenetisch auf das Kiemenbogenskelett der niederen Wirbeltiere zurück. Wie bei den Fischen entsteht eine Reihe hintereinanderliegender Spangen, die als Viszeralbögen den ursprünglichen Kiemenapparat umfassen.

13.4 Gehirnschädel (Neurocranium)

Bei phylogenetisch im Vergleich zum Menschen älteren Wirbeltieren nahm eine einzige geschlossene Schädelkapsel das Gehirn auf. Das Schädeldach wurde im Laufe der Entwicklung lückenhaft, an vielen Stellen blieben nur noch Spangen übrig. So wird die ursprüngliche Schädelkapsel beim Menschen nur noch in Form der Schädelbasis (knorpeliges Neurocranium) und des Jochbogens (Rest des häutigen Neurocraniums) angelegt. An Stelle der primären Schädelkapsel wird eine sekundäre Hirnkapsel aus der membranösen Wand der Hirnhöhle gebildet. Aus der membranösen Wand entstehen platte Knochen, die die Schädelkalotte bilden und nach Art der desmalen Osteogenese verknöchern. Diese Entwicklung geht Hand in Hand mit der Volumenzunahme und Differenzierung des Großhirns beim Menschen. Die chondral verknöchernde Schädelbasis nimmt den Hirnstamm und basale Teile des Frontal- und Schläfenlappens sowie das Kleinhirn auf. Das desmal verknöchernde Schädeldach liefert den Schutz für Frontallappen, Scheitellappen und Hinterhauptslappen des Großhirns. Gerade der Frontallappen des Großhirns hat in der menschlichen Stammesgeschichte eine Volumenzunahme und Differenzierung erfahren. Die morphologische Anpassung des Stirnbeins als Teil der Schädelkalotte spiegelt diese Entwicklung wider.

In den sekundären Schädelraum werden als Folge dieser Entwicklung Teile eingeschlossen, die ursprünglich diesem nicht angehörten. So liegen Ganglion trigeminale und Sinus cavernosus innerhalb des Neurocraniums, aber außerhalb der Dura mater [4].

13.4.1 Knorpeliges Neurocranium (Chondrocranium)

Der knorpelig angelegte Teil des Schädels besteht im Wesentlichen aus Teilen des Neurocraniums und wenigen Teilen des Viszerocraniums (Gehörknöchelchen). Aus dem neurocraniellen Teilen entsteht die *Schädelbasis*, die als eine verlängerte Wirbelsäule im Kopfbereich beschrieben wird (Abb. 13.1). Die Verknorpelung der Schädelbasis beginnt in der Nähe der Chorda dorsalis. Hierdurch werden Hirnstamm und Teile der Hirnbasis, insbesondere die basalen Abschnitte des Frontal- und Schläfenlappens, gestützt.

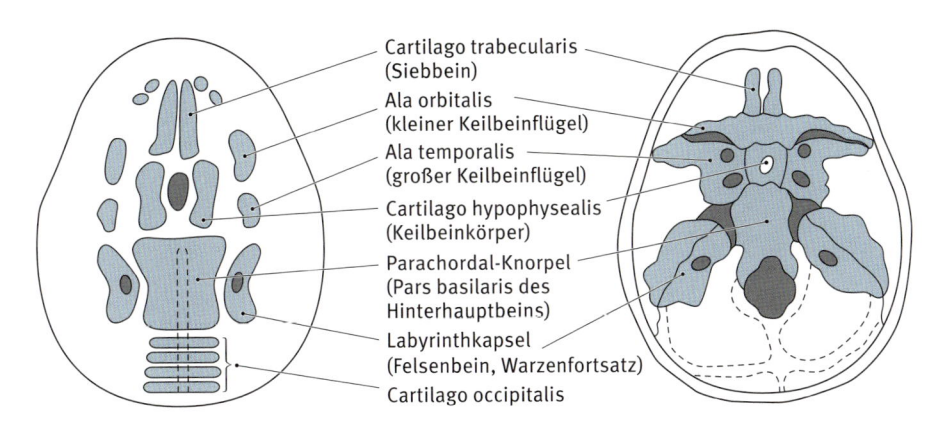

Abb. 13.1: Entwicklung des Schädels (verändert nach M. Clara). (Links) Knorpelschuppen der Schädelbasis, (rechts) Übersicht über den knorpeligen Anteil des Schädels (blau).

Chordaler Abschnitt

Neben der Chorda dorsalis entsteht ein Knorpelpaar, die *Parachordalia*. Diese liegen im Bereich des vorderen Hinterhauptsbeines und erstrecken sich bis zum hinteren Keilbein und bis zur hinteren Lehne des Türkensattels. Die Parachordalia verwachsen mit der Chorda dorsalis zu einer einheitlichen medianen *Basalplatte*. Durch diese treten die Hirnnerven V, VII, VIII und X aus.

Prächordaler Abschnitt

Vor der Basalplatte und vor der Hypophyse entwickeln sich die bald miteinander verschmelzenden, paarigen *Trabeculae*. Hierdurch wird die Basalplatte nach kranial fortgesetzt, das Hypophysenfenster wird von der Verschmelzung der Trabeculae nicht erfasst. Aus dem prächordalen Abschnitt entsteht der Keilbeinkörper und seine beiden Flügel.

Chordaler und prächordaler Abschnitt der Basalplatte grenzen im Bereich des Türkensattels aneinander. Sie bilden eine nach oben offene Schale, die von ihrer Ausdehnung der späteren Schädelbasis entspricht. Knorpelige Kapseln für die Sinnesorgane treten in Kontakt zur Basalplatte. Seitlich entwickeln sich die *Ohrkapseln* als Grundlage des späteren Felsenbeins, das die Organe des Hör- und Gleichgewichtssinns beherbergt. Im Bereich der Einstülpung der Riechgrube entwickelt sich die nach unten offene *Nasenkapsel*; sie legt sich von unten an die Trabekel des prächordalen Abschnittes der Basalplatte an. Großer und kleiner Keilbeinflügel bilden die *Augenkapsel*, die das anfangs nach der Seite gerichtete Auge umfasst.

Anlagerung okzipitaler Sklerotome

Die Basalplatte wird nach kaudal durch die Anlage okzipitaler Sklerotome erweitert. Diese entwickeln sich zur Unterschuppe des Hinterhauptsbeins, das einem Wirbelbogen gleicht. Hierdurch wird das Neuralrohr spangenartig umschlossen, es ist ein Durchtrittsloch für die Medulla oblongata entstanden. Da die Unterschuppe des Hinterhauptsbeines vermutlich aus einem Wirbel entstanden ist, kann man sagen, dass die Grenze zwischen Schädel und Wirbelsäule in den Bereich des Schädels verlagert worden ist. Da diese Entwicklungstendenz variabel ist, kann der Atlas ein- oder doppelseitig mit dem Hinterhauptsbein verwachsen sein (Atlasassimilation). Auch die Ausprägung des Foramen nervi hypoglossi, der Austrittsstelle für den XII. Hirnnerven, das einem Foramen intervertebrale ähnelt, spricht dafür, dass die Gegend des Hinterhauptsloches zum Teil aus einem Wirbelbogen hervorgegangen ist.

Die Einzelteile des Neurocraniums bilden ab Beginn der 7. Embryonalwoche eine einheitliche knorpelige Schädelbasis, in die die Kapseln der Sinnesorgane einbezogen sind. Die Umwandlung in das knöcherne Neurocranium läuft nach Art der chondralen Knochenbildung ab. Dabei treten Knochenkerne auf, aus denen bestimmte Knochen hervorgehen. Die Knochen sind durch Knorpelfugen miteinander verbunden.

Zusammengefasst besteht das knorpelige Neurocranium also aus parachordalen, prächordalen und okzipitalen sklerotomalen Elementen, die sich zur Schädelbasis verbinden sowie drei angelagerten Paaren von Knorpelkapseln. Folgende 4 Regionen können am Neurocranium unterschieden werden:

1. **Regio occipitalis:** 4 Einzelknochen, die Pars basalis, die Partes laterales und die Unterschuppe des Hinterhauptsbeins umgeben das Hinterhauptsloch. Die Knochen verschmelzen später zum einheitlichen Hinterhauptsbein. Infolge der Angliederung von okzipitalen Somiten enthält die Okzipitalregion Rumpfsegmente. Die eigentliche Grenze zwischen Schädel und Wirbelsäule liegt daher vor der Okzipitalregion.
2. **Regio sphenoidalis:** Diese Region liegt vor dem Hinterhauptsbein. Sie besteht aus den beiden unpaaren Abschnitten des Keilbeinkörpers und den seitlichen paarigen Flügelteilen. Diese verschiedenen knorpeligen Abschnitte vereinigen sich später zum Keilbein. Hier im Zentrum des Schädels ist der Schädel stark eingeengt. Es handelt sich um die Hypophysengegend und die Orbitotemporalregion.
3. **Regio ethmoidalis:** Diese Gegend bildet die vordere Hälfte der Orbitotemporalregion. Die Region ist durch die Ausbildung der Nasenkapsel charakterisiert, zu der das Siebbein Bezug hat. Aus der Nasenkapsel geht das Gerüst der Nasenhöhle mit den Nasenmuscheln hervor.
4. **Regio otica:** Diese Region liegt seitlich und hinter der Sphenoidalregion. Hier ist das Hör- und Gleichgewichtsorgan untergebracht.

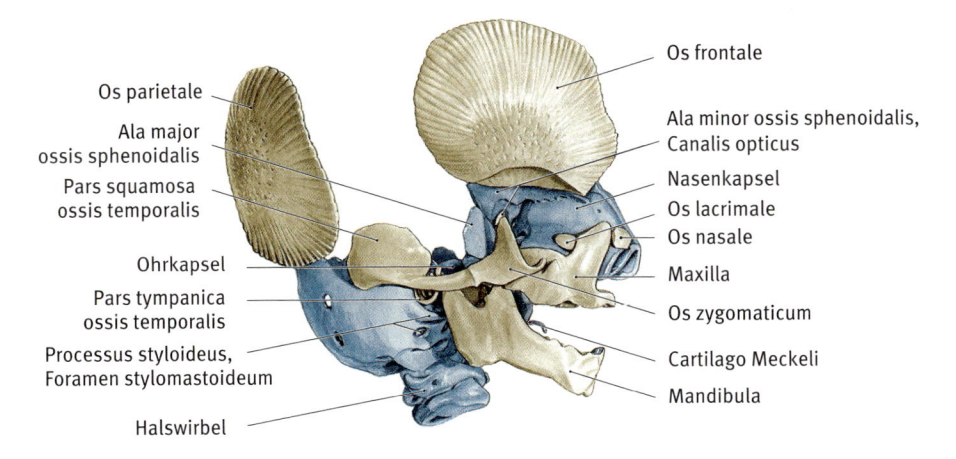

Abb. 13.2: Seitenansicht des Chondrocraniums (blau) eines menschlichen Keimlings (3. Monat). Die Deckknochen in beige (nach O. Hertwig und F. Ziegler)

13.4.2 Häutiges Neurocranium (Dermatocranium)

Wie schon oben erwähnt, ist der ursprüngliche Hirnschädel der niederen Wirbeltiere beim Menschen fast bis auf die Basis des Neurocraniums reduziert [5]. Die frei gewordenen Regionen der Scheitelregion und der Schädelseitenwände werden durch Deckknochen geschlossen, die das häutige Neurocranium liefert (Abb. 13.2). Die Dura mater und das Bindegewebe der Schädelschwarte entstammen ebenfalls dem häutigen Neurocranium. Auf der Grundlage von desmal ossifizierenden Deckknochen entstehen die Knochen des Schädeldachs (Kalotte), die Schädelseitenwände sowie der überwiegende Teil der Gesichtsknochen.

Die Deckknochen sind ursprünglich Hautknochen niederer Wirbeltiere. Ihre Funktion besteht in der Befestigung der Zähne. Sie entstehen durch Verwachsung der basalen Platten, die die einzelnen Zähne tragen. Die Hautknochen des ursprünglichen Schädeldachs werden bei Säugetieren zur Konstruktion von Dach und Wänden des nunmehr vergrößerten Schädels verwandt.

13.5 Gesichtsschädel (Viszerocranium)

Grundlage des Viszerocraniums bilden paarige Knorpelspangen, die bei Fischen in der Wand des Kiemendarms zwischen zwei Kiemenspalten liegen. Die Kiemenbögen dienen den Fischen als Stützskelett des Kiemenkorbes. Die segmentartige Anordnung der Kiemenbögen wird als Branchiomerie bezeichnet; sie steht nicht mit der Segmentierung der Leibeswand in Form von Somiten mesodermalen Ursprungs in Zusammenhang. Wie schon bei der primären Schädelkapsel erkenntlich, so wird auch das Viscerocranium bei höheren Wirbeltieren stark umgestaltet. Dort, wo bei Fischen Kiemen entwickelt sind, werden beim Menschen parallel angeordnete Spangen sichtbar, die durch Spalten voneinander getrennt sind. Da der Begriff „Kiemenbogen" beim Menschen nicht zutrifft, wird häufiger vom „Viszeralbogen" gesprochen. Auch der Begriff „Schlundbogen" (Branchialbogen) ist gebräuchlich. Im Alter von 4 Wochen besitzt der menschliche Embryo 4 Spangenpaare. Weiter kaudal entstehen noch zwei weitere Spangenpaare, so dass *insgesamt 6 Kiemenbögen* nachweisbar sind. Die Kiemenbögen sind außen durch Spalten, die Kiemenspalten, voneinander getrennt. Auf der Innenseite entsprechen den Spalten taschenartige Ausbuchtungen der Pharynxwand, die Kiementaschen. *Zu jedem Kiemenbogen gehört ursprünglich ein Skelett- und Muskelelement, ein Haut- und Schleimhautanteil sowie eine Arterie, eine Vene und ein Nerv.*

13.5.1 Primäres und sekundäres Kiefergelenk

Die Knorpelspangen des ursprünglichen Kiemendarms besteht aus zwei Elementen die gelenkig miteinander verbunden sind. Beim ersten Kiemenbogen geht aus dem oberen Element der Oberkiefer, aus dem unteren der Unterkiefer hervor. Das Oberkieferelement hat bei den Fischen eine gelenkige Verbindung zur Schädelbasis und artikuliert im *primären Kiefergelenk* mit dem Unterkiefer [6]. Das primäre Gelenk zwischen Ober- und Unterkiefer setzt sich also aus dem oberen und unteren Element des ersten Kiemenbogens zusammen. Hierbei wird das primäre Kiefergelenk durch das obere Element des zweiten Kiemenbogens gestützt. Die Furche zwischen erstem und zweitem Kiemenbogen wird zum Spritzloch der Fische.

Beim Übergang zum Landleben bekommen die Teile des primären Kiefergelenkes eine neue Funktion: es wird zum Hammer-Amboss-Gelenk und dient als Teil der Gehörknöchelchenkette der Schallübertragung. Es entsteht eine neue Sinnesfunktion: der Hörsinn. Beim Säugetier wird durch die Ausbildung eines *sekundären Kiefergelenks* ein Verschluss der Mundspalte möglich; des Weiteren kann der Mund jetzt zum Saugen benutzt werden. Andere Teile des Oberkiefers werden in die Schädelbasis integriert. Das Spritzloch der ersten Kiemenfurche wird zum Trommelfell umgestaltet. Aus dem oberen Element des zweiten Kiemenbogen entsteht der Steigbügel, der die Schallübertragung auf das ovale Fenster des Innenohrs übernimmt.

13.5.2 Kiemenbogenderivate des Gesichtsschädels

Beim Menschen werden Teile des ersten Kiemenbogens für Ober- und Unterkiefer sowie für den Schallleitungsapparat verwandt. Aus dem mesenchymalen Teilen des ersten Kiemenbogens entstehen der Ober- und Unterkieferwulst, die die primitive Mundbucht begrenzen. Die sich daraus entwickelnden Skelettelemente bilden das primäre Kiefergelenk zwischen Hammer und Amboss. Aus dem Gelenkende des Oberkieferwulstes geht der Amboss hervor. Das Gelenkende des Unterkieferwulstes liefert den Hammer. Das anfangs knorpelige Skelett des ersten Kiemenbogen wird durch den Meckel'schen Knorpel repräsentiert. Diese Knorpelspange stabilisiert den ersten Kiemenbogen. Auf der Matrize des Meckel'schen Knorpel vollzieht sich die desmale Osteogenese des Unterkiefers. Störungen dieses Prozesses äußern sich zum Beispiel in einer Unterentwicklung des Unterkiefers, *Hypognathie* genannt. Aus dem desmalen Unterkiefer entwickelt sich ein sekundärer Unterkiefer, die Mandibula. Aus dem Mesenchym des Oberkieferwulstes gehen, neben dem Oberkiefer, der Jochbogen, Teile des Gaumens und Teile des Schläfenbeins hervor.

13.6 Gesichtsentwicklung

In der 4. Woche der embryonalen Entwicklung wird ein kurzer ektodermaler Abschnitt, das Stomatodeum (Mundbucht), dem endodermalen Darmrohr angefügt. Direkt vor der Rachenmembran, noch im ektodermalen Bereich, liegt am Munddach die *Rathke'sche Tasche*. Die Umgebung der äußeren Mundbucht wird von mehreren Weichteilwülsten gebildet, nämlich von dem unpaaren Stirnfortsatz sowie von den seitlichen Unter- und Oberkieferfortsätzen als Derivaten des ersten Kiemenbogens (Abb. 13.3). Durch das Auftreten der *Riechplakode* (Riechgrube) wird der Stirnfortsatz in einen medialen und lateralen Nasenfortsatz geteilt. In der 5. Woche kommt es am unteren Ende der Riechgrube frühzeitig zu einer epithelialen Verklebung des medialen Nasenfortsatzes mit der lateralen Wand der Riechgrube, die durch den lateralen Nasenfortsatz repräsentiert wird. Der mediale Nasenfortsatz verbindet sich am Übergang der 6. zur 7. Woche mit dem Oberkieferfortsatz. Der Oberkieferfortsatz ist jedoch nicht an der Bildung der Riechgrube beteiligt. Die Verklebung des medialen und lateralen Nasenfortsatzes führt zur Bildung der *Hochstetterschen Epithelmauer* [7], die im Bereich des primären Gaumens Riechsackepithel und Mundepithel miteinander verbindet. Diese Epithelmauer löst sich bald von der Mitte aus nach vorn und hinten auf. An die Stelle der Mauer tritt Mesenchym. Im hinteren Bereich bleibt die Epithelmauer zunächst als *Oronasalmembran* erhalten; sie reißt später ein, wobei die primäre innere Nasenöffnung (Choanen) entsteht.

Später entstehen aus den mittleren Nasenfortsätzen der Nasenrücken, der äußere Septumanteil und die mittlere Oberlippe (Philtrum). Die seitlichen Nasenfortsätze entwickeln sich zum Nasenflügel. Aus den Oberkieferfortsätzen entstehen die verbleibenden, seitlichen Teile der Oberlippe und die Wangen. Die Unterkieferfortsätze führen zur Bildung von Unterlippe und Wangen.

Die Nasenhöhle wird durch die Entwicklung des sekundären Gaumens von der primären Mundhöhle abgegliedert. *Die Grenze zwischen primärem und sekundärem Gaumen liegt im Bereich des Foramen incisivum.* Die Gaumenentwicklung geht parallel zur Entwicklung des Nasenseptums. Im Bereich der seitlichen Wand der primären

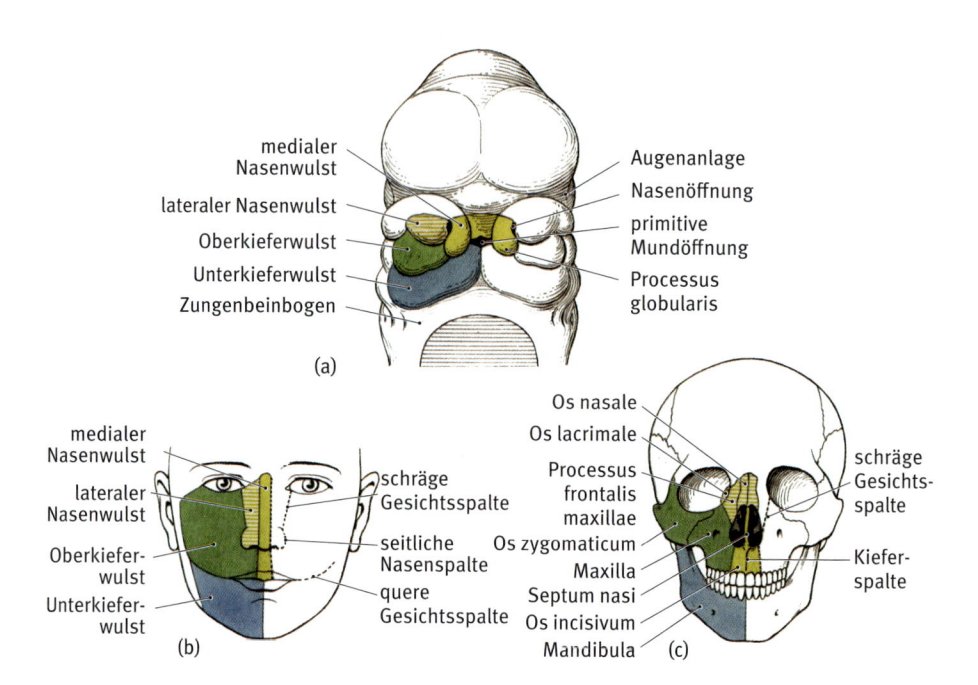

Abb. 13.3: Schemata zur Entwicklung des Gesichts. Die verschiedenen Wülste und ihre Abkömmlinge sind durch Farben wiedergegeben. (a) Embryo am Ende des 1. Monats. (b) Weichteile. (c) Hartteile beim Erwachsenen.

Mundhöhle bilden sich beiderseits die Gaumenfortsätze aus. Die Gaumenfortsätze schließen sich an den primitiven Gaumen an. Am Anfang der 9. Woche beginnt die Verwachsung der Gaumenfortsätze, die von vorne nach hinten fortschreitet. Die Verschmelzung ist in der 12. Woche beendet.

13.6.1 Störungen der Gesichtsentwicklung: Lippen-, Kiefer-, und Gaumenspalten

Spalten der Oberlippe und des Gaumens sind relativ häufig. Sie fallen auf, weil sie Gesichtsveränderungen und Sprachstörungen hervorrufen können. Folgende Entwicklungsstörungen von Lippen, Kiefer und Gaumen sind für den klinischen Alltag wichtig:
- *Mittlere Lippenspalten*: Sehr selten. Sie entstehen bei Verschmelzungsdefekten des mittleren Nasenfortsatzes.
- Seitliche Oberlippenspalte (Hasenscharte): Diese Entwicklungsstörung macht 15 % aller Missbildungen aus und entsteht infolge eines Verschmelzungsdefektes des medialen Nasenfortsatzes und des Oberkieferfortsatzes. Oberlippenspalten

mit und ohne Gaumenspalte kommen in einer Häufigkeit von 1:1.000 Neugeborenen vor. 60 bis 80 % der betroffenen Neugeborenen sind männlich.
- *Gaumenspalte* (Wolfsrachen): Unterbleibt die Verwachsung der Gaumenfortsätze untereinander oder mit dem Nasenseptum, entsteht eine Gaumenspalte. Sie beginnt hinter dem Foramen incisivum. Die Missbildung tritt mit und ohne Lippenspalte in einer Häufigkeit von 1:2.500 auf und betrifft überwiegend Mädchen.
- *Kieferspalte*: Sie treten zwischen dem primären Gaumenfortsatz und den Gaumenwülsten auf und sind auf ein Nichtverwachsen des primären Gaumens mit den sekundären Gaumenwülsten zurückzuführen. Die Spalte verläuft distal des zweiten oberen Schneidezahns zum Foramen incisivum.

13.7 Entwicklung der Kiemenbogenderivate

An einem Kiemenbogen unterscheidet man generell folgende Teile: den eigentlichen Kiemenbogen (Schlundbogen), die Kiemenfurche (außen zwischen den Kiemenbögen), die Kiementasche (Schlundtasche; innen zwischen den Kiemenbögen) sowie die Verschlussmembran (zwischen Kiemenfurche und Kiementasche). Die Kiemenbögen sind außen von Ektoderm und innen von Endoderm überzogen (Abb. 13.4). Der Kiemenbogen wird innerlich von Mesoderm ausgefüllt. Jeder Kiemenbogen ist

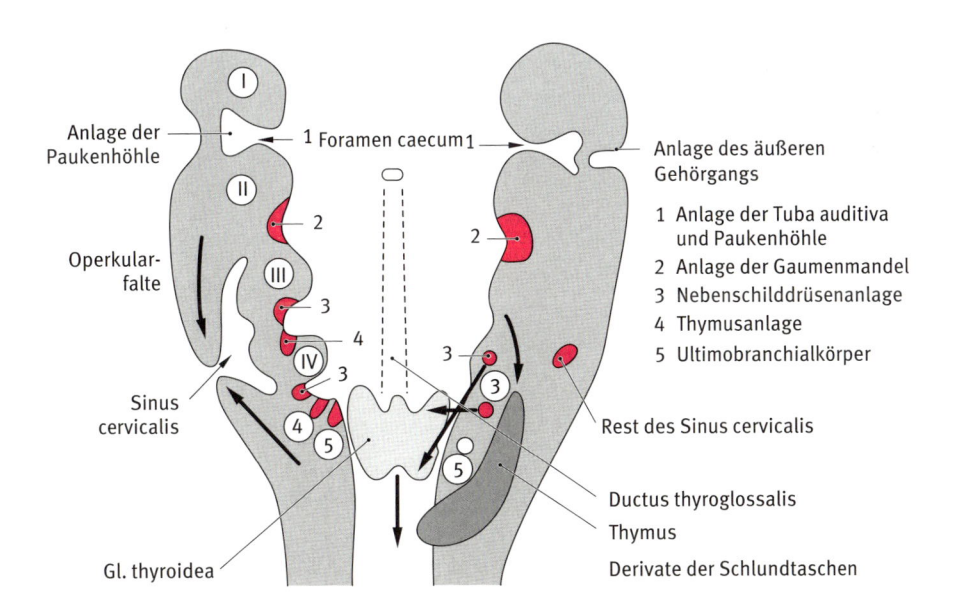

Abb. 13.4: Entwicklung des Schlundbogengebietes (Kiemenbogengebietes) (aus G.-H. Schumacher). Arabische Zahlen: Derivate der Schlundtaschen (Kiementaschen) (innen, rot) und Schlundfurchen (Kiemenspalten) (außen). Römische Zahlen: Schlundbögen (Kiemenbögen).

gekennzeichnet durch eine Kiemenbogenarterie und einen Kiemenbogennerv sowie eine Knorpelspange und ein Muskelelement.

13.7.1 Die Kiemenbögen (Schlundbögen)

1. Kiemenbogen

Der erste Kiemenbogen, auch Mandibularbogen genannt, liefert Gewebematerial für den Bereich des Ober- und Unterkiefers sowie für den Schallleitungsapparat (Abb. 13.4). Die Knorpelspange des ersten Kiemenbogens wird auch als *Meckel-Knorpel* bezeichnet. Aus dem mesenchymalen Bereich entstehen anfangs zwei Wülste, der Oberkieferwulst und der Unterkieferwulst. Die sich hieraus entwickelnden Skelettteile treten im primären Kiefergelenk miteinander in eine gelenkige Verbindung. Im Bereich der Gehörknöchelchenkette liegt dieses Gelenk zwischen Hammer und Amboss. Der Hammer geht aus dem Gelenkende des Unterkieferwulstes hervor, der Amboss aus dem Oberkieferwulst. Aus dem dorsalen Teil des Meckel-Knorpels entstehen also Hammer und Amboss, die chondral verknöchern; sein ventraler Teil induziert im Mesenchym die desmale Osteogenese des Unterkiefers. Störungen dieses Prozesses sind an Missbildungen des Unterkiefers, wie sie beispielsweise bei der *Hypognathie* (Unterentwicklung der Unterkiefers) auftreten, zu erkennen. Das Mesenchym des Oberkieferwulstes macht eine knorpelige Zwischenstufe durch. Es ist Teil des Dermatocraniums, dessen Knochenelemente desmal ossifizieren. Aus dem Oberkieferwulst entstehen der Oberkiefer, der Jochbogen sowie Teile des Gaumens und das Schläfenbein. Das sekundäre Kiefergelenk fügt sich zwischen Unterkiefer und Schläfenbein ein.

Schließlich entstehen aus dem hinteren Ende des ersten Kiemenbogens noch knorpelige Teile des äußeren Ohres, nämlich Helix und Anthelix. Der erste Kiemenbogennerv ist der N. trigeminus. Mit seinem dritten Ast, dem N. mandibularis, innerviert er alle Kaumuskeln sowie die Mm. mylohyoideus, tensor veli palatini und tensor tympani und den Venter anterior des M. digastricus.

2. Kiemenbogen

Der zweite Kiemenbogen wird auch als Hyoidbogen, seine Knorpelspange auch als *Reichert-Knorpel* bezeichnet. Aus dem zweiten Kiemenbogen entwickelt sich die obere Hälfte des Zungenbeins mit dem kleinen Horn (Cornu minus), der Griffelfortsatz (Processus styloideus) und der Steigbügel (Stapes). Hierbei gehen Steigbügel und Griffelfortsatz aus dem dorsalen Ende des Reichert-Knorpels hervor. Aus dem ventralen Ende des Reichert-Knorpels entwickeln sich die Oberhälfte des Zungenbeins und das kleine Horn des Zungenbeins. Aus dem übrigen Teil der Knorpelspange entsteht das Ligamentum stylohyoideum. Der N. facialis stellt den zweiten Kiemenbogennerv dar. Folgende Muskelderivate gehören zum zweiten Kiemenbogen: Die mimische Muskulatur, das Platysma, die Mm. buccinator, stylohyoideus sowie der Venter posterior des M. digastricus. Während der 5. Embryonalwoche wächst der Hyoidbogen über den dritten und vierten Kiemenbogen hinweg und bildet den *Sinus cervicalis* (Abb. 13.4).

3. Kiemenbogen

Aus dem dritten Kiemenbogen entwickelt sich die untere Hälfte des Zungenbeinkörpers mit dem großen Horn (Cornu majus). Der Nerv des dritten Kiemenbogens wird durch den N. glossopharyngeus repräsentiert. An Muskelderivaten sind zugehörig: Der obere und mittlere Teil des Schlundschnürers (M. constrictor pharyngis), der Schlundheber (M. stylopharyngeus) sowie der M. palatoglossus und der M. uvulae.

4. bis 6. Kiemenbogen

Die vierten und sechsten Kiemenbogenknorpel verschmelzen mit ihren ventralen Abschnitten und bilden die Knorpel des Kehlkopfskeletts mit Ausnahme der Epiglottis. Der Epiglottisknorpel stammt aus dem Mesenchym der Eminentia hypobranchialis, einem Derivat des dritten und vierten Kiemenbogens, das auch Material für das hintere Zungendrittel liefert. Der N. vagus ist dem vierten, fünften und sechsten Kiemenbogensegmenten als Kiemenbogennerv zugeordnet. Die Kehlkopfmuskeln, der untere Schlundschnürer und der obere Oesophagusteil gehen als Muskelelemente auf die Kiemenbögen 4 bis 6 zurück.

13.7.2 Die Kiementaschen (Schlundtaschen)

1. Kiementasche

Aus der ersten Kiementasche entstehen Paukenhöhle und Antrum mastoideum sowie der Recessus tubotympanicus (Abb. 13.4).

2. Kiementasche

Aus der zweiten Kiementasche entsteht die Fossa tonsillaris (Abb. 13.4). Das Entoderm liefert das Oberflächen- und Kryptenepithel der Tonsilla palatina. Das Mesenchym differenziert sich zu lymphatischem Gewebe.

3. Kiementasche

Aus den dorsalen Knospen entstehen die unteren Anlagen der Glandula parathyroidea (Abb. 13.4). Die beiden ventralen Knospen wandern nach medial, wo sie zur *Thymusanlage* verschmelzen. Das epitheliale Retikulum des Thymus entsteht aus Schläuchen von epithelialen Zellen, die vom Entoderm der dritten Kiementasche abstammen. Das Mesenchym bildet zwischen den epithelialen Zellen unvollständige dünne Septen aus. In das Interstitium des Retikulums lagern sich Lymphozyten ein, die von bestimmten Stammzellen des Knochenmarks abstammen.

4. Kiementasche

Die dorsalen Knospen differenzieren sich zu den oberen Anlagen der Glandula parathyroidea. Die Epithelzellen differenzieren sich in der frühen Embryonalperiode zu Hauptzellen, welche Parathormon bilden und mit diesem Hormon den Kalziumstoffwechsel des Embryos regulieren. An der ventralen Seite der vierten Kiementasche entsteht der *ultimobranchiale Körper* (Abb. 13.4), der sich bald mit der Schilddrüsenanlage vereinigt und dort die parafollikulären Zellen (C-Zellen) der Schilddrüse liefert. Die C-Zellen produzieren das in den Kalziumstoffwechsel integrierte Hormon Kalzitonin.

13.7.3 Kiemenfurchen und Verschlussmembranen

Die erste Kiemenfurche liefert das Epithel für den äußeren Gehörgang (Abb. 13.4). Die Verschlussmembran des ersten Kiemenbogens bleibt bestehen und bildet unter Beteiligung des zwischen den Epithelien liegenden Mesenchyms das Trommelfell.

13.7.4 Kiemenbogenarterien

In der 5. Entwicklungswoche sind beim menschlichen Embryo *6 Kiemenbogenarterien* angelegt. In diesem Entwicklungsstadium gibt es weiterhin auf jeder Körperseite eine ventrale und eine dorsale Aorta. Die Kiemenbogenarterien verbinden jeweils auf beiden Körperseiten die ventrale mit der dorsalen Aorta. Aus der dorsalen Aorta gehen ferner auf beiden Seiten nach dorsal Segmentarterien ab. Zwischen der 6. und 8. Woche kommt es zur Umgestaltung der Kiemenbogenarterien.

Die 1. Kiemenbogenarterie obliteriert zum größten Teil, ist jedoch an der Bildung der A. carotis externa beteiligt. Die 2. Kiemenbogenarterie, die auch als A. stapedia beschrieben wird, geht zugrunde. Die 3. Kiemenbogenarterie liefert mit ihrem proximalen Abschnitt die A. carotis communis; ihr distaler Abschnitt, der in die dorsale Aorta übergeht, wird zur A. carotis interna. Die 4. Kiemenbogenarterie wird links zum Arcus aortae; auf der rechten Seite bildet sie den proximalen Abschnitt der A. subclavia. Die linke A. subclavia entsteht nicht aus einer Kiemenbogenarterie, sondern ist ein Ast der 7. Segmentarterie. Die 5. Kiemenbogenarterie wird in 50 % der Fälle nicht angelegt. Die 6. Kiemenbogenarterie bildet links den Truncus pulmonalis und den Ductus arteriosus Botalli. Rechts geht aus der 6. Kiemenbogenarterie das Anfangsstück der rechten A. pulmonalis hervor.

Die Umgestaltung der Kiemenbogenarterien steht mit dem *seitenverschiedenen Verlauf des N. laryngeus recurrens* in Zusammenhang. Auf der rechten Körperseite ist es zu einer Obliteration der 5. Kiemenbogenarterie und der distalen 6. Kiemenbogenarterie gekommen. Der N. laryngeus recurrens schlingt sich hier um die A. subclavia dextra, deren proximaler Abschnitt aus der 4. Kiemenbogenarterie entstanden ist. Auf der linken Körperseite hingegen bleibt der distale Abschnitt der 6. Kiemenbogenarterie in der Regel erhalten. Der N. laryngeus recurrens schlingt sich um den Arcus aortae, der aus der linken 4. Kiemenbogenarterie entstanden ist.

13.7.5 Entwicklungsstörungen der Kiemenbögen und Kiemenbogenarterien

Anomalien der Kopf- und Halsorgane haben ihre Ursache häufig in einer fehlerhaften Entwicklung des Kiemenbogenapparates. Die meisten dieser Missbildungen sind selten. Sie bestehen aus Überresten des Kiemenbogenapparates, die sich normalerweise im Laufe der Entwicklung zurückbilden. Folgende Entwicklungsstörungen können auftreten:
- Das Lig. stylohyoideum des zweiten Kiemenbogen kann in Form einer „falschen" *Halsrippe* erhalten bleiben. Dies führt zu Bewegungsstörungen von Kopf und Hals.
- *Laterale Halsfisteln*: Die zweite Kiemenfurche obliteriert nicht vollständig. Im unteren Halsdrittel kann vor dem M. sternocleidomastoideus eine Öffnung beobachtet werden. Man spricht von einer äußeren branchiogenen Fistel. Fisteln, die in den Pharynx, meistens in die Fossa tonsillaris münden, sind selten. Man spricht von *inneren branchiogenen Fisteln*.
- *Durchgehende branchiogene Fisteln*: Teile der zweiten Kiemenfurche und der zweiten Kiementasche bleiben erhalten. Diese Fisteln haben sowohl mit dem Hals als auch mit dem Pharynx Verbindung.
- *Laterale branchiogene Halszysten*: Es handelt sich um Überreste des Sinus cervicalis der zweiten Kiemenfurche oder der zweiten Kiementasche. Die Entdeckung erfolgt in der späten Kindheit oder im frühen Erwachsenenalter.
- *Ektope* oder überzählige Nebenschilddrüsen: Diese können an allen Stellen außerhalb oder innerhalb von Schilddrüse und Thymus auftauchen.
- Störungen bei der Reduktion der Kiemenbogenarterien 5 und 6 können mit einem *aberranten Verlauf* des N. laryngeus recurrens einhergehen.
- Eine *Arteria lusoria* entsteht dadurch, dass die rechte A. subclavia als letzter Abgang aus dem Arcus aortae oder aus dem Anfangsteil der Aorta descendens hervorgeht. Die Arterie verläuft dann entweder zwischen Luft- und Speiseröhre oder hinter der Speiseröhre zum rechten Arm. Dies führt zu Schluckbeschwerden (Dysphagie). Ursache dieser Entwicklungsstörung ist, dass die rechte A. subclavia nicht von der 4. Kiemenbogenarterie der rechten Körperseite gebildet wird. Auf der rechten Körperseite haben sich nämlich die 4. Kiemenbogenarterie und die Aorta dorsalis kranial von der 7. Segmentarterie zurückgebildet. Durch Wachstum

und Verlagerung gerät die rechte A. subclavia in die Nähe des Abgangs der linken A. subclavia aus dem Aortenbogen.

13.8 Entwicklung der einzelnen Schädelknochen

Die Entwicklung der einzelnen Schädelknochen erfolgt auf der Grundlage der klassischen Darstellung bei Keibel und Mall [8]. Im Vergleich zu niederen Wirbeltieren werden beim Menschen vermehrt Hautknochen zum Aufbau des Schädels benutzt. Die meisten Knochen des menschlichen Schädels haben zwei oder mehr Verknöcherungszentren. Bei niederen Wirbeltieren können einige dieser Verknöcherungszentren zusätzlichen, beim Menschen verloren gegangenen Knochen entsprechen.

Os occipitale

Das embryonale Occipitale gliedert sich in 5 Teile, ein basales (Basioccipitale), zwei die Kondylen tragende Teile (Occipitalia lateralia), ein Occipitale superius (unterer Teil der Squama) und ein Interparietale (oberer Teil der Squama). Alle Teile bis auf das Interparietale, das auf der Grundlage membranösen Gewebes entsteht, werden auf knorpeliger Grundlage vorgebildet. Die Verknöcherungszentren für die Occipitalia lateralia treten um den 56. Tag, das für das Basioccipitale um den 65. Tag auf. Vier Verknöcherungszentren bilden das Occipitale superius, das Interparietale entsteht aus zwei Verknöcherungszentren. Gelegentlich treten im Occipitale superius ein überzähliges unpaares, am medianen Hinterrand des Foramen magnum gelegenes Verknöcherungszentrum auf. Hierbei handelt es sich um das *Ossiculum Kerckringii*. Das Interparietale vereinigt sich in der ersten Hälfte des dritten Monats mit dem Occipitale superius zur Squama occipitalis. Die Synostose zwischen Occipitale superius und den Occipitalia lateralia beginnt im ersten bis zweiten Lebensjahr und ist zwischen dem zweiten und vierten Jahr vollendet. Die Synostose zwischen dem Basioccipitale und den Occipitalia lateralia beginnt im dritten bis vierten Jahr und ist nicht vor dem fünften oder sechsten Jahr vollendet; manchmal tritt sie auch noch später ein. *Die 5 Teile des Hinterhauptsbeines sind also etwa bis zum sechsten Lebensjahr knöchern miteinander verbunden.* Die Synchondrosis sphenooccipitalis, die Verbindung zwischen Basioccipitale und Basisphenoidale ist bis etwa zum 16. bis 20. Lebensjahr knorpelig und verknöchert dann innerhalb von ein bis zwei Jahren.

Os sphenoidale

Das Sphenoidale besitzt in der Zeit seiner embryonalen Entwicklung vierzehn Verknöcherungszentren: vier im Basisphenoidale, zwei im Praesphenoidale, zwei Alisphenoidalia (große Keilbeinflügel), zwei Orbitosphenoidalia (kleine Keilbeinflügel), zwei Pterygoidea und zwei Intertemporalia. Gegen Ende des zweiten Monats tritt in den Alisphenoidalia ein Verknöcherungszentrum auf, das sich in den Seitenteil des großen Flügels ausbreitet und auch die Lamina lateralis des Pterygoideum erfasst. Das Os intertemporale, von Johannes Ranke [9] so benannt, verstärkt als membranöser Knochen den Oberrand der Alisphenoidalia. Es verbindet sich meistens mit den Schuppenteilen von Stirn- oder Schläfenbein, kann jedoch auch selbstständig bleiben. In den Laminae mediales der Pterygoidea werden im zweiten Monat (um den 57. Tag) Knochenkerne sichtbar, die im vierten Monat mit den Kernen der großen Keilbeinflügel verschmelzen. Die Laminae mediales sind zum überwiegenden Teil als Hautknochen angelegt. In den Orbitosphenoidalia beginnt die Verknöcherung von einem Kern, der in der neunten Woche lateral vom Canalis opticus erscheint. An der medialen Seite des Canalis opticus tritt ebenfalls ein Verknöcherungszentrum auf, das Praesphenoidale genannt wird. Die Synostose zwischen dem großen Keilbeinflügel und dem Keilbeinkörper findet im ersten Lebensjahr statt. Als Concha sphenoidalis, *Ossiculum Bertini*, wird der verknöcherte hintere Teil der knorpeligen Nasenkapsel bezeichnet. Die Keilbeinhöhle (Sinus sphenoidalis) entsteht durch einen Zusammenfluss verschiedener Verknöcherungszentren in der knorpeligen Nasenkapsel.

Os ethmoidale

Zwei primäre, medial und lateral gelegene Verknöcherungszentren sowie mehrere sekundäre, in der knorpeligen Nasenkapsel auftretende Zentren kennzeichnen die Entwicklung des Os ethmoidale. Zwischen dem fünften und sechsten Monat tritt ein Zentrum auf, aus dem sich die Lamina papyracea entwickelt. Die Lamina papyracea stellt eine dünne Knochenplatte, die an der Bildung der medialen Orbitawand beteiligt ist, dar. Im siebten und achten Monat erstreckt sich die Verknöcherung auf die Conchae und die Lamina cribrosa. Gegen Ende des ersten Lebensjahres beginnt der obere Teil des Nasenseptums (Lamina perpendicularis) zu verknöchern. Von dort schreitet die Verknöcherung zur Crista galli fort. In der Crista galli tritt im zweiten Lebensjahr ein sekundärer Kern auf, ihre vollständige Verknöcherung ist nicht vor dem vierten Jahr abgeschlossen. Die vollständige Verknöcherung des Os ethmoidale findet nicht vor dem sechszehnten Lebensjahr statt. Die knorpelige Verbindung (Synchondrose) zwischen der Lamina cribrosa des Os ethmoidale und dem Os sphenoidale besteht bis zur Pubertät. Erst um das 40. bis 45. Lebensjahr gehen Lamina perpendicularis und Vomer eine knöcherne Verbindung ein. *Insgesamt handelt es sich beim Siebbein also um ein Schädelteil, dessen Verknöcherung erst gegen Ende der Pubertät abgeschlossen ist.*

Concha nasalis inferior

Die Cocha nasalis inferior, das maxilloturbinale, entsteht aus einem Verknöcherungszentrum, das um die Mitte des fünften Monats auftritt.

Vomer

Im Vomer erscheinen während der achten Woche zwei bilaterale, nahe dem hinteren Unterrand der knorpeligen Nasescheidewand gelegene Knochenkerne. Diese Verknöcherungszentren vereinigen sich, dehnen sich zu zwei Knochenplatten aus und schließen das knorpelige Nasenseptum zwischen sich ein. Der Vomer entwickelt sich als Hautknochen.

Os palatinum

Das Os palatinum entsteht als Hautknochen aus einem einzigen Verknöcherungszentrum, das in der achten Woche erscheint; dieses liegt im Winkel zwischen dem horizontalen und vertikalen Teil des Knochens.

Os nasale

Das Os nasale ist ein Hautknochen, der sich gegen Ende des zweiten Monats aus einem einzigen Verknöcherungszentrum entwickelt; es dehnt sich auf der Oberfläche der knorpeligen Nasenkapsel aus.

Os lacrimale

Das Os lacrimale entsteht als Hautknochen an der hinteren Seitenwand der knorpeligen Nasenkapsel. Der Knochenkern erscheint im dritten Monat. Beim Erwachsenen ist das Tränenbein, dessen Form stark variieren kann, mitunter zweigeteilt.

Os temporale

Das Os temporale bildet sich durch Verschmelzung mehrerer ursprünglich selbstständiger Teile, nämlich des Petrosum (Perioticum), des Squamosum, des Tympanicum, des Tympanohyale und des Stylohyale. Zur Zeit der Geburt besteht es aus drei Teilen, dem Squamosum, dem Petrosum und dem Tympanicum, die im ersten Lebensjahr miteinander verschmelzen. *Das Squamosum* verknöchert als Hautknochen von einem einzigen Zentrum aus. Vom hinteren Ende des Squamosum wächst ein Processus postauditorius nach kaudal, kommt zwischen die Pars tympanica und die Pars petrosa zu liegen und ist an der Bildung des Processus mastoideus beteiligt. *Das Tympanicum* ist ein Hautknochen, dessen Knochenkern am Ende des dritten Monats erscheint. Von ihm aus entsteht ein halbkreisförmiger Knochen, der die Membrana tympani umgibt. Im zehnten Monat verschmilzt dieser Knochenreif mit dem Squamosum und dem Petrosum. Im dritten Lebensjahr wird der schmale Knochenstreifen durch weiteres Knochenmaterial in eine breite, aufgerollte Platte umgewandelt. Die Platte bildet medial die ventrale Wand der Paukenhöhle und lateral die ventrale Wand des äußeren Gehörgangs. *Das Tympanohyale* ist ein stabförmiger Fortsatz, der vom Stapes bis zum Zungenbeinkörper reicht. Später wird die Verbindung zum Stapes aufgegeben und es entstehen der Processus styloideus, das Ligamentum stylohyoideum sowie das kleine

Zungenbeinhorn aus ihm. Mit dem Tympanohyale ist *das Stylohyale* knorpelig verbunden, das ebenfalls zur Bildung des Processus styloideus beiträgt. Die Synostose zwischen Tympanohyale und Stylohyale findet erst in den mittleren Lebensjahren statt. *Die Pars petrosa* (Pars periotica) entsteht auf der Grundlage mehrerer Knochenkerne in der knorpeligen Ohrkapsel, die während des fünften Monats auftreten. Der erste Knochenkern erscheint am Promontorium zwischen Fenestra vestibuli und Fenestra cochleae. Der zweite Kern tritt am Canalis semicircularis anterior auf. Das dritte Verknöcherungszentrum entsteht in der Nähe der Cochlea, das vierte nahe der Fossa subarcuata und das fünfte in der Gegend des Canalis semicircularis posterior. Der sechste Knochenkern liegt vor dem fünften. Am Ende des sechsten Monats ist das Labyrinth von Knochen umgeben (knöchernes Labyrinth). Darunter bildet sich häutiges Gewebe, das im Falle des Labyrinths nicht verknöchert. Im Falle der Cochlea verknöchert dieses membranöse Gewebe zum Teil. Es entstehen der Modiolus, die Lamina modioli und die Lamina spiralis ossea. Zwischen der Pyramidenspitze und dem Os sphenoidale bleibt ein Teil des Chondrocranium zeitlebens faserknorpelig; dieser Faserknorpel liegt im *Foramen lacerum*. Der Canalis facialis (Canalis Fallopii) entsteht zum Zeitpunkt der Verknöcherung der lateralen Wand der Gehörkapsel.

Os parietale
Im Os parietale treten gegen Ende des zweiten Monats zwei Verknöcherungszentren, ein oberes und ein unteres, auf; diese verschmelzen bald zu einem Knochenkern, der in der Gegend des Tuber parietale liegt.

Os frontale
Im Os frontale erscheinen gegen Ende des zweiten Monats zwei Knochenkerne, je einer in jeder Stirnbeinhälfte; dieses Verknöcherungszentrum liegt in der Gegend des Tuber frontale. Die Pars orbitalis des Stirnbeins entwickelt sich schon in der neunten Woche. Die beiden Hälften des Stirnbeins sind zum Zeitpunkt der Geburt noch getrennt, nähern sich aber zueinander im Verlauf des ersten Lebensjahres. Im zweiten Jahr ist der mittlere Teil der Sutura frontalis verknöchert. Um das achte Lebensjahr ist die Stirnnaht bis auf ihren unteren, der Nasenwurzel benachbarten Abschnitt verknöchert. Nahe der Nasenwurzel kann sich eine Erweiterung der Sutura frontalis, die Fontanella metopica, entwickeln; hier kann sich ein *Os metopicum* bilden.

Die platten Schädelknochen, die Ossa frontale, parietale und occipitale, bilden gegen Ende des vierten Jahres Nähte aus, durch die sie miteinander verbunden sind. In den Nähten und in den Fontanellen können sich im Verlauf des bis ins hohe Alter anhaltenden Verknöcherungsprozesses kleine Knochen, die *Worm'schen Knochen*, entwickeln.

Maxilla

Die Maxilla entwickelt sich am Ende der sechsten Woche aus einem medialen Zentrum, dem Praemaxillare, und einem lateralen Zentrum, der eigentlichen Maxilla. Die beiden Zentren verschmelzen am Ende des zweiten oder zu Beginn des dritten Monats miteinander. Die Maxilla liegt zunächst lateral von der knorpeligen Nasenkapsel. Sobald die Nasenkapsel durch Knochen ersetzt ist, begrenzt die Maxilla zum Teil die Nasenhöhle In der Folgezeit verbindet sich das Maxilloturbinale mit der Maxilla, die Cellulae ethmoidales werden durch die Maxilla abgeschlossen und der Sinus maxillaris entsteht.

Os zygomaticum

Das Verknöcherungszentrum des Os zygomaticum wird um den 56. Tag in Form von membranösem Gewebe seitlich vom Auge sichtbar und hat zunächst eine dreieckige Form. Ab dem 58. Tag wird es viereckig und nimmt zunehmend die Form des voll ausgebildeten Knochens an. Beim Erwachsenen können nicht selten teilweise oder vollständig zweigeteilte und sogar dreigeteilte Jochbeine auftreten.

Die Gehörknöchelchen

Der Hammer (Malleus) entwickelt sich von einem einzigen Verknöcherungszentrum aus, das alle Teile des Knochens mit Ausnahme des Processus anterior erfasst. Der Processus anterior entsteht am Ende des zweiten Monats als Hautknochen. Das Manubrium, der zuletzt verknöchernde Teil des Knochens, nimmt vor der Geburt seine endgültige Form an. Auch der Amboss (Incus) entsteht von einem einzigen Verknöcherungszentrum aus, welches im Crus longum erscheint. Von hier aus dehnt sich die Verknöcherung auf alle Teile des Knochens einschließlich des Processus lenticularis aus. Zum Zeitpunkt der Geburt ist die Ossifikation in der Regel abgeschlossen. Beim Steigbügel (Stapes) beginnt die Verknöcherung im basalen Teil und schreitet von hier aus fort. Das Capitulum stapedis ist in der Regel gegen Ende des sechsten Monats verknöchert.

Zungenbein

Das Zungenbein hat fünf Verknöcherungszentren, eines für den Körper und je eines für die großen und kleinen Hörner. In der späten Fetalperiode beginnen zuerst Körper und große Hörner zu verknöchern. Die Verknöcherung der kleinen Hörner beginnt erst nach der Geburt. Die Synostose zwischen dem Körper und den großen Hörnern findet in mittleren Lebensjahren statt. Die kleinen Hörner verbinden sich nur selten mit dem Körper, meistens bleibt die Verbindung zeitlebens knorpelig.

Mandibula

Die Verknöcherung der Mandibula tritt in Form von membranösem Gewebe lateral vom Meckel'schen Knorpel auf. Um den 39. Tag ist das Verknöcherungszentrum meistens sichtbar. Um den 42. Tag können Ramus und Corpus mandibulae voneinander abgegrenzt werden. Bei einem 55 Tage alten Embryo können Caput mandibulae und Processus coronoideus erkannt werden. Noch vor Ende des zweiten Monats können die Alveolen für die Zähne abgegrenzt werden. Um die Mitte des dritten Monats nimmt die Mandibula ihre charakteristische Gestalt an. Während der Entwicklung der Mandibula entsteht auch Knorpel in membranösem Gewebe, nämlich am Caput mandibulae. Hierbei handelt es sich um sogenannten *Sekundärknorpel*. Zum Zeitpunkt der Geburt besteht die Mandibula aus zwei Hälften, die an der Symphyse durch Bindegewebe miteinander verbunden sind. Im ersten bis zweiten Lebensjahr wachsen die beiden Teile knöchern zusammen.

13.9 Zusammenfassende Darstellung der Schädelentwicklung

Das *Neurocranium* bildet bei niederen Wirbeltieren eine geschlossene Hirnkapsel. Beim Menschen werden nur noch die Basalabschnitte des Neurocraniums angelegt. Während der embryonalen Entwicklung ossifizieren diese knorpelig angelegten basalen Teile. Das *Dermatocranium* kann als ein Gefüge von Hautknochen beschrieben werden, die das Schädeldach aufbauen. Das Dermatocranium, welches nach dem Modus der desmalen Osteogenese verknöchert, wird somit in das Neurocranium integriert. Das *Viszerokranium* entsteht aus den Kiemenbögen und lagert sich dem Neurocranium an. Während der embryonalen Entwicklung finden am Viszerocranium erhebliche Umformungen statt, wie es an der Entstehung des primären und sekundären Kiefergelenks ablesbar ist. Die Bildung des Chondrocraniums als der knorpeligen Vorstufe von Neuro- und Viszerocranium erfolgt aus zwei Materialquellen: 1. aus dem paraxialen Mesoderm einschließlich der Praechordalplatte, 2. aus der Neuralleiste. Im Allgemeinen werden knorpelige Skelettelemente vom Mesenchym gebildet. Im Fall der Schädelentwicklung tritt insofern eine Besonderheit auf, als hier das Mesenchym vom Ektoderm der Neuralleiste gebildet wird und nicht vom Mesoderm abstammt. Das Mesenchym, das zur Bildung des Chondrocranium beiträgt, wird daher als *Mesektoderm* bezeichnet. Die Kapseln der Sinnesorgane entstehen aus mesenchymalen Anteilen verschiedener Herkunft. Das Mesoderm der Hinterhauptsgegend stammt aus den Somitomeren und den ersten kranialen Somiten. Die Einbeziehung des N. hypoglossus, der eigentlich ein Spinalnerv ist, in den Bereich Hirnnerven spiegelt seine Beziehung zu den Kopfsomiten wider. Die Entwicklung des *Gesichtsschädels* ist an Verschiebungen und Verschmelzungen von Knochenteilen im Neuro- und Viserocranium gebunden. Dies wird deutlich, wenn man die Kopf-Halsregion eines Embryos der 6. bis 8. Entwicklungswoche betrachtet: Hier sind die Augen nach der Seite hin gerichtet. Die Nasenöffnungen stehen in einer Frontalebene und sind weit voneinander entfernt. Die Ohranlagen werden kaudal der Mundöffnung, an der Grenze zum Halsbereich angetroffen.

13.10 Entwicklung der Mundhöhle

Das vom Endoderm gebildete embryonale Darmrohr ist zunächst am Anfang und am Ende verschlossen. Der Vorderdarm besteht aus dem Kopfdarm (Mundhöhle und Kiemendarm) und dem Vorderdarm im engeren Sinn (Oesophagus, Magen, Duodenum mit Leber und Pankreas). Der Kiemendarm bildet den primitiven Rachen. Am vorderen Ende des primitiven Rachens entsteht eine Einbuchtung, die von Ektoderm überzogen ist und als *primäre Mundbucht oder primäre Mundhöhle (Stomatodeum)* bezeichnet wird. Die ektodermal gebildet Mundhöhle und das endodermal entstandene Kiemendarmende grenzen hier aneinander und werden nur durch die dünne *Rachenmembran (Membrana buccopharyngea)* voneinander getrennt. Die Rachenmembran reißt in der dritten Woche ein. Danach öffnet sich die Mundhöhle in den primitiven Darm. Andererseits ist jetzt das primitive Darmrohr mit der Amnionhöhle verbunden. Die Grenze zwischen ektodermaler Mundhöhlenschleimhaut und endodermaler Darmschleimhaut hat sich verwischt. Alle Derivate der Mundhöhle, wie Zähne und Speicheldrüsen, sind ektodermaler Herkunft. Am Dach der embryonalen Mundhöhle stülpt sich kurz vor der Rachenmembran eine ektodermale Knospe zur *Rathke'schen Tasche* aus; diese gliedert sich in der Folgezeit vom Rachendach ab, wächst einer Knospe des Zwischenhirns (Neurohypophyse) entgegen und vereinigt sich mit ihr zur Hypophyse. Aus der Rathke'schen Tasche geht der Drüsenteil der Hypophyse (Adenohypophyse) hervor. Die Verbindung zum Mundhöhlendach geht verloren.

13.11 Entwicklung des Chievitz-Organs

Das Chievitz-Organ (Organum juxtaorale) entsteht beim etwa 10 mm langen menschlichen Embryo aus der Anlage der Wangenschleimhaut. Es wird in den klassischen embryologischen Lehrbüchern leider kaum erwähnt. Beim Erwachsenen stellt es einen etwa 1 cm langen und 0,5 bis 2 mm breiten weißlichen Strang dar, der sagittal ausgerichtet ist und der Fascia buccotemporalis anliegt. Das Chievitz-Organ liegt auf dem M. buccinator nahe am Durchtritt des Ductus parotideus in die Mundhöhle. Ein Ast des N. buccalis (aus dem dritten Trigeminusast) zieht zu ihm. Das juxtaorale Organ besteht aus einer perineuriumartigen Kapsel, die eine Schicht markscheidenhaltiger und markscheidenfreier Nervenfasern einschließt. Die Funktion des Chievitz-Organs ist noch ungeklärt. Die enge Beziehung des Epithels zum Nervensystem und der hohe Gehalt an sensiblen Nervenendkörperchen spricht für eine *rezeptorische Funktion*.

Klinik

Bei Operationen in Nachbarschaft der Ohrspeicheldrüse und bei der pathohistologischen Aufarbeitung von Biopsiematerial aus dieser Gegend sollte man sich der Existenz des Chievitz-Organs bewusst sein. Die Zellen dieses Organs dürfen nicht mit Karzinomzellen, beispielsweise von einem **odontogenen Tumor**, verwechselt werden.

13.12 Entwicklung der Speicheldrüsen

Die Speicheldrüsen entwickeln sich in der 6. und 7. Woche aus der ektodermalen oder endodermalen Oberfläche der Mundbucht.

Glandula parotidea

Die Glandula parotidea entsteht als erste Speicheldrüse schon zu Beginn der 6. Woche. Sie entwickelt sich aus ektodermalen Knospen der Mundbucht, die am cranialen Ende des Hyoidbogens liegen und dort Kontakt mit dem Ramus tympanicus des N. glossopharyngeus (dritter Kiemenbogennerv) haben. Die Knospen wachsen auf das Ohr zu, teilen sich dichotom und bilden Zellstränge mit kolbenförmig verdickten Enden. Um die 10. Woche bildet sich ein Gangsystem aus. Die kolbenförmigen Enden der Stränge differenzieren sich zu Azini. Die Sekretion der Drüse beginnt beim 18 Wochen alten Fetus. Drüsenkapsel und interstitielles Bindegewebe entwickeln sich aus dem umgebenden Mesenchym.

Glandula submandibularis

Die Glandula submandibularis entsteht am Ende der 6. Woche. Sie entwickelt sich aus endodermalen Knospen des Mundbodenepithels, die beidseits der beiden lateralen Zungenwülste (Tubercula lateralia) liegen. Die Zellstränge wachsen seitlich der Zungenanlage nach dorsal und bekommen dort Kontakt mit der Chorda tympani des N. facialis (zweiter Kiemenbogennerv). In der 12. Woche werden azinöse Endstücke ausgebildet. In der 16. Woche nehmen die Endstücke ihre sekretorische Tätigkeit auf. Das Wachstum der Glandula submandibularis schreitet nachgeburtlich mit der Bildung von mukösen Azini fort. Lateral der Zunge bildet sich eine Rinne, die sich bald zum Ductus submandibularis schließt. Damit wird die Mündungsstelle der Drüse weit nach ventral bis in die Nähe des Zungenbändchens (Frenulum linguae) verlagert.

Glandula sublingualis

Die Glandula sublingualis erscheint am Ende der 8. Woche. Sie entwickelt sich aus zahlreichen nebeneinanderliegenden endodermalen Epithelknospen im Bereich der Plica sublingualis. Die Drüse liegt damit unmittelbar ventral der Glandula submandibularis. Die Knospen verzweigen sich kaum und münden über 10 bis 12 Gänge unabhängig voneinander in den Boden der Mundhöhle. Die Drüse wird ebenso wie die benachbarte Glandula submandibularis über die Chorda tympani des N. facialis (zweiter Kiemenbogennerv) innerviert.

13.13 Entwicklung des Gaumens

In der 7. Woche entwickeln sich aus den Oberkieferfortsätzen die Gaumenfortsätze, die wesentlich zur Bildung des Gaumens beitragen. Die Gaumenfortsätze wachsen anfangs nach kaudal. Zur gleichen Zeit entwickelt sich aus den Nasenfortsätzen ein Zwischenkiefer, der am Aufbau des *primären Gaumens* beteiligt ist. Die Gaumenfortsätze richten sich in der 9. Woche auf und setzen ihr Wachstum in ventral-dorsaler Richtung fort. In der 12. Woche kommt es zur Verschmelzung des Zwischenkiefers mit den beiden Gaumenfortsätzen; hierdurch entsteht der bleibende *sekundäre Gaumen*. Das Foramen incisivum markiert die Gegend der Vereinigung des Zwischenkiefers mit den Gaumenfortsätzen. Durch die Ausbildung des sekundären Gaumens wird die primäre Mundhöhle in eine Nasenhöhle und eine Mundhöhle unterteilt. Gleichzeitig wachsen die medialen Nasenfortsätze des Stirnwulstes nach unten und bilden die Nasenscheidewand; dadurch wird die primäre Nasenhöhle in zwei Hälften geteilt. Der vordere Teil des Gaumens verknöchert und wird zum harten Gaumen (Palatum durum), der hintere bleibt unverknöchert und wird zum weichen Gaumen (Palatum molle). Die Störungen der Gaumenentwicklung wurden schon oben bei der Gesichtsentwicklung behandelt (vgl. Kapitel 13.6).

13.14 Entwicklung des Kiefergelenks

Aus der Sicht der Phylogenese ist das menschliche Kiefergelenk als eine späte Entwicklung zu betrachten, bei der die Deckknochenanteile von Unterkiefer und Schläfenbein miteinander in Kontakt treten und das *sekundäre Kiefergelenk* bilden. Das *primäre Kiefergelenk* der niederen Wirbeltiere entspricht beim Menschen dem Hammer-Amboss-Gelenk, einem Derivat des ersten Kiemenbogens. Ein Funktionswandel hat dazu geführt, dass das Hammer-Amboss-Gelenk beim Menschen der Schallleitung dient. Das sekundäre Kiefergelenk ist ein Anlagerungsgelenk, welches durch eine Umwandlung der Skelettelemente zwischen Mandibula und Os temporale entstanden ist. Aus den knorpeligen Skelettenden beider Schädelknochen bilden sich zwischen der 10. und 12. Woche ein Gelenkkopf und eine Gelenkpfanne heraus. In der 12. bis 14. Woche entwickelt sich in der Nähe des Caput mandibulae eine Zellverdichtung, die sich später als *Discus articularis* zwischen Kopf und Pfanne des Kiefergelenks schiebt. Die Ausbildung des Gelenkhöckers, *Tuberculum articulare*, fällt in die postnatale Zeit. Erst nach Durchbruch des Milchgebisses tritt das Tuberculum articulare stärker hervor. Die bleibende Gelenkform entsteht in Abhängigkeit von der Entwicklung des Dauergebisses.

Klinik

Die endgültige Form des Kiefergelenks ist erst nach dem Durchbruch der permanenten Zähne abgeschlossen. Allerdings passt sich die Gelenkform später noch dem individuellen Biss und der Ausformung des Kieferwinkels an. So hinterlässt beispielsweise die Ausbildung eines **Kreuzbisses** auch Spuren im Kiefergelenk und im Discus articularis.

13.15 Entwicklung der Zunge

Das Material für die Bildung der Zunge stammt aus dem 1. bis 4. Kiemenbogen. In der ektodermalen Mundbucht bilden sich in der 4. Woche ein medianer und zwei seitliche Wülste. Dabei handelt es sich um die beiden *Tubercula lateralia und das Tuberculum impar*. Alle drei Wülste gehören zum ersten Kiemenbogen und verbinden seine beiden Hälften in der Medianlinie. Aus den lateralen Zungenwülsten gehen die vorderen zwei Drittel der Zunge, das *Corpus linguae*, hervor. Die Nahtstelle zwischen den beiden Tubercula lateralia ist später am *Sulcus medianus* der Zunge erkennbar. Der Beitrag des Tuberculum impar zur Zungenbildung wird als unwesentlich angesehen.

Im hinteren Drittel der Zunge werden kaudal vom Foramen caecum, dem Bildungsort der Schilddrüse, ein medianer unpaarer Wulst und zwei kleinere seitliche Wülste sichtbar. Der mediane Wulst wird *Copula* genannt, gehört zum zweiten Kiemenbogen und verbindet seine beiden Teile in der Medianlinie. Bei den seitlichen Wülsten handelt es sich um die zweiteilige *Eminentia hypobranchialis*. Der kraniale Abschnitt dieser Erhebung gehört zum dritten, der kaudale zum vierten Kiemenbogen. Das hintere Zungendrittel, die *Radix linguae*, entsteht hauptsächlich aus dem kranialen Teil der hypobranchialen Knospe. Die Grenze zum vorderen Zungendrittel, die wie oben geschildert aus dem ersten Kiemenbogen entsteht, wird durch den *Sulcus terminalis* markiert.

Damit in Übereinstimmung steht, dass die Zunge von Kiemenbogennerven, die zu den sie bildenden Kiemenbögen gehören, sensibel und sensorisch innerviert wird. Die vorderen zwei Drittel der Zunge werden durch Nerven des ersten und zweiten Kiemenbogens (N. lingualis und Chorda tympani) innerviert. Das hintere Drittel der Zunge und der Zungengrund werden vom dritten und vierten Kiemenbogennerven (N. glossopharyngeus und N. vagus) versorgt. Der überwiegende Teil der Geschmacksfasern verläuft in der Chorda tympani des N. facialis und im N. glossopharyngeus. Geschmacksknospen tragen die Papillae vallatae, fungiformes und foliatae, aber nicht die Papillae filiformes. Die meisten Geschmacksknospen besitzen die Papillae vallatae, die beidseits vor dem Sulcus terminalis der Zunge liegen.

Das Material für die Zungenmuskulatur wird von den okzipitalen Myotomen geliefert; es wandert von der Hals-Nacken-Region nach ventral. Bei dieser Verlagerung wird der motorische Nerv für die Zungenmuskulatur (N. hypoglossus) mitgenommen. Die Zunge wird also von 5 verschiedenen Nerven, von denen ein einziger allein für die motorische Innervation der Muskulatur zuständig ist, versorgt. Schließlich sind noch die sympathischen Fasern, die Drüsen und Gefäße der Zunge versorgen, zu nennen.

13.16 Entwicklung der Schilddrüse

Die Entstehung der Schilddrüse (Glandula thyroidea) beginnt in der 4. Woche und geht von einem Zellkonglomerat am Übergang des Zungenkörpers in die Zungenwurzel aus. Eine Epithelverdickung unterhalb des zum ersten Kiemenbogen gehörenden Tuberculum impar wird zur endodermalen Schilddrüsenknospe und wächst nach kaudal in das darunterliegende Mesenchym ein. Die Knospe entwickelt sich bald zu einem Schlauch, *Ductus thyroglossus*, dessen Wachstum vor dem Zungenbein und vor dem Kehlkopf nach unten fortschreitet. In der 7. Woche erreicht die Anlage der Schilddrüse ihre endgültige Lage vor dem dritten Trachealknorpel. Die beiden Schilddrüsenlappen wachsen in der weiteren Entwicklung nach lateral aus, bleiben aber durch einen unpaaren Mittelteil, den Isthmus, verbunden. Der Ductus thyroglossus bildet sich zurück, und die Verbindung zur Zunge wird aufgegeben.

Klinik

Bei einer unvollständigen Rückbildung des Ductus thyroglossus kann Schilddrüsengewebe im Bereich dieses, durch die Entwicklung vorgegebenen Weges erhalten bleiben. Ektopes Schilddrüsengewebe ist endokrin aktiv. In 50 % der Fälle bleibt ein Lobus pyramidalis der Schilddrüse, der sich aus dem unteren Teil des Ductus thyroglossus entwickelt hat, erhalten. Zysten, die vom Ductus thyroglossus ausgehen, liegen meistens unterhalb des Zungenbeins.

Zusammenfassung
- Am Schädel werden ein Gehirnschädel (Neurocranium, bestehend aus dem knorpeligen Neurocranium der Schädelbasis und dem häutigen Neurocranium der Schädelkalotte) und ein Gesichtsschädel (Viszerocranium, entstanden auf der Grundlage paariger Knorpelspangen, die bei Fischen in der Wand des Kiemendarms liegen) unterschieden.
- Ober- und Unterkiefer – beides Derivate des ersten Kiemenbogens – artikulieren bei Fischen im sogenannten primären Kiefergelenk. Beim Übergang zum Landleben bekommt das primäre Kiefergelenk durch Umbildung zum Hammer-Amboss-Gelenk die neue Funktion der Schallübertragung. Bei Säugetieren wird durch die Ausbildung eines sekundären Kiefergelenks ein Verschluss der Mundspalte möglich. Die endgültige Form erhält das Kiefergelenk beim Menschen erst nach Durchbruch der permanenten Zähne.
- Die seitliche Oberlippenspalte (Hasenscharte) kommt mit und ohne Gaumenspalte in einer Häufigkeit von 1:1.000 Neugeborenen vor, wobei 60 bis 80 % davon Jungen sind.

- Die Gaumenspalte (Wolfsrachen) tritt in einer Häufigkeit von 1:2.500 Neugeborenen und überwiegend bei Mädchen auf.
- Die Kieferspalte geht auf ein Nichtverwachsen des primären Gaumens mit den sekundären Gaumenwülsten zurück und verläuft meistens zwischen lateralem Schneidezahn und Eckzahn.
- Aus den 6 Kiemenbogenarterien des Embryos entstehen durch Reduktion folgende Arterien: A. carotis communis, A. carotis externa, A. carotis interna, proximaler Teil der rechten A. subclavia, Arcus aortae. Bei einer Störung der Entwicklung der Kiemenbogenarterien kann eine sogenannte A. lusoria auftreten. Hier entspringt die rechte A. subclavia als letzter Ast aus dem Aortenbogen und zieht zwischen Luft- und Speiseröhre oder hinter der Speiseröhre zum rechten Arm, was zu Schluckbeschwerden (Dysphagie) führt.
- Das Chievitz-Organ ist ein etwa 1 cm langer und 0,5 bis 2 mm breiter weißlicher Strang, der auf dem M. buccinator nahe beim Durchtritt des Ductus parotideus in die Mundhöhle liegt. Die Zellen dieses Organs mit unsicherer Funktion dürfen bei Operationen nicht mit Tumorzellen verwechselt werden.
- Die Zunge entwickelt sich aus dem Material des 1. bis 4. Kiemenbogens. Damit in Übereinstimmung steht, dass die Zunge von Nerven des ersten (N. lingualis aus dem N. trigeminus), zweiten (Chorda tympani aus dem N. facialis), dritten (N. glossopharyngeus) und vierten (N. vagus) Kiemenbogens sensibel und sensorisch versorgt wird.
- Die Entstehung der Schilddrüse nimmt von einem Zellkonglomerat am Übergang des Zungenkörpers in die Zungenwurzel ihren Anfang. Die endodermale Schilddrüsenknospe entwickelt sich zu einem Schlauch, der vor Zungenbein und Kehlkopf nach unten weiterwächst, wobei die Anlage der Schilddrüse schließlich vor dem dritten Trachealknorpel ihre endgültige Lage erreicht.

Literatur

[1] Sadler TW. Medizinische Embryologie. Thieme, Stuttgart, 2008, 77-120.
[2] Moore KL, Persaud TVN. Embryologie. 4. Aufl., Schattauer, Stuttgart, New York, 1996, 413-433.
[3] Fanghänel J. Entwicklung des knöchernen Schädels, Schlunddarm. In: Fanghänel J, Pera F, Anderhuber F, Nitsch R (Hg). Waldeyer – Anatomie des Menschen. 17. Aufl., Berlin, New York: de Gruyter, 2004, 178-188.
[4] Starck D. Embryologie. Thieme, Stuttgart, 1975, 582-603.
[5] Storch V, Welsch U. Kurzes Lehrbuch der Zoologie. 7. Aufl., Gustav Fischer, Stuttgart, Jena, New York, 1994, 504-512.
[6] Schmidt HM. Entwicklung des Kopfskeletts. In: Drenckhahn D (Hg). Benninghoff-Drenckhahn Anatomie. Bd. 1, 16. Aufl., München, Jena: Urban & Fischer, 2003, 482-485.
[7] Hochstetter F. Beiträge zur Entwicklungsgeschichte des menschlichen Gaumens. Gegenbaurs Morphologisches Jahrbuch 1936,77,179-272.
[8] Keibel F, Mall FP. Handbuch der Entwicklungsgeschichte des Menschen, S. Hirzel, Leipzig, 1910, 402-456.
[9] Ranke J. Die überzähligen Hautknochen des menschlichen Schädeldaches. Abhandlungen der k. Bayr. Akademie der Wiss. 2. Klasse, 1900, Bd. 29, München.

14 Gehirn und Rückenmark

Hier und an anderen Stellen dieses Kapitels wird aus topographischen Gesichtspunkten auf die Präparation des Gehirns im Neuroanatomiekurs hingewiesen. Nach Herausnahme des Gehirns (Cerebrum) aus der knöchernen Schädelkapsel können das Groß- oder Endhirn (Telencephalon), die Brücke (Pons), das Kleinhirn (Cerebellum) sowie das verlängerte Mark (Medulla oblongata) erkannt werden. Zwischenhirn (Diencephalon) und Mittelhirn (Mesencephalon) können erst bei mediansagittaler Halbierung des Gehirns abgegrenzt werden. Oft umkleidet die harte Hirnhaut (Dura mater) als äußerste Hülle noch das Gehirn. Darunter breiten sich die Arachnoidea (Spinnwebshaut) und die Pia mater auf der Gehirnoberfläche aus. Unter der Arachnoidea, im Subarachnoidalraum, verlaufen Arterien, die von einem basalen Gefäßring (Circulus arteriosus Wilisi), der um die Hypophyse angeordnet ist, ihren Ausgang nehmen. Die Hypophyse verbleibt meist im Türkensattel. Nur der Stiel der Hypophyse gibt an der Gehirnbasis die ehemalige Lage dieses Organs an und ist eine Landmarke. Rostral vom Hypophysenstiel befindet sich die Sehnervenkreuzung des N. opticus (II. Hirnnerv) und der an seinem Bulbus erkenntliche N. olfactorius (I. Hirnnerv). Dorsal der Hypophyse befinden sich die Corpora mamillaria. Bei weiterer Zergliederung mit dem Hirnmesser fällt auf, dass die einzelnen Gehirnabschnitte Hohlräume (Ventrikel) aufweisen.

14.1 Die Hüllen des Gehirns

Das Gehirn ist von drei Hüllen verschiedener Konsistenz umgeben. Man unterscheidet harte Hirnhäute (Pachymeninx), wie die Dura mater, von weichen Hirnhäuten (Leptomeninx), wie Arachnoidea und Pia mater. Hierbei wird das äußere Blatt der Leptomeninx als Arachnoidea, das innere als Pia mater bezeichnet. Zwischen beiden Blättern sind spinnwebfeine Bälkchen ausgespannt, die durch den äußeren Liquorraum (Subarachnoidalraum) ziehen. Ganz außen verläuft die *harte Hirnhaut (Dura mater)*. Sie besteht aus zwei Blättern, welche im Bereich des Schädels miteinander verwachsen sind und in enge Verbindung zum Schädelknochen treten. Die Dura bildet Septen (Falx cerebri, Tentorium cerebelli), die dem Gehirn einen Halt innerhalb der Schädelkapsel geben. Die harte Hirnhaut wird sensibel von Ästen des V., IX. und X. Hirnnerven versorgt. Die arterielle Versorgung erfolgt über die Meningealarterien, die zwischen Schädelknochen und Dura mater verlaufen. Hierbei versorgt die A. meningea anterior (Ast der A. ethmoidalis anterior aus der A. carotis interna) die Dura der vorderen Schädelgrube und den benachbarten Teil der Falx cerebri. Die A. meningea media (Ast der A. maxillaris aus der A. carotis externa) versorgt die Dura der mittleren Schädelgrube. Für die Versorgung der Dura der hinteren Schädelgrube ist die A. meningea posterior (Ast der A. pharyngea ascendens aus der A. carotis externa) zuständig.

Klinik

Unter den Meningealarterien hat die A. meningea media eine besondere Bedeutung. Sie liegt unter der relativ dünnen Schläfenbeinschuppe und kann bei einem Unfall leicht verletzt werden. Die Verletzung der A. meningea media führt zur **epiduralen Blutung**. Diese arterielle Blutung breitet sich in einem vorher nicht vorhandenen Raum zwischen Dura und Schädelknochen, meistens unter der Schuppe des Schläfenbeins, aus. Wegen Kompression des Großhirns mit drohendem Tod, muss die Blutung durch Trepanation der Schädeldecke baldmöglichst beseitigt werden. Die anderen beiden Meningealarterien, die Aa. meningea anterior und posterior, werden im Allgemeinen bei Unfällen nur selten verletzt.

Die beiden ansonsten im Schädelbereich miteinander verwachsenen beiden Blätter der Dura mater weichen an bestimmten Stellen auseinander und umschließen die *Sinus durae matris*. Sinus sind starrwandige, im Gewebe der harten Hirnhaut eingeschlossene und von einem Endothel ausgekleidete Kanäle. Sie nehmen das venöse Blut der oberflächlichen und tiefen Hirnvenen auf. Die Endabschnitte der Hirnvenen kurz vor ihrem Übergang in einen Sinus nennt man *Brückenvenen* (Abb. 14.1). Folgende Sinus durae matris können unterschieden werden:

- *Sinus sagittalis superior* verläuft entlang der Oberkante der Falx cerebri. Über das Foramen caecum hat er in der Kindheit regelmäßig Verbindung zu den Nasenvenen. Beim Erwachsenen gibt es diese Verbindung nur, wenn das Foramen caecum offengeblieben ist.
- *Sinus sagittalis inferior* verläuft parallel zur Unterkante der Falx cerebri.
- *Sinus sphenoparietalis* verläuft entlang des kleinen Keilbeinflügels zum Sinus cavernosus.
- *Sinus petrosus superior* verläuft am Oberrand der Pars petrosa des Schläfenbeins.
- *Sinus petrosus inferior* verläuft am Unterrand der Pars petrosa des Schläfenbeins zum Bulbus superior der V. jugularis interna.
- *Sinus rectus* zieht in der Mitte des Tentorium cerebelli am Ansatz der Falx cerebri nach hinten und mündet in den Confluens sinuum. Als Confluens sinuum wird der Zusammenfluss der Sinus sagittalis superior, rectus und transversi bezeichnet.
- *Sinus transversus* verläuft am seitlichen Rand des Tentorium cerebelli vom Confluens sinuum bis zur Basis der Pars petrosa der Schläfenbeins und geht hier in den Sinus sigmoideus über.
- *Sinus sigmoideus* setzt den Verlauf des Sinus transversus fort. Der Sinus hat Anschluss an die V. jugularis interna, die durch das Foramen jugulare den Schädel verlässt und einen großen Anteil des Hirnvenenblutes ableitet.
- *Sinus cavernosus* ist paarig und liegt an den Seitenflächen des Türkensattels (Os sphenoidale). Rechter und linker Sinus stehen am vorderen und hinteren Umfang der Fossa hypophysialis durch je einen kurzen Blutleiter, die Sinus intercavernosus anterior und posterior, miteinander in Verbindung. So entsteht ein Sinus, der ringförmig die Hypophyse umgibt. Der Sinus hat über die V. orbitalis superior Anschluss an die V. facialis des Gesichtes. Über diese Verbindung können Infektionen weitergeleitet werden. Weiterhin besteht über den Plexus venosus

foraminis ovalis Anschluss an den Plexus pterygoideus in der Fossa infratemporalis. Auch von hier können Infektionen weitergeleitet werden. Schließlich hat der Sinus cavernosus auch Verbindung zum Plexus basilaris auf dem Clivus und damit auch zu den Plexus venosi vertebrales interni.

> **Topographie**
> Der Sinus cavernosus schließt die A. carotis interna und den N. abducens ein, eine Besonderheit, die sonst an keiner Stelle des Kreislaufsystems auftritt. Beide Gebilde werden vom venösen Blut des Sinus cavernosus umspült und sind durch Bindegewebszüge an der Dura befestigt. Die in der lateralen Wand des Sinus cavernosus verlaufenden Nerven (N. oculomotorius, N. trochlearis und N. opthhalmicus) stehen in keiner direkten Beziehung zum Blutraum.

Klinik
Der Sinus cavernosus liegt im Bereich der bei einem Unfall durch die Schädelbasis bevorzugt verlaufenden Bruchlinien. Bei Verletzungen kann es selten zu einem Einreißen der Wand der A. carotis interna kommen, so dass sich arterielles Blut direkt in den Sinus ergießt. Es tritt dann ein **arteriovenöses Aneurysma** auf, das sich klinisch durch ein Hervortreten und Pulsieren des Augapfels sowie durch eine konjunktivale Gefäßinjektion zu erkennen gibt.
Beim Abriss von Brückenvenen kommt es zu einer **subduralen Blutung**. Diese venöse Blutung kann chronisch verlaufen und sich erst nach Tagen bemerkbar machen, aber ebenso akut sein. Chronische subdurale Blutungen kommen bei altersbedingten hirnatrophischen Prozessen vor, da hier infolge der geschrumpften Hirnmasse ein Zug auf die Brückenvenen ausgeübt wird. Besonders häufig sind die in den Sinus sagittalis superior einmündenden Brückenvenen betroffen.

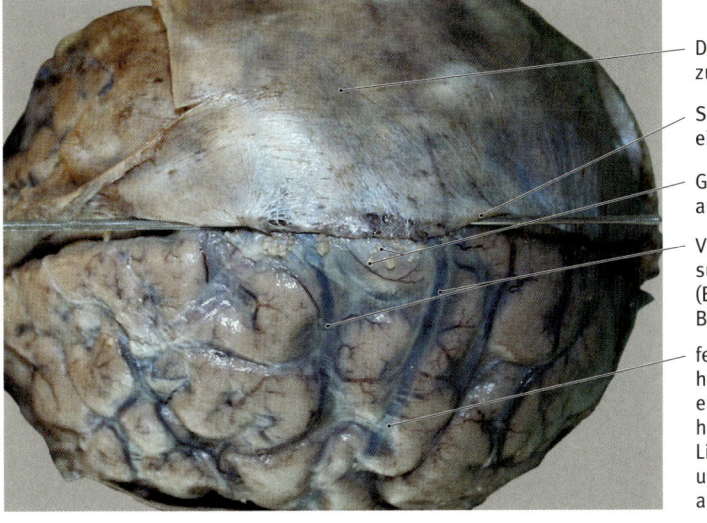

Abb. 14.1: Granulationes arachnoideae. Ansicht des Gehirns von oben; Blick auf die Arachnoidea. Im physiologischen Zustand ist der Subduralraum (Sonde) nicht vorhanden. Einzig die Brückenvenen verlassen den Subarachnoidalraum, um in den Sinus sagittalis superior zu drainieren.

Das äußere Blatt der Leptomeninx, die *Arachnoidea*, folgt dem von der Dura mater ausgekleideten Schädelinnenraum. Sie ist der Form des Schädelraumes und nicht der des Gehirns angepasst. Die Arachnoidea überspannt die Furchen des Großhirns ebenso wie die Einsenkung zwischen der Kleinhirnunterfläche und dem verlängerten Mark. Das innere Blatt der Leptomeninx, die *Pia mater*, überzieht das Gehirn und folgt dabei allen Eigenheiten seiner Oberflächengestaltung. Das von der Arachnoidea und der Pia mater umschlossene *Spatium leptomeningicum*, auch Subarachnoidalraum genannt, hat infolgedessen eine unterschiedliche Weite. Dort, wo die Arachnoidea über die Hirnwindungen hinwegzieht ist es eng. Dort hingegen, wo die Pia mater den Vertiefungen folgt ist es groß. Im Subarachnoidalraum fließt der äußere Liquor (Liquor cerebrospinalis externus). Den Subarachnoidalraum durchziehen auch die Hirnarterien. Blutungen aus Hirnarterien können sich in den Subarachnoidalraum ergießen und werden Subarachnoidalblutungen genannt. Die besonders weiten Abschnitte des Spatium leptomeningeum werden als *Zisternen* bezeichnet. Man kann sie auch als Liquordepots auffassen. Die wichtigsten Zisternen sind (Abb. 14.2):

- *Cisterna cerebellomedullaris*, die größte Zisterna, befindet sich zwischen Kleinhirn und Medulla oblongata. Sie wurde früher zur Liquorpunktion für diagnostische Zwecke genutzt. Auf Grund der Variabilität des Verlaufs der unteren hinteren Kleinhirnarterie, der A. cerebelli inferior posterior, die mit einer Schleife in die Zisterne hineinhängen und damit bei der Punktion verletzt werden kann, ist dieses Verfahren verlassen worden.
- *Cisterna pontis*, befindet sich unterhalb der Brücke und wird von einem Teil der A. basilaris durchzogen.

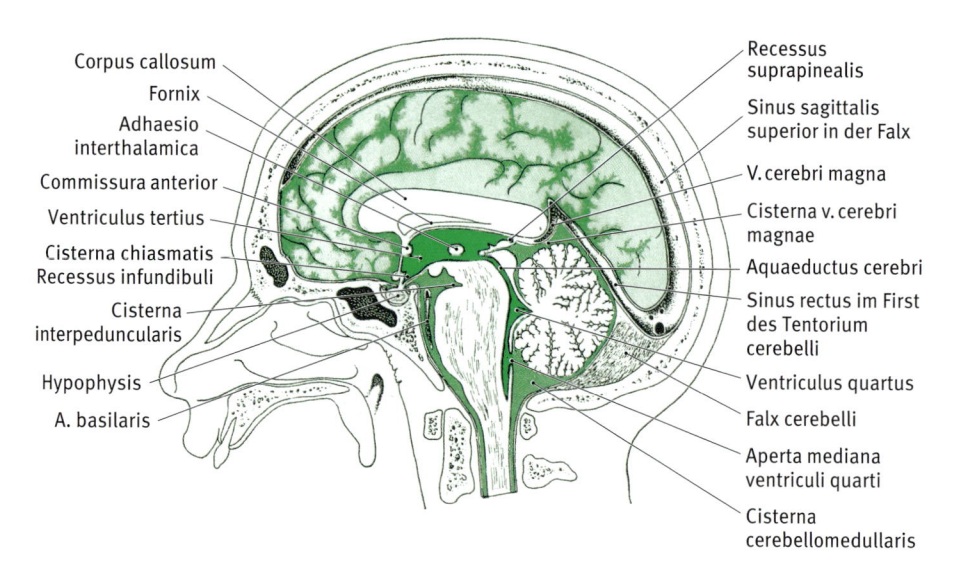

Abb. 14.2: Die Hirnventrikel (dunkelgrün) und ihre Verbindung mit dem Cavum subarachnoidale (hellgrün) auf einem Medianschnitt des Kopfes. Falx am Rand der Sinus entfernt.

- *Cisterna interpeduncularis*, befindet sich zwischen den Hirnschenkeln (Crura cerebri).
- *Cisterna ambiens*, verläuft von den Hirnschenkeln schräg aufwärts zur Vierhügelplatte des Mittelhirns. Die Zisterne enthält einen Teilabschnitt der A. cerebri posterior, die A. cerebelli superior sowie die V. basalis (Rosenthal).
- *Cisterna chiasmatis*, liegt unterhalb der Sehnervenkreuzung. Die Zisterne enthält kleine, von der A. carotis interna zum Chiasma opticum und zum Hypophysenstiel ziehende Arterienäste.
- *Cisterna corporis callosi*, liegt zwischen der Unterkante der Falx cerebri und der Balkenoberfläche. Die Zisterne enthält die A. pericallosa, einen Ast der A. cerebri anterior.

Klinik

Sackförmige Erweiterungen der Hirnarterien, die sogenannten **Aneurysmen**, können bei Ruptur zu einer **Subarachnoidalblutung** führen. Heftigster Kopfschmerz von nie gekannter Intensität oder ein Vernichtungskopfschmerz aus völligem Wohlbefinden heraus gehen dieser arteriellen Blutung voraus. Aneurysmen treten sehr häufig an der A. communicans anterior, die die beiden vorderen Hirnarterien (Aa. cerebri anteriores) verbindet, auf. Unbehandelt ist die Letalitätsrate unter anderem wegen einer Rezidivblutung sehr hoch. Effiziente Behandlungen stellen das chirurgische „Clipping" des Aneurysmas von außen oder das endovaskuläre „Coiling" dar.

Nach der Abpräparation der Arachnoidea und der an ihrer Unterfläche haftenden Pia mater sowie des Circulus arteriosus mit den Groß- und Kleinhirnarterien ist die Oberfläche des Großhirns überblickbar.

14.2 Das Groß- oder Endhirn (Telencephalon)

Die beiden Großhirnhälften (Hemisphären) mit der grauen Rinde und den Stammganglien sowie dem Riechhirn (Rhinencephalon) und dem limbischen System sind die wichtigsten Abschnitte des Telencephalons. Man stellt es den übrigen als Zwischenhirn und Hirnstamm bezeichneten Gehirnabschnitten als Hirnmantel (Pallium) gegenüber. An die intakte Struktur des Endhirns sind wichtige Funktionen wie *Bewusstsein, Intelligenz, Wille, Emotionalität und Gedächtnis* geknüpft. Es gibt phylogenetisch alte (Paläocortex, Archicortex) und junge (Neocortex) Gebiete der Großhirnrinde. Im Riechhirn des Paläocortex werden Riecheindrücke wahrgenommen. Im limbischen System des Archicortex werden Erlebnisinhalten emotionale Komponenten zugeordnet. Dies dient auch der Erinnerung an Erlerntes und dem Gedächtnis für Erlebtes. In den neokortikalen Rindengebieten des in 4 Lappen gegliederten Großhirns sind verschiedene Zentren untergebracht. Das motorische Sprachzentrum (Stirnlappen) ist für die Steuerung des Sprechens, das sensorische Sprachzentrum (Schläfen- und Scheitellappen) für das Verstehen von Sprache verantwortlich. Im Sehzentrum (Hinterhauptslappen) werden Seheindrücke dargestellt. Das Hörzentrum (Schläfenlappen) ist für die Verarbeitung von Impulsen der Hörbahn zuständig. Bestimmte Hirnwindungen (Gyri), beispielsweise der Gyrus praecentralis des Stirnlappens, nehmen eine herausragende Bedeutung bei der Planung von Bewegungen und überhaupt bei der Fortbewegung ein. Dieser Bereich des Neokortex wird auch als motorischer Cortex bezeichnet. Darüber hinaus sind die Stammganglien am harmonischen Ablauf von Bewegungen beteiligt. Mit dem Verarbeiten von Gefühlsempfindungen, wie Berührung, Schmerz und Temperatur, ist der Gyrus postcentralis des Scheitellappens beschäftigt. Dieser neokortikale Bereich wird auch als sensorischer Cortex bezeichnet. An die einwandfreie Funktion all dieser Bereiche des Großhirns ist wahrscheinlich das Bewusstsein geknüpft. Man kann sich an Vergangenes erinnern, kann augenblickliche Vorgänge einordnen und hinsichtlich der Zukunft Pläne entwickeln.

14.2.1 Äußere Struktur des Großhirns

Das Großhirn besteht aus den beiden Hemisphären, die durch die tiefe Fissura longitudinalis cerebri getrennt werden. An jeder Hemisphäre unterscheidet man eine laterale, konvex gewölbte *Facies convexa*, eine mediale, ebene *Facies medialis* und eine basale *Facies basalis*. Die Facies basalis erhält durch den Hirnstamm eine komplizierte Konfiguration. Demgegenüber sind die Facies convexa und die Facies medialis, die nur von der Hirnrinde gebildet werden, vergleichsweise einfach gebaut. Der Übergang der dorsolateralen Fläche zur medialen Fläche ist durch eine deutliche Kante, die *Mantelkante*, gekennzeichnet. Zu jeder Hemisphäre gehören:
1. Die *graue Hirnsubstanz*, welche die gesamte Oberfläche überzieht und auch als Neocortex bezeichnet wird. Der Neocortex hat eine sechsschichtige Rinde mit folgenden Schichten: Lamina molecularis, Lamina granularis externa, Lamina pyramidalis externa, Lamina granularis interna, Lamina pyramidalis interna, Lamina multiformis. Die bekannteste Gliederung der Hirnrinde in verschiedene durchnummerierte Areae stammt von Korbinian Brodmann und wurde 1909 [1] publiziert. Dies gelang an Hand von Nissl-Präparaten.
2. Die *weiße Substanz*, die von der Rinde ausgehende (efferente) und zur Rinde ziehende (afferente) bemarkte Leitungsbahnen enthält.
3. Das *Rhinencephalon* (Riechhirn), das als der älteste Anteil auch Paläocortex genannt wird. Der Paläocortex befindet sich an der Facies basalis.
4. Der *Gyrus parahippocampalis* mit dem Hippocampus, der zusammen mit anderen Teilen des limbischen Systems auch als Archicortex bezeichnet wird.
5. Die *subcorticalen grauen Kerne*, die im Grenzgebiet zwischen Großhirn und Zwischenhirn liegen und in ihrer Gesamtheit als Basalganglien bezeichnet werden.

Jede Hemisphäre zeigt einen vorderen Pol (Polus frontalis), einen hinteren Pol (Polus occipitalis) sowie einen temporalen Pol (Polus temporalis) und wird in 4 große Lappen, *Lobi cerebri*, unterteilt. Diese werden nach ihrer Lage zum knöchernen Schädel als Stirnlappen (Lobus frontalis), Scheitellappen (Lobus parietalis), Hinterhauptslappen (Lobus occipitalis) und Schläfenlappen (Lobus temporalis) bezeichnet. Hinzu kommt noch die *Insel* (Insula Reili), ein in die Tiefe verlagerter Mantelteil, der den Boden des Sulcus lateralis (Sylvii) bildet.

Für die Abgrenzung der Lappen werden folgende Furchen, *Sulci*, benutzt: Der Sulcus centralis (Rolandi), zieht von der Mitte der Hemisphäre nach lateral und vorwärts; er trennt den Lobus frontalis vom Lobus parietalis. Der Sulcus lateralis (Fissura Silvii) steigt vom temporalen Pol in Richtung Scheitellappen auf und trennt den Lobus frontalis und den Lobus parietalis vom Lobus temporalis. Der Sulcus parietooccipitalis ist nur auf einer kurzen Strecke der lateralen Hemisphärenfläche sichtbar; er trennt den Lobus parietalis vom Lobus occipitalis.

Jeder Lappen weist durch Furchen abgegrenzte Windungen, *Gyri*, auf. Das Gehirn des Menschen wird auch als gyrencephal bezeichnet. Im Gegensatz hierzu, weist das Gehirn anderer Säugetiere, zum Beispiel das Gehirn des Kaninchens, keine Gyri auf. Die Oberfläche des Gehirns ist hier glatt und wird daher als lissencephal bezeichnet.

14.2.1.1 Facies convexa

An der konvexen Fläche des Hirnmantels lassen sich folgende Lappen, Furchen und Windungen erkennen (Abb. 14.3, Abb. 14.4):

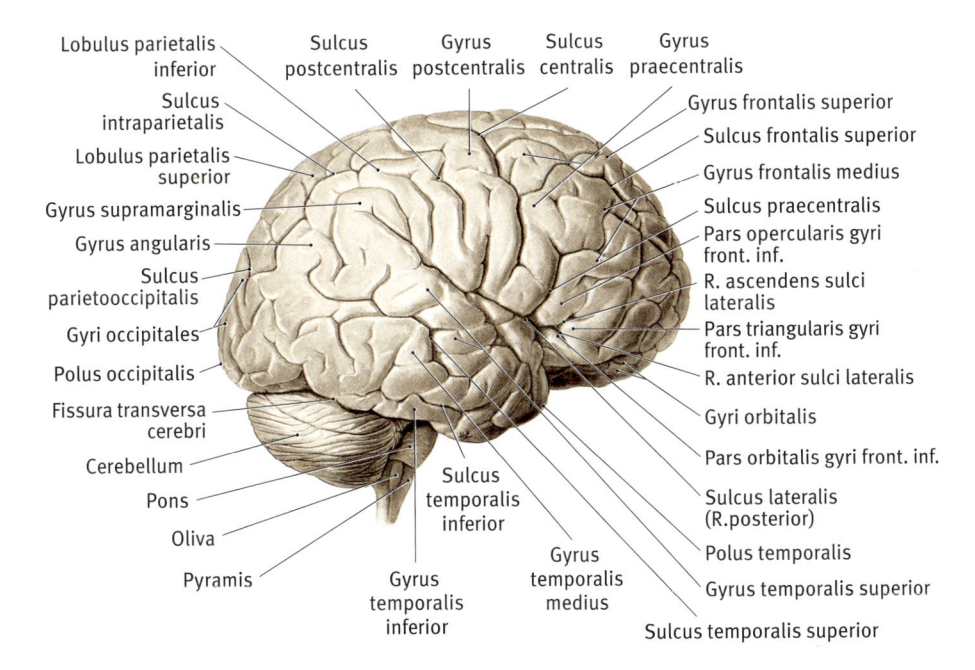

Abb. 14.3: Gehirn von der rechten Seite (Lateralansicht).

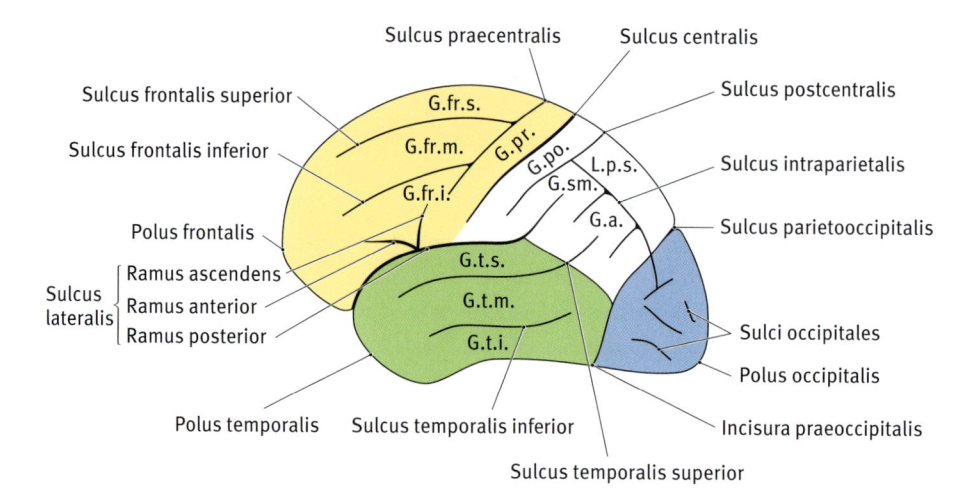

Abb. 14.4: Schematische Seitenansicht des Gehirns. Stirnlappen (gelb): G. fr. s. = Gyrus frontalis superior, G. fr. m. = Gyrus frontalis medius, G. fr. i. = Gyrus frontalis inferior, G. pr. = Gyrus praecentralis. Schläfenlappen (Grün): G. t. s. = Gyrus temporalis superior, G. t. m. = Gyrus temporalis medius, G. t. i. = Gyrus temporalis inferior. Scheitellappen (Weiß): L. p. s. = Lobulus parietalis superior, G. sm. = Gyrus supramarginalis, G. a. = Gyrus angularis, G. po. = Gyrus postcentralis. Hinterhauptslappen (blau).

Lobus frontalis

Dieser Großhirnlappen hat im Verlauf der menschlichen Stammesgeschichte eine Vergrößerung und Umgestaltung erfahren. Bei Australopithecus und Homo erectus ist eine postorbitale Einschnürung am Stirnbein charakteristisch. Dementsprechend muss die Morphologie des Stirnhirns eine andere gewesen sein als beim Homo sapiens sapiens.

Am Frontallappen unterscheidet man funktionell den primären motorischen Cortex, den prämotorischen Cortex und die präfrontalen Regionen. Von der Seite gesehen fallen die Gyri praecentralis, frontalis superior, frontalis medius und frontalis inferior sowie die entsprechenden Sulci praecentralis, frontalis superior, frontalis medius und frontalis inferior ins Auge. Die basalen Gyri des Frontallappens werden Gyri orbitales genannt, da sie direkt oberhalb der Orbita am Boden der vorderen Schädelgrube liegen. Nahe der Umschlagkante zur medialen Hemisphärenseite liegt der Gyrus rectus. Er wird durch den Sulcus olfactorius von den Gyri orbitales getrennt.

Der Gyrus praecentralis wird als motorischer Cortex (Area 4) bezeichnet. Von den großen Pyramidenzellen der Schicht 5 seiner grauen Hirnrinde nimmt die *Pyramidenbahn* (Tractus corticospinalis), als wichtigste willkürmotorische Bahn, ihren Ursprung. Bezüglich der Repräsentation der Neurone für die verschiedenen Körperregionen ist der Mensch hier auf den Kopf gestellt (Homunculus-Schema). Das obere, in Nachbarschaft der Mantelkante der Hemisphäre gelegene Drittel des Gyrus praecentralis enthält das Zentrum für die Bewegungen der unteren Extremität und des Rumpfes. Im mittleren Drittel sind die Neurone für die Bewegung der oberen Extremität untergebracht. Das untere, nahe der Sylvischen Fissur gelegene Drittel enthält das Zentrum für die Bewegung der Kopfmuskeln. Die Neuronenfelder der Muskeln des Gesichtes und der Hand nehmen im Vergleich zu den Oberarm-, Rücken- und Beinmuskeln einen größeren Raum ein.

In den Partes triangularis und opercularis des Gyrus frontalis inferior liegt das *motorische Sprachzentrum* (Area 44), das von Paul Broca 1861 [2] erstmalig beschrieben wurde. Bei Rechtshändern befindet es sich meistens in der linken Hemisphäre.

Klinik

Die Pyramidenbahn kann durch einen **Hirninfarkt**, durch einen **Tumor** oder durch eine **amyotrophe Lateralsklerose** geschädigt werden. Im weiteren Verlauf kommt es zu einer Spastik und zu gesteigerten Reflexen. Ferner tritt das Babinski-Zeichen auf.
Ein Tumor der Falx cerebri führt zum sogenannten **Mantelkantensyndrom**. Hierbei tritt eine beidseitige Lähmung der Beine auf.
Eine Schädigung des motorischen Sprachzentrums hat eine **motorische Aphasie** zur Folge. Ursache ist häufig ein Schlaganfall im Versorgungsgebiet der A. cerebri media. Der Kranke versteht zwar, vermag aber nicht selbst zu sprechen. Charakteristisch ist auch die fehlerhafte Anordnung von Lauten innerhalb eines Wortes. Statt „Tasche" sagt der Patient „Schatte". Sehr häufig geht mit diesem Geschehen eine rechtsseitige **Hemiparese** einher [3].

Im prämotorischen Cortex (Areae 6 und 8) findet eine Planung und Selektion von Bewegungsprogrammen statt. In der prämotorischen Rinde können in Zusammenarbeit mit den Basalganglien und dem Kleinhirn früher erlernte Bewegungsabläufe abgespeichert werden. Die prämotorische Rinde wird zum extrapyramidalmotorischen System gerechnet. Extrapyramidal werden bewusst mit Hilfe der Pyramidenbahn eingeübte Bewegungen in Nachbarschaft des motorischen Cortex abspeichert. Des Weiteren ist das motorische Augenfeld (Area 8) für die Planung von Augenbewegungen verantwortlich.

Klinik

Bei einer Läsion der Area 8 kommt es durch ein Überwiegen der Aktivität im kontralateralen Augenfeldes zu einer konjugierten Blickwendung zur Herdseite, das heißt, der Kranke schaut zur erkrankten Seite, mit anderen Worten, er „schaut sich die Bescherung an" [3].

Die präfrontalen Rindenfelder (Areae 9, 10, 11, 12, 46, 47) haben beim Menschen eine außerordentliche Vergrößerung erfahren. Man vermutet daher, dass hier der Sitz höherer psychischer Leistungen liegt. Die frontalen Rindenfelder stehen in doppelläufiger Verbindung mit dem Nucleus medialis des Thalamus (Zwischenhirn).

Klinik

Bei einer Läsion der Konvexität der Präfrontalregion steht ein allgemeiner **Antriebsmangel** im Vordergrund. Der Kranke schaut beispielsweise stundenlang aus dem Fenster, ohne wahrzunehmen, was sich draußen ereignet [4]. Bei einer Schädigung der basalen Orbitalhirnrinde dominieren eher **Persönlichkeitsveränderungen** mit Verlust intellektueller Fähigkeiten sowie ethischer und sozialer Normen. Derartige Kranke sind nicht mehr in der Lage, allgemein akzeptierte Verhaltensregeln zu befolgen.

Lobus temporalis

Der Lobus temporalis weist, von der Seite gesehen, drei Windungen, die Gyri temporales superior, medius und inferior auf. In den Heschl-Querwindungen des Gyrus temporalis superior (Area 41) ist das *primäre Hörzentrum* untergebracht. Das *sensorische Sprachzentrum*, das sogenannte Wernicke-Zentrum (Wernicke 1874 [5]) befindet sich im hinteren Bereich des Gyrus temporalis superior, hinter den Heschl-Querwindungen [6]. Seine Funktion beinhaltet das Verstehen von Wörtern, Sätzen und Sprache. An seiner basalen Seite weist der Lobus temporalis ebenfalls drei Windungen auf. Es sind von lateral nach medial: der Gyrus occipitotemporalis lateralis, der Gyrus occipitotemporalis medialis und der Gyrus parahippocampalis. Der Gyrus parahippocampalis enthält wichtige Teile des limbischen Systems, unter anderem den Hippocampus. Der Sulcus temporalis superior trennt die Gyri temporalis superior und medius. Der Sulcus temporalis medius verläuft zwischen den Gyri temporalis medius und inferior und der Sulcus temporalis inferior trennt den Gyrus temporalis inferior vom Gyrus occipitotemporalis lateralis. Der Sulcus occipitotemporalis trennt die beiden Gyri occipitotemporales. Der Sulcus collateralis verläuft zwischen den Gyri occipitotemporalis medius und parahippocampalis. Kurz hinter dem Vorderpol des Temporallappens findet man das Corpus amygdaloideum (Mandelkern), das zu den sogenannten Basalganglien gehört.

Klinik

Eine Schädigung des sensorischen Sprachzentrums hat eine **sensorische Aphasie** zur Folge. Ursache ist häufig ein Schlaganfall im Versorgungsgebiet der A. cerebri media. Hierbei ist die spontane Sprache des Kranken normal, das Wortverständnis und die Wortwahl sind jedoch schwer gestört. Der Patient spricht ein Kauderwelsch und formuliert Wörter, die es im normalen Sprachwortschatz nicht gibt. Auf die Frage „Wie geht es Ihnen?" antwortet der Patient zum Beispiel „Eher mörge waren" [3]. Häufig geht mit diesem Geschehen eine **homonyme Hemianopsie** nach rechts einher.
Die **Schläfenlappenepilepsien** (Temporallappenepilepsien) machen bis zu 40 % der fokalen Epilepsien aus und sind damit die häufigste Form. Häufig finden sich atrophische Veränderungen des Hippocampus in Form der sogenannten **Hippocampussklerose** [7].

Lobus parietalis

Der Temporallappen geht auf der konvexen Hemisphärenseite fließend in den Parietallappen über. Der Gyrus supramarginalis liegt am Ende des Sulcus lateralis, der Gyrus angularis am occipitalen Ende des Gyrus temporalis superior. Beide Gyri befinden sich in der Nähe des primären Hörzentrums und gehören auf Grund klinischer sowie funktionell bildgebender Verfahren neben dem Areal im Gyrus temporalis superior vermutlich ebenfalls zum *Wernicke-Zentrum* [6]. Der Sulcus centralis trennt den Frontal- vom Parietallappen. Unmittelbar hinter dem Sulcus centralis trifft man auf den Gyrus postcentralis. Hier enden die sensiblen aufsteigenden (afferenten) Bahnen. Die primäre somatosensible Rinde (Körperfühlsphäre, Areae 3, 2 und 1) zeigt eine ähnliche somatotope Gliederung wie sie Gyrus praecentralis vorherrscht.

Lobus occipitalis

Der Occipitallappen ist auf der konvexen Hemisphärenseite nicht deutlich gegen den Schläfen- und Scheitellappen abzugrenzen. Er enthält die primäre visuelle Rinde (Area 17). Sie befindet sich oberhalb und unterhalb des Sulcus calcarinus, der nur an der medialen Hemisphärenseite sichtbar ist.

Klinik

Einseitige Läsionen des Occipitallappens führen zu **homonymen Gesichtsfeldausfällen** nach kontralateral. Der Visus wird nur bei beidseitigen Läsionen beeinträchtigt. Bilaterale Läsionen können eine kortikale Blindheit zur Folge haben, die die Patienten gelegentlich selbst nicht realisieren oder gar verneinen **(visuelle Anosognosie)** und bei der die Pupillenmotorik erhalten bleibt **(Anton-Syndrom)**.

Insula

Man sieht die Insel, wenn man die Fissura Sylvii auseinanderzieht. Die sie bedeckenden Teile der Hirnlappen nennt man Opercula: Operculum frontale, Operculum parietale und Operculum temporale. Das Gebiet der Insel wird inselartig durch eine tiefe einheitliche Furche, Sulcus circularis, von der übrigen Großhirnhemisphäre abgegrenzt und erscheint als eine dreiseitige Pyramide, welche in einer nach vorn gerichteten Spitze, dem Inselpol, endet. Vom Inselpol gehen fächerförmig die Gyri insulae aus: Vordere kurze Gyri breves und dahinter Gyri longi.

14.2.1.2 Facies basalis

Die Hirnbasis ist durch die Austrittsstellen der 12 Hirnnerven sowie durch das Gefäßsystem der Hirnarterien und -venen gekennzeichnet. Wie an der inneren Schädelbasis eine hintere, mittlere und vordere Schädelgrube stufenartig aufeinander folgen, so lässt die Hirnbasis ebenfalls drei Stufen erkennen, die den entsprechenden Schädelgruben aufliegen (Abb. 14.5).

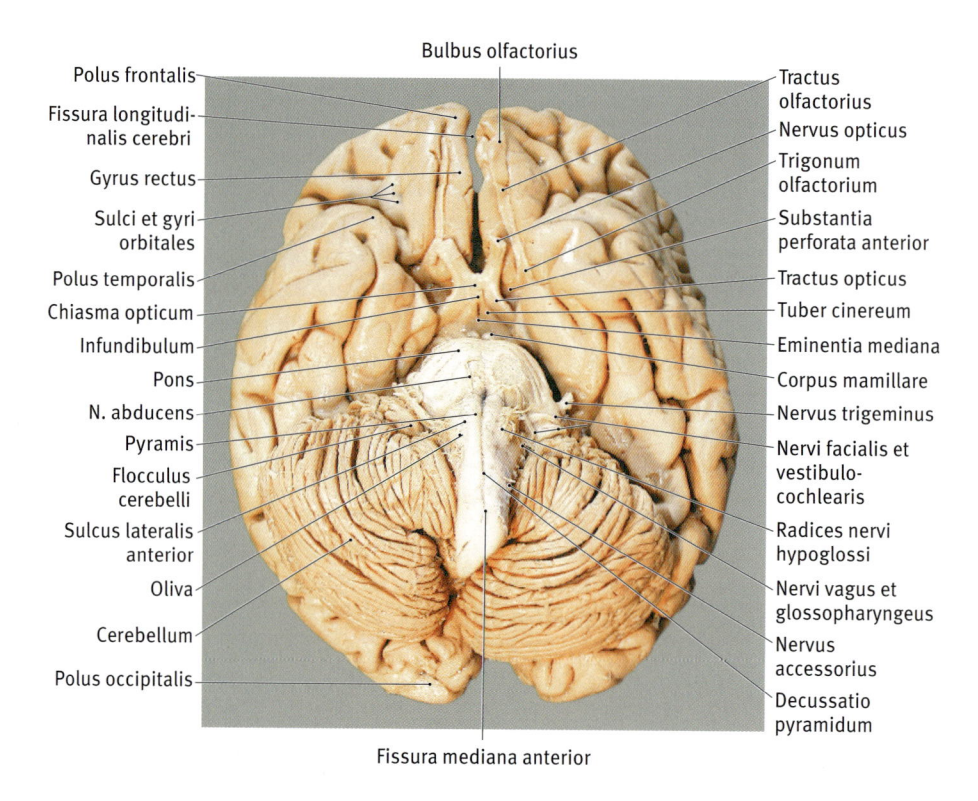

Abb. 14.5: Ansicht des Gehirns von basal (Facies inferior hemispherii cerebri); Hypophyse entfernt.

Die *hintere Abteilung* besteht aus dem Rhombencephalon (Rautenhirn). Medial und caudal liegt die Medulla oblongata, die als Fortsetzung des Rückenmarks keulenförmig verdickt ist. Die Medulla oblongata besitzt die gleichen Abschnitte und Furchen wie das Rückenmark. An ihrer Ventralseite tritt zwischen Pyramide und unterer Olive der N. hypoglossus (N. XII) aus. Aus dem Sulcus posterolateralis tritt der N. accessorius aus (N. XI). Vor der Medulla oblongata befindet sich ein breiter, quer verlaufender Wulst, die Brücke (Pons Varoli). Am Hinterrand der Brücke tritt der N. abducens (N. VI), an ihrem Vorderrand der N. oculomotorius (N. III) hervor. Am Seitenrand der Brücke erkennt man den N. trigeminus (N. V). Seitlich verschmälert sich der Pons zu den Brückenarmen, Cura cerebelli (Pedunculi cerebelli) ad pontem. Diese senken sich lateralwärts und nach dorsal in das Kleinhirn ein. Vom Kleinhirn sind die basalen Flächen der Hemisphären mit ihren vielen, parallel zueinander liegenden schmalen Windungen zu sehen. Hinter den Brückenarmen liegt als phylogenetisch ältester Hemisphärenteil des Kleinhirns der Flocculus. Hinter dem Flocculus, im Kleinhirnbrückenwinkel, hängt aus dem Recessus lateralis ventriculi IV das Adergeflecht der 4. Hirnkammer heraus – das sogenannte „Bochdalek'sche Blumenkörbchen". Im Kleinhirnbrückenwinkel gehen in rostral-caudaler Reihenfolge der N. facialis (N. VII), der N. vestibulocochlearis (N. VIII), der N. glossopharyngeus (N. IX) und der N. vagus (N. X) ab.

In der *mittleren Abteilung* der Hirnbasis schließen sich am Vorderrand der Brücke zwei mächtige Stränge weißer Substanz an. Es handelt sich um die Crura cerebri, die vom Großhirn kommend gegen den Pons konvergieren und zwischen sich die Fossa interpeduncularis einschließen. Die Crura cerebri gehören zum Mittelhirn. Von der dorsalen Fläche des Mittelhirns kommt der sehr dünne N. trochlearis (N. IV) herunter. Der N. trochlearis ist der einzige dorsal austretende Hirnnerv. Der Boden der Fossa interpeduncularis wird durch die Substantia perforata posterior gebildet; dies ist eine graue, mit zahlreichen Öffnungen für den Durchtritt von Gefäßen bedeckte Fläche. Vor der Fossa interpeduncularis erkennt man die Corpora mamillaria, die zum Zwischenhirn gehören. Auf die Corpora mamillaria folgt in rostraler Richtung ein unpaarer Höcker, das Tuber cinereum, welches sich zum Infundibulum zuspitzt. Das Infundibulum lässt an seiner Spitze eine feine Öffnung erkennen, die in den dritten Ventrikel führt. Am Infundibulum ist die Hypophyse befestigt, die in den vom Os shenoidale gebildeten Türkensattel hineinhängt; sie reißt beim Herausnehmen des Gehirns aus dem Schädel meistens ab. Vor dem Tuber cinereum liegt das Chiasma opticum, aus dem die beiden Nervi optici (N. II) hervorgehen. Hypophyse und N. optici werden dem Zwischenhirn zugerechnet. Vor dem Chiasma opticum liegt die Lamina terminalis, das Ende des embryonalen Neuralrohres, und die Substantia perforata anterior.

Schon in der *vorderen Abteilung* liegt das glatte weiße Trigonum olfactorium. Seine Spitze verlängert sich in den ebenfalls weißen Tractus olfactorius, der im Bulbus olfactorius (N. I) endet. Der erste Hirnnerv wird dem Großhirn zugerechnet.

14.2.1.3 Facies medialis

Es ist jene Fläche, die über die Fissura longitudinalis cerebri erreichbar ist (Abb. 14.6). Diese Fissur reicht bis zum *Corpus callosum* (Balken), einem soliden, aus weißer Substanz bestehenden Körper. Auf einem Mediansschnitt durch das Gehirn zeigt der Balken eine sehr charakteristische Schnittfläche, die Ähnlichkeit mit einem Haken hat. Die Spitze dieses Hakens beginnt an der rostralen Kommissur in Fortsetzung der Lamina terminalis und setzt sich in den keilförmigen Balkenschnabel, Rostrum corporis callosi, fort. Im Knie, Genu corporis callosi, biegt der Balken nach occipital um und setzt sich in den Truncus, der über dem Zwischenhirn liegt, fort. Der Balken endet über der Vierhügelplatte mit einer Anschwellung, Splenium corporis callosi. Der Vorderrand des Septum pellucidum ist am Rostrum und Genu corporis callosi befestigt.

Unter dem Balken liegt der Fornix, der eine ähnliche Krümmung wie der Balken durchläuft. Unterhalb des Fornix ist der Thalamus erkennbar, der durch den Sulcus hypothalamicus vom Hypothalamus abgegrenzt wird. Die unmittelbar über dem Balken verlaufende Windung wird Gyrus cinguli genannt. Der Sulcus cinguli grenzt den Gyrus cinguli von den Windungen des Frontallappens ab. Direkt vor der Lamina terminalis liegt der Gyrus paraterminalis. Die unmittelbar vor dem Gyrus paraterminalis

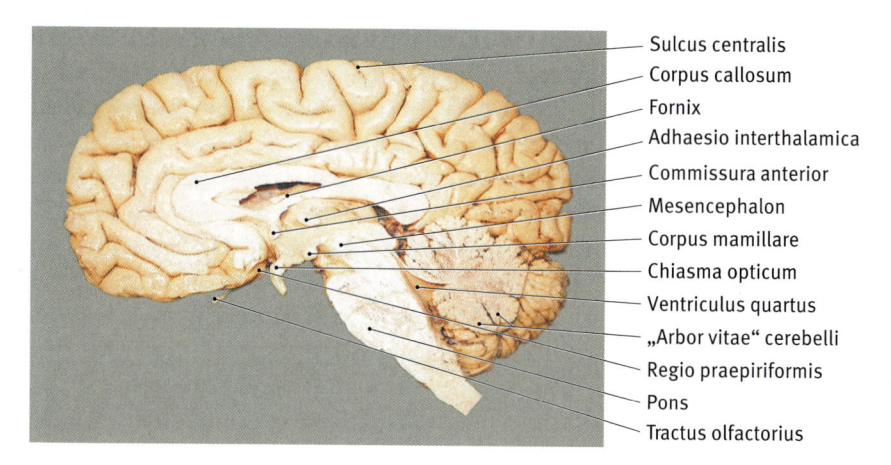

Abb. 14.6: Sagittalschnitt durch das Gehirn (Frischpräparat) in der Mediansagittalebene.

Beschriftungen: Sulcus centralis, Corpus callosum, Fornix, Adhaesio interthalamica, Commissura anterior, Mesencephalon, Corpus mamillare, Chiasma opticum, Ventriculus quartus, „Arbor vitae" cerebelli, Regio praepiriformis, Pons, Tractus olfactorius.

gelegene Gegend wird Area subcallosa genannt, da sie unterhalb des Genu corporis callosi liegt. Der Sulcus parieto-occipitalis grenzt den Parietallappen gegen den Occipitallappen ab. Ober- und unterhalb des Sulcus calcarinus liegt das primäre Sehzentrum. Der Uncus liegt medial dem Gyrus parahippocampalis an. Die Gyri ambiens und semilunaris liegen vor dem Uncus. Sie sind sehr klein und oft nicht deutlich abgrenzbar. Der Sulcus collateralis trennt den Gyrus parahippocampalis vom Gyrus occipitotemporalis medialis Das dorsale Ende des Gyrus parahippocampalis geht in den Gyrus lingualis über.

14.2.2 Innere Struktur des Großhirns

Jede Hemisphäre enthält im Marklager eine große Menge weißer Substanz. Im Marklager verlaufen drei Arten von Nervenfasern: Projektionsfasern, Assoziationsfasern und Kommissurenfasern.

14.2.2.1 Projektionsfasern

Projektionsfasern verbinden die Großhirnrinde mit den verschiedenen Abschnitten des Hirnstamms und des Rückenmarks. Efferente Fasern ziehen vom Kortex durch die innere Kapsel zu tiefer liegenden Hirnteilen oder in die Peripherie. Es sind überwiegend motorische Fasern. Afferente Fasern steigen von der Peripherie zum Kleinhirn oder durch den Thalamus zur Hirnrinde auf. Es sind überwiegend sensible Fasern. Die Projektionsfasern bilden den mächtigsten Bestandteil des Großhirnmantels; sie konvergieren in Richtung auf die Basalganglien und bilden dabei einen Faserfächer, der als Strahlenkranz oder *Corona radiata* bezeichnet wird. Im Bereich der Basalganglien gehen die Fasermassen der Corona radiata in eine enge spaltförmige „Straße", die *Capsula interna* (Abb. 14.7), über.

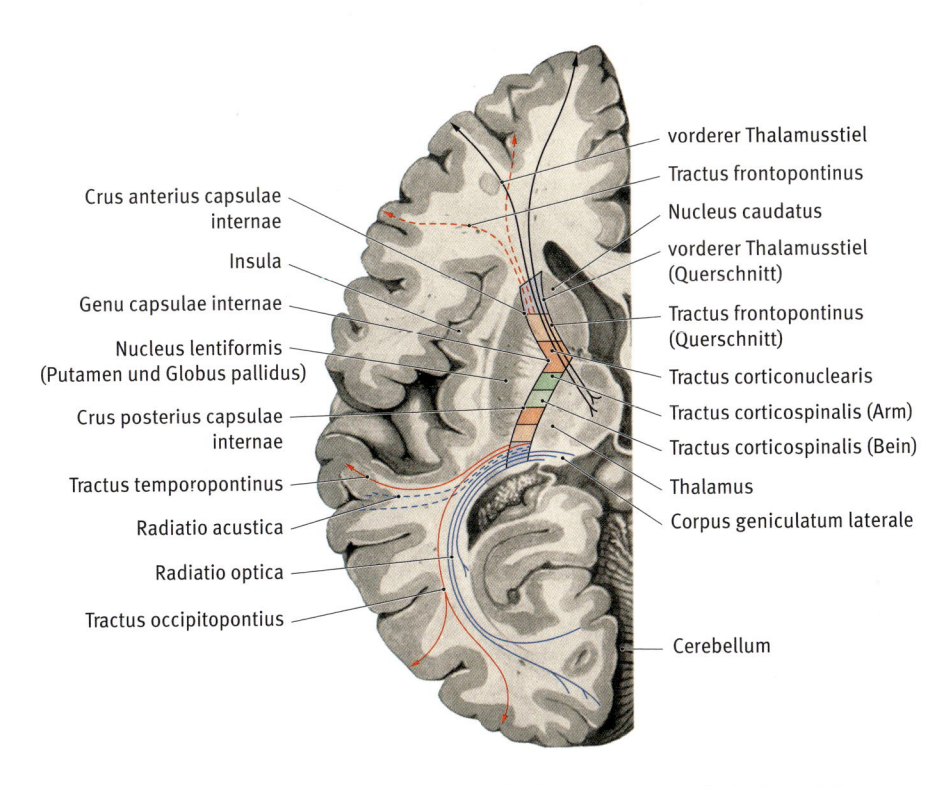

Abb. 14.7: Horizontalschnitt durch das Gehirn in Höhe der Basalganglien (in der Capsula interna sind die Bahnen eingezeichnet).

14.2.2.2 Assoziationsfasern

Assoziationsfasern machen den größten Anteil der weißen Substanz aus. Sie verbinden benachbarte oder entferntere Rindenabschnitte der gleichen Großhirnhemisphäre miteinander. In der Rinde bilden die Assoziationsfasern die äußere Tangentialfaserschicht der Lamina molecularis sowie den äußeren und inneren Baillargerschen Streifen in den Laminae granularis interna und pyramidalis interna. Im Mark machen sie die Hauptmasse der weißen Substanz aus. Im Einzelnen unterscheidet man folgende Faserzüge:

- *Fibrae arcuatae breves*: verbinden zwei benachbarte Gyri.
- *Fibrae arcuatae longae*: verbinden zwei weiter voneinander entfernte Gyri.
- *Fasciculus longitudinalis superior*: liegt im Marklager oberhalb des Balkens und verbindet den Lobus frontalis mit dem Lobus parietalis und dem Lobus occipitalis.
- *Fasciculus verticalis*: verbindet den Parietallappen mit dem Occipitallappen.
- *Fasciculus longitudinalis inferior*: verbindet den Occipitallappen mit dem Temporallappen.
- *Fasciculus uncinatus*: verläuft vor der Insel und stellt eine Verbindung zwischen Frontallappen und Temporallappen her.

14.2.2.3 Kommissurenfasern

Die Kommissurensysteme umfassen Faserzüge, welche die Mittellinie überschreiten und Rindenanteile beider Hemisphären miteinander verbinden. Die Kommissurenfasern durchqueren sowohl die Fasern der Corona radiata als auch die der Assoziationsbündel. Folgende Kommissuren sind bekannt:

Das *Corpus callosum* (Balken) stellt eine phylogenetisch junge Kommissur dar. Horizontale Fasern verbinden die beiden Parietallappen (Abb. 14.8). In Richtung auf den Frontallappen müssen die Kommissurenfasern zangenförmig auseinanderweichen, um die beiden Frontallappen zu verbinden. Diese Faseranordnung nennt man Forceps major. Ebenso verbinden die Fasern dorsal durch den Forceps minor die beiden Occipitallappen. Als Tapetum bezeichnet man Balkenfasern, die bei den Seitenventrikeln im Dach und in der Seitenwand von Hinter- und Unterhorn verlaufen.

- Die *Commissura anterior* ist eine im Verhältnis zum Balken tiefer liegende, ältere Kommissur. Ihre Fasern verbinden die beiden Frontallappen und die beiden Temporallappen.
- Die *Commissura fornicis* gehört zum limbischen System. Zwischen den Schenkeln des Fornix (Crura fornicis) kreuzen die Fasern aus dem Hippocampus zur anderen Seite. Crura und Commissura fornicis sind meistens mit der Unterseite des Balkens verwachsen.
- Die *Commissura habenularum* liegt oberhalb der Zirbeldrüse des Zwischenhirns. Über diese Kommissur stehen die Nuclei habenulares des Zwischenhirns miteinander in Verbindung.

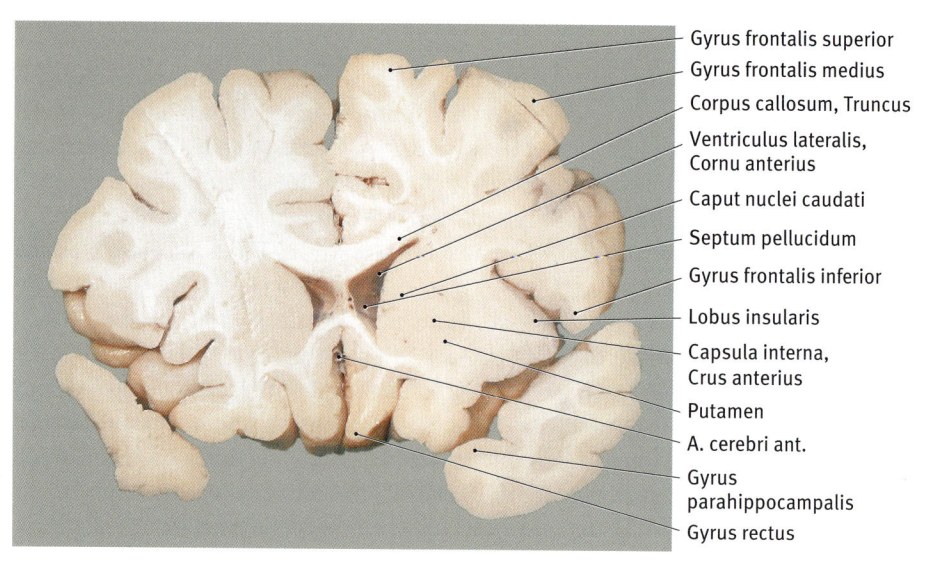

Abb. 14.8: Frontalschnitt durch das Gehirn (Frischpräparat), Schnittebene durch das ventrale Corpus callosum.

- Die *Commissura posterior* (Commissura epithalamica) liegt unterhalb der Zirbeldrüse des Zwischenhirns. In dieser Kommissur verlaufen Verbindungen zwischen den Mittelhirnkernen.

14.2.2.4 Die Basalganglien

Außer der oberflächlichen grauen Substanz (Hirnrinde) enthalten beide Hemisphären in ihrem Inneren noch Ansammlungen grauer Substanz, die in ihrer Gesamtheit als Basalganglien bezeichnet werden (Abb. 14.7, Abb. 14.9).

Folgende Basalganglien werden unterschieden:
- Der *Nucleus caudatus* (Schweifkern) ist eine langgestreckte Kernmasse, die sich kommaförmig um die laterale Seite des Thalamus legt. Er grenzt in seinem Verlauf wandbildend an den Seitenventrikel. Der Kern wird unterteilt in Caput, Corpus und Cauda nuclei caudati. Im rostralsten Teil ist der Kopf in direktem Kontakt mit der Substantia perforata anterior. Der Schwanz verläuft im Dach des Unterhorns des Seitenventrikels.
- Das *Putamen* (Schalenkern) verdankt seinen Namen dem Umstand, dass es dem nach medial folgenden Globus pallidus schalenförmig anliegt. Dieser Kern hat wie der Nucleus caudatus eine rotbraune Farbe. Nucleus caudatus und Putamen sind durch Streifen grauer Substanz verbunden. Sie werden daher als Striatum bezeichnet. Zwischen den grauen Streifen des Striatums verlaufen die Fasern der Capsula interna. Das Striatum leitet sich entwicklungsgeschichtlich vom

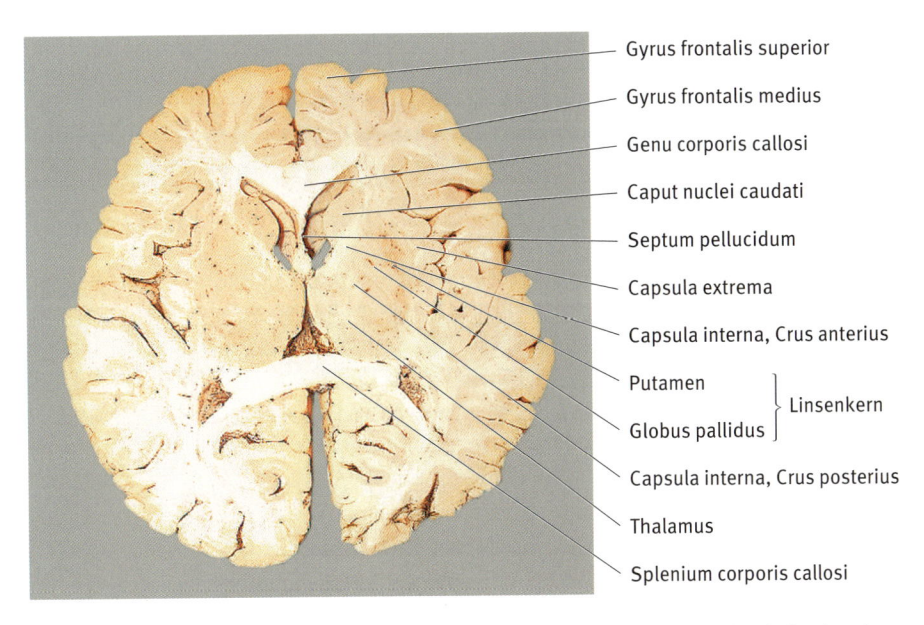

Abb. 14.9: Horizontalschnitt durch das Gehirn (Frischpräparat), Schnittebene durch den basalen Lobus frontalis und die Basalganglien.

Großhirn ab und hat auf Bewegungen einen hemmenden Einfluss. Es sorgt für eine Verminderung von Bewegungen (Hypokinese) und erhöht den Muskeltonus (Hypertonus).
- Der *Globus pallidus* (blasser Kern) wurde durch die einwachsenden Fasern der Capsula interna vom Zwischenhirn abgesprengt und legte sich an das Putamen an. Das Pallidum leitet sich entwicklungsgeschichtlich vom Zwischenhirn ab. Es sorgt für eine Vermehrung von Bewegungen (Hyperkinese) und erniedrigt den Muskeltonus (Hypotonus).
- Das *Claustrum* (Vormauer), eine 1 bis 2 mm dicke Platte aus grauer Substanz, liegt zwischen dem Putamen und der Insula Reili. Es wird von der Insel durch die Capsula extrema und vom Putamen durch die Capsula externa getrennt.
- Das *Corpus amygdaloideum* (Mandelkern) liegt im Pol des Temporallappens vor dem Hippocampus. Medial und ventral grenzt das Corpus amygdaloideum an die Regio entorhinalis mit dem Gyrus ambiens (Abb. 14.11). Medial bildet es mit seinem zugehörigen periamygdalären Rindengebiet den Gyrus semilunaris (Abb. 14.11).

Klinik

Die Basalganglien sind bei einigen Erkrankungen betroffen, die durch einen Mangel oder ein Zuviel an Bewegung, einer Veränderung des Muskeltonus oder durch unzweckmäßige Bewegungen gekennzeichnet sind [3,4]:
- Morbus Parkinson: Der Morbus Parkinson ist durch Tremor (Zittern), Rigor (erhöhter Muskeltonus) und Bewegungsarmut (Hypokinese) gekennzeichnet. Bei dieser Erkrankung sind die nigro-striatalen Projektionen, also die Verbindungen zwischen dem im Mittelhirn lokalisierten Nucleus niger und dem Striatum gestört.
- Hemiballismus: Beim Hemiballismus kommt es zu weit ausfahrenden, schleudernden Bewegungen. An dieser Erkrankung ist der Nucleus subthalamicus des Zwischenhirns, der in funktioneller Verbindung mit den Basalganglien steht, beteiligt.
- Dystonie: Hier kommt es zu bizzaren Bewegungen und Verdrehungen einzelner Körperpartien. Beim Torticollis spasticus ist die Halsmuskulatur betroffen. Es treten langsame unwillkürliche Dreh- und Neigebewegungen des Kopfes auf.
- Chorea Huntington: Diese autosomal-dominant vererbte Erkrankung führt zu kurz andauernden Überbewegungen. Die Erkrankung tritt erst im mittleren Lebensalter auf.
- Athetose: Es treten krampfhafte Muskelspannungen im Bereich der Agonisten und Antagonisten auf, so dass bizzare Bewegungsbilder resultieren. Dieser Erkrankung liegt eine intrauterine oder perinatale Schädigung des Striatums zugrunde.

14.2.2.5 Die Seitenventrikel

Durch die Differenzierung der drei primären Hirnbläschen während der Gehirnentwicklung erfahren auch die in ihnen enthaltenen Hohlräume eine wesentliche Umgestaltung. Jedem der primären Hirnbläschen entspricht ein Ventrikel. Insgesamt gibt es 4 Ventrikel (Abb. 14.6, Abb. 14.10).

Die beiden Seitenventrikel, der erste und zweite Ventrikel, gehören zum Großhirn. An den Seitenventrikeln, die symmetrisch zueinander, jeweils in den beiden Großhirnhemisphären liegen, unterscheidet man verschiedene Abschnitte. Das

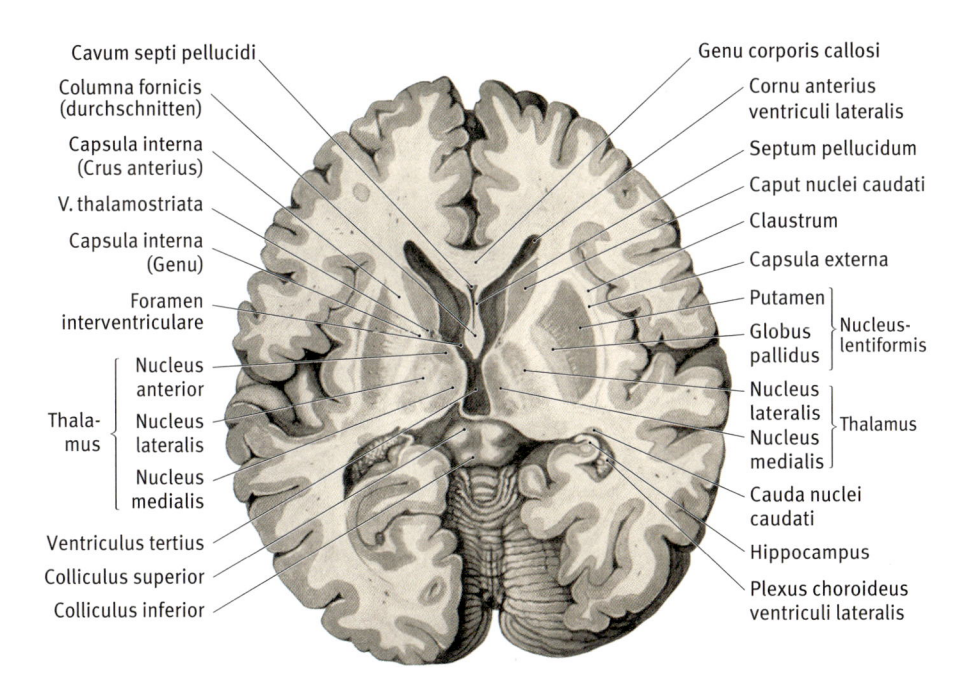

Abb. 14.10: Horizontalschnitt durch das Gehirn in Höhe Thalamus.

Cornu anterius liegt im Stirnlappen. Es wird vorne, oben und unten von den Fasern des Balkenknies umschlossen. Die mediale Wand bildet das Septum pellucidum. Lateral grenzt es an den Nucleus caudatus. Die Pars centralis liegt im Scheitellappen. Sie wird von der Balkenstrahlung, dem Fornix, der Tela choroidea mit der Lamina affixa und der Cauda nuclei caudati begrenzt. Das Cornu posterius erstreckt sich in den Occipitallappen. Es wird durch die Balkenstrahlung begrenzt. Von medial wird es durch die Fissura calcarina eingedellt; diese Vorwölbung der medialen Ventrikelwand wird Calcar avis genannt. Das Cornu inferius erstreckt sich schräg nach rostral in den Temporallappen und wird durch die Balkenstrahlung begrenzt. Medial kerbt der Sulcus hippocampi die Ventrikelwand ein. Die so entstandene Vorwölbung wird Pes hippocampi oder Hippocampus genannt. Es ist die einzige Stelle der Hirnrinde, die an der Außenfläche weiße Substanz trägt. Die Fissura collateralis dellt die laterale Ventrikelwand zur Eminentia collateralis ein.

14.2.3 Das Riechhirn (Rhinencephalon)

Der *Paläocortex* (Urhirn) bildet die phylogenetisch älteste Rindenregion des Großhirns und liegt an der basalen Fläche des Stirnlappens (Abb. 14.11). Zum Paläocortex gehören vor allem jene Regionen, die primär mit dem Geruchssinn zu tun haben. Die

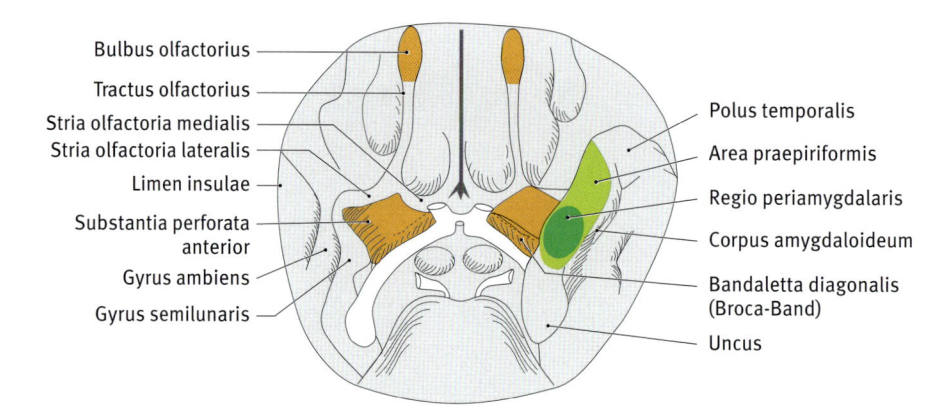

Abb. 14.11: Rhinencephalon in der Ansicht von basal. Der rechte Schläfenlappen ist entfernt (nach P. Duus, 1990).

basalen eingerollten kortikalen Strukturen des Temporallappens werden als Archicortex bezeichnet. Hierzu gehören der Hippocampus und andere Teile des limbischen Systems, die mit der Bildung von Emotionen und mit dem Gedächtnis zu tun haben. Paläocortex und *Archicortex* werden auch als Allocortex bezeichnet, da sie nicht die typische sechsschichtige Rinde des Neocortex aufweisen. Der *Neocortex* erfährt in der aufsteigenden Primatenreihe eine erhebliche Vergrößerung und erlangt beim Menschen seine höchste Entfaltung. Er dehnt sich über alle nicht vom Allocortex belegten Gebiete der Facies convexa, basalis und medialis des Großhirns aus. In den von neokortikaler Rinde überzogenen Lappen des Großhirns haben sich Zentren für Sprache, Sehen und Hören herausgebildet.

Die Strukturen des Paläocortex sind vor allem an der Bildung des Riechhirns (Rhinencephalon) beteiligt. Die Rinden- und Kerngebiete des Paläocortex bestehen aus folgenden Abschnitten:

Bulbus und Tractus olfactorius

Der Bulbus olfactorius (Abb. 14.11) liegt als vorgeschobener Teil des Großhirns auf der Siebbeinplatte. Er hat eine sechsschichtige Rinde mit folgenden Schichten: Stratum fibrosum externum, Stratum glomerulosum, Stratum plexiforme externum, Stratum mitrale, Stratum plexiforme internum, Stratum granulosum internum. Der Bulbus olfactorius stellt die erste Verarbeitungsstation für Geruchsempfindungen aus den Nn. olfactorii dar. Nach dorsal geht der Bulbus in den Tractus olfactorius über. Dieser teilt sich vor der Substantia perforata anterior in die Striae olfactoriae lateralis und medialis auf.

Regio retrobulbaris
Die Regio retrobulbaris umfasst gering entwickelte Rindengebiete im Tractus olfactorius. Sie besteht aus drei Schichten und ist als zweite Umschaltstation der Riechbahn aufzufassen.

Regio praepiriformis
Der Cortex praepiriformis liegt in der Nähe der Stria olfactoria lateralis und des Gyrus ambiens sowie am Übergang der basalen Gehirnoberfläche auf den medialen Temporallappen. Der Rindenaufbau ist dreischichtig. Die Stellung der Regio praepiriformis zwischen Tractus olfactorius lateralis und medialem Vorderhirnbündel spricht für eine wichtige Rolle bei der Übermittlung von Geruchseindrücken an den Hypothalamus.

Regio periamygdalaris
Es handelt sich um zwei kleine Windungen auf der medialen Oberfläche des Temporallappens, den Gyrus ambiens und den Gyrus semilunaris (Abb. 14.11).

Septum pellucidum
Das Septum pellucidum, welches die mediale Wand beider Seitenventrikel bildet, besteht überwiegend aus Gliazellen und verbreitert sich nach basal. Unterhalb der Rostrum corporis callosi bildet es die Septumkerngebiete.

Basales Vorderhirn
Die Kerngebiete des basalen Vorderhirns liegen beidseits unter den Fasern der Commissura anterior. In dieser Gegend liegt unter anderem der Nucleus accumbens, der Beziehung zu den lateralen Septumkernen hat. Der Nucleus accumbens stellt eine Region dar, die für das Umsetzten von Emotionen in Motorik mitverantwortlich ist. Er spielt für Belohnungsempfindung und Suchtverhalten eine Rolle. Das auffälligste Kerngebiet innerhalb des basalen Vorderhirn stellt der Nucleus basalis Meynert dar. Von diesem Kern geht die cholinerge Innervation von ausgedehnten Gebieten der Hirnrinde aus. Beim Morbus Alzheimer wurde eine starke Degeneration seiner Neurone festgestellt.

Corpus amygdaloideum
Die reziproken Verbindungen des Corpus amygdaloideum (Mandelkernkomplex, Abb. 14.11) mit vielen Regionen des Palaeo- und Archicortex machen es zu einer wichtigen Verbindung zwischen Riechhirn und limbischem System. Die Stria terminalis ist eine Faserbahn, die in der Pars centralis der Seitenventrikel zwischen Nucleus caudatus und Thalamus liegt; sie verbindet den Mandelkern mit dem Zwischenhirn.

Klinik

Bei vielen degenerativen Hirnerkrankungen, wie dem **Morbus Alzheimer** und dem **Morbus Parkinson**, kommt es zu einem Verlust des Geruchssinnes.
Bei Nasennebenhöhlen-Operationen kann es zu einer Schädigung der Regio olfactoria und zur Verletzung von Ästen des N. trigeminus kommen. Daher sollte der Geruchssinn mit verschiedenen Geruchsproben (Vanille, Kaffee etc.) und mit Trigeminus-Reizstoffen (Essig, Methanol etc.) vor und nach der Operation überprüft werden. Auch bei **Schädelbasisfrakturen** mit Abriss oder Kontusion des Bulbus olfactorius ist eine Prüfung des Geruchssinnes angebracht.

14.2.4 Hippocampus und limbisches System

Das limbische System setzt sich aus neocorticalen und phylogenetisch älteren Cortexarealen (Palaeo- und Archicortex) sowie aus verschiedenen Kerngebieten zusammen. Als phylogenetisch alter Cortex (Archicortex) besteht die Rinde des Hippocampus nicht aus 6, sondern nur aus 3 Schichten.

Hippocampus

Die durch die Fissura hippocampi hervorgerufene Vorwölbung im Unterhorn der Seitenventrikel hat zusammen mit dem Fornix die Gestalt des aus der griechischen Mythologie bekannten Seepferdchens (Hippocampus). Hierbei entspricht die Vorwölbung des Pes hippocampi mit den Digitationes hippocampi dem Kopf und dem Rumpf des Fabelwesens, der Fornix mit der Fimbria hippocampi dem Schwanz.

Die Hippocampusformation weist die zytoarchitektonischen Kennzeichen des Archicortex auf und ist ein Teil des limbischen Systems (Abb. 14.12). Der Hippocampus besteht aus der kompliziert gefalteten und widderhornförmig eingerollten Rinde des Gyrus dentatus und des Ammonshorns, die sich über das Subiculum, einer Übergangzone, in die Rinde des zum Temporallappen gehörigen Gyrus parahippocampalis fortsetzt. Der Hippocampus ist eine ca. 5 cm lange Vorwölbung im Boden des Unterhorns der Seitenventrikel. Sein vorderes Ende ist zum Pes hippocampi verbreitert und weist häufig drei bis vier Erhebungen, die Digitationes hippocampi, auf. Der Gyrus dentatus ist eine schmale, durch zahnartige Vorsprünge gekennzeichnete Windung. Sie befindet sich zwischen dem Sulcus hippocampi und der Fimbria hippocampi. Die Fimbria hippocampi setzt sich in das Crus fornicis fort. Der Gyrus dentatus geht unter Verlust seiner Zähnelung in den unter dem Splenium corporis callosi gelegenen Gyrus fasciolaris und von dort in das auf der Balkenoberfläche gelegene Induseum griseum über. Das Induseum griseum erreicht nach einem bogenförmigen Verlauf den vor der Vorderwand des dritten Ventrikels gelegenen Gyrus paraterminalis. Die bogenförmig ober- und unterhalb des Balkens verlaufenden Strukturen gehören zum limbischen System, das später beschrieben werden soll.

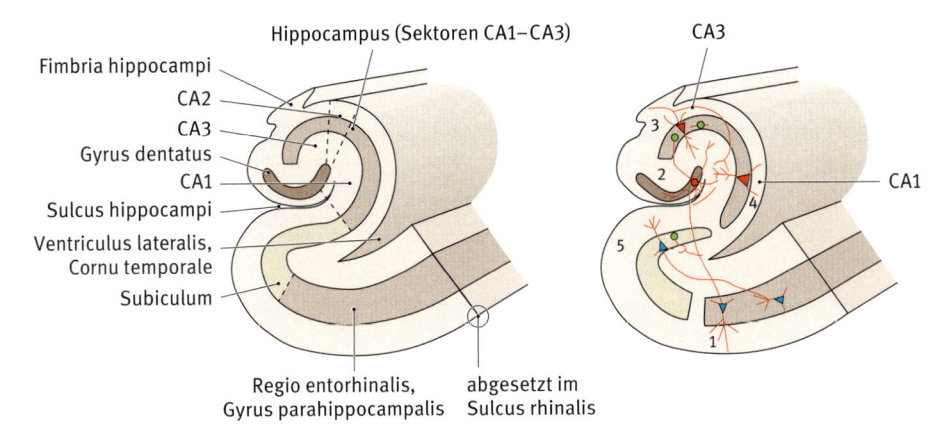

Abb. 14.12: Korrespondierende Frontalschnitte durch die Hippocampusformation und den Gyrus parahippocampalis. Die rechte Abbildung zeigt einen von mehreren Impulsleitungswegen durch den Hippocampus: 1 = Pyramidenzelle in der Regio entorhinalis, 2 = Körnerzelle im Gyrus dentatus, 3 = Pyramidenzelle in CA3, 4 = Pyramidenzelle in CA1 (nach P. Brodal 1992). Beim Menschen wird häufig noch eine CA4-Region unterschieden.

Auf Vertikalschnitten verlaufen die Zellbänder der sechsschichtigen neokortikalen Area entorhinalis (Area 28) über das Subiculum in die dreischichtige archikortikale Rindenregion des Cornu ammonis. Der dominierende Zelltyp des Cornu ammonis ist die Pyramidenzelle. Das Cornu ammonis wiederum gliedert sich in die drei widderhornförmig eingerollten, nach innen einander folgenden Abschnitte CA1, CA2 und CA3 (Cornus ammonis 1 bis 3). Manchmal schließt sich noch eine Region CA4 an. Das Zellband des Gyrus dentatus bildet eine C-förmige Struktur, die sich um das Pyramidenzellband der CA3-Region legt. Die charakteristische Zelle des Gyrus dentatus ist die Körnerzelle.

Die Regio entorhinalis erhält Afferenzen aus unterschiedlichen Teilen des Neocortex. Die Mehrheit dieser Fasern verläuft im Tractus perforans, der das Subiculum durchbohrt. Die entorhinalen Afferenzen können in der Hippocampusformation als Gedächtnisinhalte abgespeichert werden.

Limbisches System

Der Ring von Hirnwindungen, der Balken, Zwischenhirn und Basalganglien umrandet wurde 1878 von P. Broca [2] (1824-1880) als „Grand lobe limbique" zusammengefasst. Das limbische System steht mit der durch Emotionen geförderten Gedächtnisbildung in Zusammenhang. Zu ihm gehören:
– Teile des Gyrus parahippocampalis
– Teile des Gyrus cinguli
– Hippocampus

- Gyrus fasciolaris
- Induseum griseum mit den Striae longitudinales
- Gyrus paraterminalis
- Septumregion
- Fornix

In das limbische System sind ferner einbezogen:
- Corpus amygdaloideum
- Corpus mamillare
- Nuclei anteriores thalami
- Formatio reticularis des Mittelhirns

Die verschiedenen Regionen des limbischen Systems werden durch den von J. Papez [8] (1883-1958) beschriebenen Neuronenkreis, den sogenannten Papez-Kreis, verbunden. Der Papez-Kreis beginnt im Hippocampus und leitet Erregungen über den Fornix zum Corpus mamillare. Hier beginnt der Tractus mamillothalamicus (Vicq' d'Azyr-Bündel), der zum Nucleus anterior des Thalamus (Zwischenhirn) führt. Nach Umschaltung auf den Gyrus cinguli gelangen die Erregungen zum Hippocampus zurück.

Zum limbischen System zählt auch das Corpus amygdaloideum. Von hier nimmt die Stria terminalis ihren Ausgang, die den Mandelkern mit der Area septalis, mit dem rostralen Anteil des Hypothalamus und mit dem Mittelhirn verbindet. Bei experimenteller Reizung des Mandelkerns wurden emotionale Reaktionen wie Wut, Aggressionen und Angst beobachtet. Vegetative Reaktionen wie Blutdruckanstieg, Anstieg der Herz- und Atemfrequenz begleiten diese starken Gefühlsäußerungen.

Über die entorhinale Region erhält der Hippocampus ständig Informationen vom Neocortex. Es wird daher vermutet, dass der Hippocampus und das limbische System mit Lernprozessen und der Gedächtnisbildung zu tun haben. Die Leistungen, die mit dem Gedächtnis in Zusammenhang stehen, lassen sich mit den Begriffen „semantisches, episodisches und prozedurales Gedächtnis" definieren. Das semantische Gedächtnis umfasst das Allgemeinwissen, das episodische Gedächtnis ist durch die persönliche Vergangenheit, also den Lebenslauf, charakterisiert. Im prozeduralen Gedächtnis sind Fertigkeiten, zum Beispiel die Fähigkeit des Fahrradfahrens, gespeichert. Das episodische Gedächtnis lässt im Alter relativ stark nach, semantisches und prozedurales Gedächtnis bleiben relativ lange erhalten. Die Merkfähigkeit nimmt ab der 8. Lebensdekade deutlich ab.

Klinik

Eine degenerative Erkrankung des Großhirns, der **Morbus Alzheimer**, geht oft von der Hippocampusregion aus und ist mit einer übermäßigen Vergesslichkeit verbunden. Der Beginn der Alzheimer-Demenz ist fließend und anfangs nicht von normalen Alterungsprozessen abzugrenzen. Auffallend ist zu Beginn die Störung des Kurzzeitgedächtnisses. Im weiteren Verlauf treten Wortfindungsstörungen (Aphasie) auf. Die zunehmende Gedächtnisstörung weitet sich auf die Orientierungsfähigkeit aus.

Im fortgeschrittenen Stadium kommt es zum Nichterkennen von Gegenständen (Agnosie) und zum unsachgemäßen Gebrauch von Gegenständen (Apraxie). Weitere Symptome sind Halluzinationen, meist akustischer Art sowie erhöhte Reizbarkeit und Depressionen. Der Ablauf der Erkrankung kann in 7 Stadien eingeteilt werden: 1. Normaler Zustand, 2. Subjektive Beschwerden, 3. Schwierigkeiten sich an fremden Orten zurecht zu finden, 4. Verminderte Fähigkeit komplexe Aufgaben (Einkaufen) durchzuführen, 5. Selbstständiges Überleben ohne Hilfe ist nicht mehr gewährleistet (Probleme bei der Auswahl von Kleidung), 6. Verlust grundlegender Tätigkeiten (Anziehen, Toilettengang, Urinkontrolle, Darmkontrolle), 7. Verlust der Sprache und der Psychomotorik.

Das Risiko, an Demenz zu erkranken, hängt stark von der intellektuellen Ausgangslage ab. Begabte und geistig aktive Menschen haben eine bedeutende „kognitive Reserve". Unter anderem aus diesem Grund zeigen sie in epidemiologischen Studien ein deutlich geringeres Demenzrisiko. Menschen mit Vorschädigungen, zum Beispiel Hirnverletzungen, Epilepsie oder Alkoholabusus, haben ein deutlich erhöhtes Demenzrisiko [9].

Das **Korsakow-Syndrom** hat mit der Alzheimerschen Erkrankung die Vergesslichkeit gemeinsam. Es tritt bei einer Schädigung der Corpora mamillaria auf und kann unter anderem bei Alkoholikern vorkommen. Weitere Kennzeichen dieses Syndroms sind Desorientiertheit und Konfabulationen.

14.3 Das Zwischenhirn (Diencephalon)

Das Diencephalon (Zwischenhirn) ist dem Großhirn vorgeschaltet. Alle in der Peripherie eintreffenden, afferenten Empfindungen (sensible, optische, akustische und geruchsbedingte Empfindungen) werden im Thalamus (Thalamus dorsalis) als größtem Teil des Zwischenhirns gesammelt, bevor sie zum Großhirn weiterziehen. Der Thalamus filtert sozusagen alle diese Reize und lässt nur die wichtigsten hindurch, um das Großhirn zu schonen. Daher wurde der Thalamus auch als „Sekretär im Vorzimmer des Großhirns" oder als „Tor zum Bewusstsein" bezeichnet. Der Thalamus ist ferner ein übergeordnetes Zentrum des extrapyramidalmotorischen Systems.

Das Zwischenhirn wird bis auf eine kleine Stelle an der Hirnbasis von den Großhirnhemisphären umschlossen. Es schließt den dritten Ventrikel ein, wird vom Balken überdeckt und ist an den Seiten fest mit dem Großhirn verwachsen. Die Wand des dritten Ventrikels wird oben vom Thalamus und basal vom Hypothalamus gebildet. Der dritte Ventrikel wird von der Tela choroidea und dem Plexus choroideus ventriculi tertii überdacht. Die rostrale Begrenzung bilden die Lamina terminalis und die Commissura anterior. Die kaudale Begrenzung ist durch die Commissura posterior (Commissura epithalamica), die Commissura habenularum sowie durch die Zirbeldrüse (Epiphyse, Corpus pineale) gegeben. Zwischen rostralem Thalamus und Fornixknie befinden sich die Foramina interventricularia (Monroi). Diese beiden Foramina stellen eine Verbindung zwischen den beiden Seitenventrikeln und dem dritten Ventrikel her.

An der Basis des Zwischenhirns erkennt man von rostral nach dorsal: Chiasma opticum, Tractus opticus, Infundibulum der Hypophyse und Corpora mamillaria (Abb. 14.5).

Dorsal von den Corpora mamillaria beginnt das Mittelhirn. Die beiden Thalami dorsales sind meistens durch die Adhaesio interthalamica miteinander verbunden. Lateral wird das Zwischenhirn von der Capsula interna begrenzt. Der Globus pallidus, ursprünglich vom Zwischenhirn abstammend, wird durch die Capsula interna vom diesem getrennt. Das *Zwischenhirn* setzt sich aus folgenden Anteilen zusammen:

- *Thalamus dorsalis:* Dieser Zellkomplex macht ⅘ der Masse des Zwischenhirns aus. Er stellt das wichtigste subkortikale, unbewusst arbeitende Integrationszentrum der Körperfühlsphäre dar und verarbeitet Tastempfindungen, Tiefensensibilität, Temperatur- und Schmerzempfindungen sowie Seheindrücke und Geruchswahrnehmungen. Ferner ist er eine Schaltstelle im extrapyramidal-motorischen System.
- *Epithalamus:* Hierzu gehören die Habenulae mit den Nuclei habenulares, die Commissura habenularum, die Epiphyse (Zirbeldrüse) sowie die Commissura posterior (Commissura epithalamica). Durch die Bildung des Hormons Melatonin dirigiert die Zirbeldrüse in Kooperation mit Kerngebieten des Hypothalamus den Tag- und Nachtrhythmus.
- *Subthalamus:* Hier befindet sich der Nucleus subthalamicus (Corpus Luysi), der mit den Basalganglien verbunden ist und Einfluss auf Bewegungen hat. Er liegt unter dem Thalamus und dorsolateral vom Corpus mamillare.
- *Hypothalamus:* Er wird durch den Sulcus hypothalamicus vom Thalamus abgegrenzt. Hier liegt das übergeordnete Zentrum des vegetativen Nervensystems. Die vorn gelegenen Zentren dienen mehr parasympathischen Funktionen, die hinten gelegenen sympathischen.
- *Hypophyse:* Die Neurohypophyse, der Hypophysenhinterlappen, gehört entwicklungsgeschichtlich zum Zwischenhirn. Die Adenohypophyse, der Hypophysenvorderlappen, entsteht aus dem Rachendach. Über die Hypophyse kontrolliert der Hypothalamus wichtige hormonelle Systeme.

14.3.1 Thalamus dorsalis

Die Bezeichnung der Thalamuskerngebiete ist in der Literatur uneinheitlich. Der nachfolgenden Beschreibung liegen die von Bähr und Frotscher [3] in der Neurologisch-topischen Diagnostik vorgeschlagenen Bezeichnungen zugrunde (Abb. 14.13). Aus dem Verlauf der Lamina medullaris interna, einer Platte weißer Substanz innerhalb des Thalamus, ergibt sich eine innere Gliederung der thalamischen Kerngebiete. Die Lamina medullaris interna ist ein annähernd sagittal gestellte Faserplatte, die sich an ihrem rostralen Ende Y-förmig aufspaltet und am kaudalen Ende nach medial umbiegt. Die rostralen Kerngebiete zwischen den beiden Schenkeln des Y werden als Nuclei anteriores, die medial der Lamina medullaris interna gelegenen Kerngebiete als Nuclei mediales und die lateral gelegenen als Nuclei ventrolaterales bezeichnet (Abb. 14.10). Die Nuclei ventrolaterales werden in eine ventrale und eine laterale Kern-

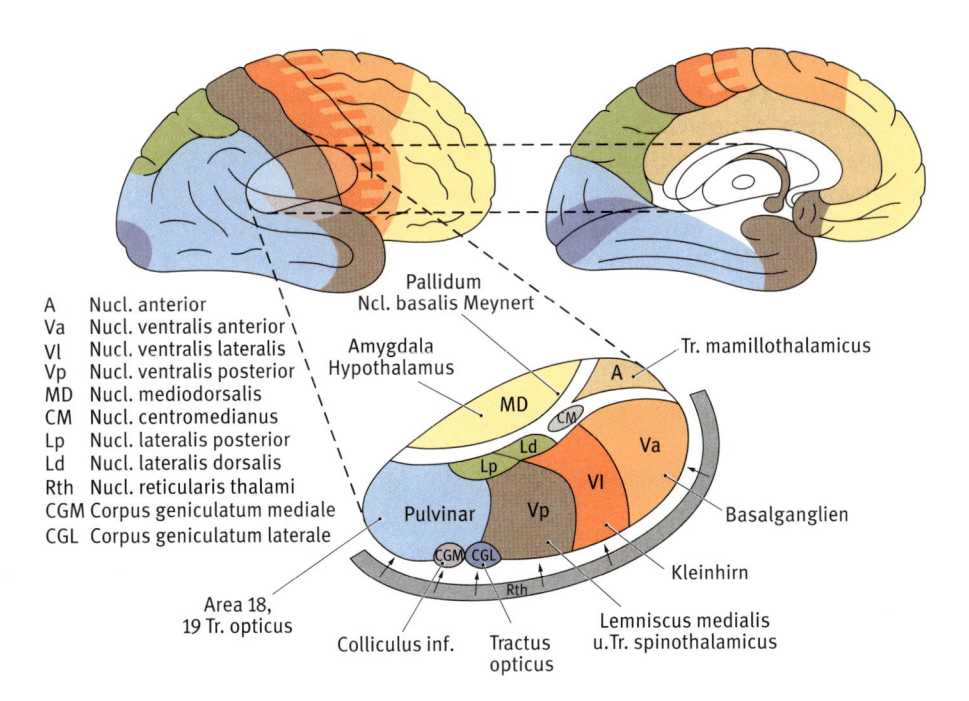

A	Nucl. anterior
Va	Nucl. ventralis anterior
Vl	Nucl. ventralis lateralis
Vp	Nucl. ventralis posterior
MD	Nucl. mediodorsalis
CM	Nucl. centromedianus
Lp	Nucl. lateralis posterior
Ld	Nucl. lateralis dorsalis
Rth	Nucl. reticularis thalami
CGM	Corpus geniculatum mediale
CGL	Corpus geniculatum laterale

Abb. 14.13: Thalamuskerne mit Hauptafferenzen und mit den Projektionen in die Großhirnrinde. Herkunftsgebiete und Zielorte sind in gleicher Farbe dargestellt.

gruppe untergliedert. Schließlich gibt es noch dorsale Kerne. Innerhalb des Lamina medullaris interna liegen die Nuclei intralaminares, deren größter der Nucleus centromedianus ist. Die laterale Oberfläche des Thalamus wird von der Lamina medullaris externa überzogen. An sie gliedert sich in unmittelbar Nähe zur Capsula interna der Nucleus reticularis an.

Der Thalamus ist mit der Hirnrinde über starke Fasermassen, die sogenannte Stabkranzfaserung (Radiatio thalami), verbunden. Sie ist aus Bahnen, die zur Hirnrinde aufsteigen (Fasciculi thalomocorticales) und aus solchen, die von der Hirnrinde absteigen (Fasciculi corticothalamici), zusammengesetzt. Die Radiatio thalami bildet einen bedeutenden Anteil der inneren Kapsel (Capsula interna) und wird in vier Bündel, die Thalamusstiele (Pedunculi thalami), gegliedert:

1. *Pedunculus thalami anterior* verbindet den Thalamus mit der Hirnrinde des Lobus frontalis und der zingulären Rinde.
2. *Pedunculus thalami superior* verbindet den Thalamus mit den Gyri praecentralis und postcentralis sowie den anschließenden Rindengebieten.
3. *Pedunculus thalami posterior* verbindet den Thalamus mit der Rinde des Lobus occipitalis.
4. *Pedunculus thalami inferior* verbindet den Thalamus mit der Rinde des Lobus temporalis und mit der Regio retrosplenialis.

Zusammengefasst ergeben sich folgende *Kerngebiete des Thalamus*:
- *Nuclei anteriores*
- *Nuclei ventrolaterales:* Sie werden weiter untergliedert in: Nucleus ventralis anterior (VA), Nucleus ventralis lateralis (VL), Nucleus ventralis intermedius, Nucleus ventralis posterolateralis (VPL), Nucleus ventralis posteromedialis (VPM).
- *Nuclei mediales*
- *Nuclei dorsales:* Hierunter fallen das Pulvinar thalami sowie das Corpus geniculatum laterale und mediale.
- *Nucleus centromedianus*
- *Nucleus reticularis*

Zuordnung von Funktionen zu einzelnen Kerngebieten

Der Nucleus anterior steht über den Tractus mamillothalamicus mit dem Corpus mamillare und dem Fornix in Verbindung. Dieses Kerngebiet ist daher in das limbische System integriert. Alle aus der Peripherie aufsteigenden sensiblen Bahnen werden vor Erreichen der Hirnrinde im ventroposterioren Kernkomplex umgeschaltet. Hierbei werden die Tractus spinobulbaris, eine Leitungsbahn für epikritische Sensibilität, und spinothalamicus, eine Leitungsbahn für protopathische Sensibilität, im Nucleus ventralis posterolateralis umgeschaltet. Das bloße Wahrnehmen einer Berührung wird der protopathischen Sensibilität zugerechnet. Die genauere Beschreibung von berührten Gegenständen gelingt nur mit Hilfe der epikritischen Sensibilität. Der Nucleus ventralis posteromedialis stellt eine Umschaltstation für Afferenzen aus dem N. trigeminus dar. Ferner werden Geschmacksfasern aus dem Nucleus und Tractus solitarius hier umgeschaltet, bevor sie zum basalen Teil des Gyrus postcentralis oberhalb der Insel aufsteigen. Der Nucleus medialis thalami hat Verbindung zu olfaktorischen und prämotorischen Anteilen des Frontallappens. Außerdem erhält er Afferenzen aus der Area entorhinalis, dem Hypothalamus, dem Mesencephalon und dem Globus pallidus. Das Pulvinar thalami unterhält Verbindungen zu somatosensiblen, akustischen und visuellen Feldern im Parietal- und Okzipitallappen. Im Corpus geniculatum laterale erfolgt die Umschaltung der Sehbahn. Das Corpus geniculatum mediale stellt eine Umschaltstation für die Hörbahn dar. Der Nucleus centromedianus erhält Afferenzen aus der Formatio reticularis des Hirnstamms, aus dem Nucleus emboliformis des Kleinhirns und aus dem inneren Anteil des Globus pallidus. Der Nucleus centromedianus stellt den thalamischen Anteil des aszendierenden retikulären aktivierenden Wecksystems (ARAS) dar. Der Nucleus reticularis wird von allen Bahnen, die Thalamus und Hirnrinde via Capsula interna verbinden, durchbrochen.

Klinik

Erkrankungen des Thalamus können sich durch eine vielfältige Symptomatik zu erkennen geben: 1. **Kontralaterale Herabsetzung der Sensibilität.** Insbesondere ist die Tiefensensibilität gestört. Die Schwelle für die Perzeption von Berührung, Schmerz und Temperatur ist zumeist erhöht. Wird sie aber überschritten, dann verursachen selbst leichte Schmerzreize unangenehme Sensationen in Form von heftigen brennenden, bohrenden oder reißenden Schmerzen. Auch optische oder akustische Reize, beispielsweise angenehme Musik, können als unangenehm empfunden werden. Spontane Schmerzen oder quälende Parästhesien in der kontralateralen Körperhälfte sind nicht seltene Begleiterscheinungen. Alle diese Symptome weisen auf eine Störung in den basalen Anteilen der Nuclei ventralis posterolateralis und posteromedialis des Thalamus hin. 2. **Intentionstremor und Hemiataxie** mit choreatisch athetotischer Bewegungsunruhe, wohl infolge einer Schädigung der von Kleinhirn, Nucleus ruber und Globus pallidus zum Thalamus ziehenden Fasern. 3. Affektive Störungen im Sinne von **Affektlabilität** und Neigung zu Zwangsweinen oder Zwangslachen, vielleicht durch Schädigung des Nucleus anterior oder seiner Verbindungen zum limbischen System. 4. **Kontralaterale Hemiparese**, die oft nur vorübergehend ausgeprägt ist und auf einer Schädigung der inneren Kapsel beruht [4].

14.3.2 Epithalamus

Zum Epithalamus gehören die Habenulae mit den Nuclei habenulares, die Commissura habenularum und die Epiphyse (Zirbeldrüse). In den Zellen der Zirbeldrüse, den Pinealozyten, wird das Hormon Melatonin synthetisiert. Melatonin ist das Hormon der Dunkelheit. Es wird nur während der Nacht gebildet. Zur Feststellung der Lichtverhältnisse arbeitet die Zirbeldrüse mit dem Nucleus suprachiasmaticus des Hypothalamus zusammen. Der Nucleus suprachiasmaticus wird über den Tractus retinothalamicus des N. opticus über die zirkadianen Lichtverhältnisse informiert. Der Nucleus suprachiasmaticus wiederum sendet Informationen zum Nucleus paraventricularis, der ebenfalls im Hypothalamus liegt. Von diesem Kern verlaufen Fasern zu den präganglionären sympathischen Neuronen in der Columna intermediolateralis des thorakalen Rückenmarks. Die Nervenfasern werden im Ganglion cervicale superius umgeschaltet und erreichen die Zirbeldrüse in Begleitung von Arterien. Die Ausschüttung von Noradrenalin aus den sympathischen Nervenendigungen stimuliert die Biosynthese von Melatonin und leitet den Schlaf ein. Bei Helligkeit wird die Melatoninsynthese unterdrückt. Mit zunehmenden Alter lagern sich Calcium- und Magnesiumsalze (Acervulus, Hirnsand) in der Zirbeldrüse ab. Ihre Funktion wird dadurch nicht beeinträchtigt.

Die Habenula ist eine wichtige Umschaltstelle im olfaktorischen System. Sie bezieht olfaktorische Afferenzen über die Stria medullaris thalami, die zu den Nuclei habenulares ziehen. Efferente Bahnen gelangen zu den vegetativen Kernen im Hirnstamm, beispielsweise zu den Nuclei salivatorii in der Rautengrube. Somit spielen die Kerne der Habenula bei der Nahrungsaufnahme eine Rolle.

14.3.3 Subthalamus

Der Subthalamus liegt unmittelbar caudal des Thalamus dorsalis. Er setzt sich aus dem Nucleus subthalamicus (Corpus Luysi) und einem Teil des Globus pallidus zusammen. Den Subthalamus durchqueren weiterhin verschiedene Faserzüge, die zum Thalamus verlaufen: Lemniscus medialis, Tractus spinothalamicus und Tractus trigeminothalamicus. Der Nucleus subthalamicus gehört zu den Basalganglien und steht mit dem Globus pallidus in enger Beziehung.

Klinik

Bei der sogenannten tiefen Hirnstimulation wird der Nucleus subthalamicus gereizt. Hierdurch lassen Symptome des **Morbus Parkinson**, vor allem der Tremor, fast vollständig nach [3].

14.3.4 Hypothalamus

Der Hypothalamus liegt unter dem Thalamus und ist von diesem durch den Sulcus hypothalamicus abgegrenzt. Er setzt sich aus der grauen Substanz in der Wand des dritten Ventrikels sowie aus dem Infundibulum der Hypophyse und den Corpora mamillaria zusammen. Durch die zu den Corpora mamillaria ziehenden Fornixsäulen wird der Hypothalamus beidseits in einen medialen und einen lateralen Abschnitt unterteilt. Durch den lateralen Abschnitt zieht das mediale Vorderhirnbündel, das sich vom Rhinencephalon bis zum Mesencephalon erstreckt. Im medialen Anteil des Hypothalamus können im Gegensatz zu seinem lateralen Anteil Kerngebiete abgegrenzt werden. Diese Kerngruppen werden in vordere, mittlere (tuberale) und hintere (mamillare) Kerne unterteilt:

- *Vordere Kerngruppe*
    - Nucleus praeopticus
    - Nucleus supraopticus
    - Nucleus anterior
    - Nucleus paraventricularis
    - Nucleus suprachiasmaticus
- *Mittlere Kerngruppe*
    - Nucleus infundibularis
    - Nucleus tuberalis
    - Nucleus dorsomedialis
    - Nucleus ventromedialis
    - Nucleus lateralis (tuberomamillaris)
- *Hintere Kerngruppe*
    - Nuclei mamillares (Nuclei supramamillaris, mamillaris und intercalatus)
    - Nucleus posterior

Zuordnung von Funktionen zu einzelnen Kerngebieten und Arealen

Der Nucleus praeopticus ist in das limbische System eingebunden. In den Neuronen des Nucleus supraopticus kann Vasopressin und Oxytocin gebildet werden. Der Kern erhält auf dem Blutweg Informationen zur Blutosmolarität. In den Neuronen des Nucleus paraventricularis wird Vasopressin, Oxytocin und der Corticotropin-releasing-factor (CRF) synthetisiert. Der Nucleus suprachiasmaticus erhält Afferenzen aus dem optischen System. Er ist an der Synchronisation zirkadianer Rhythmen beteiligt. Bekannt sind auch die Einflüsse auf die zyklische Bildung von Luliberin (LHRH) für die gonadotropen Hormone, auf die zirkadiane Produktion des Steuerhormons Corticoliberin (CRF) und auf die rhythmische Abgabe des Wachstumshormons (6,3-Stunden-Rhythmus).

In den Neuronen des Nucleus infundibularis konnte β-Endorphin, ein endogenes Opioid, nachgewiesen werden. Der Nucleus dorsomedialis bekommt über den Nucleus solitarius Afferenzen aus den Eingeweiden. Der Nucleus ventromedialis reagiert auf Reizung im Ausbreitungsgebiet des N. vagus und der Nn. splanchnici.

Der Nucleus mamillaris wölbt das Corpus mamillare hervor und ist Bestandteil des limbischen Systems. Efferenzen aus dem Nucleus posterior ziehen im Tractus longitudinalis dorsalis zu den autonomen Zentren im Hirnstamm und im Rückenmark (Nucleus accessorius nervi oculomotorii, Nucleus dorsalis nervi vagi, Nucleus intermediolateralis des Rückenmarks).

Die neuroendokrinen Neurone in der periventrikulären Zone, die keine deutlich abgrenzbaren Kerngebiete besitzen, sind Produzenten von Steuerhormonen (Releasing hormones, RH, und Release inhibiting hormones, RIH).

Durch Reizung im vorderen und lateralen Hypothalamus (präoptische Region, Nucleus anterior) können Parasympathicuseffekte erzeugt werden: Blutdrucksenkung, Verminderung der Herzaktion, Gefäßerweiterung, Hemmung der Wärmeproduktion. Ferner wird durch die Verbindung mit dem Nucleus dorsalis nervi vagi ein die Nahrungsaufnahme fördernder Einfluss ausgeübt.

Durch Reizung eines medio-kaudalen Areals, das auch den Nucleus ventromedialis einschließt, können Sympathicuseffekte hervorgerufen werden: Blutdruckerhöhung, Steigerung der Herzaktion, Gefäßkonstriktion, Steigerung der Wärmeproduktion. In diesem Bezirk ist auch ein Sättigungszentrum angeordnet.

Faserverbindungen des Hypothalamus

Der Hypothalamus ist als übergeordnete Steuereinheit vegetativer Funktionen anzusehen. Er muss Informationen aus allen Organen erhalten. Diese Nachrichten werden dem Hypothalamus über Verbindungen mit der Großhirnrinde, den Basalganglien, dem Thalamus und dem Hirnstamm zugeführt. Ein Großteil der Afferenzen nimmt den Weg über das limbische System, da hier alle neuen Ereignisse bewertet werden.

Das *mediale Vorderhirnbündel* (Fasciculus telencephalicus medialis) reicht vom Riechhirn bis zum Mittelhirn. Absteigende Fasern kommen vom Bulbus olfactorius, vom Tuberculum olfactorium, von der Septumregion, vom Nucleus caudatus und vom Corpus amygdaloideum. Die Fasern ziehen zum Nucleus tuberomamillaris des lateralen Hypothalamus, zum Mittelhirn und zur Formatio reticularis des Hirnstamms. Hierbei können die parasympathischen Kerne von Hirnnerven beeinflusst werden.

Die Fasern der *Stria terminalis* verbinden das Corpus amygdaloideum (Mandelkern) mit der medialen Zone des Hypothalamus. Hierdurch wird der Hypothalamus in das limbische System integriert.

Der *Fasciculus longitudinalis dorsalis* (Schütz-Bündel) zieht von der periventrikulären Zone des Hypothalamus bis ins Rückenmark und stellt die wichtigste efferente Bahn des Hypothalamus dar. Die auf- und absteigenden Bahnen werden im zentralen Grau des Mittelhirns oder im Nucleus tegmentalis dorsalis (Gudden), ebenfalls im Mittelhirn gelegen, umgeschaltet. Direkte Efferenzen führen zu den vegetativen Anteilen der Hirnnerven sowie zum Nucleus intermediolateralis. Die intermediolaterale Zellgruppe des Rückenmarks stellt das Ursprungsgebiet des „peripheren Sympathicus" dar.

Der *Fasciculus mamillothalamicus* (Vicq d'Azyr) führt Fasern vom Corpus mamillare zum Nucleus anterior des Thalamus. Der *Fornix* verbindet Hippocampus und Corpus mamillare. Der *Fasciculus mamillotegmentalis* (Gudden) verbindet das Corpus mamillare mit den Haubenkernen, den Nuclei tegmentalis dorsalis und ventralis im Mittelhirn. Von dort bestehen Verbindungen zur Formatio reticularis und zu den motorischen Hirnnervenkernen.

14.3.5 Hypophyse

Die Hypophyse (Hirnanhangsdrüse) ist eine zentrale Steuereinheit der hormonalen Regelung. Von ihr werden fast alle anderen hormonalen Organe beeinflusst (Abb. 14.14). Die kontrollierten Organe geben Rückmeldungen. Die Hypophyse ist ein bohnenförmiges Gebilde von ca. 500 mg Gewicht und liegt in der Sella turcica (Türkensattel) des Keilbeinkörpers. Mit dem Boden des dritten Ventrikels ist sie durch einen Stiel, Infundibulum, verbunden. Die beiden Lappen der Hypophyse haben eine unterschiedliche embryologische Herkunft.

Der Hypophysenhinterlappen, die Neurohypophyse, entwickelt sich aus dem oben besprochenen Zwischenhirn. Die Axone der Nuclei supraopticus und paraventricularis ziehen in den Hypophysenhinterlappen. In den Axonen der beiden Kerne werden die Hormone Vasopressin (Adiuretin) und Oxytocin gespeichert und bei Bedarf ins Blut abgegeben. Vasopression ist für die Wasserrückresorption im distalen Tubulus der Niere zuständig. Oxytocin bewirkt eine Kontraktion glatter Muskelfasern. Die Funktion von Oxtocin wird darüber hinaus im Zusammenhang mit dem Empfinden von Glück und Befriedigung gesehen.

Der Hypophysenvorderlappen, die Adenohypophyse, entwickelt sich aus der Rathke'schen Tasche des embryonalen Rachendaches. Die paraventrikulären Zellen des Hypothalamus produzieren Steuerhormone (Releasing factors), die wiederum die

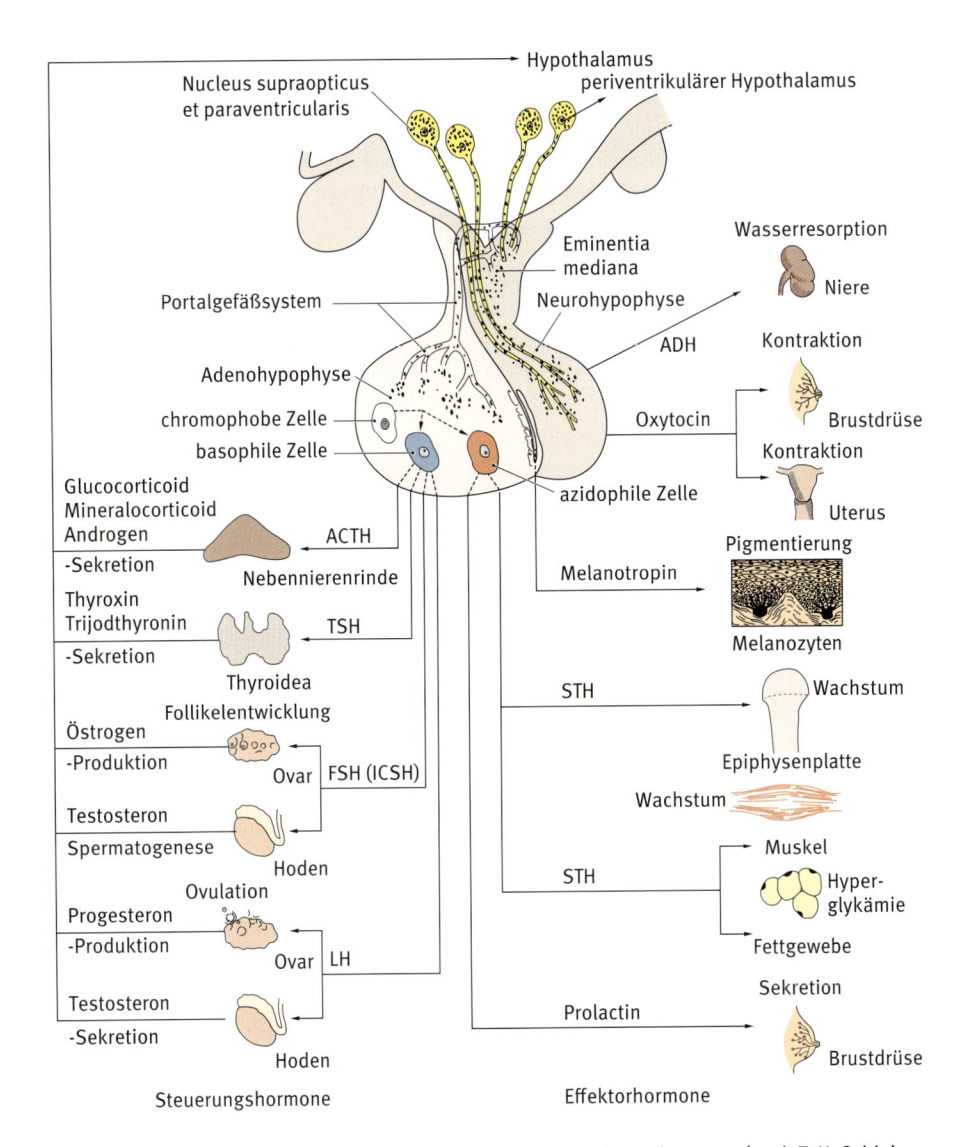

Abb. 14.14: Die physiologische Wirkung verschiedener Hypophysenhormone (nach T. H. Schiebler/W. Schmidt, 1991). Die Hormone des Hypothalamus und der Hypophyse sind ihrer chemischen Natur nach Peptide, während die Hormone der Gonaden und der Nebennierenrinde Steroide sind.

Hormonbildung in den Zellen der Adenohypophyse beeinflussen. Die Steuerhormone gelangen über ein doppeltes Kapillarsystem, vergleichbar dem Portalvenensystem der Leber, zu den Zellen des Hypophysenvorderlappens. Folgende *Steuerhormone* sind bekannt:
- Somatoliberin (Growth hormone-releasing factor, GH-RF) mit Wirkung auf das Wachstumshormon STH.

- Prolactin releasing factor (PRF) mit Wirkung auf Prolaktin als ein die Brustdrüse stimulierendes Hormon.
- Folliberin (FSH-RF) mit Wirkung auf das Follikel stimulierende Hormon FSH.
- Luliberin (LH-RF) mit Wirkung auf das luteinisierende Hormone LH.
- Corticoliberin (Corticotopin releasing factor, CRF) mit Wirkung auf das die Nebennierenrinde stimulierende Hormon ACTH.
- Thyroliberin (TRH) mit Wirkung auf das die Schilddrüse stimulierende Hormon TSH.

Für das Wachstumshormon ist auch ein im Hypothalamus gebildeter Release inhibiting factor (Somatotropin release-inhibiting hormone, SRIH, Somatostatin) bekannt. Die von den peripheren Drüsen, beispielsweise der Schilddrüse, freigesetzten Hormone beeinflussen wiederum die hypothalamischen Kerngebiete und die Drüsenzellen der Adenohypophyse im Sinne einer negativen Rückkopplung. Die Zellen der Adenohypophyse können färberisch in azidophile, basophile und chromophobe Zellen untergliedert werden:

Azidophile Zellen
- Zellen, die Wachstumshormon, STH (Somatotropes Hormon), produzieren.
- Zellen, die Prolaktin produzieren.

Basophile Zellen
- Zellen, die Follikel stimulierendes Hormon, FSH, produzieren. Bei der Frau ist dieses Hormon für die Follikelreifung, beim Man für die Spermatogenese zuständig.
- Zellen, die luteinisierendes Hormon, LH, produzieren. Es bewirkt die Ovulation und die Luteinisierung des Follikels. Beim Mann ist dieses Hormon unter dem Namen ICSH (Interstitial cell stimulating hormone) bekannt. Es stimuliert die Leydig'schen Zwischenzellen des Hodens zur Synthese von Testosteron.
- Zellen, die adrenocorticotropes Hormone, ACTH, produzieren. ACTH stimuliert die Zellen der Zona fasciculata der Nebennierenrinde zur Bildung von Cortisol.
- Zellen, die Hormone mit Wirkung auf die Schilddrüse, TSH (Thyroidea stimulating hormone), produzieren.

Chromophobe Zellen
- Diese kaum anfärbbaren Zellen entsprechen wahrscheinlich hormonentleerten Zellen. Möglicherweise verbergen sich unter ihnen auch undifferenzierte Stammzellen.

Klinik

Ein **Hypophysentumor**, der das Chiasma opticum der Sehbahn beeinträchtigt, führt zu einer **bitemporalen Hemianopsie**. Die im Chiasma opticum kreuzenden Fasern der Sehbahn stammen von den nasalen Netzhauthälften, die wiederum die temporalen Gesichtsfelder repräsentieren. Bei der bitemporalen Hemianopsie ist das Gesichtsfeld beidseits von außen (temporal) tunnelförmig eingeschränkt. Der häufigste Tumor des Hypophysenvorderlappens geht von den azidophilen, Prolaktin produzierenden Zellen aus und wird **Prolaktinom** genannt. Bei der Frau führt dieser Tumor zu einer sekundären Amenorrhoe, beim Mann zu Impotenz und Gynäkomastie [3].

Weiterhin sind Wachstumshormon produzierende Adenome bekannt. Infolge der Überproduktion von Wachstumshormon tritt eine **Akromegalie** auf. Es fällt ein gesteigertes Wachstum der Akren (Hände, Füße) auf. Des Weiteren kommt es zu einer Vergrößerung der Gesichtszüge.

ACTH produzierende Adenome führen zum **Cushing-Syndrom**. Derartige Patienten sind durch eine Stammfettsucht und durch ein Vollmondgesicht gekennzeichnet. Hinzu treten Hypertonie und Diabetes mellitus.

14.4 Das Mittelhirn (Mesencephalon)

Als einziger Hirnteil erfährt das Mesencephalon (Mittelhirn) bei seiner Entwicklung keine weitere Gliederung mehr und bleibt der kleinste Hirnabschnitt. Es wird vom Aquaeductus mesencephali (Sylvii), der eine Verbindung zwischen dem dritten und vierten Ventrikel herstellt, durchzogen. Das Mittelhirn wird in das *Tectum (Dach)* mit der Lamina quadrigemina (Vierhügelplatte), das *Tegmentum (Haube)* und die *Crura cerebri (Hirnschenkel)* gegliedert (Abb. 14.15). Der Aquaeductus mesencephali liegt an der Grenze zwischen Tectum und Tegmentum. Die Crura cerebri werden durch die Substantia nigra vom Tegmentum getrennt. Im Mittelhirn liegen sehr viele Kerngebiete, Areale sowie afferente und efferente Bahnen auf engem Raum zusammen. Bei einer Schädigung des Mittelhirns durch einen Unfall oder einen Infarkt ist daher mit schwerwiegenden Störungen zu rechnen. Hierbei können tiefe Bewusstlosigkeit sowie der Ausfall motorischer und sensibler Bahnen im Vordergrund stehen.

14.4.1 Tectum

Die Colliculi craniales, obere Zweihügel, bestehen aus 7 Schichten und sind über Bindearme mit dem Corpus geniculatum laterale des Zwischenhirns verbunden. Sie erhalten Afferenzen aus dem N. opticus. Die efferente Bahn wird Tractus tectospinalis genannt und vermittelt reflektorische Bewegungen auf Lichtreize. Der Tractus tectospinalis kreuzt im Mittelhirn in der dorsalen Haubenkreuzung (Meynert'sche Haubenkreuzung).

Die Colliculi caudales, untere Zweihügel, sind über Bindearme mit dem Corpus geniculatum mediale verbunden. Sie erhalten Afferenzen aus der Hörbahn. Die Effe-

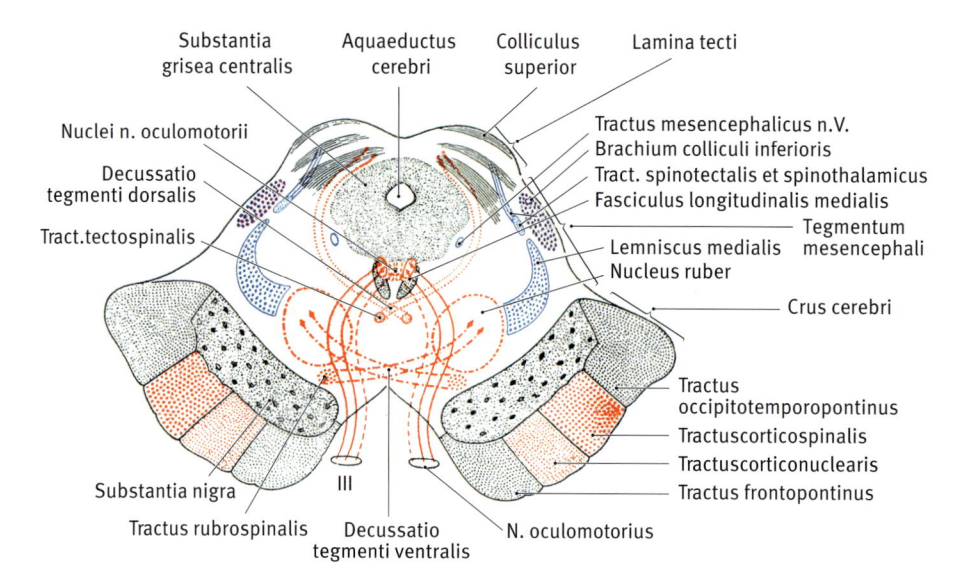

Abb. 14.15: Querschnitt durch das Mesencephalon in Höhe der Colliculi superiores.

renzen werden dem Tractus tectospinalis zugeleitet. Im Sinne einer akustischen Reflexbahn werden hier Körperbewegungen auf akustische Reize eingeleitet.

14.4.2 Tegmentum

Das Tegmentum enthält zahlreiche Kerne, Kerngebiete und Areale. Der *Nucleus mesencephalicus nervi trigemini* erhält über Propriorezeptoren, die Muskelspindeln, Informationen über Längen- und Spannungsänderungen der Kaumuskeln. Die Impulse gelangen von dort in den Nucleus motorius nervi trigemini. Über diesen monosynaptischen Reflexbogen werden die Bewegungen des Unterkiefers gesteuert. Des Weiteren erhält der Nucleus mesencephalicus nervi trigemini Informationen über den Kaudruck aus den Rezeptoren des Desmodonts (Ruffinische Körperchen, Lamellenkörperchen). Diese Impulse werden an den Nucleus sensorius nervi trigemini weitergegeben und erreichen nach Umschaltung ebenfalls den Nucleus motorius n. trigemini. Über diesen polysynaptischen Reflexbogen wird die Kaukraft beim Abbeißen und die Tastkontrolle beim Kauen kontrolliert. Es können selbst feinste Okklusionshindernisse beim Kauen aufgespürt werden.

Zum *Nucleus nervi oculomotorii* des III. Hirnnerven gehört der *paarige Nucleus accessorius (Edinger-Westphal-Kern* und der *unpaare Zentralkern (Perlia-Kern)*. Der Oculomotoriuskern liegt in Höhe der Colliculi craniales. Aus dem Nucleus nervi oculomotorii des III. Hirnnerven geht der N. oculomotorius hervor, der alle äußeren Augenmuskeln mit Ausnahme des M. rectus lateralis und des M. obliquus superior innerviert. Lichtreize gelangen über die Netzhaut zur Sehrinde und von dort zur Area praetectalis. Die Area praetectalis leitet die Impulse weiter zum Perlia-Kern. Fasern des Perlia-Kerns projizieren zu den Kerngebieten der Mm. recti mediales und leiten die Konvergenzbewegung der Augen bei der Akkommodation ein. Ein anderer Teil der Fasern gelangt zu den Edinger-Westphal-Kernen, wo parasympathische Fasern des N. oculumotorius ihren Ursprung nehmen. Von hier aus wird das Ganglion ciliare, in dem die parasympathischen Fasern des N. oculomotorius umgeschaltet werden, angesteuert. Nach Umschaltung sind diese Fasern für die Akkommodation (Einstellung der Linse auf die Nähe durch den M. ciliaris) sowie die Pupillenverengung (Miosis durch Kontraktion des M. sphincter pupillae) zuständig. Der *Nucleus nervi trochlearis* des IV. Hirnnerven liegt in Höhe der Colliculi caudales. Er ist allein für die Innervation des M. obliquus superior zuständig. Seine Fasern kreuzen zur Gegenseite und treten unmittelbar unter den kaudalen Zweihügeln aus.

Die in den Hinterstrangbahnen (Tractus spinobulbares) geleitete epikritische Sensibilität kreuzt zur Gegenseite und verläuft weiter im *Lemniscus medialis*. Die Tractus spinothalamici, welche die protopathische Sensibilität leiten, schließen sich lateral an den Lemniscus medialis an. Die Hörbahn verläuft im *Lemniscus lateralis* zu den Colliculi inferiores. Auch die Hörbahn schließt sich als Lemniscus lateralis lateral an den Lemniscus medialis an.

Die *Formatio reticularis* besteht aus aszendierenden und deszendierenden Anteilen. Die aszendierenden Anteile erhalten Zuflüsse aus verschiedenen sensiblen Bahnen, aus dem Hör- und Gleichgewichtssystem sowie aus dem optischen und olfaktorischen System. Dieser Teil der Formatio reticularis ist für den *Zustand des Bewusstseins* und für den *Wach-Schlaf-Rhythmus* verantwortlich (aszendierendes retikuläres aktivierendes System). Der deszendierende Anteil der Formatio reticularis nimmt seinen Ausgang in Kerngebieten, die einen aktivierenden oder hemmenden Einfluss auf die Motoneurone des Rückenmarks ausüben. Diese Kerngebiete werden wiederum von der Großhirnrinde, von den Basalganglien und vom Kleinhirn beeinflusst. Hierbei verlaufen die aktivierenden Impulse über den Tractus reticulospinalis ventralis und den Tractus vestibulospinalis, die hemmenden Impulse über den Tractus reticulospinalis lateralis zum Rückenmark. Die Formatio reticularis spielt daher auch eine Rolle für den Muskeltonus beim Gehen und Stehen sowie für die Aufrechterhaltung des Gleichgewichts.

Der *Nucleus ruber* stellt eine zentrale Schaltstelle im extrapyramidalmotorischen System dar. Der Kern ist mit dem Globus pallidus, dem Cortex und dem Kleinhirn verbunden. Er steuert den Muskeltonus und die Körperhaltung. Efferenzen des Nucleus ruber kreuzen in der ventralen Haubenkreuzung (Forel'sche Kreuzung) und ziehen als Tractus rubrospinalis (Monakow'sches Bündel) bis ins untere Halsmark. Bei Störungen im Nucleus ruber kommt es zu Ruhetremor und choreatisch-athetotischen Bewegungen. Des Weiteren ist der Muskeltonus gestört. Die *Substantia nigra* ist durch ihren Eisengehalt schwarz gefärbt. Sie ist im extrapyramidalmotorischen System an unwillkürlichen Mitbewegungen beteiligt. Die Substantia nigra ist mit dem Striatum gegenläufig im Sinne eines Rückmeldekreises durch die Fibrae nigrostriatales (dopaminerge, efferente Fasern) und die Fibrae strionigrales (afferente Fasern) verbunden. Bei einer Schädigung der Substantia nigra kommt es zum Parkinsonismus mit folgenden Symptomen: Ruhetremor, Muskelstarre, Mangel an Mitbewegungen, Maskengesicht.

Das *Griseum centrale mesencephali (zentrales Höhlengrau)* besteht aus Nervenzellen, die sich um den Aquaeductus mesencephali herum angeordnet haben. Dieses Gebiet steht mit dem Verlauf der Schmerzbahn und mit der Wahrnehmung von Schmerz in Verbindung.

Der *Nucleus interstitialis (Cajal)* und der *Nucleus Darkschewitsch* sind innerhalb der Formatio reticularis in vertikale und horizontale rotatorische Blickbewegungen einbezogen. Der *Fasciculus longitudinalis medialis* verbindet die Kerne der Augenmuskeln miteinander und ist für konjugierte Blickbewegungen zuständig. Der Gleichgewichtsapparat mit den Nuclei vestibulares ist ebenfalls an den Tractus longitudinalis medialis angeschlossen. Bei Reizung des Gleichgewichtsorgans in den Bogengängen, beispielsweise durch Drehungen auf einem Drehstuhl, resultiert ein rhythmisches Zucken der Augäpfel, das als *Nystagmus* bezeichnet wird.

Im *Nucleus tegmentalis dorsalis (Gudden)* wird der Fasciculus longitudinalis dorsalis (Schütz-Bündel) als wichtigste efferente Bahn des Hypothalamus umgeschaltet.

Der *Nucleus interpeduncularis* liegt in der Medianebene am Boden des Tegmentum; er ist dem limbischen System zuzurechnen.

14.4.3 Crura cerebri

In den Hirnschenkeln verlaufen efferente Bahnen mit kortikospinalen, kortikonukleären und kortikopontinen Fasern. Die kortikospinalen und kortikonukleären Bahnen liegen im Zentrum der Hirnschenkel. Sie werden von den kortikopontinen Bahnen flankiert:

Der *Tractus corticospinalis* ist für die willkürlichen Motorik (Pyramidenbahn) zuständig und verläuft abwärts zum Rückenmark. Der *Tractus corticonuclearis* dient der willkürlichen Innervation der motorischen Hirnnervenkerne im Hirnstamm. Die *Tractus corticopontini* (Tractus frontopontinus und occipito-temporopontinus) kommen von der Rinde des Stirn-, Hinterhaupts- und Schläfenlappens und verlaufen zu den Kernen der Brücke. Hier erfolgt die Umschaltung auf die Tractus pontocerebellares, die unter Kreuzung zur Gegenseite ins Kleinhirn projizieren. Hierbei zieht der Tractus frontopontinus durch das Crus anterius der Capsula interna, der Tractus occipitotemporo-pontinus durch das Crus posterius.

Klinik

Bei raumfordernden Prozessen, supra- wie infratentoriell, kann es, sei es durch einen Tumor, eine Blutung oder ein akutes Hirnödem zu einer **Einklemmung des Mittelhirns** im Tentoriumschlitz kommen.

Hierbei werden zunächst die parasympathischen Anteile des N. oculomotorius in Mitleidenschaft gezogen. Nach vorübergehender und zunächst einseitiger Miosis kommt es schließlich beiderseits zu weiten, lichtstarren Pupillen. Dies stellt ein ungünstiges Zeichen dar. Durch zunehmenden Hirndruck und weitere Einklemmung infolge der Aquaeduktstenose und Blockierung des Subarachnoidalraumes im Tentoriumschlitz kommt es dann zur Bewusstlosigkeit, zu Augenmuskellähmungen, zunächst zu ipsilateraler Hemiplegie, danach zur Tetraparese und zu Streckkrämpfen [4].

14.5 Das Rhombencephalon

Unter dem Begriff Rhombencephalon werden Brücke (Pons), Kleinhirn (Cerebellum) und verlängertes Merk (Medulla oblongata) zusammengefasst (Abb. 14.16). Brücke und Kleinhirn wiederum werden auch als Metencephalon bezeichnet.

14.5.1 Pons

Die Brücke enthält unter anderem verschiedene Kerngebiete (Nuclei pontis). Diese Kerne stellen Schaltstationen der Bahnen, welche Großhirn und Kleinhirn miteinander verbinden, dar (Abb. 14.17). An der Brücke unterscheidet man die *Pars basilaris (Brückenfuß)* und das *Tegmentum pontis (Brückenhaube)*.

14.5.1.1 Pars basilaris

Der Brückenfuß stellt einen queren Wulst dar, der in Höhe der Nuclei faciales et trigemini in die mittleren Kleinhirnstiele, Pedunculi cerebellares medii, übergeht. Die Pyramidenbahn, als efferente Bahn für willkürliche Bewegungen, verläuft durch den Brückenfuß. Alle Erregungen, die von der Hirnrinde ausgehend, Willkürbewegungen auslösen, werden über die Brückenkerne in Kopie an das Kleinhirn weitergegeben. Von dort werden sie der Hirnrinde erneut zugeführt. Hierdurch werden die Willkürbewegungen präzisiert.

Klinik

Beim **Syndrom des kaudalen Brückenfußes**, hervorgerufen durch einen Verschluss von Ästen der A. basilaris oder durch einen Tumor, stehen eine ipsilaterale Abducens- und Facialislähmung, eine kontralaterale Hemiplegie und Analgesie sowie Thermanästhesie im Vordergrund. Ferner ist der Berührungs-, Lage- und Vibrationssinn herabgesetzt [3].

14.5.1.2 Tegmentum pontis

Der kraniale Teil der Brückenhaube enthält die *Nuclei motorius und principalis nervi trigemini*. Der Nucleus principalis nervi trigemini ist für die epikritische Sensibilität

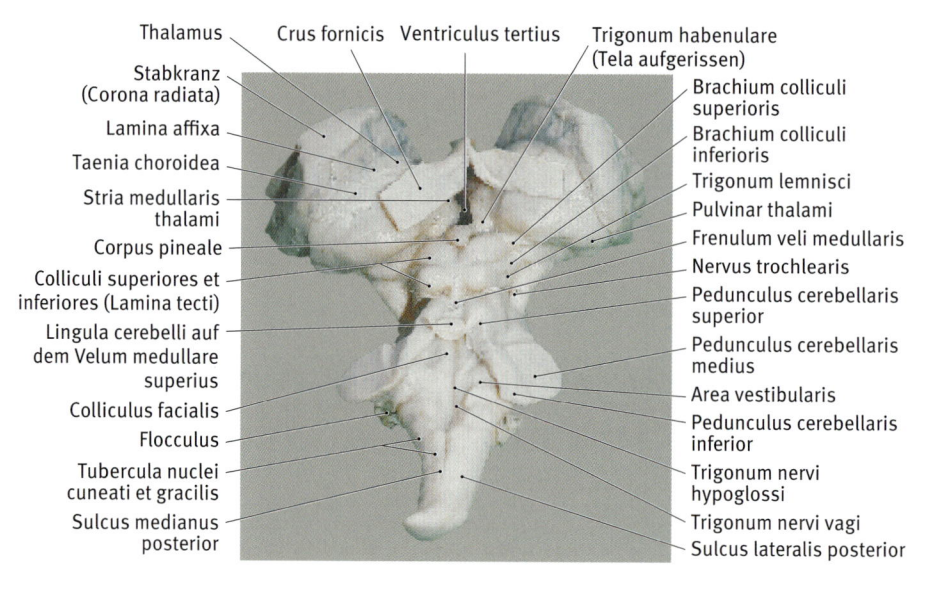

Abb. 14.16: Diencephalon, Mesencephalon und Rhombencephalon nach Entfernung des Kleinhirns von dorsal gesehen; die Rautengrube liegt frei.

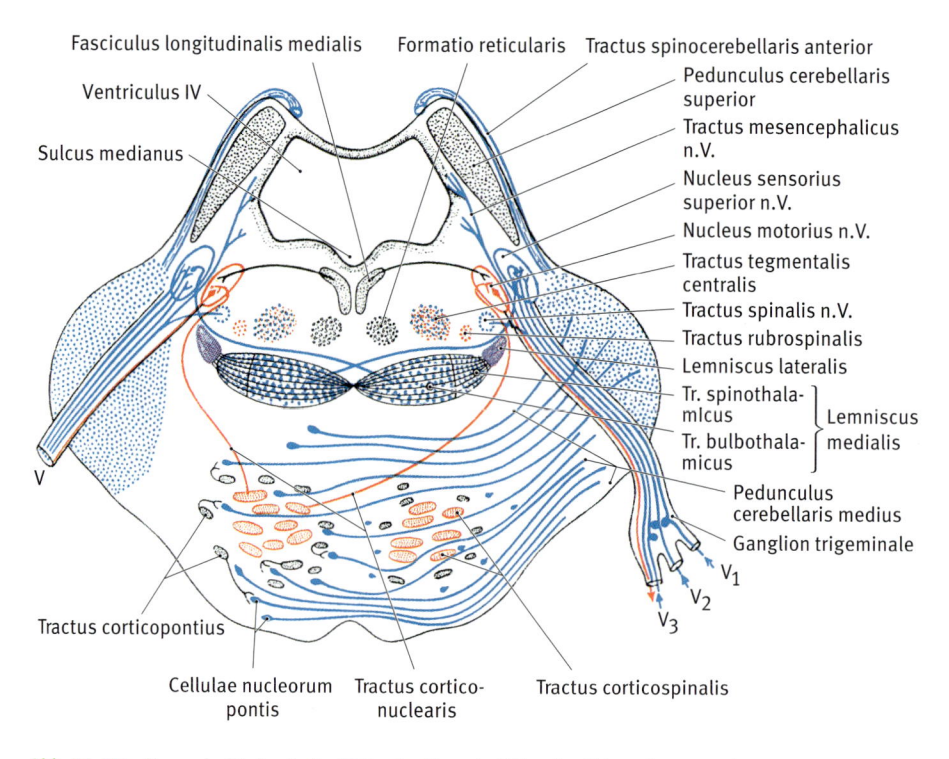

Abb. 14.17: Querschnitt durch die Mitte des Pons in Höhe des Trigeminusaustritts.

im Gesichtsbereich zuständig. Der *Locus caeruleus* stellt einen wesentlichen Teil des zentralen katecholaminergen Systems dar. In oberen Teil des Tegmentum pontis ist auch das *pontine Miktionszentrum* untergebracht, welches bei Blasenfüllung über aufsteigende spinoretikuläre Fasern informiert wird [10]. Es hemmt über absteigende retikulospinale Fasern den Kontinenzreflex und stimuliert den sakralen Parasympathicus. Dadurch kommt es zur Miktion. Der Pedunculus cerebellaris superior (Brachium conjunctivum, oberer Kleinhirnstiel) stellt eine weitere Verbindung zwischen Brücke und Kleinhirn her.

Klinik

Beim **Syndrom der oralen Brückenhaube**, hervorgerufen durch einen Verschluss von Ästen der A. basilaris sowie der A. cerebelli superior beherrschen eine ipsilaterale Sensibilitätsstörung im Gesicht (Unterbrechung aller Trigeminusfasern), sowie eine Lähmung der Kaumuskulatur (motorischer Trigeminuskern), Hemiataxie, Intentionstremor und Adiadochokinese (Pedunculus cerebellaris superior) das klinische Erscheinungsbild.

Der kaudale Teil der Brückenhaube enthält ebenfalls wichtige Kerne und Bahnen. Im *Lemniscus medialis* verlaufen die Hinterstrangbahnen, welche die epikritische Sensibilität leiten. Lateral schließt sich der Tractus spinothalamicus, eine Leitungsbahn der protopathischen Sensibilität, und der Lemniscus lateralis, in dem die Hörbahn verläuft, an. Das *Corpus trapezoideum* geht aus den Nuclei cochleares hervor und führt Hörimpulse zu den Colliculi inferiores des Mittelhirns. Im *Corpus trapezoideum* findet die Hauptkreuzung der Hörbahnfasern statt. Wichtige Kerngebiete umfassen den *Abducens- und Facialiskern*, von denen jeweils der VI. und der VII. Hirnnerv ausgehen. Des Weiteren sind die *Nuclei vestibulares superior (Bechterew) und lateralis (Deiters)* zu erwähnen. Vom Deiters'schen Kern geht der Tractus vestibulospinalis aus. Der *Nucleus spinalis nervi trigemini* ist für die protopathische Sensibilität im Gesichtsbereich zuständig.

Klinik

Das **Syndrom der kaudalen Brückenhaube**, hervorgerufen durch einen Verschluss von Ästen der A. basilaris, ist durch eine ipsilaterale nukleäre Abducens- und Facialisparese, Nystagmus (Fasciculus longitudinalis medialis), ipsilaterale Hemiataxie (Pedunculus cerebellaris medialis), kontralaterale Analgesie und Thermanästhesie (Tractus spinothalamicus lateralis) und Störung der Lage- und Vibrationsempfindung sowie Hypästhesie (Lemniscus medialis) gekennzeichnet [3].

Topographie

Es ist zu beachten, dass das Tegmentum pontis als dorsale Seite der Brücke zugleich die obere Hälfte der Rautengrube (Fossa rhomboidea) bildet.

14.5.2 Medulla oblongata

Die Medulla oblongata reicht ventral von den Wurzelbündeln des ersten Halsnerven bis zum Unterrand der Brücke. Dorsal reicht sie bis zu den Striae medullares (Picolomini). Sie ist die Fortsetzung der Rückenmarks und hat daher einen ähnlichen Aufbau (Abb. 14.18). An der Ventralseite der Medulla oblongata fallen die beiden Pyramiden mit der Decussatio pyramidum und lateral davon die beiden unteren Oliven auf. Die Pyramide ist eine Vorbuckelung der Pyramidenbahn als der Hauptbahn der willkürlichen Motorik. Ihre Fasern kreuzen in der Decussatio pyramidum auf die Gegenseite. Die Olive wird durch den Olivenkern gebildet, der im Querschnitt als feines, gefaltetes graues Blatt zu erkennen ist. Die Olive ist in die Überwachung der extrapyramidalen Motorik eingeschaltet. Die Pyramiden werden durch den Sulcus medianus getrennt. Zwischen Pyramide und Olive liegt der Sulcus ventrolateralis. Auf der Dorsalseite treten ebenfalls auf jeder Seite zwei Anschwellungen hervor. Nahe der Mitte liegt das Tuberculum gracile (Ende des Goll'schen Stranges der sensiblen aufsteigenden Hinterstrangbahnen), lateral daneben das Tuberculum cuneatum (Ende des Burdach'schen Stranges der sensiblen aufsteigenden Hinterstrangbahnen). Zwischen den beiden Tubercula gracilia liegt der Sulcus medianus dorsalis. Tuberculum gracile und cuneatum werden durch den Sulcus intermedius dorsalis getrennt. Lateral des Burdach'schen Stranges findet man den Sulcus dorsolateralis.

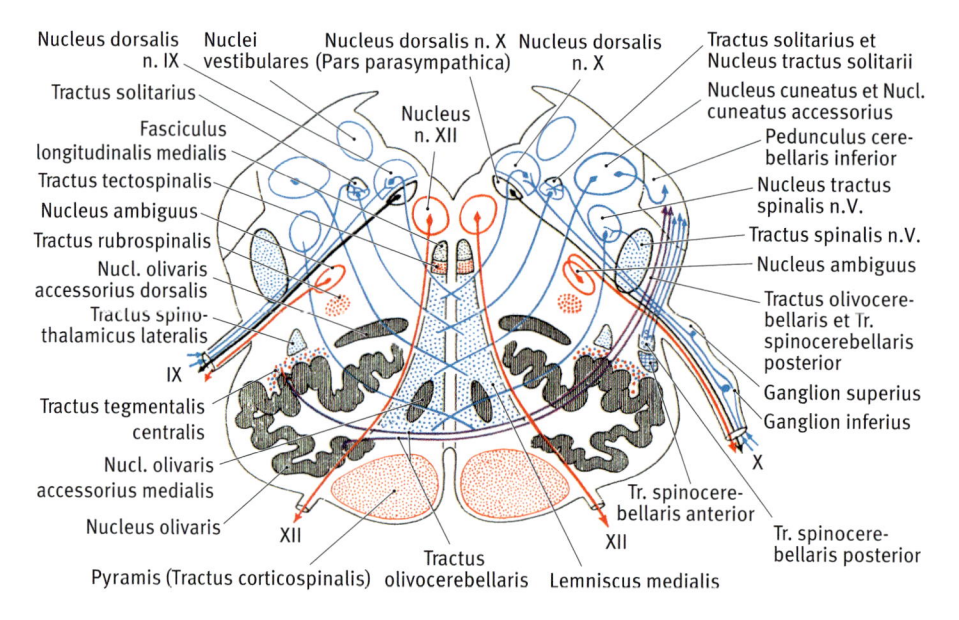

Abb. 14.18: Querschnitt durch das Myelencephalon (Medulla oblongata) in Höhe der Olive und des Austritts der Nn. glossopharyngeus et vagus.

Die Medulla oblongata wird von allen sensiblen und motorischen Bahnen, die zu höheren Hirnteilen ziehen oder von solchen herkommen, durchquert. Die meisten der langen Bahnen (Tractus) kreuzen dabei auf die Gegenseite. Weiterhin befinden sich hier die Hirnnervenkerne der Hirnnerven VII–XII sowie parasympathische Kerne für die Tränen- und Speichelsekretion. Die parasympathischen Fasern des N. vagus verlaufen zum Herz, zum Atemtrakt und zum Darm. Darüber hinaus enthält die Medulla oblongata ein Atem- und Kreislaufzentrum. Schließlich integriert die Formatio reticularis den Ablauf wichtiger Schutzreflexe, beispielsweise des Niesreflexes.

Kraniale Hälfte der Medulla oblongata

Die kraniale Hälfte der Medulla oblongata enthält zahlreiche Kerngebiete. Die *Nuclei cochleares ventralis und dorsalis* dienen als Umschaltstationen der Hörbahn. Die vom Nucleus cochlearis ventralis ausgehenden Fasern bilden das Corpus trapezoideum. Die *Nuclei vestibulares inferior (Roller) und medialis (Schwalbe)* sind in das Gleichgewichtssystem eingebunden. Beide Kerne empfangen Informationen über die Stellung des Kopfes aus den Bogengängen des Innenohrs sowie über Linearbewegungen des Körpers aus den Maculae von Utriculus (vor / zurück) und Sacculus (auf / ab).

Der *Nucleus solitarius* wird in eine rostrale Pars gustatoria und eine kaudale Pars cardiorespiratoria unterteilt. In der Pars gustatoria werden spezielle viszeroafferente Geschmacksfasern aus den Hirnnerven VII, IX und X umgeschaltet. Die Pars cardiorespiratoria erhält Informationen über allgemeine viszeroafferente Fasern aus der Zunge, der Tuba auditiva (N. VII), der Mittelohrschleimhaut, dem Rachen, der Speiseröhre (N. IX), den Atemwegen sowie aus dem Herzen (N. X). Der Nucleus solitarius reicht bis in die untere Hälfte der Medulla oblongata.

Aus dem *Nucleus ambiguus* gehen willkürmotorische Fasern der Nn. glossopharyngeus und vagus hervor. Hierbei innervieren die Fasern des N. glossopharyngeus die Rachenmuskulatur, die Fasern des N. vagus die Kehlkopfmuskulatur. Der Nucleus ambiguus dehnt sich bis in die untere Hälfte der Medulla oblongata aus. Der *Nucleus dorsalis nervi vagi* entlässt viszeromotorische präganglionäre Fasern für die Peristaltik des Magen-Darmtrakts. Diese Fasern, welche den größten Faseranteil im N. vagus bilden, ziehen zu den vegetativen Ganglien im Brust- und Bauchraum. Aus den Ganglien gehen nach Umschaltung postganglionäre Fasern für die Eingeweideinnervation hervor.

Kaudale Hälfte der Medulla oblongata

In der kaudalen Hälfte der Medulla oblongata sind ebenfalls zahlreiche Kerne, Areale und Bahnen untergebracht. Weiterhin öffnet sich hier der Zentralkanal des Rückenmarks in den IV. Ventrikel. Die Fasern der *Pyramidenbahn*, der wichtigsten Bahn der Willkürmotorik, kreuzen an der Ventralseite der Medulla oblongata kaudal der Pyramiden.

Die *untere Olive* springt als Erhebung lateral von den Pyramiden hervor. Der Nucleus olivaris principalis stellt in Querschnitten durch die Medulla oblongata ein gefaltetes Band von der Gestalt eines Sackes, der sich dorsomedial in einer Bucht öffnet, dar. Der Kern entwickelt sich in Zusammenhang mit der Ausbildung des Neocerebellums. Er ist beim Menschen stark ausgebildet und spielt für die Koordination von Präzisionsbewegungen eine Rolle [11]. Die Nuclei olivares accessorii posterior und medialis sind phylogenetisch älter als der Hauptkern. Sie stehen mit dem Archicerebellum in Verbindung und dienen der Aufrechterhaltung des Gleichgewichts. Ihre Hauptafferenzen erhält die untere Olive über den Tractus tegmentalis centralis vom Nucleus ruber des Mittelhirns. Sie bekommt aber auch Zuflüsse vom Striatum und von der Hirnrinde. Die reziproken Verbindungen zwischen unterer Olive und Kleinhirn (Tractus olivocerebellaris und Fibrae cerebelloolivares) bilden einen Hauptbestandteil des unteren Kleinhirnstiels (Pedunculus cerebellaris inferior).

An der Dorsalseite der Medulla oblongata bilden die *Nuclei gracilis und cuneatus* deutliche Vorwölbungen. Beide Kerne sind Umschaltstationen für die Hinterstrangbahnen, welche die epikritische Sensibilität zum Kortex leiten. Weitere Kerngebiete umfassen den *Nucleus nervi hypoglossi*, der Fasern für den rein motorischen XII. Hirnnerv entlässt sowie den *Nucleus spinalis nervi trigemini*, der für die protopathische Sensibilität im Gesichtsbereich zuständig ist. Der Nucleus spinalis nervi trigemini erstreckt sich bis ins Halsmark.

Die *Formatio reticularis* wird als ein Netzwerk von Neuronen beschrieben und ist am Aufbau wichtiger Zentren und Reflexe beteiligt. Ein Kreislauf- und Atemzentrum stehen in Verbindung mit den aus dem Ramus sinus carotici (N. IX) eintreffenden Informationen. Diese Afferenzen stammen aus Pressorezeptoren im Sinus caroticus (Blutdruck) und aus Chemorezeptoren (Erhöhung des arteriellen pCO2, Erniedrigung der arteriellen pO2) im Glomus caroticum. Des Weiteren sind in der kaudalen Medulla oblongata ein Brechzentrum sowie Zentren für Schlucken, Husten und Niesen untergebracht.

Klinik

Das dorsolaterale Medulla-oblongata-Syndrom, auch **Wallenberg-Syndrom** genannt, wird durch einen Verschluss oder eine Embolie im Bereich der A. cerebelli inferior posterior oder der A. vertebralis hervorgerufen. Es beginnt mit plötzlichem Schwindel. Es folgen Nystagmus (Nucleus vestibularis inferior und Pedunculus cerebellaris inferior), Übelkeit und Erbrechen (Area postrema), Dysarthrie und Dysphonie (Nucleus ambiguus) sowie Singultus [3].

14.5.3 Fossa rhomboidea

Als Fossa rhomboidea (Rautengrube) bezeichnet man den Boden des IV. Ventrikels. Die Grube hat die Form einer Raute mit folgenden Begrenzungen: Das Velum medullare des Kleinhirns bildet die obere Begrenzung, die Pedunculi cerebellares inferiores (Corpora restiformia) bilden die untere Begrenzung. Die lateralen Ecken werden von dem Pedunculi cerebellares medii eingenommen. Die Striae medullares unterteilen die Rautengrube in eine obere und untere Hälfte.

> **Topographie**
> Es ist zu beachten, dass die obere Hälfte der Rautengrube zur Dorsalfläche der Brücke (Tegmentum pontis) gehört. Die untere Hälfte wird vom kranialen Teil der Medulla oblongata gebildet.

Im Boden der oberen Hälfte der Rautengrube liegt der Colliculus nervi facialis. Hier verläuft der N. facialis in einem Bogen um den Kern des N. abducens herum (inneres Facialisknie). In den lateralen Ecken der Rautengrube findet man die beiden Cochleariskerne und in der Area vestibularis die 4 Vestibulariskerne. Im Boden der unteren Hälfte der Rautengrube liegen die Nuclei salivatorii sowie lateral der Nucleus spinalis nervi trigemini. Nach der Mitte hin anschließend findet man den Nucleus solitarius und den Nucleus ambiguus. Diese beiden Kerngebiete erreichen auch die obere Hälfte der Rautengrube. Die kaudale Ecke beherbergt den Nucleus nervi hypoglossi.

14.5.4 Cerebellum

Im Gegensatz zum Großhirn fallen am Kleinhirn zahlreiche gleichartig gestaltete und quer verlaufende Windungen (Folia) auf, die durch Furchen (Fissurae) voneinander getrennt sind. Gemessen am Gewicht macht der Anteil des Kleinhirns nur 10 % des gesamten Gehirns aus. Dennoch enthält es 50 % aller Neurone des gesamten Gehirns [3]. Das Kleinhirn ist eine Koordinationsstation für sensible Afferenzen. Hierzu sammelt es Informationen zur Lage im Raum aus dem Labyrinth und Afferenzen über die Tiefensensibilität aus den Muskelspindeln. Es überprüft Funktionen, die in Zusammenhang mit dem extrapyramidalmotorischen System stehen, wie beispielsweise Muskelspannung, Muskelkraft und Muskelkoordination. Schließlich ist das Kleinhirn eine wichtige Schaltstelle zur Großhirnrinde, denn es erhält von allen willkürlich geplanten Bewegungen vorab eine Kopie und greift im Rahmen einer Rückmeldung an den Cortex korrigierend und präzisierend in geplante Bewegungen ein. Mehrmals willkürlich eingeübte Bewegungsabfolgen (Beispiel: Zubinden der Schnürsenkel) werden gespeichert und laufen anschließend über das extrapyramidalmotorische System automatisch ab.

14.5.4.1 Makroskopische Gliederung des Kleinhirns

Das Kleinhirn setzt sich aus dem Wurm (Vermis) und den beiden Hemisphären zusammen. Der Wurm verbindet die beiden Hemisphären. Drei wichtige Verbindungen gehen vom Kleinhirn zu anderen Hirnteilen:

1. Die Pedunculi cerebellares inferiores (Corpora restiformia, Strickkörper) ziehen caudal und medial zur Medulla oblongata herunter.
2. In den seitlichen Ecken der Rautengrube senken sich die Pedunculi cerebellares medii (Brachia pontis) in Richtung der Hemisphären ein.
3. Die Pedunculi cerebellares superiores (Brachia conjunctiva) verlaufen als Bindearme zum Mittelhirn.

Im Inneren des Kleinhirns liegt als Grundlage seines Oberflächenreliefs der Markkörper. Führt man einen Sagittalschnitt durch, so erscheint das Innere baumartig verästelt; es hat daher den Namen *Arbor vitae* erhalten. Die Abgrenzung der Kleinhirnlappen kann nur nach der Tiefe der einzelnen Furchen vorgenommen werden. Nachfolgend werden die Wurmteile den zugehörigen Lappen gegenübergestellt Ober- und Unterwurm werden durch die Fissura horizontalis getrennt.

Oberwurm
- Lingula: Vinculum lingulae
- Lobulus centralis: Ala lobuli centralis
- Culmen: Lobulus quadrangularis superior
- Declive: Lobulus quadrangularis inferior
- Folium: Lobulus semilunaris superior

Unterwurm
- Tuber: Lobulus semilunaris inferior
- Pyramis: Lobulus biventer
- Uvula: Tonsilla
- Nodulus: Flocculus

Im Inneren des Kleinhirns ist eine Gruppe von Kernen eingeschlossen, die Nuclei cerebelli. Der *Nucleus dentatus* ist der größte Kern des Kleinhirns. Er liegt am weitesten lateral und sieht wie ein gefalteter Beutel aus. Der Hilus des Nucleus dentatus ist nach medial oben zum oberen Kleinhirnstiel gerichtet. Der *Nucleus emboliformis* liegt medial dem Hilus des Nucleus dentatus an. Der *Nucleus fastigii* hat seinen Sitz nahe der Medianebene im Marklager des Wurmes. Die *Nuclei globosi* werden meist durch zwei bis drei Kerne, die lateral vom Nucleus fastigii angetroffen werden, repräsentiert.

14.5.4.2 Histologische Gliederung der Kleinhirnrinde

An der Rinde des Kleinhirns können schon mit bloßem Auge zwei Schichten, eine äußere graue und eine innere gelbe bis rostbraune, erkannt werden. Beide Schichten

werden durch eine erst unter dem Mikroskop erkennbare Schicht, das Stratum ganglionare, getrennt.
1. Stratum moleculare (Molekularschicht): Es handelt sich um die oberflächliche Schicht der Kleinhirnrinde. Sie besteht überwiegend aus Fasern (Axone der Körnerzellen, Parallelfasern). Dazwischen sind einzelne Neurone, die alle inhibitorisch sind, eingestreut. Sie werden als Sternzellen und Korbzellen bezeichnet.
2. Stratum ganglionare (Schicht der Purkinjezellen): Die mächtigen Dendritenbäume dieser Zellen erstrecken sich nach außen in die Molekularschicht, wo sie sich senkrecht zum Verlauf der Kleinhirnwindungen ausbreiten.
3. Stratum granulosum (Körnerschicht): Diese Zellart macht 95 % der Kleinhirnneurone aus. Die Axone der Körnerzellen richten sich zur Molekularschicht, wo sie als Parallelfasern dem Verlauf der Kleinhirnwindungen folgen und mit den senkrecht dazu stehenden Dendritenbäumen der Purkinjezellen Synapsen bilden. Des Weiteren treten Golgi-Zellen auf. Diese Zellen entsenden einen umfangreichen Dendritenbaum, der sich basal in der Molekularschicht in allen Ebenen ausbreitet. Die Körnerzellen wirken als einzige Kleinhirnzellen erregend auf ihre Zielzellen. Zwischen den Körnerzellen gibt es zellfreie Gebiete, Glomeruli cerebellares, welche Orte ausgedehnter Synapsenbildung sind.

14.5.4.3 Funktionelle Gliederung des Kleinhirns

Das Kleinhirn empfängt Afferenzen über die *Kletterfasern* aus der unteren Olive. Die untere Olive ist an das extrapyramidalmotorische System angeschlossen und empfängt unter anderem Informationen vom Nucleus ruber. Die Kletterfasern gelangen zu den Dendritenbäumen der Purkinjezellen. Die *Moosfasern* führen Afferenzen aus den Kernen des Rückenmarks, der Medulla oblongata, der Brücke, aus den Vestibulariskernen und aus der Vierhügelplatte. Die Moosfasern enden an Körnerzellen und an Golgizellen. Die Axone der Körnerzellen (Parallelfasern der Molekularschicht) geben die Impulse in modifizierter Form an die Dendriten der Purkinjezellen weiter.

Vestibulocerebellum

Das Vestibulocerebellum (Archicerebellum) ist der phylogenetisch älteste Teil des Kleinhirns (Abb. 14.19). Es besteht aus dem Nodulus als Wurmteil und dem Flocculus als Hemisphärenteil. Afferenzen aus den Gleichgewichtsorgan gelangen über die Vestibulariskerne zur vestibulocerebellären Rinde und zum Nucleus fastigii. Von hier aus werden Informationen an die Vestibulariskerne und die Formatio reticularis zurückgeleitet. Über die Tractus vestibulospinalis und reticulospinalis sowie über den Fasciculus longitudinalis medialis nimmt das Archicerebellum Einfluss auf spinale Motoneurone und die Kerne der Augenmuskeln. Dadurch werden Stand und Gang sowie Augenstellung stabilisiert.

Klinik

Läsionen des Vestibulocerebellums machen sich durch eine Unsicherheit beim Stehen und Gehen bemerkbar. Der Gang wird breitbeinig **(Rumpfataxie)**, Balancieren auf einem Baumstamm wird unmöglich. Des Weiteren ist auch die Blickstabilisierung bei Fixierung von bewegten oder unbewegten Gegenständen betroffen. Es entsteht ein **Blickrichtungsnystagmus** [3].

Spinocerebellum

Das Spinocerebellum wird auch als Paläocerebellum bezeichnet (Abb. 14.19). Es umfasst den Wurm und die paravermalen Anteile der Kleinhirnhemisphären. Das Spinocerebellum bekommt über die Tractus spinocerebellaris anterior und posterior Informationen aus den Muskelspindeln. Diese Afferenzen werden zur paravermalen Rinde weitergeleitet und gelangen von dort zum Nucleus emboliformis sowie zu den Nuclei globosi. Die Efferenzen werden über die Tractus rubrospinalis und reticulospinalis zu den Motoneuronen im Rückenmark geleitet. Auf diese Weise ist das Spinocerebellum an das extrapyramidalmotorische System angeschlossen. Es kontrolliert den Muskeltonus und gewährleistet das Zusammenspiel antagonistischer Muskelgruppen.

Klinik

Bei einer Schädigung des Spinocerebellums ist die **Gangataxie** stärker ausgeprägt als die **Standataxie**. Es besteht eine Fallneigung. Der Finger-Nase-Versuch ist unsicher [3].

Cerebrocerebellum

Das Cerebrocerebellum ist der jüngste Abschnitt des Kleinhirns und wird daher auch als Neocerebellum bezeichnet (Abb. 14.19). Es umfasst die lateral an die paravermale Zone

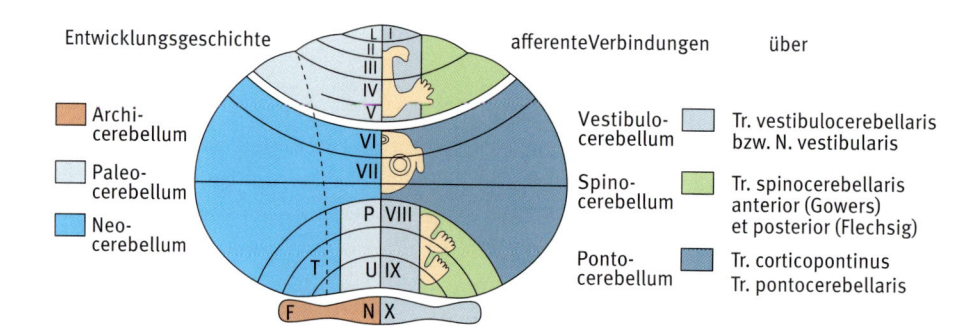

Abb. 14.19: Schema der entfalteten Kleinhirnoberfläche mit Topografie der Projektionen auf Archi-, Palaeo- und Neocerebellum und somatotopischer Organisation des Cortex cerebellaris (I-X: transversale Läppchengliederung nach Larsell, L = Lingula, P = Pyramis, U = Uvula, T = Tonsilla, N = Nodulus und F = Flocculus).

anschließenden Hemisphärengebiete. Das Cerebrocerebellum bekommt von der motorischen und prämotorischen Rinde (Areae 4 und 6) auf afferentem Weg Informationen über geplante Bewegungen. Die Impulse gelangen über die Tractus corticopontinus und pontocerebellaris zur neocerebellären Rinde sowie zum Nucleus dentatus. Über die efferente, dentato-thalamo-kortikale Bahn gibt das Kleinhirn der Großhirnrinde Rückmeldung. Ein Teil der Efferenzen gelangt auch zum Nucleus ruber der Gegenseite. Auf diese Weise greift das Neocerebellum korrigierend und modifizierend in Bewegungsimpulse ein. Es gewährleistet einen präzisen und glatten Ablauf von Bewegungen.

Klinik
Störungen im Cerebrocerebellum machen sich in einer **Dysmetrie** bemerkbar. Darunter versteht man die Unfähigkeit, Zielbewegungen rechtzeitig zu stoppen. Beim Ausführen von Zielbewegungen bemerkt man einen **Intentionstremor**, der sich kurz vor dem Ende der Bewegung noch steigert. Die Feinmotorik, erkennbar beim Schreiben, ist gestört. Schließlich ist die Sprache skandierend, da auch das Zusammenspiel der Sprechmuskulatur gestört ist [3].

Zusammengefasst besitzt das Kleinhirn zwei exzitatorische Eingangssysteme, die Moosfasern und die Kletterfasern. Demgegenüber existiert nur ein inhibitorisches Ausgangssystem, welches die Axone der Purkinjezellen zu den Kleinhirnkernen umfasst. Die eingehenden Afferenzen huschen in Form ständig wechselnder Muster aus aktivierten Parallelfaserstreifen über das Kleinhirn. Für ein daraus kalkuliertes, efferentes Eingreifen des Kleinhirns in geplante Bewegungen muss die inhibierende Wirkung der Purkinjezellen zurückgedrängt werden.

14.6 Medulla spinalis und Truncus sympathicus

Das Rückenmark, Medulla spinalis, liegt als zylindrischer, in ventral-dorsaler Richtung abgeplatteter Strang innerhalb des Wirbelkanals. Es erstreckt sich beim Erwachsenen vom Oberrand des Atlas bis in die Höhe des zweiten Lendenwirbels. Der Grenzstrang des Sympathicus, Truncus sympathicus, bildet beidseits der Wirbelsäule eine Kette von 21 bis 25 Ganglien. Die Kette reicht von der Schädelbasis bis zum Steißbein, wo die beiden Grenzstränge in dem median gelegenen Ganglion impar zusammenfließen. Der zum sympathischen Nervensystem gehörige Grenzstrang ist über den Ramus communicans albus mit dem Rückenmark verbunden.

14.6.1 Medulla spinalis

Das Rückenmark stellt einen Durchgangsort für die langen Leitungsbahnen und eine Umschaltstation zwischen zentralem und peripherem Nervensystem dar. Es überwiegen die reflektorischen Leistungen. Die einlaufenden Afferenzen aus sensiblen

Organen werden mehr oder weniger automatisch durch unmittelbare efferente Reaktionen, wie der Kontraktion eines oder mehrerer Muskeln, beantwortet. Der Reflex- oder Leitungsbogen beherrscht das Bild.

14.6.1.1 Hüllen des Rückenmarks

Das Rückenmark füllt den Wirbelkanal nicht vollständig aus. Es bleibt Platz für die Hüllen, die denjenigen des Gehirns entsprechen, und weiterhin für Fettgewebe sowie für Venengeflechte. In ähnlicher Weise wie man am Ausgangspunkt der Gehirnpräparation zunächst dessen Hüllen zu Gesicht bekam, so treten jetzt nach der Abtrennung der Wirbelbögen die Hüllen des Rückenmarks, und hier zuäußerst der Duralsack mit dem epiduralen Fettgewebe, zutage. Die *Dura mater* hat zwei Blätter. Das äußere stellt die Periostauskleidung des Wirbelkanals her und wird auch als Endorhachis bezeichnet. Das innere Blatt bildet die eigentliche Dura. Beide Blätter weichen im Rückenmarksbereich auseinander und begrenzen den epiduralen Raum; er ist von Fettgewebe ausgepolstert und schützt das Rückenmark bei Bewegungen der Wirbelsäule. Kranial ist die Dura mater am Foramen occipitale magnum befestigt und geht dort in die Dura mater encephali über. Kaudal reicht der Duralsack bis in Höhe des zweiten Sakralwirbels und setzt sich dann als Filum terminale fort. Das Filum terminale verlässt den Sakralkanal und ist am Periost des zweiten Steißbeinwirbels fächerförmig befestigt. Unter der Dura mater folgt die *Arachnoidea* mit dem Subarachnoidalraum, der von Liquor cerebrospinalis erfüllt ist. Der Subarachnoidalraum des Gehirns geht in denjenigen des Rückenmarks über. So ist an einer geeigneten Stelle (LWK 3/4), unterhalb des Endes der Medulla spinalis, eine Entnahme von Liquor zu diagnostischen Zwecken möglich. Als innerste Hülle bedeckt die *Pia mater* das Rückenmark; sie umgibt auch die Gefäße und ist reich innerviert. Die Ligamenta denticulata verankern das Rückenmark zu beiden Seiten, vom Beginn bis in Höhe des zweiten Lendenwirbels, an der Dura mater. Die Bänder haben ihren Ursprung an der Pia mater.

Klinik

Über das Rückenmark lassen sich auch Anästhetika zur Schmerzausschaltung und zur motorischen Blockade bei Operationen an den Extremitäten sowie im Dammbereich applizieren. Ein Vorteil gegenüber der Intubationsnarkose ist, dass der Patient während des Eingriffs bei Bewusstsein ist. Man unterscheidet zwei Anästhesieformen: 1. Die Epidural-(Peridural)-Anästhesie wird zur selektiven Betäubung einzelner Spinalnerven angewandt. Das Anästhetikum wird in den Epiduralraum injiziert. Durch das hier vorhandene Fettgewebe kann sich das Anästhetikum nur wenig auf andere Rückmarksegmente ausbreiten. 2. Im Gegensatz zur Epiduralanästhesie wird das Narkotikum bei der Spinalanästhesie in den Subarachnoidalraum appliziert. Das Medikament vermischt sich mit dem Liquor, allerdings, der Schwerkraft folgend, nur unterhalb der Einstichstelle (bei aufrecht sitzendem Patienten). Somit werden nur die unterhalb der Einstichstelle verlaufenden Nervenfortsätze betäubt.

14.6.1.2 Makroskopischer Aufbau

Das Rückenmark ist ein rundlicher, bilateral symmetrischer Strang, welcher auf der Höhe der Decussatio pyramidum in das Gehirn übergeht. Es ist ungefähr 45 cm lang und reicht beim Erwachsenen bis zum zweiten Lendenwirbel. Man unterscheidet einen Hals-, Brust, Lenden-, Sacral- und Coccygealteil. Diese Unterteilung erfolgt aber nicht nach der Lage im Wirbelkanal, sondern nach dem Abgang des entsprechenden segmentalen Spinalnerven. So entspringt der von den ventralen und dorsalen Wurzelfäden gebildete 12. Thoracalnerv in Höhe des 9. Brustwirbels, tritt aber zwischen dem 12. Brustwirbel und dem 1. Lendenwirbel aus. Dieses Phänomen beruht darauf, dass der Wirbelkanal zur Zeit des Wachstums schneller und mehr in die Länge wächst als das Rückenmark. Infolge dieses physiologischen Ascensus medullae spinalis reicht das Rückenmark nur bis zum zweiten Lendenwirbel. Ab dem mittleren Brustmark müssen also die Wurzelfäden der entsprechenden Spinalnerven ein Stück im Wirbelkanal nach unten verlaufen, um zum passenden Foramen intervertebrale zu gelangen, wo sie den Spinalnerven bilden. Dadurch entsteht die *Cauda equina*, welche die Gesamtheit aller ventralen und dorsalen Wurzelfäden darstellt und den Wirbelkanal vom Ende des Rückenmarks an ausfüllt. Mit anderen Worten ausgedrückt, sind die Wurzelfäden der oberen Spinalnerven kurz und verlaufen in transversaler Richtung auf das Foramen intervertebrale zu. Die Wurzelfäden der unteren Spinalnerven hingegen sind lang, bilden die Cauda equina und verlaufen in vertikaler Richtung zu ihrem Foramen intervertebrale.

Klinik

Unterhalb des dritten Lumbalwirbels stößt man daher bei der Lumbalpunktion zur diagnostischen Entnahme von Liquor cerebrospinalis nur noch auf die Wurzelfäden der Cauda equina; diese weichen beim Einstich der zur Punktion verwandten Nadel auseinander.

Unter Zugrundelegung der Regionen der Wirbelsäule werden die 31 bis 33 Spinalnervenpaare entsprechend ihren Austrittsstellen aus dem Wirbelkanal eingeteilt:
– *Nn. cervicales*: 8 Paare aus den Rückenmarksegmenten C 1 bis C 8
– *Nn. thoracales*: 12 Paare aus den Rückenmarksegmenten Th 1 bis Th 12
– *Nn. lumbales*: 5 Paare aus den Rückenmarksegmenten L 1 bis L 5
– *Nn. sacrales*: 5 Paare aus den Rückenmarksegmenten S 1 bis S 5
– *N. coccygei*: 1 bis 3 Paare aus dem Rückenmarksegment Co1 bis Co3

Die topographische Beziehung zwischen Rückenmarksegmenten und Wirbeln verhält sich folgendermaßen:
– Cervicalmark mit 8 Nn. cervicales: 1. bis 6. Halswirbel
– Thoracalmark mit 12 Nn. thoracici: 7. Halswirbel bis 9. Brustwirbel
– Lumbalmark mit 5 Nn. lumbales: 10. bis 12. Brustwirbel
– Sacralmark mit 5 Nn. sacrales: 1. bis 2. Lumbalwirbel
– Coccygealmark mit 1 bis 3 Nn. coccygei: 2. Lumbalwirbel

Kennzeichnend für die Medulla spinalis sind jeweils eine Anschwellung im Hals- und im Lendenbereich, die Intumescentiae cervicalis und lumbalis. Aus diesen Rückenmarksabschnitten gehen die peripheren Nerven zur Innervation der Schultergürtel-, Arm-, Beckengürtel- und Beinmuskeln hervor. Die Vielfalt der Muskeln beansprucht ein Mehr an Nervenfasern. Von der ventralen Seite des Rückenmarks schneidet die tiefe *Fissura mediana anterior* ein, an der dorsalen Seite der seichte *Sulcus medianus dorsalis*. Beide Einschnitte zusammen gliedern das Rückenmark in zwei symmetrische Hälften. In jeder Hälfte liegt noch ein Sulcus ventrolateralis und ein Sulcus dorsolateralis. Im Bereich der Halswirbelsäule tritt zwischen dem Sulcus medianus dorsalis und dem Sulcus dorsolateralis noch ein Sulcus intermediodorsalis auf; dieser Sulcus trennt die beiden Hinterstrangbahnen, den Goll'schen und den Burdach'schen Strang. Durch die Längsfurchen werden folgenden Stränge gegeneinander abgegrenzt:

Im *Vorderstrang* verläuft der vordere Teil der für die Willkürmotorik zuständigen Pyramidenbahn, Tractus corticospinalis anterior. Weiterhin sind der Tractus tectospinalis als optische und akustische Fluchtreflexbahn sowie der zum extrapyramidalmotorischen System gehörige Tractus vestibulospinalis enthalten. Im *Seitenstrang* verlaufen der seitliche Teil der Pyramidenbahn, Tractus corticospinalis lateralis, der zur extrapyramidalen Motorik gehörige Tractus rubrospinalis, die Tractus spinothalamici als Bahnen für grobe Berührung, Schmerz und Temperatur sowie die Tractus spinocerebellares als Kleinhirnseitenstrangbahnen. Der *Hinterstrang* enthält die Tractus spinobulbares, welche die epikritische Sensibilität leiten.

Klinik

Alle **Querschnittslähmungen** oberhalb des dritten Halswirbels sind tödlich, da die Atmung sistiert (kompletter Ausfall des N. phrenicus sowie der Interkostalnerven). Eine Querschnittsläsion im unteren Bereich des Halsmarks verursacht eine Tetraparese unter Einbeziehung der Interkostalmuskulatur, die Atmung ist unzureichend und der Zustand des Kranken ist bedrohlich.

Eine Querschnittslähmung im oberen Bereich des Thorakalmarks lässt die Arme frei, die Atmung ist aber gestört. Eine Schädigung im unteren Thorakalbereich verschont die Bauchmuskulatur, die Atmung ist ungestört.

Eine Querschnittslähmung auf Höhe des Lumbalmarks führt zu einer schlaffen Paraplegie der Beine, einer Blasen- und Mastdarmlähmung sowie zu einer Sensibilitätsstörung der Beine und des unteren Rumpfes [3].

14.6.1.3 Mikroskopischer Aufbau

Im Unterschied zum Gehirn befindet sich beim Rückenmark die *graue Substanz* innen und die *weiße Substanz* außen. Die graue Substanz hat die Form eines Schmetterlings. An ihr unterscheidet man auf jeder Seite ein *plumpes Vorderhorn*, das motorische Nervenzellen enthält, von einem *schlanken Hinterhorn*, das unter anderem Strangzellen für die einlaufenden Afferenzen aufweist. Vom Rückenmarkssegment C 8 bis zum Segment L 2 ist zusätzlich ein *Seitenhorn*, das die Wurzelzellen des Sympathicus enthält, ausgebildet.

Die graue Substanz wird in ihrer Mitte vom Zentralkanal durchzogen. Vor dem Zentralkanal befindet sich die Commissura anterior, dahinter die Commissura posterior. Hierdurch werden die Bezirke grauer Substanz in beiden Rückenmarkshälften miteinander verbunden. Die Commissura alba verbindet die weiße Substanz beider Rückenmarkseiten in der Tiefe der Fissura mediana anterior, direkt vor der Commissura anterior. Da sich das Verhältnis von grauer zu weißer Substanz im Rückenmark von cranial nach caudal ständig ändert, kann man an Rückenmarksquerschnitten recht genau erkennen, in welcher Höhe der Schnitt durchgeführt wurde:

Das *Halsmark* hat im Querschnitt eine quer-ovale Form. Es tritt viel weiße Substanz auf. Auf jeder Seite sind die beiden Hinterstrangbahnen (Goll'scher und Burdach'scher Strang) zu erkennen. Die Schmetterlingsform der grauen Substanz ist besonders in Höhe der Intumescentia cervicalis ausgeprägt. Ein Querschnitt durch das *Brustmark* ist im Vergleich zum Halsmark kleiner und hat eine runde Form. Die graue Substanz hat eine H-förmige Kontur. Außerdem ist ein Seitenhorn (Ursprung des Sympathicus) zu erkennen. Das *Lendenmark* ist im Querschnitt oval. Im Vergleich zum Halsmark hat die weiße Substanz an Volumen abgenommen Die Schmetterlingsfigur der grauen Substanz ist besonders in Höhe der Intumescentia lumbalis ausgeprägt. Das *Sakralmark* ist im Querschnitt klein und rund. Die weiße Substanz hat an Volumen stark abgenommen.

Die graue Substanz des Rückenmarks weist verschiedene Arten von Zellen auf. In die Klasse der *somatomotorischen Wurzelzellen* fallen die α- und γ-Motoneurone, die efferenten Nervenzellen darstellen. Bei den *viszeromotorischen Wurzelzellen* sind die Ursprungszellen des Sympathicus im Seitenhorn des Rückenmarks zu nennen. Schließlich gibt es noch *parasympathische Wurzelzellen* im Seitenhorn des Sakralmarks; von diesen Zellen entspringt der Beckenparasympathicus.

In die Klasse der *Binnenzellen* des Rückenmarks, deren Neuriten im zentralen Nervensystem bleiben, fallen die Schalt-, Kommissuren-, Assoziations- und Strangzellen. Die Schaltzellen verbinden Neurone, die innerhalb der grauen Substanz eines Segmentes derselben Seite liegen. Die Kommissurenzellen verbinden gegenseitige Neurone, ihre Neuriten kreuzen in der Commissura alba. Die Assoziationszellen verbinden Neurone, die in verschiedenen Segmenten derselben Rückenmarksseite liegen. Die Strangzellen sind in den Kernen des Hinterhorns angeordnet und liefern die zweiten Neurone für afferente, sensible Leitungsbahnen.

In grauer und weißer Substanz treten Astrozyten auf. Sie grenzen die Nervenzellen gegenüber der Blutbahn ab und kontrollieren den Extrazellulärraum des zentralen Nervensystems. Oligodendrozyten findet man überwiegend in der weißen Substanz, wo sie die Markscheiden der Bahnen bilden. Schließlich gibt es Mikrogliazellen, die sich wie Makrophagen verhalten.

Jeder *Spinalnerv* entspringt aus zwei Wurzeln, der Radix ventralis und der Radix dorsalis. Die Wurzelfäden, Fila radicularia, der *Radix ventralis* werden von den α-

und γ-Motoneuronen sowie von den Wurzelzellen des Sympathicus gebildet. Von den α-Motoneuronen geht das zweite efferente Neuron der Pyramidenbahn aus, das für die willkürliche Innervation der Skelettmuskeln zuständig ist. Die γ-Motoneuronen dienen der efferenten Innervation der Muskelspindeln. Die efferenten Sympathicusfasern innervieren nach Umschaltung Herz, Lunge, Magen-Darmtrakt sowie die glatte Muskulatur der Gefäße, die Schweißdrüsen und die Mm. arrectores pilorum. Die Wurzelfäden der *Radix dorsalis* werden von den zentralen afferenten Ästen der Neurone des Ganglion spinale gebildet. Die peripheren Äste der Spinalganglienzellen leiten dem Rückenmark sensible Afferenzen aus den Muskel- und Sehnenspindeln sowie aus der Haut (Merkel-Nervenendigungen, Ruffini-Körperchen, Meissner-Tastkörperchen, Vater-Pacini-Körperchen) zu. Weiterhin übermitteln freie Nervenendigungen Schmerz, Temperatur und Afferenzen aus den Eingeweiden. Radix dorsalis und Radix ventralis vereinigen sich unmittelbar nach dem Ganglion spinale, noch im Foramen intervertebrale zum Spinalnerven. Zusammengefaßt führt ein Spinalnerv Fasern verschiedener Qualität, wobei die Richtung der Nervenleitung efferent und afferent sein kann.

Unmittelbar nach Austritt aus dem Foramen intervertebrale teilt sich der Spinalnerv in *5 Äste*:

1. *Ramus ventralis*: Im cervicalen und lumbosakralen Bereich bilden die Rami ventrales Geflechte. So dient die Plexus cervicalis und brachialis der motorischen und sensiblen Innervation von Hals sowie Schulter und Arm. Ein wichtiger Nerv des Plexus brachialis ist der N. medianus, der infolge von altersbedingten Veränderungen des Bindegewebes bei seinem Verlauf durch den Carpalkanal eingeengt werden kann. Bei dieser als Carpaltunnelsyndrom bekannten Erkrankung hierbei treten zunächst sensible, später motorische Störungen im Bereich des Daumenballens auf. Der Plexus lumbosacralis entlässt Äste zur Innervation der Beckengürtel- und Beinmuskulatur. Ein wichtiger Ast des Plexus lumbosacralis ist der N. ischiadicus, der zugleich der dickste Nerv des Körpers ist. Im thoracalen Bereich bilden die Rami ventrales hingegen keine Geflechte, sondern bleiben isoliert; man spricht hier auch von einer metameren Gliederung der Nervenäste.
2. *Ramus dorsalis*: Die Äste des Ramus dorsalis bleiben segmental gegliedert und innervieren die autochthone Rückenmuskulatur.
3. *Ramus meningeus*: Übernimmt die sensible Innervation der Häute des Rückenmarks und der Gelenkkapseln der Wirbelgelenke.
4. *Ramus communicans albus*: Verbindet den Grenzstrang des Sympathicus mit dem Rückenmark.
5. *Ramus communicans griseus*: Verbindet den Grenzstrang des Sympathicus mit dem Spinalnerv.

14.6.1.4 Funktionelle Betrachtung des Rückenmarks

In Form des *Eigenreflexes* ist das einfachste somatomotorische System auf Rückenmarksebene verwirklicht. Hierbei geht eine afferente Erregung, zum Beispiel infolge der Dehnung einer Muskelspindel, über die Hinterwurzel ein. Nach Weiterleitung an die motorische Vorderhornzelle (α-Motoneuron) wird eine Efferenz an einen Muskel ausgegeben, die zur einer Veränderung des Muskeltonus oder zur Kontraktion des Muskels führt. Wie am Beispiel des Patellarsehnenreflexes gesehen werden kann, sind Reiz- und Erfolgsorgan identisch. Ein mit dem Reflexhammer applizierter Schlag auf die Quadricepssehne führt über die Reizung von Sehnen- und Muskelspindeln im M. quadriceps zu einer Kontraktion dieses Muskels; dies ist an einer Streckung im Kniegelenk erkennbar. Der Eigenreflex ist monosynaptisch. Allgemein dienen Eigenreflexe der Anpassung des Muskeltonus an verschiedene Belastungen. In der Zahnheilkunde ist der Masseterreflex bekannt. Dieser Reflex wird durch einen Schlag auf die Ansatzsehne des M. masseter am Angulus mandibulae ausgelöst.

Im Gegensatz zum Eigenreflex sind beim *Fremdreflex* Reiz- und Erfolgsorgan verschieden. Diese Art von Reflexen fallen unter die Kategorie der Schutz- und Fluchtreflexe. Beispielsweise wird die Hand beim Betasten einer heißen Herdplatte unter dem Zusammenwirken zahlreicher Muskeln blitzartig zurückgezogen. Hierbei werden die Wurzel- und Binnenzellen des Rückenmarks benutzt. Der Fremdreflex ist polysynaptisch. Ein bekanntes Beispiel für einen Schutzreflex ist der *Lidschlussreflex*, der dem Schutz des Augapfels dient.

Klinik

Die **Syringomyelie** ist eine Erkrankung, die durch Höhlenbildungen des Rückenmarks gekennzeichnet ist. Am häufigsten ist das Cervicalmark von der Syringomyelie befallen: sie manifestiert sich hier typischerweise durch eine Aufhebung der Schmerz- und Temperaturempfindung im Bereich der Schultern und Arme. Bei zunehmender Ausdehnung der Höhlenbildung kommt es im Verlauf der Erkrankung zur Schädigung der langen Rückenmarksbahnen. Es resultieren beinbetonte Paresen, Spastik und Störungen von Blasen-, Mastdarm- und Sexualfunktionen.
Die Bandscheiben der Halswirbelsäule stehen über ihre Seitenränder mit den Processus uncinati des Halswirbelkörper in Verbindung. Diese Bandscheiben weisen beim Erwachsenen meistens seitliche Spalten auf. Durch die seitliche Anlagerung von Bindegewebe entsteht eine Art Gelenk mit Gelenkkapsel, das Uncovertebralgelenk [12]. Bei weiterer altersbedingter Degeneration der Bandscheibe kann der Anulus fibrosus einreißen. In der Folgezeit führt eine Vorwölbung des Nucleus pulposus zu einer Einengung der Wurzelfäden des Spinalnervens oder der A. vertebralis. Kennzeichnend für eine Affektion der Wurzelfäden durch **Bandscheibenvorfall** sind Parästhesien und Schmerzen in den streifenförmig angeordneten Dermatomen. Für die Wurzelfäden der Nn. cervicales sind die Dermatome C5, C6, C7, C8 und Th1 wichtig. Bekannt ist ein Befall des Dermatoms C8, das sich streifenförmig vom distalen Unterarm zum Kleinfinger ausbreitet, bei Zeichnern und Graphikern. Bei dieser Berufsgruppe stehen die Kopfgelenke und die Halswirbelsäule unter hoher Beanspruchung. Daher sind gerade die Wurzelfäden der Rückenmarksegmente C5 bis Th1 von einem Bandscheibenvorfall bedroht. Bei der Feststellung der Höhe einer Schädigung im Spinalmark haben die Dermatome allgemein einen großen diagnostischen Wert, da sie den Wurzelsegmenten des Spinalmarks entsprechen.
Bei einer halbseitigen Verletzung des Rückenmarks, zum Beispiel einer Stichverletzung, kommt es zu einer sogenannten dissoziierten Empfindungsstörung, auch **Brown-Sequard-Syndrom** genannt. Auf

der Seite der Läsion fällt die epikritische Sensibilität, welche Lagesinn und taktile Diskrimination umfasst, aus; dies kann damit erklärt werden, dass die Hinterstrangbahnen noch nicht gekreuzt haben. Die protopathische Sensibilität, die grobe Berührung, Schmerz und Temperatur beinhaltet, ist intakt. Zusätzlich besteht auf Höhe der Läsion eine **schlaffe Lähmung**. Dies ist ein Zeichen dafür, dass das zweite Neuron der willkürmotorischen Pyramidenbahn, das von den motorischen Vorderhornzellen ausgeht, betroffen ist. Unterhalb der Läsion fällt eine **spastische Lähmung** auf. Dies ist immer der Fall, wenn das erste Neuron der Pyramidenbahn, das im Tractus corticospinalis verläuft, geschädigt ist. Auf der Gegenseite ist die epikritische Sensibilität intakt. Die protopathische Sensibilität ist hingegen ausgefallen, da der für diese Art von Empfindung verantwortliche Tractus spinothalamicus schon gekreuzt hat. Zusammengefasst lässt sich diese Lähmung daran erkennen, dass Schmerz- und Temperaturempfindung einerseits sowie Lageempfindung und taktile Diskrimination andererseits auf verschiedenen Körperseiten (dissoziiert) ausgefallen sind.

14.6.2 Truncus sympathicus

Die Ganglien des Sympathicus bilden im Truncus sympathicus einen weitgehend einheitlichen Strang, der beiderseits an die Wirbelsäule grenzt („Grenzstrang") und von der Schädelbasis bis zum Steißbein reicht. Er besteht aus einer Reihe von Ganglien, die untereinander durch Nervenfaserbündel, Rami interganglionares, zu einer Kette verbunden sind. Der Truncus sympathicus wird folgendermaßen gegliedert:
- Halsteil: 3 Ganglien
- Brustteil: 12 Ganglien
- Lendenteil: 4–5 Ganglien
- Kreuzbeinteil: 4–5 Ganglien
- Steißbeinteil: 1 unpaares Ganglion

Die Wurzelzellen des Sympathicus liegen in den Seitenhörnern der grauen Substanz der Rückenmarksegmente C 8 bis L 2. Die präganglionären Fasern des Sympathicus verlassen das Rückenmark mit der Vorderwurzel und treten über bemarkte *Rami communicantes albi* in die Ganglien des Truncus sympathicus ein. Von dort ziehen sie zu den Organen des Brust- und Bauchraums sowie des kleinen Beckens. Die *Rami communicantes grisei* ziehen nach Umschaltung im Spinalganglion als nicht myelinisierte Nervenfasern zurück zum Spinalnerv. Als sympathische Fasern verlaufen sie neben motorischen und sensiblen Fasern im Spinalnerv, wobei sie die Gefäßmuskulatur, die Schweißdrüsen und die Mm. arrectores pilorum (Muskeln zur Haaraufrichtung, Phänomen der „Gänsehaut") innervieren.

Die sympathische Innvervation der Brustorgane wird schon in den Grenzstrangganglien auf ein zweites Neuron, das dann zu Herz und Lunge verläuft, umgeschaltet. Die sympathische Innervation der Baucheingeweide und der Organe des kleinen Beckens durchläuft die Grenzstrangganglien unumgeschaltet. Die Umschaltung auf ein zweites sympathisches Neuron erfolgt erst in den prävertebralen Ganglien, zum Beispiel im Ganglion coeliacum. Kennzeichen des Sympathicus ist unter anderem die "organferne" Umschaltung. Im Gegensatz hierzu wird der Parasympathicus, dessen Fasern mit den Hirnnerven III, VII, IX und X verlaufen, organnah umgeschaltet. Dies gilt auch für den Beckenparasympathicus, dessen Wurzelzellen in den Seitenhörnern des Sacralmarks liegen.

Halsteil des Sympathicus

Im Bereich des Gehirns gibt es kein sympathisches Gangliensystem, wohl aber sympathische Fasern. Diese zweigen aus dem Ganglion cervicale superius ab und ziehen mit der A. carotis communis in Form eines periarteriellen Geflechts zum Kopf. Der Halsteil des sympathischen Grenzstrangs besitzt drei Ganglien. Die ursprüngliche Anzahl von 8 sympathischen Halsganglien hat sich durch Verschmelzung reduziert.

Das *große craniale Ganglion* ist eine 3 cm lange spindelige Anschwellung in Höhe des zweiten und dritten Halswirbels. Das *mittlere Halsganglion* liegt in Höhe des Truncus thyrocervicalis. Das *caudale Halsganglion* liegt in Höhe der oberen Thoraxapertur. Meistens verschmilzt es mit dem ersten Brustganglion zum Ganglion stellatum, welches dem Köpfchen der ersten Rippe aufliegt. Alle drei sympathischen Halsganglien senden die Nn. cardiaci zum Herzen. Hier bewirkt die sympathische Innervation unter anderem eine Beschleunigung des Herzschlags.

14.7 Arterien des Gehirns und des Rückenmarks

Das Gehirn erhält sein arterielles Blut aus zwei voneinander unabhängigen Zuflusssystemen. Die A. carotis interna übernimmt die Versorgung des vorderen und mittleren Teiles des Großhirns. Die A. vertebralis ist für die Versorgung des Hirnstamms, des Kleinhirns und des hinteren Teiles des Großhirns zuständig. Die Versorgungsgebiete lassen sich durch eine Linie, die von der Einkerbung des Sulcus parieto-occipitalis an der Mantelkante des Großhirns zum Corpus pineale den Mittelhirns verläuft, abgrenzen. Das Rückenmark erhält sein arterielles Blut einerseits durch die Aa. vertebrales, andererseits durch Äste der Brust- und Bauchaorta.

14.7.1 Arterielle Versorgung des Gehirns

Das Gehirn wird von zwei arteriellen Stromgebieten versorgt, nämlich aus der A. carotis interna und der A. vertebralis. In ihrer Pars cerebralis teilt sich die A. carotis interna in die Aa. cerebri anterior und media auf. Die A. vertebralis entlässt in ihrer Pars intracranialis zunächst die A. spinalis posterior, dann die A. cerebelli inferior posterior und schließlich die A. spinalis anterior. Danach vereinigen sich die Aa. vertebrales beider Seiten zur A. basilaris. Aus der A. basilaris entspringen zwei weitere Kleinhirnarterien, die A. cerebelli inferior anterior und die A. cerebelli superior. Nach

Abgabe der oberen Kleinhirnarterien gabelt sich die A. basilaris in die beiden Aa. cerebri posteriores.

Die A. communicans posterior als vorletzter Ast der A. carotis interna nimmt meistens Kontakt mit der A. cerebri posterior auf und verbindet hierdurch das vordere Carotisstromgebiet mit dem hinteren Vertebralisstromgebiet. Die beiden Aa. cerebri anteriores werden ebenfalls durch eine verbindende Arterie, die A. communicans anterior, miteinander verbunden. Auf diese Weise entsteht ein geschlossener Arterienring, der *Circulus arteriosus (Willisii)*, der Chiasma opticum, Hypophyse und Corpora mamillaria umgibt (Abb. 14.20).

Nachfolgend werden die Äste der großen Hirnarterien mit ihren Versorgungsgebieten in wesentlichen nach der von Töndury et al. [13] im Lehrbuch und Atlas der Anatomie des Menschen von Rauber/Kopsch, Band III, 1987 niedergelegten Darstellung besprochen. Hierbei werden die drei Großhirnarterien, wie in der Neurochirurgie üblich, jeweils in Segmente eingeteilt.

14.7.1.1 Arteria cerebri anterior

Als Variante können auf jeder Seite statt einer A. cerebri anterior auch mehrere Aa. cerebri anteriores ausgeprägt sein. An der A. cerebri anterior werden zwei Abschnitte unterschieden: Die an der Hirnbasis verlaufende Pars praecommunicalis (A1-Seg-

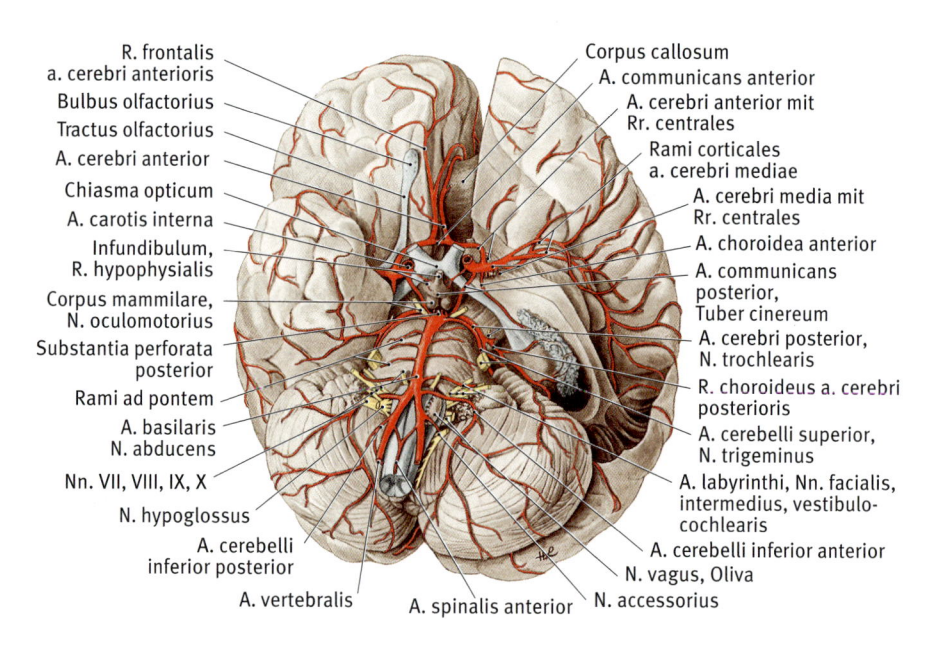

Abb. 14.20: Basalansicht des Gehirns mit Zerebralarterien (Circulus arteriosus cerebri in situ). Teile des linken Stirn- und Schläfenlappens sind entfernt, um die A. cerebri anterior und media sowie den Plexus choroideus des Unterhorns darzustellen.

ment) und die hinter der A. communicans anterior beginnende Pars postcommunicalis (A2-Segment).

Pars praecommunicalis (A1)
- Aa. centrales breves: 8 bis 12 Äste durchbrechen den medialen Teil der Substantia perforata anterior und versorgen den vorderen Hypothalamus, die Columna fornicis, die Commissura anterior, das Caput nuclei caudati, den Globus pallidus und den vorderen Schenkel der Capsula interna.
- A. centralis longa (A. recurrens Heubneri): Diese Arterie erreicht rücklaufend den lateralen Teil der Substantia perforata anterior. Sie versorgt das Caput nuclei caudati, das vordere Drittel des Nucleus lentiformis und den vorderen Schenkel der Capsula interna.

A. communicans anterior
- Aa. centrales breves: Die vordere Gruppe dieser Arterien bilden 6 bis 7 dünne Ästchen, die das Chiasma opticum durchbluten.

Pars postcommunicalis (A2)
Die Pars postcommunicalis windet sich um das Genu corporis callosi und gibt hier Äste zur medialen Seite des Frontallappens und zum Gyrus cinguli ab. Oberhalb des Balkens teilt sich das A2-Segment in die Aa. pericallosa und callosomarginalis.
- A. pericallosa: Diese Arterie versorgt den Balken und anastomosiert am Splenium corporis callosi mit der A. cerebri posterior.
- A. callosomarginalis: verläuft oberhalb des Gyrus cinguli im Sulcus cinguli und gibt Äste zur medialen Hemisphärenfläche ab.

Die kortikalen Äste des A2-Segmentes versorgen außer der medialen Hemisphärenfläche noch einen schmalen Streifen des Cortex der lateralen Fläche. In der Nähe der Mantelkante anastomosieren die Äste des A2-Segments mit Ästen der A. cerebri media.

Klinik

Der **Ausfall der A. centralis longa** kann zu Aphasie, Hemiparese sowie Lähmung der Gesichts- und Zungenmuskeln führen. Aphasie und Hemiparese dürften auf einen Ausfall der im vorderen Thalamusstiel (Pedunculus thalami anterior) verlaufenden, doppelläufigen Verbindungen zwischen den motorischen Rindenfeldern im Stirnlappen und dem Thalamus zurückgehen. Alle motorischen Impulse der Rinde verlaufen im Nebenschluss über den Thalamus. Für die Lähmung der Gesichts- und Zungenmuskeln dürfte ein partieller Ausfall des Tractus corticonuclearis, der für die Innervation der Hirnnervenkerne zuständig ist, verantwortlich sein.
Aneurysmen der A. cerebri anterior (Anterior-Aneurysma) betreffen in 40 bis 45 % der Fälle die A. communicans anterior [3]. Diese Arterie bildet die Grenze zwischen dem A1- und dem A2-Segment der A. ce-

rebri anterior. Das Anterior-Aneurysma liegt vor dem Chiasma opticum. Es dehnt sich meistens nach oben oder nach vorne aus, seltener nach unten oder hinten. In unmittelbarer Nachbarschaft befinden sich Teile des Rhinencephalons, wie der Tractus olfactorius und die Substantia perforata anterior. Basale Teile des Frontallappens, wie der Gyrus rectus und die Gyri orbitales, grenzen ebenfalls an die A. communicans anterior. Eine auf ein rupturiertes Anterior-Aneurysma zurückgehende **Subarachnoidalblutung** kann sich über die Cisterna laminae terminalis, in der die A. cerebri anterior verläuft, nach ventral in die Cisterna pericallosa und nach dorsal in die Cisterna chiasmatis ausbreiten [14].

14.7.1.2 Arteria cerebri media

An der A. cerebri media unterscheidet man zwei Segmente: die parallel zum kleinen Keilbeinflügel verlaufende Pars sphenoidalis (M1-Segment) und die im Sulcus lateralis aufsteigende Pars insularis (M2-Segment).

Pars sphenoidalis (M1)
- Aa. centrales anterolaterales (Aa. lenticulostriatae): Diese Arterien dringen in die laterale Hälfte der Substantia perforata anterior ein, steigen nach cranial auf und versorgen Putamen, Capsula interna sowie Caput und Corpus nuclei caudati.

Pars insularis (M2)
Das M2-Segment teilt sich am Limen insulae in einen Truncus superior und einen Truncus inferior.
- *Truncus superior*: Die Aa. sulci praecentralis, sulci centralis und sulci postcentralis sind Äste des Truncus superior und durchbluten die Windungen des motorischen und sensiblen Cortex. Weitere Äste versorgen das Broca-Sprachzentrum. Die Aa. supramarginalis und gyri angularis ziehen zum Wernicke-Zentrum.
- *Truncus inferior*: Die Äste des Truncus inferior versorgen die lateralen Gyri des Temporallappens und das primäre Hörzentrum in den Heschl'schen Querwindungen. Als Endast des M2-Segments gilt die A. temporalis posterior, welche einen Großteil des Wernicke-Zentrums durchblutet.

Klinik

Ein am äußeren Rand des Putamens aufsteigender Ast wird als „Arterie der Hirnhämorrhagie" bezeichnet. Diese Arterie geht rechtwinklig vom M1-Segment der A. cerebri media ab und zerreißt bevorzugt bei Patienten mit Bluthochdruck.
Ein Verschluss der A. temporalis posterior kann das sensorische Sprachzentrum betreffen. Daher wird diese Arterie auch als „Arterie der Wernicke'schen Aphasie" bezeichnet.
Aneurysmen der A. cerebri media betreffen in etwa 20% der Fälle den Anfang des M2-Segmentes (Media-Aneurysma nach Bähr und Frotscher [3]). Hier teilt sich die Arterie in einen Truncus superior und inferior auf. Das Media-Aneurysma ist mit einer Größe von 2 bis 14 mm größer als andere Aneurysmen. Eine Ruptur eines Media-Aneurysmas führt infolge der **Subarachnoidalblutung** öfters zum Tode als bei rupturierten anderen Aneurysmen. Die Blutung kann mit einer intraventrikulären Hämor-

rhagie verbunden sein. In diesem Fall ist das Unterhorn des Seitenventrikels betroffen. Das Media-Aneurysma hat eine Beziehung zum Gyrus parahippocampalis als Teil des limbischen Systems sowie zur Amygdala als einem Basalganglion. Eine aneurysmatische Subarachnoidalblutung wird sich in der Cisterna fissurae lateralis ausbreiten, da das M2-Segment der Arterie die Sylvische Fissur durchzieht. Daher ist an die Nähe wichtiger Großhirnzentren, wie an das motorische Sprachzentrum (Broca-Zentrum) im Gyrus frontalis inferior, an das primäre Hörzentrum in den Heschl-Querwindungen des Gyrus temporalis superior sowie an das sensorische Sprachzentrum (Wernicke-Zentrum) in den Gyri temporalis superior, supramarginalis und angularis zu denken [14].

14.7.1.3 Arteria spinalis posterior

Die A. spinalis posterior ist der erste intrakraniale Ast der A. vertebralis. Sie versorgt die Kerngebiete der Hinterstrangbahnen.

14.7.1.4 Arteria cerebelli inferior posterior

Die A. cerebelli inferior posterior ist der stärkste Ast der A. vertebralis. Die Arterie versorgt den größten Teil der Hemisphärenunterfläche des Kleinhirns, den unteren Wurmanteil und Kerngebiete der Medulla oblongata. Der terminale Abschnitt liefert den Ramus choroideus ventriculi quarti für den Plexus choroideus des IV. Ventrikels.
- *Aa. sulci lateralis posterioris*: Die Arterien dieser lateralen Gefäßgruppe versorgen Teile der Medulla oblongata mit dem Nucleus spinalis nervi trigemini sowie die Nuclei solitarius, ambiguus und dorsalis n. vagi sowie den Nucleus nervi hypoglossi.

Klinik

Bei einem Ausfall der lateralen Gefäßgruppe entsteht das **Wallenbergsche Syndrom**, das durch Dysphonie (N. X), Dysphagie (N. IX), gustatorische Anästhesie (Nn. VII, IX, X), Sensibilitätsstörung im Gesicht (N. V), Vertigo und Nystagmus (Fasciculus longitudinalis medialis) gekennzeichnet ist. Die Pyramidenbahn ist intakt und es bestehen keine peripheren motorischen Ausfälle.

14.7.1.5 Arteria spinalis anterior

Die A. spinalis anterior entsteht kurz vor der Vereinigung der beiden Aa. vertebrales zur A. basilaris. Die aus der A. spinalis anterior entspringenden Aa. pyramidales durchbluten die Pyramiden an der ventralen Medulla oblongata.

14.7.1.6 Arteria basilaris

Die A. basilaris gibt am Unterrand der Brücke die Aa. cerebellares inferiores anteriores ab. Nach Abgabe der Aa. cerebellari superiores am Brückenoberrand gabelt sich die Arterie in die beiden Aa. cerebri posteriores.
- *A. fissurae medianae ventralis*: Durch diese Arterie wird der vordere Teil der Pyramidenbahn an der ventralen, unteren Medulla oblongata versorgt.
- *Rami medullares mediani* der A. fissurae medianae ventralis: durchbluten die Gegend des Fasciculus longitudinalis medialis und des Tractus tectospinalis im ventralen, oberen Teil der Medulla oblongata.
- *Rami ad pontem mediani*: ziehen in die Brücke hinein und übernehmen die Versorgung der Gegend des Fasciculus longitudinalis medialis, des Tractus tectospinalis, der Lemnisci medialis und lateralis sowie des Lemniscus trigeminalis.
- *Rami ad pontem breves*: verlaufen zur Gegend der Nuclei pontis und des Tractus corticospinalis.

Klinik

Aneurysmen der A. basilaris treten mit einer Häufigkeit von 10 % [3] an der sogenannten Basilarisspitze (Basilaris-Aneurysma), am Oberrand der Brücke, auf. Hier teilt sich die A. basilaris jeweils in die beiden Aa. cerebelli superiores und die beiden Aa. cerebri posteriores auf. In unmittelbarer Nähe dieses Aneurysmas liegen ventral die Corpora mamillaria, der Hypophysenstiel und der Boden des Hypothalamus. Dorsolateral hat das Aneurysma Kontakt zum N. oculomotorius und zu den feinen, die Capsula interna und den Thalamus versorgenden Arterien des P1-Segments der A. cerebri posterior. Eine Blutung wird sich über die Cisterna interpeduncularis auch in die Cisterna ambiens ausbreiten. Ein Übertritt der Blutung in die Cisterna chiasmatis wird durch die Liliquist-Membran, eine zwischen beiden Temporallappen ausgespannte Lamelle, verhindert. Bei einem Aneurysma der Basilarisspitze handelt es sich um einen raumfordernden Prozess im Bereich der Incisura tentorii [15]. Es ist daher mit Einklemmungserscheinungen von Seiten des N. oculomotorius zu rechnen [14].

14.7.1.7 Arteria cerebelli inferior anterior

Die A. cerebelli inferior anterior versorgt den Flocculus und Nodulus des Kleinhirns und liefert einen Ast für den Plexus choroideus des IV. Ventrikels.
- *A. labyrinthi*: Die Arterie für das Hör- und Gleichgewichtsorgan ist in 85 % ein Ast der A. cerebelli inferior anterior. Nur in 15 % entspringt diese Arterie aus der A. basilaris.
- *Rami ad pontem longi*: verlaufen zum oberen Kleinhirnstiel sowie zur Gegend des Tractus spinocerebellaris anterior und des Nucleus motorius nervi trigemini in der Brücke.

14.7.1.8 Arteria cerebelli superior

Die A. cerebelli superior ist die stärkste der drei Kleinhirnarterien. Sie versorgt die ganze obere Hemisphärenfläche des Kleinhirns und den oberen Teil des Wurms. Die

Arterie anastomosiert mit den Ästen der Aa. cerebellares inferiores und im Bereich der Vierhügelplatte mit der A. cerebri posterior.

14.7.1.9 Arteria cerebri posterior

Die A. cerebri posterior wird in 4 Abschnitte unterteilt. Die Pars praecommunicalis (P1) liegt vor der A. communicans posterior, die Pars postcommunicalis (P2) dahinter. Das P2-Segment reicht bis zum Abgang des Ramus temporalis inferior posterior. Hier beginnt die Pars quadrigemina (P3), die aufwärts zur Vierhügelplatte zieht. Der Anfang der Pars terminalis (P4), die sich um Occipitalpol wendet, liegt in Höhe der Vierhügelplatte.

Pars praecommunicalis (P1)
- *Aa. perforantes interpedunculares* (Aa. centrales posterolaterales): Diese Arterien versorgen den hinteren Schenkel der Capsula interna, den Thalamus und Hypothalamus sowie im Mittelhirn die Gebiete des Nucleus n. oculomotorii, des Perlia-Kerns, des Westphal-Edinger-Kerns und des Fasciculus longitudinalis medialis.

Pars postcommunicalis (P2)
- *Aa. circumferentiales breves*: übernehmen die Ernährung des Nucleus ruber und der Substantia nigra.
- *A. quadrigemina*: zieht zur Vierhügelplatte.
- *A. thalamogeniculata*: zieht zum posterolateralen Teil des Thalamus.
- *Rami temporales inferiores anteriores* und *posteriores*: ziehen zu den basalen Gyri des Temporallappens. Im Sulcus hippocampi teilen sich die Äste dieser Arterien T-förmig und versorgen mit Arkaden-ähnlichen Ästchen den Hippocampus und den Gyrus dentatus.

Pars quadrigemina (P3)
- *Aa. choroideae posteriores laterales* und *mediales*: durchbluten den Plexus choroideus des III. Ventrikels.

Pars terminalis (P4)
- *A. occipitalis lateralis*: Diese Arterie beteiligt sich an der Durchblutung der basalen Fläche des Occipitallappens und der hinteren Abschnitte des Temporallappens.
- *A. occipitalis medialis*: Diese Arterie zieht mit dem Ramus parietooccipitalis zum oberen Teil des zum Occipitallappen gehörigen Cuneus und mit dem Ramus calcarinus zum Pol des Occipitallappens. Die Sehrinde wird in 42 % ausschließlich vom Ramus parietooccipitalis, in 23 % vom Ramus calcarinus und in 31 % von beiden Ästen durchblutet.

Klinik

Der Ausfall des P1-Segmentes der A. cerebri posterior wird durch das **pedunculäre Syndrom** beschrieben: Homolaterale Parese der von den Nn. oculomotorius und trochlearis innervierten Augenmuskeln (Mm. rectus superior, medialis und inferior sowie M. obliquus superior), kontralaterale Hemianästhesie, Koordinationsstörung der Augenbewegungen.
Die **homonyme Hemianopsie** stellt ein Leitsymptom des P2-Verschlusses dar.
Auf Grund der Gefäßarchitektur der Endaufzweigung der Rami temporales inferiores anteriores und posteriores des P2-Segmentes der A. cerebri posterior ist die Ammonshornregion CA1 (Sommerscher Sektor) der Hippocampusformation des Temporallappens anfälliger gegen Ischämie als die Ammonshornregion CA2/CA3 (Sektor nach Spielmeyer). Enyzmhistochemische Reaktionen weisen ebenfalls auf deutliche Unterschiede zwischen den beiden Sektoren hin. Des Weiteren hat der Sommer'sche Sektor einen niedrigeren Zinkgehalt als der Spielmeyersche Sektor. Die unterschiedliche Vulnerabilität der einzelnen Abschnitte des Hippocampus kann also aus der unterschiedlichen Blutgefäßversorgung und aus biochemischen Unterschieden erklärt werden [16].

14.7.2 Arterielle Versorgung des Rückenmarks

Das Rückenmark wird über folgende Arterien versorgt:
- *Aa. spinales anteriores*: Diese Arterien sind Äste der A. vertebralis und werden kurz vor der Vereinigung der Aa. vertebrales zur A. basilaris abgegeben. Beide Arterien vereinigen sich zum Truncus arteriosus spinalis anterior, der in der Fissura mediana anterior nach caudal verläuft.
- *Aa. spinales posteriores*: Diese Arterien sind die dünnen ersten intrakranialen Äste der Aa. vertebrales. Die Aa. spinales posteriores vereinigen sich nicht, sondern laufen getrennt als Trunci arteriosi spinales posteriores in den Sulci dorsolaterales nach caudal.
- Im Halsbereich des Rückenmarks erfolgt eine unterstützende Versorgung durch die *Rami spinales* des Truncus thyrocervicalis und des Truncus costocervicalis. Beide Trunci entspringen aus der A. subclavia.
- Im Brustbereich beteiligen sich die Äste der *Aa. intercostales posteriores* mit Rami spinales, die sich wiederum in Aa. radiculares anteriores und posteriores aufzweigen, an der arteriellen Blutversorgung.
- Im Lendenbereich unterstützt die *A. radicularis magna* (Adamkiewicz) die Blutversorgung des Rückenmarks. Diese Arterien teilt sich T-förmig und bildet mit ihren Ausläufern den unteren Abschnitt des Truncus arteriosus spinalis anterior.

Klinik

Bei einem **Infarkt der A. spinalis anterior** im oberen Halsmark kommt es zu einer Schädigung der Vorderhörner und der Vorderwurzeln. Folgen sind: Schlaffe Parese der Arme, Beschädigung der kreuzenden Fasern des Tractus spinothalamicus lateralis mit Analgesie und Thermanästhesie der oberen Extremitäten. Die Affektion der Pyramidenbahn hat eine spastische Paraparese zur Folge. Blasen- und Mastdarmstörungen sind häufig. Da die Hinterstränge außerhalb des Versorgungsgebietes der A. spinalis anterior liegen, tritt eine Störung der epikritischen und propriozeptiven Sensibilität nicht auf [3].

14.8 Venen des Gehirns und des Rückenmarks

Während die Arterien des Gehirns aus dem an der Basis gelegenen Circulus arteriosus (Willisii) abgehen und von hier zu ihren Versorgungsgebieten ausstrahlen, zeigen die Venen des Gehirns überwiegend einen nach dorsal gerichteten Verlauf. Die Wurzeln der Gehirnvenen werden hauptsächlich an der Basis des Gehirns gefunden; sie ergießen ihr Blut in den nächstgelegenen venösen Blutleiter (Sinus durae matris). Die Sinus durae matris sind als unnachgiebige Blutleiter zwischen dem Venensystem des Gehirns und den elastischen Vv. jugulares internae eingeschaltet. Die Venen des Rückenmarks verlaufen ähnlich wie die Venen des Gehirns unabhängig von den Arterien.

14.8.1 Venöse Drainage des Gehirns

Die dünnwandigen, klappenlosen Hirnvenen münden in die Sinus durae matris. Die Hirnvenen verlaufen unabhängig von den Arterien und lassen sich in zwei große Gruppen einteilen: 1. Venae cerebri superficiales: Die oberflächlichen Hirnvenen leiten das Blut der Hirnrinde dem Sinus sagittalis superior und den basalen Sinus zu. 2. Venae cerebri profundae: Die tiefen Hirnvenen führen Blut aus dem Mark, den Basalganglien und dem Zwischenhirn zur V. cerebri magna (Galeni).

14.8.1.1 Venae cerebri superficiales

Das venöse Blut der oberen Hälfte der Facies convexa der Großhirnhemisphären fließt über die aufsteigenden Venen, die Vv. cerebri superiores, in den Sinus sagittalis superior, das der unteren Hälfte über absteigende Venen, Vv. cerebri inferiores, in die Sinus transversus und sphenoparietalis. Die V. cerebri media superficialis führt venöses Blut aus beiden Versorgungsbereichen zum Sinus sphenoparietalis.

Venae cerebri superiores

Es handelt sich um 6 bis 12 aufsteigende Venen, die in 4 Gruppen eingeteilt werden können: Vv. frontales, Vv. frontoparietales, Vv. parietales und Vv. occipitales. Die Vv. frontales drainieren das Blut der Gyri des Frontallappens. Die Dreiergruppe der Vv. frontoparietales (Vv. Rolandicae) wird durch die Vv. praecentrales, centrales und postcentrales gebildet. Diese Venen verlaufen in den gleichnamigen Sulci und führen das Blut aus den Gyri praecentralis und postcentralis ab. Die Vv. parietales und occipitales superiores führen Blut aus dem Parietallappen und aus dem oberen Occipitallappen. Charakteristischerweise münden die frontalen Venen in Strömungsrichtung, die parietalen und occipitalen entgegen der Flussrichtung des venösen Blutes in den Sinus sagittalis superior ein.

Venae cerebri inferiores

Hierhin gehören die Vv. temporales inferiores und occipitales inferiores, die venöses Blut aus dem Temporallappen und dem unteren Occipitallappen abwärts zum Sinus transversus führen. Weiterhin bringt die V. cerebri media superficialis, die im Sulcus lateralis zum Sinus sphenoparietalis absteigt, Blut aus den Gyri supramarginalis und angularis.

Die Vv. cerebri superficiales stehen über zwei wichtige Anastomosen untereinander in Verbindung: 1. Die *V. anastomotica superior (Trolardsche Vene)* wird durch die V. postcentralis und V. cerebri media superficialis gebildet. Sie verbindet den Sinus sagittalis superior mit dem Sinus sphenoparietalis. 2. Die *V. anastomotica inferior (Labbésche Vene)* stellt eine Anastomose zwischen einer starken V. temporalis inferior und der V. cerebri media superficialis her. Über die Trolardsche Vene wird der Sinus sagittalis superior mit dem Sinus transversus verbunden.

Venen der Facies medialis

Die Vv. frontopolaris, frontales mediales anteriores et posteriores, paracentralis, praecunea und die Vv. occipitales mediales drainieren Blut aus den zur Facies medialis gehörigen Bereichen des Frontal-, Parietal- und Occipitallappens. Die V. cerebri anterior (limbica anterior) und die V. corporis callosi dorsalis (limbica posterior) führen Blut aus dem Balken und dem Gyrus cinguli.

Venen der Facies basalis

Die V. cerebri anterior verläuft in Begleitung der gleichnamigen Arterie. Die V. cerebri media profunda wird in der Tiefe des Sulcus lateralis unter der A. cerebri media angetroffen. Die V. basalis (Rosenthal) entsteht im Bereich der Substantia perforata anterior aus dem Zusammenfluss der Vv. cerebri anteriores und der V. cerebri media profunda. Die Vene verläuft entlang des Tractus opticus nach dorsal, steigt zur Vierhügelplatte auf und mündet in die V. cerebri magna (Galeni) ein.

Die Vv. cerebri anteriores, die V. communicans anterior, die basalen Abschnitte der Vv. basales und die Vv. interpedunculares mit der V. communicans posterior bilden unter dem Circulus arteriosus cerebri einen *Circulus venosus cerebri (auch Hexagon von Trolard genannt)*.

14.8.1.2 Venae cerebri profundae

Die tiefen Hirnvenen, Vv. cerebri profundae, die Vv. septi pellucidi, thalamostriata und choroidea superior entsorgen das Blut der Stammganglien, der Capsula interna, des Centrum semiovale der weißen Substanz sowie die Plexus choroidei der Seitenventrikel und des dritten Ventrikels. Sie vereinigen sich am Hinterrand des Foramen interventriculare im Confluens venosus anterior zur V. cerebri interna.

Die V. septi pellucidi nimmt Blut aus dem Genu corporis callosi, aus dem Caput nuclei caudati und aus der weißen Substanz des Frontallappens auf. Anders als es der Name nahelegen würde, führt die V. thalamostriata kein Blut aus dem Thalamus, sondern drainiert das Striatum, die Capsula interna sowie die weiße Substanz des Frontal- und Parietallappens. Die V. choroidea superior nimmt Blut aus dem Hippocampus, dem Fornix und dem Corpus callosum auf.

Die Vv. subependymales cornus posterioris et inferioris führen Blut aus der weißen Substanz des Parietal- und Occipitallappens beziehungsweise des Temporallappens und des Hippocampus und leiten es der V. basalis zu.

Die V. cerebri interna nimmt venöses Blut aus dem Thalamus, dem Fornix, dem Hippocampus, dem Corpus pineale und der Vierhügelplatte auf. Die größte Thalamusvene, die V. thalami superior, mündet senkrecht in das Mittelstück der V. cerebri interna ein. Die Vv. cerebri internae beider Seiten vereinigen sich über dem Corpus pineale zur V. cerebri magna (Galeni).

Die V. cerebri magna (Galeni) mündet unmittelbar hinter der Einmündung des Sinus sagittalis inferior in den Sinus rectus. Sie nimmt die von caudal aufsteigende V. basalis und die V. cerebelli medialis superior auf. Des Weiteren treten zahlreiche kleinere Venen aus dem Bereich des Cuneus des Occipitallappens, des Epithalamus und der Vierhügelplatte in die V. cerebri magna ein.

14.8.1.3 Venen des Kleinhirns und des Hirnstamms

Die Kleinhirnvenen verlaufen ähnlich wie die Großhirnvenen unabhängig von den Arterien. Ihre größeren Äste überqueren Furchen und Windungen in sagittaler, nur selten in transversaler Richtung. Man unterscheidet eine mediale und zwei laterale Venengruppen. Die medialen Venen entsorgen das Blut des Kleinhirnwurms, die lateralen Venen führen das Blut aus den Kleinhirnhemisphären.

Die V. cerebelli medialis superior führt Blut aus dem Oberteil des Kleinhirnwurms zur V. cerebri magna, die V. cerebelli medialis inferior Blut aus dem Unterwurm zum Sinus transversus. Die V. cerebelli lateralis superior nimmt das Blut der oberen Hemisphärenhälfte auf und leitet es zum Sinus transversus oder zum Sinus rectus. Die V. cerebelli lateralis inferior drainiert Blut aus der unteren Hemisphärenhälfte und bringt es zum Sinus transversus.

Die V. petrosa superior (Dandysche Vene) steigt vom Kleinhirnbrückenwinkel entlang des N. trigeminus zum Sinus petrosus superior auf. Sie führt nur wenig Blut aus dem Kleinhirn, da sie hauptsächlich die Brücke und die Medulla oblongata drainiert. Allerdings kann diese Vene mitunter die Vv. cerebelli laterales superiores et inferiores ersetzen. In diesem besonderen Fall drainiert die V. petrosa superior fast die ganze Kleinhirnhemisphäre.

Die Venen des Hirnstamms bilden die Fortsetzung der Rückenmarksvenen und verbinden diese mit den basalen Hirnvenen. Caudal bauen sie ähnlich wie die Rückenmarksvenen ein longitudinales und ein transversales System auf. Topographisch gehören die Venen der Medulla oblongata und der Brücke wie die Kleinhirnvenen zum infratentoriellen System.

Klinik

Die Hirnvenen haben umschriebene Quellgebiete, in denen es bei **Hirnvenen- oder Sinusthrombosen** zu venösen Abflussstauungen und schließlich zu hämorrhagischen Infarkten in Rinde oder Mark sowie zu einem begleitenden Ödem kommen kann. Ausgelöst werden kann eine Sinusthrombose durch zahlreiche Faktoren. Am häufigsten treten sie im Wochenbett und nach Aborten auf. Beschrieben wurden weiterhin Gerinnungsstörungen, orale Antikonzeptiva und Rauchen [3].
Die Thrombosierung führt zu einer intrakraniellen Drucksteigerung, im Extremfall zu einer Tentoriumeinklemmung Häufig tritt als Erstsymptom ein epileptischer Anfall auf. Weitere Symptome sind Kopfschmerzen, Übelkeit, Erbrechen, Bewusstseinsstörung sowie in Abhängigkeit von der Lokalisation des pathologischen Geschehens motorische und sensible Störungen. Bei einer Thrombose der Vv. cerebri superiores kann es zu einem hämorrhagischen Infarkt, zumeist mit einer kontralateralen Hemiparese oder Hemiplegie kommen. Eine Thrombose der Vv. cerebri inferiores führt zu einem Infarkt im Bereich des Schläfen- oder des basalen Occipitallappens. Entsprechende Symptome sind eine Aphasie oder eine kontralaterale homonyme Hemianopsie. Bei einer Thrombose der Vv. cerebri profundae entwickelt sich eine rasch zunehmende Bewusstseinstrübung, die in ein Koma münden kann.

14.8.2 Venöse Drainage des Rückenmarks

Die venöse Drainage des Rückenmarks ist komplizierter organisiert als seine arterielle Versorgung [17].

14.8.2.1 Binnenvenen

Das Kapillarnetz des Rückenmarks wird durch horizontale, radiär zur Oberfläche ziehende Venen drainiert. Man unterscheidet ein peripheres und ein zentrales System. Zum peripheren System gehören die Vv. marginales, die Blut aus den Tractus des Rückenmarks und aus der angrenzenden grauen Substanz abführen. Zum zentralen System rechnet man die vorderen und hinteren Medianvenen, die als unpaare Gefäße in oder neben der Mittellinie verlaufen. Dies sind an der Ventralseite des Rückenmarks die Vv. sulci, die venöses Blut aus den Vorderhörnern führen und zur V. spinalis anterior ableiten. An der Dorsalseite sind es die Vv. fissurae und die Vv. cornus posterioris, die das venöse Blut der Hinterstränge zur V. spinalis posterior leiten.

14.8.2.2 Oberflächenvenen

In der Pia mater spinalis befindet sich ein dichtes Venennetz, das von zwei großen unpaaren Längsstämmen, die zahlreiche Queräste aufnehmen, gebildet wird. Die V. spinalis anterior verläuft als große unpaare Längsvene in der Nähe der Fissura mediana anterior und liegt hierbei hinter der A. spinalis anterior. Die V. spinalis posterior ist eine hintere Längsvene, der keine Arterie entspricht. Sie verläuft ununterbrochen über die ganze Länge des Rückenmarks.

14.8.2.3 Wurzelvenen

Die Oberflächenvenen des Rückenmarks werden über die Wurzelvenen, Vv. radiculares, entleert. Die Vv. radiculares anteriores leiten das Blut aus den vorderen Längsvenen ab. Die Vv. radiculares posteriores drainieren die hinteren Längsvenen.

14.8.2.4 Extradurale Abflüsse

Unmittelbar nach dem Durchtritt durch die Dura mater sind die Wurzelvenen mit Klappen versehen, welche einen Rückfluss des Blutes in die intraduralen Venen verhindern. Vordere und hintere Wurzelvenen münden in die Plexus venosi vertebrales interni. Man unterscheidet am Plexus venosus vertebralis internus einen vorderen und einen hinteren Anteil. Der Plexus venosus vertebralis anterior besteht aus zwei großen Längsvenen, die auf der Hinterfläche der Wirbelkörper verlaufen. Der Plexus venosus vertebralis posterior ist im Verhältnis zum vorderen Plexus aus Venen kleineren Kalibers aufgebaut. Seine Venen verlaufen an der Innenseite der Wirbelbögen. Die Plexus venosi vertebrales interni sind in das Fettgewebe der Cavitas epiduralis, zwischen Dura mater und Periost, eingebaut. Über die Vv. intervertebrales stehen sie mit den Plexus venosi vertebrales externi, die sich ventral und dorsal auf der Außenseite der Wirbel ausbreiten, in Verbindung.

Klinik

Die Plexus venosi vertebrales interni haben cranial Anschluss an den Sinus marginalis durae matris am Rand des Foramen magnum. Dieser Sinus geht vorne in die Sinus petrosi inferiores sowie die Sinus sigmoidei und hinten in den Sinus occipitalis über. Im Falle einer Verlegung der Vv. jugulares internae kann daher das venöse Blut über die Plexus vertebrales interni abfließen [18].

14.9 Die Plexus choroidei

Die Plexus choroidei sind zarte, zottenreiche Strukturen, die in alle 4 Ventrikel hineinragen und den Liquor cerebrospinalis bilden. Ein Plexus choroideus besteht aus einem kapillarreichen Bindegewebe als Fortsetzung des Bindegewebes der Pia mater und aus einem Epithel, das als Fortsetzung des Ependyms angesehen werden kann. Das einschichtige kubische Plexusepithel besitzt Mikrovilli und Tight junctions (Blut-Liquor-Schranke). Die Kapillaren haben ein gefenstertes Epithel. Für die Beschreibung der Plexus choroidei wurden unter anderem die Darstellungen von Clara [19], von Töndury et al. [13] sowie von Deller und Sebestény [20] herangezogen.

14.9.1 Entwicklung, Eigenschaften und Alterung

Während der frühen Embryonalentwicklung bleibt das Neuralrohr an verschiedenen Stellen dünn und weist ein einschichtiges Epithel auf. An dieser Stelle dringen Gefäße in das Lumen des Neuralrohrs vor und bilden knäuelartige Geflechte aus, die man als Plexus choroidei, Adergeflechte, bezeichnet. Am Prosencephalon entwickeln sich derartige Adergeflechte im Dach des Zwischenhirns sowie in einer streifenförmigen Zone (Fissura choroidea) an der medialen Seite der Endhirnbläschen. Im Bereich des Rautenhirns sind es die unter dem Kleinhirnwulst gelegenen Abschnitte der Deckplatte, die sich zum Plexus choroideus umbilden. Die Adergeflechte sondern den Liquor cerebrospinalis in die Hohlräume des Neuralrohrs ab. Die Plexus choroidei sind stark nervös versorgt und schmerzempfindlich.

Jeder Plexus choroideus besteht aus zwei Teilen, einem epithelialen Anteil (Lamina epithelialis) und einem mesektodermalen Anteil, der Gefäße und Bindegewebe umfasst (Tela choroidea). Wenn man einen Plexus abreißt, entsteht eine artifizielle Risslinie, die als Taenie bezeichnet wird. Alle aus dem Blut in den Liquor übertretenden Stoffe müssen beide Schichten passieren, was als *Blut-Liquor-Schranke* bezeichnet wird. Das Epithel der Plexuskapillaren ist fenestriert. Die Epithelzellen des Plexus hingegen sind dicht, da sie Zonulae occludentes aufweisen. Diese Plexusepithelzellen, die modifizierte Ependymzellen darstellen, sind für die Blut-Liquor-Schranke verantwortlich. Die Schranke ist erforderlich, da Liquor und zentralnervöser Extrazellulärraum auf Grund der nur mit Zonulae adhaerentes ausgestatteten, und daher undichten gewöhnlichen Ventrikelependymzellen miteinander kommunizieren. Im Tierexperiment kann die Blut-Liquor-Schranke durch die Injektion von Trypanblau in den Liquor verdeutlicht werden [21]. Hierbei färben sich Gehirn und Rückenmark von der Oberfläche her diffus blau an, die Plexus choroidei und der übrige Körper bleiben ungefärbt.

Des Weiteren gibt es eine *Blut-Hirn-Schranke*, die das Gehirn vor unkontrolliert eindringenden Stoffen, beispielsweise vor Glutamat, das gleichzeitig Nahrungsbestandteil und Transmitter ist, schützt. Diese Schranke wird durch das Endothel der Hirnkapillaren, die Zonulae occludentes aufweisen und somit dicht sind, gebildet. Experimentell lässt sich die Blut-Hirn-Schranke nachweisen, wenn einem Versuchstier intravenös Trypanblau injiziert wird. Hierbei färben sich fast alle Organe bis auf Gehirn und Rückenmark blau an [21]. Dura mater und Plexus choroideus sind ebenfalls intensiv blau gefärbt. Eine geringe Blaufärbung weisen auch die zirkumventrikulären Organe, die charakteristischerweise keine Blut-Hirn-Schranke besitzen, auf. Wichtige Stoffe erreichen das Gehirn über Diffusion, beispielsweise Glukose, oder über spezielle Transportsysteme, beispielsweise Aminosäuren und Insulin. Medikamente müssen zum Teil an Moleküle, für die spezielle Transportmechanismen existieren, gekoppelt werden.

Die Plexus bilden sich meistens in Regionen aus, in denen das Lumen des Neuralrohrs erweitert ist. Diese Hohlräume werden als Ventrikel bezeichnet. Das Stroma der Plexus choroidei enthält nach dem 30. Lebensjahr regelmäßig Kalkkonkremente, die sich oft auch im Röntgenbild darstellen. Häufig kommen diese Verkalkungen im Plexus choroideus der Seitenventrikel, und zwar am Übergang der Pars centralis in das Cornu temporale, vor.

14.9.2 Plexus choroideus des I. und II. Ventrikels

Der Plexus choroideus der Seitenventrikel, also des I. und II. Ventrikels, umgreift bogenförmig den Komplex der Basalganglien [22]. Im Bereich des Foramen interventriculare hängt er mit dem Plexus choroideus des III. Ventrikels und mit jenem des kontralateralen Seitenventrikels zusammen. Hier geht auch die Befestigungsstelle des Plexus choroideus des III. Ventrikels, die Taenia thalami, in jene des Plexus choroideus der Seitenventrikel, nämlich die Taenia choroidea und die Taenia fornicis, über. Allgemein werden Taenien beim Abreißen eines Plexus sichtbar. Der zwischen ihnen entstandene Spalt wird im Falle der Taenien der Seitenventrikel als Fissura choroidea, welche die Gestalt eines halbmondförmigen Spalts hat, bezeichnet.

Im Vorder- und Hinterhorn der Seitenventrikel gibt es keinen Plexus choroideus, lediglich in der Pars centralis und im Cornu inferius tritt er auf. Beim Verlauf des bandförmigen Plexus ins Cornu inferius bleibt der mediale Rand des Bandes als Taenia fornicis mit dem Fornix und als Taenia fimbriae mit der Fimbria fornicis in Verbindung. Der laterale Rand grenzt als Taenia choroidea an die Lamina affixa und im Cornu inferius an die Stria terminalis. Am Vorderende des Cornu inferius gehen der mediale und laterale Rand des Plexusbandes (Taenia fimbriae und Taenia choroidea) ineinander über.

Die arterielle Versorgung des Plexus choroideus der Seitenventrikel erfolgt über die Aa. choroidea anterior und choroidea posterior lateralis. Das venöse Blut fließt über die V. choroidea inferior in die V. basalis (Rosenthal) ab.

14.9.3 Plexus choroideus des III. Ventrikels

Eröffnet man den Zentralteil der Seitenventrikel durch Entfernung der Großhirnhemisphäre, des Corpus callosum und des Corpus fornicis, so sieht man im leptomeningealen Bindegewebe die beiden Vv. cerebri internae und ihre Vereinigung zur V. cerebri magna (Galeni). Zwischen den Vv. cerebri internae wird das Dach des III. Ventrikels, die Tela choroidea, sichtbar [23]. Das Velum interpositum bedeckt Epithalamus und Thalamus. Der Plexus choroideus des III. Ventrikels ist an der Taenia thalami befestigt. Die Taenia thalami ist als Anheftungsstelle des Daches des III. Ventrikels zu betrachten; sie zieht entlang der Stria medullaris thalami und wechselt auf der Commissura habenularum auf die Stria medullaris der Gegenseite. Im Bereich des Foramen interventriculare biegt die Taenia thalami nach lateral um und verläuft als

Taenia choroidea auf der dorsalen Oberfläche des Thalamus. Die Taenia choroidea bildet die Anheftungslinie der Plexus choroidei der Seitenventrikel.

Die arterielle Versorgung des Plexus choroideus des III. Ventrikels erfolgt über die A. choroidea posterior medialis. Das venöse Blut wird durch die V. choroidea superior zur V. cerebri interna abgeleitet.

14.9.4 Plexus choroideus des IV. Ventrikels

Die rautenförmige Fossa rhomboidea bildet den Boden des IV. Ventrikels. Das Dach des IV. Ventrikels wird unterhalb der Vierhügelplatte vom Velum medullare superius und unterhalb des Nodulus als basalem Wurmabschnitt des Kleinhirns vom Velum medullare inferius gebildet. Beide Vela stoßen wie die Flächen eines Daches im Giebel, Fastigium, aneinander. Das Velum medullare inferius verdünnt sich nach caudal zur Ependymschicht. An dieser Stelle verschmilzt die gefäßreiche Pia mater mit ihr. Die mit der Deckplatte verschmolzene Pia mater wird als Tela choroidea ventriculi quarti bezeichnet und bildet den Plexus choroideus ventriculi quarti, der in den Ventrikel hineinhängt und Liquor cerebrospinalis absondert.

Insgesamt ist der Plexus choroideus kreuzförmig entwickelt, wobei der longitudinale mediale Schenkel gegenüber dem langen transversalen Schenkel verhältnismäßig kurz ist. Der kurze longitudinale Schenkel erstreckt sich vom Fastigium ventriculi quarti bis zur Apertura mediana (Foramen Magendii). Die langen transversalen Schenkel erreichen die Recessus laterales ventriculi quarti. Die Recessus laterales öffnen sich nach außen durch die Aperturae laterales (Foramina Luschkae). Durch diese Öffnungen ragt der Plexus als „Bochdaleksches Blumenkörbchen" in den Subarachnoidalraum hinaus.

Der Plexus ist an der Taenia cinerea befestigt. Diese Taenie geht vom Nodulus des Kleinhirnwurms in den Unterrand des Velum medullare inferius über und verläuft zur lateralen Ecke der Fossa rhomboidea. Hier biegt sie um, zieht abwärts bis zur unteren Ecke der Rautengrube (Calamus scriptorius, Obex) und kreuzt auf die Gegenseite. In diesen Rahmen mit annähernd trapezförmigem Umriss ist der Plexus choroideus eingespannt [24].

Die arterielle Versorgung des Plexus erfolgt aus der A. cerebelli inferior posterior und teilweise aus der A. cerebelli inferior anterior. Das venöse Blut fließt über die V. petrosa superior (Dandysche Vene) ab.

14.9.5 Der Liquor cerebrospinalis: Eigenschaften, Zirkulation und Resorption

Der Liquor cerebrospinalis ist wasserklar und enthält wenig Zellen (maximal 4 Zellen/µl und wenig Eiweiß). Kennzeichnend ist auch der hohe Natriumgehalt bei geringer Kalium- und Glukosekonzentration. Der Liquor ist kein Ultrafiltrat des Blutes, sondern wird von den Plexus choroidei aktiv sezerniert, vor allem im Bereich der Seitenventrikel. Das zirkulierende Liquorvolumen beträgt 130 bis 150 ml. Pro Tag werden etwa 400 bis 500 ml Liquor produziert.

Der von den Plexus choroidei in den 4 Ventrikeln gebildete innere Liquor fließt durch das Foramen Magendii und die Foramina Luschkae in den Subarachnoidalraum des Gehirns und gelangt schließlich auch in den Subarachnoidalraum des Rückenmarks. Die Resorption des Liquors findet im Schädel und entlang des Rückenmarks statt. An vielen Stellen stülpt sich der Subarachnoidalraum mit zottenähnlichen Gebilden (Granulationes arachnoidales) in den Sinus sagittalis superior sowie in die Diploevenen des Schädels vor. An der Schädelinnenfläche sind diese Stellen besonders in der Nähe des Sulcus sinus sagittalis superioris als Foveolae granulares zu sehen. Hier tritt der Liquor in die Blutbahn über. Auch über die Perineuralscheiden der Hirn- und Rückenmarksnerven sowie über das Ependym und die Kapillaren der Leptomeninx wird Liquor resorbiert.

Der Liquor hat die Aufgabe, das Gehirn vor Gewalteinwirkung und vor Temperaturschwankungen der Umwelt zu schützen. Darüber hinaus soll der Liquor ödematöse Schwellungen im Gehirn verhindern und ferner eine ernährende Funktion haben.

Klinik

Eine Blockierung der Liquorzirkulation kann einen gesteigerten Hirninnendruck mit Bewusstseinsstörung, Kopfschmerzen, Übelkeit und Erbrechen verursachen. Die Kopfschmerzen entstehen durch Irritation der sensiblen Nervenendigungen im Bereich der gespannten Dura mater, die Übelkeit infolge der Reizung des N. vagus. Bei rasch wachsendem Hirndruck sind am Augenhintergrund eine Venenstauung, eventuell Blutungen sowie eine Schwellung der Papilla nervi optici (Stauungspapille) zu beobachten.

Infolge einer Behinderung des Liquorabflusses kann es zu einem **Hydrocephalus occlusus** kommen. Ursachen sind intrakranielle Raumforderungen in der Folge von Blutungen oder Tumoren. Besonders im Aquaeductus mesencephali kann der Liquorfluss durch kleinste Einengungen behindert werden. Bei der kongenitalen Stenose des Aquaeductus ist diese für die Liquorzirkulation kritische Stelle ebenfalls eingeengt. Von einem **Hydrocephalus malresorptivus** spricht man, wenn die Resorption des Liquors gestört ist. Ein derartiges Geschehen kann nach einer Subarachnoidalblutung oder nach einer Meningitis auftreten.

Beim Krankheitsbild des **Normaldruck-Hydrocephalus** ist die Dynamik des Liquorflusses gestört und es tritt anfallsweise ein erhöhter Liquordruck auf. Klinisch macht sich dieses Geschehen, das meistens ältere Patienten betrifft, durch die folgende Symptomentrias bemerkbar: ataktische Gangstörung, Entwicklung einer Demenz und Harninkontinenz. Die Ursache der Erkrankung bleibt oft unklar. Nach einer lumbalen Liquorpunktion tritt oft eine temporäre Besserung der Gangstörung und eine Rückbildung der Inkontinenz auf. Der Normaldruck-Hydrocephalus zählt zu den ursächlich behandelbaren Demenzursachen und sollte nicht übersehen werden [25].

14.10 Die zirkumventrikulären Organe

Zirkumventrikuläre Organe sind unpaare, in oder in Nachbarschaft der Mittellinie liegende spezialisierte Areale der Ventrikelwand [23]. Sie grenzen sowohl an den inneren (Ventrikel), als auch an den äußeren Liquorraum (Subarachnoidalraum). Hierher gehören das Organum subfornicale, das Organum vasculosum laminae terminalis, die Eminentia mediana des Infundibulums der Hypophyse und die Neurohypophyse, das Organum subcommissurale und die Glandula pinealis sowie die Area postrema im Bereich der Medulla oblongata.

Im Ependym der zirkumventrikulären Organe befinden sich viele Tanyzyten, spezialisierte Ependymzellen, die Zonulae occludentes besitzen und eine Blut-Liquor-Schranke über den zirkumventrikulären Organen errichten. Das subependymale Gewebe enthält einen Kapillarplexus, dessen Endothel meistens fenestriert ist; es ist durch eine fehlende oder veränderte Blut-Hirn-Schranke charakterisiert. Man spricht auch von einer neurohämalen Region.

In zirkumventrikulären Organen kann es wegen des Fehlens der Blut-Hirn-Schranke zu einem direkten Austausch von Substanzen zwischen Blut und Zentralnervensystem kommen. Neurone dieser spezialisierten Einrichtungen können verschiedene Parameter im Blut (Osmolarität, Hormone, fiebererzeugende Stoffe oder bakterielle Pyrogene) wahrnehmen. Des Weiteren können hier Substanzen von Neuronen in das Blut abgegeben werden, ein Vorgang, der neuroendokrine Sekretion genannt wird.

Die Anwesenheit von den Liquor kontaktierenden Neuronen deutet auf einen Austausch mit dem Liquor hin. Weiterhin entsenden die Neurone der zirkumventrikulären Organe Axone in hypothalamische Gebiete, die für die Steuerung endokriner Reaktionen (Erhöhung der Körpertemperatur) sowie für die Regelung von Verhaltensweisen (Trinken) bekannt sind. Die Aktivität dieser Organe wird auch durch die Innervation aus anderen Gebieten des zentralen Nervensystems beeinflusst.

Bei der Beschreibung der zirkumventrikulären Organe wurde im Wesentlichen auf die Darstellung bei Asan und Kugler [23] zurückgegriffen.

14.10.1 Organum subfornicale

Das etwa 1 mm große Organum subfornicale, Subfornicalorgan, liegt in der Vorderwand des III. Ventrikels zwischen den Columnae fornicis am Oberrand der Foramina interventricularia. Am Subfornicalorgan sind die Plexus choroidei des III. Ventrikels und der Seitenventrikel angeheftet. Das Organum subfornicale wird mit den Kerngebieten des vorderen Hypothalamus zur Region des anterolateralen III. Ventrikels (AV3V-Region) zusammengefasst. Es erhält Afferenzen vom lateralen Hypothalamus und vom Tractus solitarius. Efferenzen ziehen zu den Nuclei paraventricularis, supraopticus und suprachiasmaticus sowie zu den Raphekernen im Hirnstamm. Des Weiteren besitzt dieses spezialisierte Organ Rezeptoren für Angiotensin und für das in den Herzvorhöfen gebildete atriale natriuretische Peptid. Es übt daher wichtige Funktionen im Rahmen der *Regulation von Blutvolumen und Blutdruck* aus. Darüber hinaus hat es wahrscheinlich osmosensible Neurone. Relaxin, ein Hormon der Spätschwangerschaft, entfaltet möglicherweise über das Subfornicalorgan via Projektion zu den Nuclei paraventricularis und supraopticus seine Wirkung. Die Neurone des Subfornicalorgans enthalten ferner Somatostatin, Gonadotropin-releasing-factor sowie Angiotensin und scheinen diese Stoffe in die Blutbahn abgeben zu können.

14.10.2 Organum vasculosum laminae terminalis

Das Organum vasculosum laminae terminalis liegt in der Lamina terminalis, dem Ende des embryonalen Neuralrohrs, oberhalb des Chiasma opticum. Es grenzt vorne an die Cisterna praechiasmatica und hinten an den III. Ventrikel. Die arterielle Versorgung erfolgt über die A. cerebri anterior.

Auch das Organum vasculosum laminae terminalis gehört zur Region des anterolateralen III. Ventrikels (AV3V). Ebenso wie das Subfornicalorgan besitzt auch das Organum vasculosum laminae terminalis Rezeptoren für Angiotensin sowie für das atriale natriuretische Peptid und nimmt dadurch auf die *Regulation von Blutvolumen und Blutdruck* Einfluss. Nur das hier geschilderte Organum vasculosum besitzt *temperaturempfindliche Neurone*. Exogene und endogene Fieberstoffe können über diese Neurone Fieber auslösen.

14.10.3 Eminentia mediana und Neurohypophyse

Als Eminentia mediana wird der proximale Teil des Infundibulums der Hypophyse am Übergang des Hypothalamusbodens in den Hypophysenstiel bezeichnet. Sie enthält einen durch ein fenestriertes Endothel charakterisierten Kapillarplexus, der von der A. hypophysialis superior gespeist wird. Dieser Kapillarplexus entlässt sein venöses Blut in die langen Portalvenen der Hypophyse, die auch den Hypophysenvorderlappen versorgen und dessen sinosoide Kapillaren speisen.

Das Ependym des Recessus infundibuli, welches die Eminentia mediana in ihrem proximalen Bereich bedeckt, besteht aus Tanyzyten. In der Umgebung des Kapillarplexus der Eminentia mediana enden Axone von neuroendokrinen Zellen des Hypothalamus. Diese Axone sezernieren die *hypothalamischen Steuerhormone*, die über das hypophysiale Portalvenensystem zum Hypophysenvorderlappen gelangen und dort die Tätigkeit der endokrinen Drüsenzellen regulieren. Durch die Eminentia mediana hindurch ziehen die Axone der Nuclei paraventricularis und supraopticus, die Adiuretin und Oxytocin speichern. Sie enden im Bereich des Kapillarplexus der Neurohypophyse, der aus der A. hypophysialis inferior versorgt wird.

14.10.4 Organum subcommissurale

Das Organum subcommissurale, Subcommissuralorgan, ist beim Menschen nur in der Fetalperiode und beim Neugeborenen ausgeprägt. Es liegt in der dorsalen Wand des Aquaeductus mesencephali und besteht aus Ependymzellen. Diese Zellen bekleiden ein gut vaskularisiertes subependymales Gewebe und sezernieren ein glykoproteinreiches Sekret in den Liquor. Das Organum subcommissurale soll einen *Einfluss auf die Liquorzirkulation* haben. Tierexperimentelle Befunde deuten darauf hin, dass eine fehlerhafte Funktion dieses neurohämalen Organs zum Auftreten eines Hydrocephalus führen kann.

14.10.5 Glandula pinealis

Auch die schon oben beim Zwischenhirn besprochene Glandula pinealis, Zirbeldrüse, gehört zu den zirkumventrikulären Organen. Die Zirbeldrüse grenzt an den III. Ventrikel und ragt in den Subarachnoidalraum der Cisterna ambiens hinein.

Das Organ wird von einem dichten Kapillarplexus, dem eine Blut-Hirn-Schranke fehlt, durchzogen. Die arterielle Versorgung erfolgt über die Rami choroidei posteriores laterales und mediales der A. cerebri posterior. Das venöse Blut fließt über die Vv. cerebri internae in die V. cerebri magna ab. Das von den Pinealozyten synthetisierte Hormon Melatonin ist für den *Tag-/Nachtrhythmus* verantwortlich und gelangt in die Blutbahn sowie in den Liquor cerebrospinalis des III. Ventrikels.

14.10.6 Area postrema

Die Area postrema liegt in der Nähe der Nuclei nervi hypoglossi vor dem Obex im Boden des IV. Ventrikels. Diese Region fällt durch eine starke Vaskularisation auf, wobei fenestrierte Kapillaren auf ein Fehlen der Blut-Hirn-Schranke hinweisen. Die Axone der Neurone der Area postrema projizieren zum Nucleus solitarius der unteren Rautengrube und zum Nucleus fastigii des Kleinhirns. Die Area postrema soll auf Grund von Chemorezeptoren für Brechreiz auslösende Stoffe empfänglich sein. Über den Nucleus solitarius werden *Brechreiz* auslösende Afferenzen dem Brechzentrum in der Formatio reticularis der Medulla oblongata zugeleitet. Dort werden die zum Brechen notwendigen Funktionen, nämlich Kontraktion der Bauchmuskulatur und des Zwerchfells bei gleichzeitigem Erschlaffen der Magen- und Ösophagusmuskulatur koordiniert.

14.11 Funktionelle Systeme

Als Bahnen, Tractus, des ZNS bezeichnet man Faserzüge von gleicher Funktion und gleichem Verlauf, deren Ursprung und Endigung jedoch in verschiedenen Höhen liegen kann. Sie werden mit Namen, welche Anfangs- und Endgebiet aufführen, gekennzeichnet (Abb. 14.21). So zeigt beispielsweise die Bezeichnung „Tractus corticospinalis" an, dass es sich um eine Bahn handelt, welche von der Großhirnrinde ausgeht und im Rückenmark endet.

Für die Beschreibung der funktionellen Systeme wurde unter anderem auf die entsprechenden Darstellungen von Leonhardt et al. [26] im Lehrbuch und Atlas der Anatomie des Menschen von Rauber/Kopsch, Band III und von Drenckhahn [27] im Benninghoff-Drenckhahn, Anatomie, Band 2 sowie von Bähr und Frotscher [3] in der Neurologisch-topischen Diagnostik zurückgegriffen.

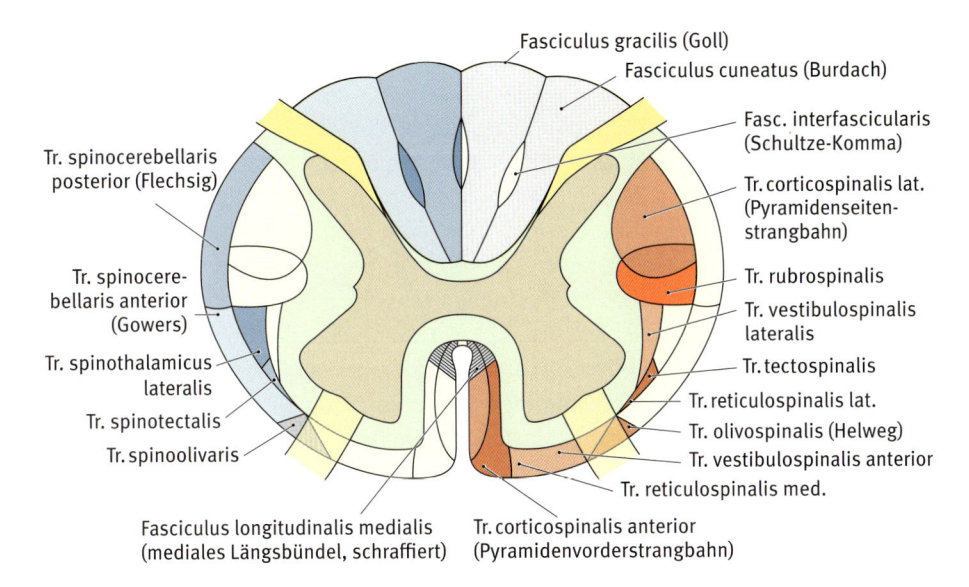

Abb. 14.21: Lage der großen Bahnen in der weißen Substanz des Rückenmarks. Absteigende Bahnen = rot, aufsteigende Bahnen = blau. Grundbündel (Fasciculi proprii) = hellgrün. Der Tractus spinothalamicus anterior im Vorderstrang ist in mehrere Gruppen gebündelt und wurde deshalb nicht eingetragen.

14.11.1 Absteigende Bahnen

Die motorischen oder efferenten Bahnen leiten zentrifugal (absteigend) und haben einen langen Verlauf. Bekanntestes Beispiel ist die Pyramidenbahn (Abb. 14.22). Das extrapyramidalmotorische System ist durch kurzkettige Bahnen, die die Basalganglien untereinander und mit Zentren im Mittelhirn verbinden, charakterisiert. Diese

Bahnen haben zum Teil rückläufige, aufsteigende Kollateralen zum Kleinhirn und zum Thalamus dorsalis sowie zur Großhirnrinde. Unter die absteigenden Bahnen wurde auch der Fasciculus longitudinalis medialis aufgenommen, der neben absteigenden auch aufsteigende Fasern besitzt. Schließlich ist der Fasciculus longitudinalis dorsalis eine absteigende vegetative Bahn.

14.11.1.1 Tractus corticospinalis

Die Pyramidenbahn, Tractus corticospinalis, ist die alleinige Bahn der Willkürmotorik (Abb. 14.22). Der größte Teil ihrer Fasern entspringt im Gyrus praecentralis (Area 4), im motorischen Cortex für die Oculomotorik (Area 8) und in den Rindenfeldern (Area 6) des Lobus frontalis. Der restliche Teil der Fasern wird von somatosensiblen Rindenfeldern (Areae 3, 1, 2 und 5) des Lobus parietalis entlassen. Die Hauptmasse der Fasern kommt von großen Pyramidenzellen (Betz-Riesenzellen und kleinen Pyramidenzellen der Areae 4 und 6).

Die Fibrae corticonucleares für die motorischen Hirnnervenkerne und die Fibrae corticospinales für die α-Motoneurone im Rückenmark ziehen streng geordnet durch die Capsula interna. Hierbei durchläuft der Tractus corticonuclearis das Knie der inneren Kapsel. Gleich anschließend durchquert der Tractus corticospinalis den hinteren Schenkel der inneren Kapsel, zuerst mit Fasern für die obere Extremität und den Rumpf, gefolgt von Fasern für die untere Extremität (Abb. 14.7). Im weiteren Verlauf ziehen die Fasern durch die Crura cerebri, den Pons und wölben an der Ventralseite der Medulla oblongata die beiden Pyramiden hervor; nach den Pyramiden ist die Bahn benannt worden. In der *Decussatio pyramidum* kreuzt der Hauptteil der Fasern auf die Gegenseite und verläuft als Tractus corticospinalis lateralis im Seitenstrang des Rückenmarks zu den α-Motoneuronen. Ungefähr 10 bis 25 % der Fasern kreuzen zunächst nicht, sondern verlaufen ipsilateral als Tractus corticospinalis anterior im Vorderstrang des Rückenmarks nach caudal; sie kreuzen auf ihrem Weg zu den α-Motoneuronen im gleichen Rückenmarksegment, indem sie die Commissura alba durchqueren.

Die Fasern des Tractus corticonuclearis verlassen die Pyramidenbahn schon in Höhe der entsprechenden motorischen Hirnnervenkerne im Mittelhirn und in der Medulla oblongata. Doppelseitig innerviert werden der Kern des N. oculomotorius, der motorische Trigeminuskern, der Stirnteil des Facialiskerns und der Nucleus ambiguus. Nur kontralaterale Fasern erhalten der Kern des N. abducens, der caudale Teil des N. facialis und der Kern des N. hypoglossus. Der Kern des N. trochlearis erhält nur ipsilaterale Fasern.

Die pyramidale Motorik wird durch Verbindungen zum Kleinhirn über die Tractus cortico-ponto-cerebellares ergänzt. Für jede geplante Bewegung bekommt das Kleinhirn eine Kopie, um über extrapyramidale Bahnen „glättend" in den Bewegungsablauf eingreifen zu können. Hierfür verlaufen Fasern aus allen Hirnlappen über die Tractus frontopontinus und occipito-temporo-pontinus zu den Brückenkernen. Nach

Umschaltung kreuzen die Fasern überwiegend zur Gegenseite und verlaufen in den mittleren Kleinhirnstielen als *Moosfasern* zum Cerebellum. Zusammengefasst, liegt das Neocerebellum über die Tractus corticopontini, pontocerebellares und cerebellorubrales im Nebenschluss der Pyramidenbahn.

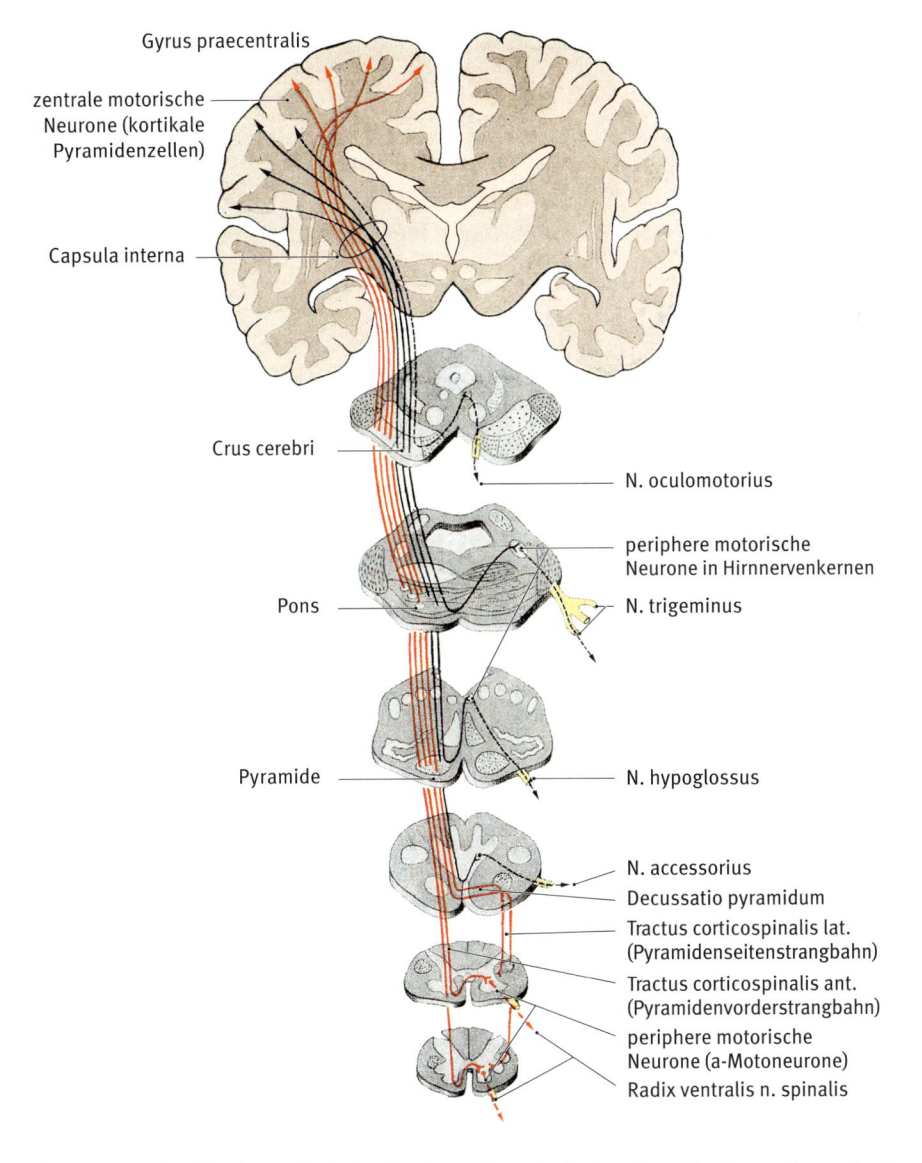

Abb. 14.22: Verlauf der Pyramidenbahn; Tractus corticospinalis (= rot) und Tractus corticonuclearis (= schwarz).

Klinik

Eine durch eine Blutung in der inneren Kapsel verursachte **Läsion der Pyramidenbahn** führt zu einer kontralateralen Hemiparese. Die Lähmung ist zunächst schlaff, geht jedoch nach Stunden bis Tagen in eine spastische Hemiparese über. Pathologischen Veränderungen in Höhe der Crura cerebri ziehen neben einer kontralateralen Hemiparese eventuell auch eine Lähmung des N. oculomotorius nach sich. Bei einer Brückenläsion kann zusätzlich zu einer kontralateralen Hemiparese eine Schädigung des N. abducens auftreten. Die Fasern der Nn. facialis und hypoglossus sind seltener betroffen.

14.11.1.2 Extrapyramidale Bahnen

Aus neuroanatomischer Sicht erscheint das Nebeneinander von pyramidaler und extrapyramidaler Motorik nicht mehr gerechtfertigt. Beide motorische Systeme sind untrennbare Bestandteile der Willkürmotorik. Da der Kliniker von extrapyramidalmotorischen Erkrankungen spricht, wird der Begriff „extrapyramidale Motorik" hier beibehalten. Die Leistungen des extrapyramidalmotorischen Systems können vereinfacht folgendermaßen umrissen werden: Automatisierung von willkürlich eingeübten Bewegungen (Zubinden der Schnürsenkel), spontane Mitbewegung der Arme beim Gehen, Glättung und Eleganz von willkürlich geplanten Bewegungen (Tanzen), Abspeicherung von willkürlich eingeübten Bewegungsmustern (Klavierspielen).

In das extrapyramidalmotorische System sind kurz- und langkettige Bahnen eingeschaltet. Die kurzkettigen Bahnen verbinden Cortex, Basalganglien und Kerngebiete im Mittelhirn miteinander. Die langkettigen Bahnen führen zu den α-Motoneuronen im Rückenmark. Die Basalganglien sind Bestandteile komplexer Schaltkreise, die den motorischen Cortex erregend oder hemmend beeinflussen. Einer der wichtigsten Schaltkreise führt vom Cortex über das Corpus striatum zum Globus pallidus und von dort aus über den Thalamus zurück zum Cortex. Es bestehen folgende *Bahnverbindungen* zwischen den subcorticalen extrapyramidal-motorischen Kernen:
- *Corticostriatale Bahnen* aus den motorischen Rindenarealen des Frontallappens, insbesondere aus den Areae 4 und 6
- *Tractus striatopallidalis*
- *Tractus pallidorubralis*
- *Tractus pallidonigralis*
- *Tractus nigroreticularis*

Wie beim pyramidalmotorischen System liegt auch beim extrapyramidalmotorischen System das Kleinhirn im Nebenschluss. Es besteht folgende Schleife von Bahnen: Tractus rubroolivaris – Tractus olivocerebellaris – Tractus cerebellorubralis.

Die oben beschriebene *cortico-striato-pallido-thalamo-corticale Bahn* gliedert sich in zwei Anteile, eine direkte und eine indirekte Bahn. Die direkte Bahn verläuft vom Striatum zum Globus pallidus internus und führt über den Thalamus zum Cortex zurück. Die indirekte Bahn verläuft über das Striatum zum Globus pallidus externus, von hier zum Nucleus subthalamicus und dann zum Globus pallidus internus. Die weitere Projektion ist mit der direkten Basalganglienschleife identisch. Aus der Transmitterzusammensetzung ergibt sich, dass eine Stimulation der direkten Bahn aktivierend und eine Erregung der indirekten Bahn hemmend auf den Cortex wirkt. In dieses System greift die dopaminerge Projektion von der Substantia nigra zum Striatum modulierend ein.

Die polysynaptischen subcorticalen extrapyramidalen Bahnen greifen über lange efferente Bahnen, die indirekt oder direkt mit den α-Motoneuronen in Verbindung stehen, in die Motorik ein. Zu diesen Bahnen gehören:
- Tractus tegmentalis centralis: endet in der unteren Olive
- Tractus olivospinalis: besteht nur im Halsmark
- Tractus tectospinalis: endet im Halsmark
- Tractus rubrospinalis: ist beim Menschen reduziert und verläuft bis ins Thoracalmark
- Tractus vestibulospinalis: verläuft bis ins Sacralmark
- Tractus reticulospinalis: verläuft bis ins Sacralmark

Tractus tegmentalis centralis

Der Tractus tegmentalis centralis (zentrale Haubenbahn) ist die wichtigste absteigende Bahn des extrapyramidalmotorischen Systems. Die Bahn durchzieht das Mittelhirn dorsolateral von der Kreuzung der oberen Kleinhirnstiele und erhält Zuflüsse vom Striatum, Globus pallidus, Nucleus ruber, aus dem zentralen Höhlengrau sowie von der Formatio reticularis des Mittelhirns und der Medulla oblongata. Die meisten Fasern enden in der unteren Olive, erreichen über den Tractus olivocerebellaris das Kleinhirn und gelangen über die *Kletterfasern* zur Kleinhirnrinde.

Tractus olivospinalis

Der Tractus olivospinalis (Helwegsche Dreikantenbahn) zieht von der unteren Olive im Vorderstrang des Rückenmarks zu den motorischen Vorderhornzellen. Die Bahn besteht nur im Halsmark und ist für die Koordination der Halsmuskulatur bei Kopfbewegungen zuständig.

Tractus tectospinalis

Die Nervenzellen des Tractus tectospinalis liegen in den oberen Hügeln der Vierhügelplatte des Mittelhirns. Die Fasern kreuzen in der dorsalen Haubenkreuzung (Meynert) und verlaufen im Vorderstrang des Rückenmarks nahe der Fissura mediana anterior abwärts zu den α-Motoneuronen. Auf dem Weg dorthin werden Kollateralen zu den Kerngebieten der Augenmuskeln, zum Facialiskern und zum Kleinhirn abgegeben. Die Bahn erhält aus den oberen Zweihügeln visuelle Impulse, von den unteren Zweihügeln akustische Impulse. Hierdurch werden reflexartige Abwehrbewegungen (Zusammenkneifen der Augen, Abwenden des Kopfes) auf optische und akustische Reize möglich. Die Bahn erschöpft sich im Halsmark.

Tractus rubrospinalis

Der Tractus rubrospinalis (Monakow'sches Bündel) ist bei vielen Säugetieren kräftig entwickelt, beim Menschen hingegen weitgehend zurückgebildet. Diese Bahn geht vom Nucleus ruber, der Afferenzen aus den Nuclei dentatus und emboliformis des Kleinhirns erhält, aus. Seine Fasern kreuzen in der ventralen Haubenkreuzung (Forel) und verlaufen im Seitenstrang des Rückenmarks, ventral von den Fasern des Tractus corticospinalis lateralis, abwärts zu den motorischen Vorderhornzellen. Der Tractus rubrospinalis kontrolliert den Tonus der Beugemuskelgruppen. Ein Teil seiner Fasern zieht zur unteren Olive und gelangt von dort rückläufig zum Kleinhirn. Durch die schleifenartige Einschaltung des Kleinhirns, des Thalamus und des Cortex in die vom Nucleus ruber ausgehenden Bahn gelingt die glatte und präzise Ausführung von Willkürbewegungen.

Tractus vestibulospinalis

Der Tractus vestibulospinalis wird in einen lateralen und medialen Anteil gegliedert. Der Tractus vestibulospinalis lateralis geht vom Nucleus vestibularis lateralis (Deiters) aus, verläuft im Vorderstrang des Rückenmarks abwärts und endet an α- und γ-Motoneuronen. Diese Bahn übernimmt eine wichtige Funktion im Rahmen der Gleichgewichtserhaltung, indem sie Einfluss auf Streckreflexe nimmt. Der Tractus vestibulospinalis medialis geht vom Nucleus vestibularis medialis (Schwalbe) aus, verläuft ebenfalls im Vorderstrang des Rückenmarks und zieht zu den Vorderhornzellen im Halsmark. Er beeinflusst den Tonus der Halsmuskulatur und ist wahrscheinlich durch Reflexbögen an ausgleichenden Armbewegungen zur Gleichgewichtserhaltung beteiligt. Alle Vestibulariskerne stehen über den Fasciculus longitudinalis medialis mit den motorischen Kernen der Augenmuskeln in Verbindung. Durch Reizung der Bogengänge (Drehstuhl, Einfüllen von kaltem Wasser in den Gehörgang) können *ruckartige Augenbewegungen (Nystagmus)* ausgelöst werden.

Tractus reticulospinalis

Auch der Tractus reticulospinalis wird in zwei Anteile, einen medialen und einen lateralen, gegliedert. Der Tractus reticulospinalis medialis geht von der pontinen Reticularisformation aus und verläuft im Vorderstrang des Rückenmarks abwärts. Er wirkt aktivierend auf die α- und γ-Motoneuronen der Extensoren, hemmt hingegen die α- und γ-Motoneuronen der Flexoren. Der Tractus reticulospinalis lateralis geht von kernartigen Verdichtungen der Formatio reticularis in der Medulla oblongata aus und verläuft im Seitenstrang des Rückenmarks abwärts. Er endet exzitatorisch an den α- und γ-Motoneuronen der Flexoren und hemmt die α- und γ-Motoneuronen der Extensoren. Diese beiden descendierenden Bahnen der Formatio reticularis stellen über eine Beeinflussung der spinalen Reflexbögen einen adäquaten Muskeltonus beim Gehen und Stehen sicher; ferner dienen sie der Aufrechterhaltung des Gleichgewichts.

Klinik

Läsionen des extrapyramidalmotorischen Systems sind eng mit Störungen der pyramidalmotorischen Systems verbunden. Sie treten durch folgende Symptome hervor: 1. Störungen im Muskeltonus, die durch eine Hypo- oder Hypertonie der Muskulatur charakterisiert sind. Hypertonie äußert sich in einer Rigidität der Muskulatur und unterscheidet sich deutlich von der bei Läsionen der Pyramidenbahn entstehenden Spastik. 2. Hypo- oder Akinesen. Darunter versteht man eine Verminderung oder einen Verlust von unwillkürlichen Bewegungen sowie Bewegungsarmut im Mienenspiel. 3. Störungen bei willkürlichen Bewegungen. Die oben genannten Symptome stören die Innervationsbereitschaft und damit den Gesamtablauf einer komplizierten, willkürlich beabsichtigten Bewegung (besonders beim Gehen). Der Bewegungsbeginn wird durch „Gegenimpulse" oder durch Auftreten anderer statt der verlangten Bewegungen verzögert [19].

14.11.1.3 Fasciculus longitudinalis medialis

Der Fasciculus longitudinalis medialis, das mediale Längsbündel, ist ein beidseits der Mittellinie ausgeprägtes Faserbündel, das vom Mittelhirn bis ins obere Brustmark reicht. Die Bahn liegt im Mittelhirn ventral vom Aquaeductus cerebri und im Rückenmark ventral vom Zentralkanal in der Commissura alba. Das mediale Längsbündel verbindet die motorischen Kerne der Augenmuskeln und die Vestibulariskerne sowie den motorischen Apparat der Halsmuskeln miteinander. Diese Verbindungen erklären den Einfluss des Gleichgewichtssystems auf Augenbewegungen (Nystagmus) und Kopfbewegungen. Bei einer beabsichtigten Blickwendung nach rechts sorgt das mediale Längsbündel beispielsweise für eine Innervation des linken Oculomotoriusteilkerns für den M. rectus oculi medialis in Verbindung mit einer Innervation des rechten Abducenskerns.

Klinik

Die **internukleäre Ophthalmoplegie** ist auf eine Läsion des Fasciculus longitudinalis medialis zurückzuführen. Sie entspricht einer partiellen oder kompletten Lähmung des M. rectus medialis des adduzierenden Auges und einem Nystagmus am abduzierenden Auge. Die Konvergenzbewegung ist in der Regel intakt [28]. Wird der Fasciculus longitudinalis medialis unilateral, zum Beispiel links, geschädigt, kann der Kranke den linken M. rectus medialis nicht mehr innervieren Es liegt hierbei aber weder eine nukleäre noch eine periphere Schädigung vor. Bei der Konvergenzreaktion kontrahiert sich der M. rectus medialis regelrecht. Beim Versuch, nach rechts zu blicken, bleibt das linke Auge zurück. Am rechten Auge, das vom N. abducens innerviert wird, tritt ein monookulärer Nystagmus auf. Die häufigste Ursache der internukleären Ophthalmoplegie ist in jüngeren Jahren die multiple Sklerose. Bei älteren Menschen kommen lakunäre Infarkte ursächlich in Frage [3].

14.11.1.4 Fasciculus longitudinalis dorsalis

Der Fasciculus longitudinalis dorsalis (Schütz-Bündel) ist die wichtigste efferente Bahn des Hypothalamus. Er verläuft weiter dorsal als der Fasciculus longitudinalis medialis, bleibt in der Nähe der Ventrikel und liegt im Rückenmark unter dem Ependym des Zentralkanals. Neben absteigenden enthält er auch aufsteigende Fasern. Beide Faserarten werden im zentralen Grau des Mittelhirns oder im Nucleus tegmentalis centralis (Gudden) umgeschaltet. Die vielfältigen Funktionen dieser Bahn können folgendermaßen charakterisiert werden:

- Aufnahme von olfactorischen Erregungen aus dem Nucleus habenulae.
- Weiterleitung von hypothalamischen Impulsen zu den parasympathischen Kernen des Hirnstamms: Westphal-Edinger-Kern, Nuclei salivatorii superior et inferior, Nucleus dorsalis n. vagi.
- Efferenzen zu autonomen Zentren im Hirnstamm, die für Kreislauf, Atmung und Nahrungsaufnahme zuständig sind: Nucleus motorius nervi trigemini (Kauen), Nucleus nervi facialis (Gesichtsausdruck), Nucleus ambiguus (Schlucken), Nucleus nervi hypoglossi (Lecken).
- Beeinflussung von Motoneuronen des Rückenmarks, die an der Regelung der Körpertemperatur beteiligt sind (Kältezittern von Muskeln).

Die Bedeutung des Fasciculus longitudinalis dorsalis für vegetative Funktionen wird auch dadurch unterstrichen, dass direkte Bahnverbindungen vom Hypothalamus zum Nucleus intermediolateralis des Rückenmarks ziehen. Hier liegen die Ursprungszellen des Sympathicus.

14.11.2 Aufsteigende Bahnen

Die aufsteigenden Bahnen sind somatosensibel und empfangen ihre Impulse aus der Haut, aus Muskeln, Sehnen und Faszien sowie Gelenkkapseln (Abb. 14.23). Im Kopfbereich kommen zusätzlich Empfindungen aus dem Zahnfleisch, aus dem Zahnhalteapparat, aus der Kaumuskulatur und aus dem Kiefergelenk hinzu. Es werden also Informationen von Rezeptoren der *Körperoberfläche (Oberflächensensibilität) und des Körperinneren (Tiefensensiblität)* an das Gehirn übermittelt. Im Einzelnen handelt es sich um Druck- und Tastempfindung, Vibrationsempfindung, Schmerzempfindung, Temperaturwahrnehmung und Informationen über die Stellung und Lage der Körperteile im Raum. Grundsätzlich werden eine Exterozeption von einer Propriozeption unterschieden. Unter *Exterozeption* wird die Außenwahrnehmung verstanden. Hierfür sind Rezeptoren im Bereich der Haut, die Tastempfindung, Schmerz und Temperatur weiterleiten, zuständig. Unter *Propriozeption* wird die Binnenwahrnehmung verstanden. Hierfür sind Muskelspindeln und Rezeptoren im Bereich der Gelenke, die Informationen über die Stellung der Gelenke und Glieder weiterleiten, zuständig. Darüber hinaus wird ein *genauer Anteil (epikritische Sensibilität) und ein grober Anteil*

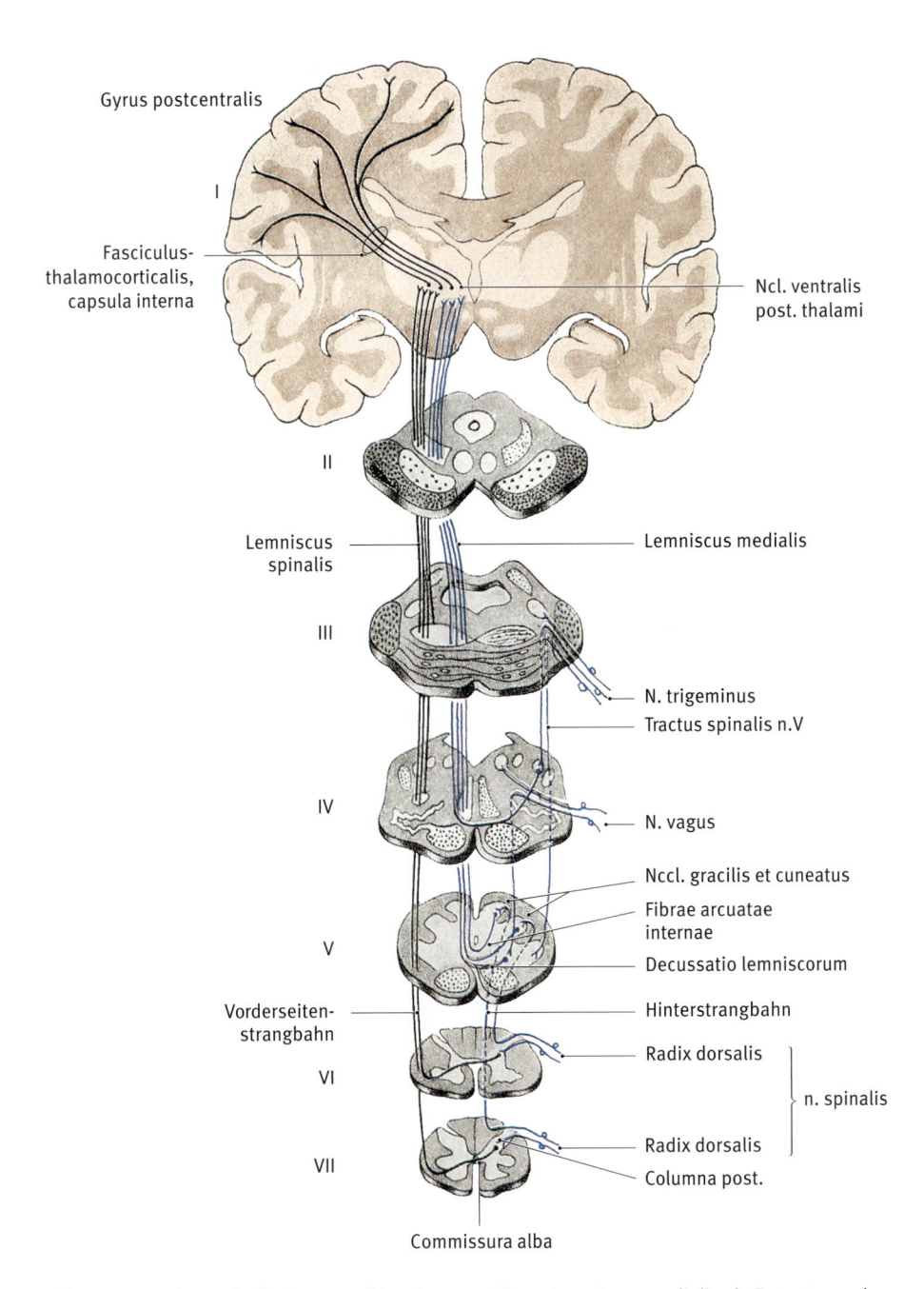

Abb. 14.23: Schema der beiden sensiblen Systeme: Blau = Lemniscus medialis als Fortsetzung der Hinterstrangbahn. Schwarz = Lemniscus spinalis als Fortsetzung der aufsteigenden Fasern des Vorderseitenstrangs (Fasciculus anterolateralis).

(protopathische Sensibilität) der Sensibilität unterschieden. Der epikritische Teil leitet genaue Informationen der Tastempfindung weiter, die es erlauben, Berührungen genau zu lokalisieren und voneinander zu trennen. Mit Hilfe der epikritischen Sensibilität ist es möglich, den ungefähren Abstand von zwei Punkten auf der Haut, die bei der neurologischen Untersuchung mit Hilfe eines Stechzirkels vermittelt werden, anzugeben. Auch bei geschlossenen Augen kann ein Gegenstand durch Betasten begrifflich eingeordnet werden. Ein Plastikspielzeug, zum Beispiel eine Ente, wird durch Betasten erkannt. Der protopathische Teil übermittelt grobe Tastinformationen. Als Beispiel für eine bloße Berührung kann das anerkennende Klopfen auf die Schulter angeführt werden.

Alle diese Empfindungen werden afferent der Medulla oblongata, dem Mittelhirn sowie dem Thalamus und dem Großhirn zur weiteren Verschaltung oder zur Auswertung zugeleitet. Das erste Neuron der afferenten Bahnen liegt in den pseudounipolaren Ganglienzellen des Spinalganglions. Der periphere Fortsatz dieser Nervenzellen kommt von den verschiedenen Rezeptoren und greift Empfindungen ab, die über den zentralen Fortsatz an die aufsteigenden Bahnen weitergegeben werden. Die in den zentralen, über die Hinterwurzel ins Rückenmark eintretenden Fasern schlagen verschiedene Wege ein. Dementsprechend teilt man die aufsteigenden Bahnen in *drei Gruppen* ein:
1. Vorderseitenstrangsystem
2. Kleinhirn-Seitenstrangsystem
3. Hinterstrangsystem

14.11.2.1 Vorderseitenstrangsystem
Die Afferenzen dieses Systems werden von dünnen Nervenfasern, die gering oder nicht myelinisiert sind, geleitet. Die Rezeptoren dieser Fasern vermitteln die gering diskriminierende Sensibilität (protopathische Sensibilität) sowie Schmerz und Temperatur.

Tractus spinothalamicus anterior
Die Impulse des Tractus spinothalamicus anterior stammen von Hautrezeptoren und vermitteln die *gering diskriminierende, protopathische Sensibilität*. Nach Eintritt über die Hinterwurzel des Rückenmarks ziehen die Fasern auf- und abwärts und enden an Zellen des Hinterhorns (zweites Neuron). Von diesen Zellen nimmt der Tractus spinothalamicus anterior seinen Ursprung. Die Fasern kreuzen in der Commissura alba anterior, ziehen im kontralateralen Vorderseitenstrang aufwärts und enden im Nucleus ventralis posterolateralis des lateralen Kerngebiets des Thalamus. Dort werden die Afferenzen auf ein drittes Neuron umgeschaltet und gelangen zum Gyrus postcentralis des Parietallappens.

Tractus spinothalamicus lateralis

Der Tractus spinothalamicus lateralis vermittelt die *Schmerz- und Temperaturempfindung*. Die freien Nervenendigungen können über mechanische oder chemische Reize aktiviert werden. Die über die Hinterwurzel des Rückenmarks eintretenden Fasern werden in Strangzellen des Hinterhorns auf ein zweites Neuron umgeschaltet. Hier findet eine erste Schmerzverarbeitung statt. Des Weiteren können hier polysynaptische Schutzreflexe ausgelöst werden. Die Fasern kreuzen dann in der Commissura alba anterior zur Gegenseite, vereinigen sich zum Tractus spinothalamicus lateralis und ziehen aufwärts zum medialen Thalamus und weiter zum limbischen System sowie zum Nucleus ventralis posterolateralis des lateralen Thalamus. Auf einem dritten Neuron werden die im lateralen Thalamus endigenden Fasern nach Umschaltung zum Gyrus postcentralis des Parietallappens weitergeleitet. Hier erfolgt eine somatotope Kodierung der Schmerz- und Temperaturempfindungen.

Trigeminoafferentes System

Die *gering diskriminierende, protopathische Sensibilität* aus dem Gesichtsbereich wird im Nucleus spinalis nervi trigemini auf ein zweites Neuron umgeschaltet (Abb. 14.24). Die umgeschalteten Fasern kreuzen zur Gegenseite und schließen sich dem Tractus spinothalamicus anterior an. Die *Schmerz und Temperatur* leitenden Fasern werden ebenfalls im Nucleus spinalis n. trigemini auf ein zweites Neuron umgeschaltet. Nach Kreuzung verlaufen die Fasern des zweiten Neurons über den Tractus trigeminothalamicus anterior zum Nucleus ventralis posterolateralis des lateralen Thalamus und von dort zum Gyrus postcentralis des Parietallappens.

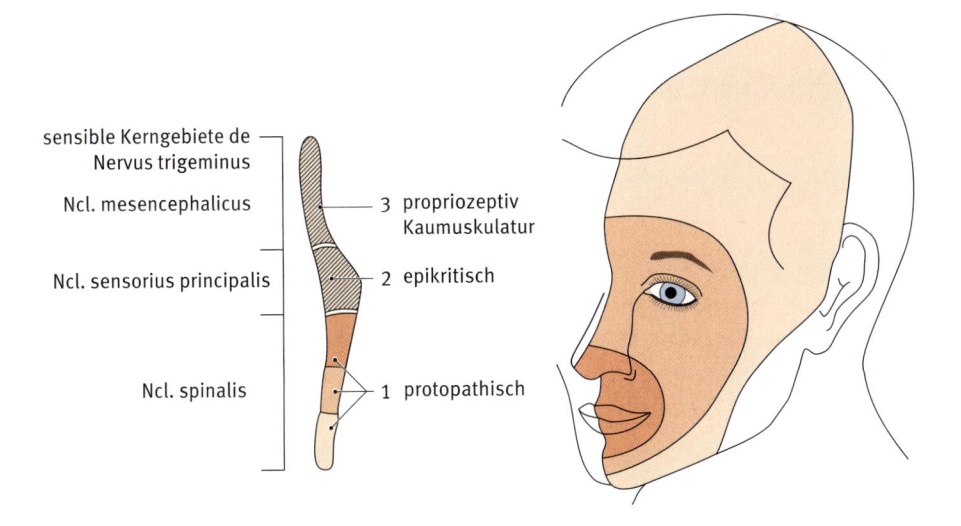

Abb. 14.24: Somatotopische Gliederung des Nucleus tractus spinalis n. trigemini (nach M. Trepel, 1995).

Die *genau diskriminierende, epikritische Sensibilität* aus dem Gesichtsbereich wird im Nucleus principalis nervi trigemini auf ein zweites Neuron umgeschaltet (Abb. 14.24). Die meisten Fasern kreuzen anschließend nach kontralateral, verlaufen zum Nucleus ventralis posterolateralis des lateralen Thalamus, werden erneut umgeschaltet und enden im Gyrus postcentralis des Parietallappens.

Die *propriozeptiven Impulse aus der Kaumuskulatur* werden über die peripheren Fasern der im Nucleus mesencephalicus nervi trigemini lokalisierten Ganglienzellen aufgenommen (Abb. 14.24). Die zentralen Fortsätze dieser pseudounipolaren Ganglienzellen ziehen ohne Umschaltung zu den Motoneuronen des Nucleus motorius nervi trigemini. Über diese afferent-efferente Verbindung erfolgt die reflektorischen Steuerung der Kaumuskeln.

Klinik

Eine Unterbrechung des Tractus spinothalamicus anterior führt zu keinem vollständigen Verlust der Berührungsempfindungen, da taktile Reize auch in den homolateralen Hintersträngen geleitet werden. Der einseitige Ausfall des Tractus spinothalamicus lateralis hat einen kontralateralen Verlust der Schmerz- und Temperaturwahrnehmung unterhalb der Läsion zur Folge.

14.11.2.2 Kleinhirn-Seitenstrangsystem

Das Kleinhirn-Seitenstrangsystem leitet über die Tractus spinocerebellaris die *Tiefensensibilität* der Kleinhirnrinde zu. Es sind dies Erregungen aus den Muskeln und Gelenken, welche über die *Stellung der Glieder im Raum (Raumsinn)*, über den *Spannungszustand der Muskulatur (Muskeltonus)* und den *Beugungsgrad der Gelenke* Auskunft geben. Die Rezeptoren sind deshalb vorwiegend in diesen Organen, in den tieferen Teilen des Körpers lokalisiert; daher rührt der Name Tiefensensibilität. Man unterscheidet zwischen Propriozeptoren, die Spannungs- und Dehnungsrezeptoren in Muskeln, Faszien, Sehnen, Periost sowie Gelenkkapseln darstellen und Exterozeptoren der Haut, die Druck und Berührung melden. Die Erregungen werden dem Spinocerebellum, das die unbewusst ablaufende Bewegungskoordination und die Haltung regelt, zugeleitet.

Tractus spinocerebellaris anterior

Afferente Fasern aus Sehnenspindeln und Hautrezeptoren der unteren Körperhälfte werden in den Strangzellen der Hinterhörner auf ein zweites Neuron umgeschaltet. Von diesem zweiten Neuron nimmt der Tractus spinocerebellaris anterior (Gower), der phylogenetisch älter ist als der Tractus spinocerebellaris posterior, seinen Ursprung. Die meisten Fasern kreuzen noch im gleichen Rückenmarksegment nach kontralateral und verlaufen im Seitenstrang des Rückenmarks aufwärts bis zum Mittelhirn. Hier kreuzen die Fasern auf die ursprüngliche Seite zurück und gelangen über die oberen Kleinhirnstiele zum Spinocerebellum. Die über den Tractus spinocerebellaris anterior abgegriffenen Sinnesfelder sind groß und beziehen sich auf synergistisch wirkende Muskelgruppen. Diese Bahn dient also der Lageerfassung ganzer Glieder.

Tractus spinocerebellaris posterior

Schnell leitende Fasern von den Muskel- und Sehnenspindeln der unteren Körperhälfte werden nach Eintritt in das Rückenmark in einer Kernsäule (Stilling-Clarke-Säule), die sich über die Segmente C 8 bis L 2 erstreckt, umgeschaltet. Von diesem zweiten Neuron nimmt der Tractus spinocerebellaris posterior (Flechsig) seinen Ausgang und zieht im hinteren Seitenstrang aufwärts; dieser verläuft ipsilateral und gelangt über die unteren Kleinhirnstiele zum Wurmanteil des Spinocerebellums. Die über den Tractus spinocerebellaris posterior abgegriffenen Sinnesfelder sind klein. Die Lageerkennung von Gliedmaßen ist topographisch sehr genau.

Faseranteile, die aus dem Halsmark kommen und Afferenzen aus der oberen Körperhälfte leiten, gelangen über den Fasciculus cuneatus – einer Bahn des Hinterstrangsystems – zu einem eigenen Kern, dem in der dorsalen Medulla oblongata gelegenen Nucleus cuneatus accessorius. Von hier gelangen die Fasern nach Umschaltung zum Kleinhirn.

Klinik

Das Krankheitsbild der **Friedreichschen Ataxie** ist durch die kombinierte Erkrankung von spinocerebellären Bahnen und Hintersträngen gekennzeichnet. Die Erkrankung beginnt in der Regel vor dem 25. Lebensjahr mit einer Degeneration von Spinalganglienzellen, die eine Degeneration der Hinterstränge zur Folge hat. Es resultieren hieraus eine Aufhebung der epikritischen Sensibilität, gekennzeichnet durch einen Verlust von Lageempfindung, Diskrimination und Stereognose. Da auch die Kleinhirnseitenstränge erkranken, steht die Ataxie ganz im Vordergrund des Krankheitsbildes. Beim Finger-Nase- und Knie-Hacke-Versuch finden sich ausgesprochene Ataxien. Der Gang ist ataktisch und schleudernd. Im Laufe der Zeit gesellt sich infolge der Degeneration der Pyramidenbahnen eine spastische Komponente hinzu. Typisch für das Leiden ist das Vorhandensein eines Hohlfußes, des sogenannten „Friedreich-Fußes", der bei ca. 50 % der Patienten nachweisbar ist [3].

14.11.2.3 Hinterstrangsystem

Die *fein diskriminierende, epikritische Sensibilität* aus dem Extremitäten- und Rumpfbereich wird über die Hinterstränge geleitet (Abb. 14.23). Die Impulse stammen von Meissner-Tastkörperchen und Vater-Pacini-Lamellenkörperchen in der Haut sowie von Spannungs- und Dehnungsrezeptoren in Muskeln, Faszien, Sehnen, Periost und Gelenkkapseln. Mit Hilfe der epikritischen Sensibilität nehmen wir den Boden unter unseren Füßen und eine Bewegung in unseren Gelenken wahr. Ferner können wir den Namen eines Gegenstandes angeben, nachdem wir dessen Gestalt mit geschlossenen Augen „nur" ertastet haben.

Fasciculus gracilis

Die Afferenzen aus der unteren Körperhälfte werden nach Eintritt über die Hinterwurzel des Rückenmarks im Fasciculus gracilis (Goll), der nahe der Medianebene liegt, geleitet. Die Fasern verlaufen ipsilateral aufwärts und werden im Nucleus gracilis der dorsalen Medulla oblongata auf ein zweites Neuron umgeschaltet. Nach Kreuzung zur Gegenseite im Lemniscus medialis zieht die Bahn zum Nucleus ventralis posterolateralis des lateralen Thalamus, um hier auf ein drittes Neuron umgeschaltet zu werden. Anschließend gelangen die Fasern zum hinteren Schenkel der Capsula interna, wo sie hinter der Pyramidenbahn liegen, und verlaufen durch die Corona radiata zum Gyrus postcentralis des Parietallappens.

Fasciculus cuneatus

Die epikritische Sensibilität der oberen Körperhälfte wird nach Eintritt über die Hinterwurzel des Rückenmarks im Fasciculus cuneatus (Burdach) geleitet. Der Fasciculus cuneatus beginnt in Höhe des 4. bis 6. Brustsegmentes und schließt sich dann lateral an den Fasciculus gracilis an. Die Umschaltung auf ein zweites Neuron erfolgt im Nucleus cuneatus der dorsalen Medulla oblongata. Von da ab ist der Verlauf der Bahn mit demjenigen des Fasciculus gracilis identisch.

Klinik

Eine Hinterstrangschädigung im Rahmen der sogenannten **funikulären Myelose** kann auf eine Vitamin-B12-Stoffwechselstörung zurückgehen. Besonders beim alten Menschen liegt einem Vitamin B12-Mangel häufig eine chronisch-atrophische Gastritis zugrunde. Hierbei ist die Sekretion des Vitamin B12 bindenden Intrinsic-Faktors, der von den Parietalzellen des Magens hergestellt wird, zu gering. Infolgedessen ist die Synthese der Markscheiden der Hinterstrangbahnen gestört. Klinische Zeichen sind: Aufhebung des Lage- und Vibrationssinnes. Ferner fehlt die Fähigkeit, bei geschlossenen Augen Gegenstände durch Betasten zu erkennen (Asterognosis). Der Patient spürt den Boden unter den Füßen nicht mehr, Stehen und Gehen sind unsicher.

14.11.3 Bahnen der Sinnessysteme

Die Bahnen der Sinnesorgane werden in Reihenfolge der für sie zuständigen Hirnnerven besprochen: Riechbahn (N. I, N. olfactorius), Sehbahn (N. II, N. opticus), Hör- und Gleichgewichtsbahn (N. VIII, N. vestibulocochlearis) und Geschmacksbahn (Nn. VII, IX, X, Nn. facialis, glossopharyngeus, vagus).

14.11.3.1 Riechbahn

Das erste Neuron der Riechbahn wird durch die Riechzellen in der Regio olfactoria der Nase gebildet. Es handelt sich um bipolare Neurone (primäre Sinneszellen). Der verdickte Dendrit der Riechzelle trägt 10 bis 30 Riechzilien. Die Axone der Riechzellen bilden in ihrer Gesamtheit die Fila olfactoria, welche die Lamina cribrosa des Siebbeins durchsetzen und in den Bulbus olfactorius eintreten. Im weiteren Verlauf bilden die olfaktorischen Neurone Synapsen mit den Mitral- und Büschelzellen im Bulbus olfactorius, deren Neuriten den Tractus olfactorius als zweites Neuron der Riechbahn aufbauen. Der Tractus olfactorius teilt sich in die Striae olfactoriae lateralis und medialis.

Die Fasern des lateralen Stranges ziehen zum Corpus amygdaloideum sowie zum Gyrus semilunaris und Gyrus ambiens im basalen medialen Temporallappen. Hier beginnt das dritte Neuron, das zum Vorderteil des Gyrus parahippocampalis führt.

Die Fasern des medialen Strangs enden an Kernen der Area septalis im Gebiet des Gyrus subcallosus unterhalb des Balkenknies sowie vor der Commissura anterior. Von hier verlaufen Fasern zur kontralateralen Hemisphäre sowie über und unter dem Balken zur Hippocampusformation und damit zum limbischen System.

Afferente olfaktorische Bahnen ziehen über die Stria medullaris thalami und die Nuclei habenulares zu den Speichelkernen und zu anderen vegetativen Zentren des Hirnstamms. Im Rahmen der Nahrungsaufnahme können angenehme Gerüche Speichelfluss und ekelerregende Gerüche Übelkeit und Erbrechen auslösen.

Klinik:
Bei an **Morbus Parkinson** erkrankten Patienten sind Riechempfindungen schon in einem frühen Stadium der Erkrankung verändert.

14.11.3.2 Sehbahn

Das erste Neuron der Sehbahn wird von den lichtempfindlichen Stäbchen und Zapfen in der äußeren Körnerschicht der Netzhaut gebildet. Die Photorezeptoren sind unipolare primäre Sinneszellen. In der äußeren plexiformen Schicht gehen die Neuriten der Photorezeptoren synaptische Kontakte mit den bipolaren Ganglienzellen als dem zweiten Neuron der Sehbahn ein. Die Zellkörper der bipolaren Zellen liegen in der inneren Körnerschicht. In der inneren plexiformen Schicht gehen die Neuriten der bipolaren Zellen synaptische Kontakte mit den multipolaren Ganglienzellen des Stratum ganglionare der Netzhaut als dem dritten Neuron der Sehbahn ein. Die Axone der Ganglienzellen bilden den N. opticus. Beide Nn. optici vereinigen sich zum Chiasma opticum. Im Chiasma kreuzen die Fasern der nasalen Netzhauthälften zur Gegenseite (53 %), die Fasern aus den temporalen Netzhauthälften bleiben ungekreuzt. Aus dem Chiasma geht beiderseits der Tractus opticus hervor, der im Corpus geniculatum laterale auf ein viertes Neuron umgeschaltet wird. Anschließend ziehen die Fasern durch den hintersten Teil der Capsula interna (Abb. 14.7) und verlaufen in der sogenannten Gratiolet-Sehstrahlung bandförmig um das Hinter- und Unterhorn des Seitenventrikels herum, um in der Sehrinde des medialen Occipitallappens (Area 17) ober- und unterhalb der Fissura calcarina zu enden.

Klinik

Eine Läsion des N. opticus kann im Rahmen einer **multiplen Sklerose (Retrobulbärneuritis)** auftreten und sich in einem verschwommenen und unscharfen Sehen äußern, ohne dass der Augenarzt einen pathologischen Befund erheben kann. Mit anderen Worten: „Der Patient sieht nichts und der Augenarzt sieht ebenfalls nichts". Bei einer Schädigung des Chiasma opticum durch einen Hypophysentumor tritt eine heteronyme, bitemporale Hemianopsie mit einem Ausfall der beiden temporalen Gesichtsfelder auf. Bei einer Unterbrechung des Tractus opticus durch einen Tumor kommt es zu einer homonymen Hemianopsie, die durch den Ausfall des rechten oder linken Gesichtsfeldes beider Augen gekennzeichnet ist.

14.11.3.3 Hörbahn

Das erste Neuron der Hörbahn wird durch die Ganglienzellen des Ganglion spirale im Modiolus der Schnecke gebildet. Die peripheren Fortsätze des Ganglion spirale ziehen zu den Haarzellen, die zentralen Fortsätze verlaufen zum Kleinhirnbrückenwinkel. Hierbei treten die bipolaren Typ 1-Ganglienzellen des Ganglion spirale mit den inneren Haarzellen, die pseudounipolaren Typ 2-Ganglienzellen mit den äußeren Haarzellen in synaptischen Kontakt. Nach Eintritt in den Kleinhirnbrückenwinkel teilen sich die Fasern der Pars cochlearis des N. vestibulocochlearis T-förmig auf und werden teils im Nucleus cochlearis ventralis, teils im Nucleus cochlearis dorsalis auf ein zweites Neuron umgeschaltet. Von hier an können eine direkte und eine indirekte Hörbahn unterschieden werden (Abb. 14.25).

Die *direkte Hörbahn* geht von Nucleus cochlearis dorsalis aus und ist phylogenetisch jünger als die indirekte Hörbahn. Ihre Fasern liegen in Nachbarschaft der am Boden der Rautengrube sichtbaren Striae medullares, wo die Bahn zum Lemniscus lateralis der Gegenseite kreuzt. Als nächste Umschaltstation wird das dritte Neuron in den Colliculi inferiores der Vierhügelplatte angesteuert. Im Corpus geniculatum mediale des Metathalamus erfolgt die Umschaltung auf das 4. Neuron. Schließlich gelangen die Fasern durch den hinteren Schenkel der Capsula interna (Abb. 14.7), vor der Sehbahn, zu den Gyri temporales transversi (Heschl Querwindungen, Area 41). An die primären Rindenfelder schließen sich die sekundären Hörfelder des Wernicke-Zentrums an. Hier werden Höreindrücke analysiert und mit früher gespeicherten Hörwahrnehmungen verglichen. Auf diese Weise bekommen Geräusche, Töne, Laute und Worte erst eine Bedeutung und werden als Sprache oder Melodie verstanden.

Die *indirekte Hörbahn* geht hauptsächlich vom Nucleus cochlearis ventralis aus. Die Fasern bilden das Corpus trapezoideum in der ventralen Brücke, kreuzen zur Gegenseite und gelangen als drittes Neuron zur oberen Olive. Dort wird der überwiegende Teil der Fasern auf ein 4. Neuron umgeschaltet. Ein kleiner Teil der Fasern steigt ohne Umschaltung in der oberen Olive zu einem Kernkomplex im Lemniscus lateralis auf und wird erst dort auf ein drittes Neuron umgeschaltet. Es tritt auch eine teilweise Kreuzung zum gegenseitigen Kernkomplex des Lemniscus lateralis auf, wo ein 4. Neuron beginnt. Die in der oberen Olive und im Kernkomplex des Lemniscus

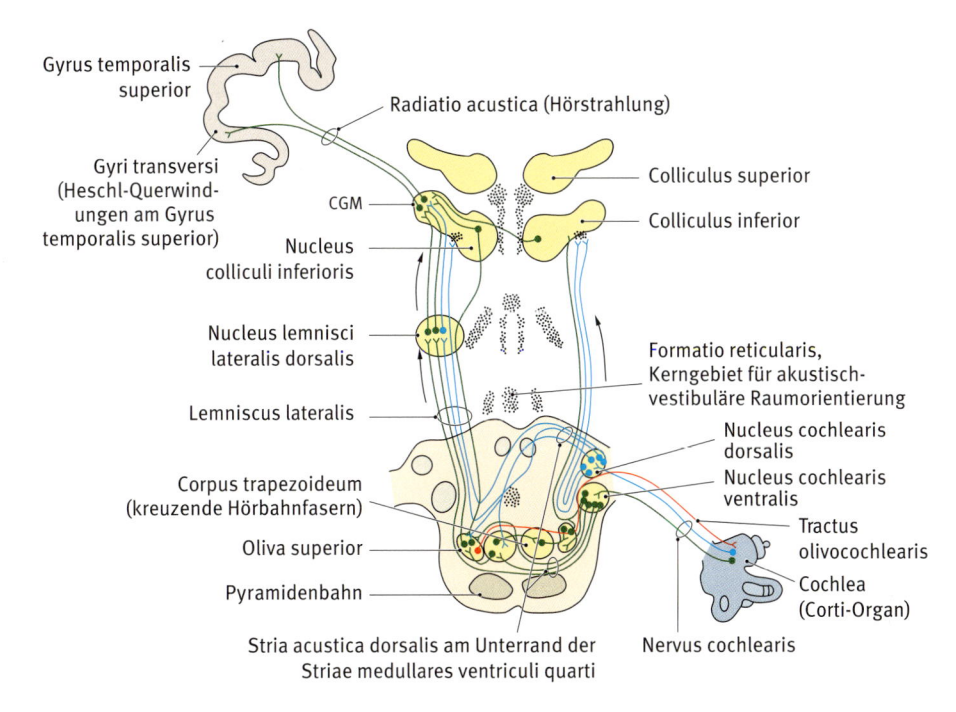

Abb. 14.25: Schema der Hörbahn; „ventrale Hörbahn" = grün, „dorsale Hörbahn" = blau und Tractus olivocochlearis = rot; Kerngebiete der Formatio reticularis = schwarz gepunktet. Vom ventralen Kern kreuzt eine Faserplatte, Corpus trapezoideum, zum Lemniscus lateralis, in die die Kerngebiete der oberen Olive und des Nucleus corporis trapezoidei eingelagert sind.

lateralis umgeschaltete Bahn verläuft dann über die Colliculi inferiores (5. Neuron) und das Corpus geniculatum mediale (6. Neuron) ebenso wie die direkte Hörbahn zur primären Hörrinde in den Heschl-Querwindungen des Schläfenlappens. Für das Richtungshören ist besonders die indirekte Hörbahn mit der oberen Olive zuständig.

In ihrem Verlauf über 4 bis 6 Neurone zweigen von der Hörbahn an mehreren Stellen Kollateralen ab, die Reflexbögen aufbauen. So gelangen Impulse zum Fasciculus longitudinalis medialis, zur Vierhügelplatte und zur Formatio reticularis. Hier veranlassen Hörimpulse konjugierte Augenbewegungen sowie Kopfbewegungen in Richtung auf eine Schallquelle; darüber hinaus sind Hörimpulse in Weckreaktionen eingebunden.

Schließlich wird das Corti-Organ über den Tractus olivocochlearis auch efferent innerviert. Die efferenten Fasern verlaufen zunächst in der Pars vestibularis des VIII. Hirnnerven und treten über die Oortsche Anastomose in die Pars cochlearis ein. 55 % dieser Fasern sind mit den inneren und 45 % mit den äußeren Haarzellen verbunden. Das efferente System setzt den maskierenden Effekt von Störlärm herab; es ist dafür verantwortlich, dass man sich im Gemurmel einer großen Menschenmenge auf einen einzigen Gesprächspartner konzentrieren kann.

Klinik

Durchblutungsstörungen der A. labyrinthi können zu einem akuten **Hörausfall (Hörsturz)**, oftmals von einem **Ohrgeräusch (Tinnitus)** begleitet, führen. Ein Tinnitus kann auch isoliert auftreten, wobei die Pathogenese vielfältig ist. Ursächlich werden unter anderem Veränderungen an der Halswirbelsäule diskutiert [29]. Für den Zahnarzt ist es wichtig zu wissen, dass auch eine therapeutische Veränderung der Okklusion (Brücke, Prothese, Implantate) und eine nachfolgende **Reaktion des Kiefergelenks** am Auftreten eines Tinnitus beteiligt sein können [30].

Die **Altersschwerhörigkeit (Presbyakusis)** betrifft den Hochtonbereich, der im Bereich der Basilarmembran der Schneckenbasis wahrgenommen wird. Der basale Bereich des Corti-Organs altert am schnellsten, da alle Geräusche zuerst diesen, dem ovalen Fenster benachbarten Bereich des Hörorgans passieren müssen. Bei einem völligen Hörverlust, der erblich oder traumatisch bedingt sein kann, kommt heutzutage bei intaktem Hörnerv das Cochlea-Implantat (CI) zum Einsatz.

14.11.3.4 Gleichgewichtsbahn

Die peripheren Fortsätze des im Meatus acusticus internus gelegenen Ganglion vestibulare ziehen zu den bipolaren Typ I- und Typ II-Haarzellen der drei Cristae ampullares der Bogengänge sowie zu den Maculae staticae von Sacculus und Utriculus. Die Summe der zentralen Fortsätze des Ganglion vestibulare bildet die Pars vestibularis des VIII. Hirnnerven. Die Axone der Cristae ampullares enden überwiegend in den Nuclei vestibulares superior (Bechterew) und medialis (Schwalbe) sowie im Vestibulocerebellum. Die Afferenzen aus Sacculus und Utriculus projizieren auf die Nuclei vestibulares inferior (Roller) und medialis (Schwalbe). Weiterhin unterscheidet man eine direkte sensorische Kleinhirnbahn, die ohne Umschaltung zum Kleinhirn zieht, von einer indirekten sensorischen Kleinhirnbahn, bei der noch weitere Umschaltstellen auf dem Weg zum Kleinhirn durchlaufen werden.

Die *direkte sensorische Kleinhirnbahn* gelangt als Tractus vestibulocerebellaris über den unteren Kleinhirnstiel zum Vestibulocerebellum. Die *indirekte sensorische Kleinhirnbahn* zieht nach Umschaltung im Nucleus vestibularis lateralis (Deiters) über den unteren Kleinhirnstiel zum Nucleus fastigii des Vestibulocerebellums.

Alle Vestibulariskerne sind über den Fasciculus longitudinalis medialis an die Kerngebiete der Augenmuskeln angeschlossen und koordinieren Augenbewegungen. Vom Deiters'schen Kern nimmt der efferente Tractus vestibulospinalis lateralis, der für Streckreflexe und Gleichgewichtserhaltung wichtig ist, seinen Ursprung. Fasern des Nucleus vestibularis medialis ziehen als Tractus vestibulospinalis medialis ins Hals- und obere Brustmark, wo sie den Tonus der Halsmuskulatur beeinflussen und der Gleichgewichtserhaltung dienen.

Klinik

Zentrales Symptom einer **Störung des Gleichgewichtsorgans** ist der Schwindel. Der ungerichtete Schwankschwindel geht häufig auf einen Alkoholrausch und manchmal auf eine Kreislaufstörung zurück. Beim gerichteten Schwindel vollführt die Umwelt Scheinbewegungen. Der Schwindel wird als drehend oder linear empfunden und wird von Nystagmus begleitet. Ursächlich kommen Läsionen des Vestibularorgans oder des Vestibularisanteils des VIII. Hirnnervs in Frage. Auch der paroxysmale Lagerungsschwindel ist ein gerichteter Schwindel. Er tritt nach raschen Kopfbewegungen (Umdrehen im Bett) auf und klingt meistens innerhalb einer Minute ab. Pathogenetisch sind Ablösungen von Statolithen aus den Maculae staticae von Sacculus und Utriculus (Canaliculolithiasis) zu beachten. Eine Erkrankung, bei der Schwindel und Hörverlust auftreten ist der **Morbus Menière**. Die Menière-Erkrankung ist durch die Symptomentrias Drehschwindel, einseitige Hörminderung oder Hörverlust und Tinnitus gekennzeichnet. Als Ursache wird ein Ungleichgewicht im Endo- und Perilymphsystem des Innenohrs angenommen.

14.11.3.5 Geschmacksbahn

Der Geschmackssinn für süß, sauer, salzig und bitter wird über 6 Hirnnerven realisiert. Es handelt sich dabei um den N. intermedius (Chorda tympani und N. petrosus major), den N. glossopharyngeus und den N. vagus jeder Seite. Geschmacksknospen sind in den Papillae fungiformes und foliatae sowie besonders in den Papillae vallatae ausgeprägt. Die Geschmacksknospen enthalten sekundäre Sinneszellen, die als spezialisierte Epithelzellen aufgefasst werden können.

Geschmacksfasern aus den vorderen zwei Dritteln der Zunge verlaufen zunächst im N. lingualis, dann in der Chorda tympani, Geschmacksfasern aus dem weichen Gaumen verlaufen über den N. petrosus major zum N. facialis. Die Perikaryen beider Afferenzen, die das erste Neuron der Geschmacksbahn bilden, liegen im Ganglion geniculi des N. facialis. Der zentrale Fortsatz der im Ganglion geniculi gelegenen pseudounipolaren Ganglienzellen zieht im Intermedius-Anteil des N. facialis zum Nucleus tractus solitarii. Geschmacksfasern aus dem hinteren Zungendrittel werden über die zentralen Fortsätze des Ganglion inferius des N. glossopharyngeus, solche aus der Zungenbasis, der Epiglottis und dem Pharynx werden über das Ganglion inferius des N. vagus zum Nucleus tractus solitarii weitergeleitet.

In der Pars gustatoria des Nucleus tractus solitarii erfolgt die Umschaltung der Geschmacksfasern der drei Hirnnerven auf ein zweites Neuron. Die mit dem Lemniscus medialis zum Nucleus ventralis posteromedialis des Thalamus aufsteigenden Fasern entlassen auch Kollateralen zu den Speichelkernen (reflektorischer Speichelfluss), zum dorsalen Vaguskern (Anregung der Magensaftsekretion) und über den Fasciculus longitudinalis dorsalis (Schütz-Bündel) zum Hypothalamus (Auslösung von affektbetontem Essverhalten wie beispielsweise Appetit oder Übelkeit). Die Fasern des dritten Neurons der Geschmacksbahn, das im Thalamus beginnt, enden im basalen Bereich des Gyrus postcentralis und im anschließenden Teil der Inselrinde.

Klinik

Der Ausfall eines oder zweier von insgesamt 6 Geschmacksnerven hat keinen Einfluss auf das Gesamtschmeckvermögen. Die verbliebenen intakten Geschmacksnerven können den Defekt ausgleichen. Beim plötzlichen Ausfall einer Chorda tympani nach einem Unfall, einer Mittelohroperation oder einer Facialisparese vor Abgang der Chorda tympani vom N. facialis im Canalis facialis wird die Einschränkung im Schmeckvermögen sofort bemerkt. Die meisten Patienten sollen allerdings den Afferenzausfall nach einiger Zeit vergessen oder meinen, dass das noch vorhandene Schmeckpotential schon immer in dieser Art vorhanden gewesen sei.

Neben dieser durch eine periphere Facialisläsion bedingten **Ageusie**, kennt man noch das sogenannte posttraumatischen Anosmie-Ageusie-Syndrom. Derartige Patienten können nach einem Schädelhirntrauma weder riechen noch schmecken. Es wird vermutet, dass die Schädigung in Nucleus ventralis posteromedialis des Thalamus liegt. Der objektive Nachweis beider Erkrankungen gelingt mit Hilfe der gustatorisch evozierten Potentiale [31].

14.12 Entwicklung des Nervensystems

Das Nervensystem entsteht aus dem Ektoderm. Während der Gastrulation wird das Ektoderm von Chordamesodermmaterial unterlagert. Dieses unterlagerte Material induziert im darüberliegenden Ektoderm die Neuralplatte, aus der wiederum das Neuralrohr entsteht. Am vorderen und hinteren Körperende bleibt das Neuralrohr noch längere Zeit offen (Neuroporus cranialis et caudalis). Aus dem lateralen Neuralrohr bildet sich auf beiden Seiten die Ganglienleiste. Das Neuralrohr wird nach seiner Entstehung von einer Hülle aus embryonalen Bindegewebe umwachsen, der primitiven Gehirn- und Rückenmarkshaut. Diese trennt das Neuralrohr in der Folge von den Wänden des Wirbelkanals und der Schädelkapsel und führt die Blutgefäße an die Zentralorgane heran.

14.12.1 Entwicklung des Gehirns

Schon bei einem 2,6 cm langen Embryo von 10 Ursegmenten ist die Anlage des Gehirns in der 4. Entwicklungswoche in drei Abschnitte gegliedert [32]. Diese entsprechen den drei primären Hirnbläschen: Prosencephalon, Mesencephalon, Rhombencephalon (Abb. 14.26). In der 5. Embryonalwoche gehen aus den drei primären Hirnbläschen weitere Hirnanlagen, nämlich 5 sekundäre Hirnbläschen, die den 5 Abschnitten des adulten Gehirns entsprechen, hervor: Aus dem Prosencephalonbläschen entstehen Telencephalon (Großhirn) und Diencephalon (Zwischenhirn), aus dem Mesencephalonbläschen das Mesencephalon (Mittelhirn) und aus dem Rhombencephalonbläschen das Metencephalon (Hinterhirn) sowie das Myelencephalon (Nachhirn).

Am Neuralrohr bilden sich bestimmte Krümmungen aus (Abb. 14.27). Die Beugung zwischen Pros- und Rhombencephalon ist die Scheitelbeuge (Mittelhirnbeuge,

Flexura mesencephalica). Die Beuge zwischen Rhombencephalon und Rückenmark wird als Nackenbeuge (Flexura cervicalis) bezeichnet. Um den Zeitpunkt der 7. Embryonalwoche krümmt sich die ventrale Wand des Rhombencephalon schließlich zur Brückenbeuge (Flexura pontina).

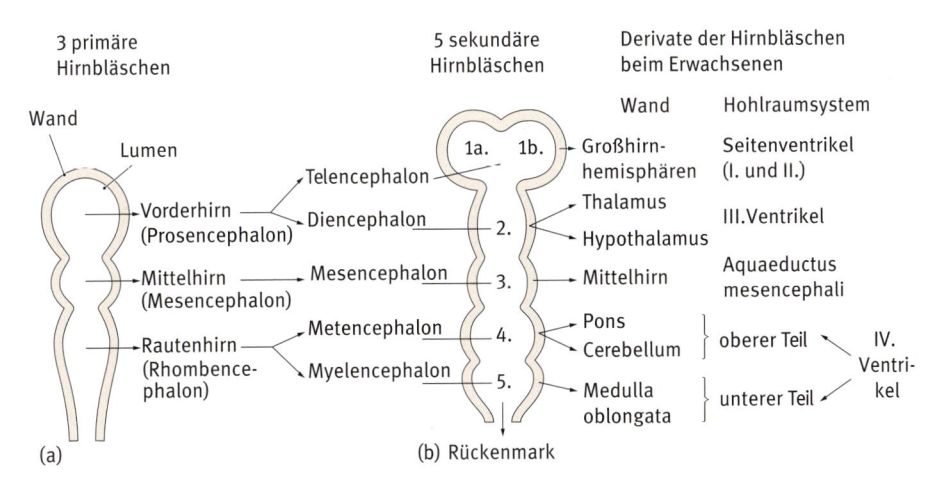

Abb. 14.26: Entwicklungsschema der Hirnanlage, (a) 3-Bläschenstadium, (b) 5-Bläschenstadium; nach K. L. Moore 1990.

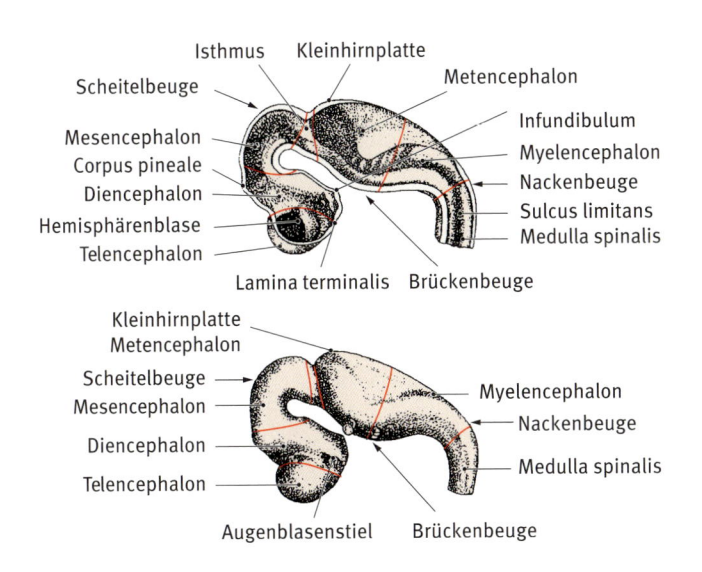

Abb. 14.27: Krümmung der Gehirnanlage bei der Entwicklung vom 3-Bläschen- zum 5-Bläschenstadium unter Ausbildung der Scheitel-, Brücken- und Nackenbeuge. Modell des Gehirns eines menschlichen Embryos von 7,8 mm Scheitel-Steiß-Länge (Median- und Lateralansicht nach F. Hochstetter).

Die Wände der Hirnbläschen entwickeln sich ungleichmäßig, so dass sich im Inneren des embryonalen Gehirn Hohlräume, die sogenannten Hirnventrikel, bilden:
- Telencephalon: I. und II. Ventrikel (Seitenventrikel)
- Diencephalon: III. Ventrikel
- Mesencephalon: Aquaeductus mesencaphali
- Rhombencephalon: IV. Ventrikel

Durch Massenverschiebung wird das Mesencephalon, das bei seiner Anlage der größte Teil war, beim Erwachsenen sehr klein. Kurzgefasst, erfahren die 5 Hirnabschnitte folgende weitere Entwicklung.

Telencephalon
In der 10. und 11. Woche wachsen die Endhirnbläschen widderhornförmig um eine von Insel und Basalganglien gebildete Achse herum. Es entstehen die Großhirnhemisphären, die nacheinander Zwischen-, Mittel- und Rautenhirn überdecken. Die rostrale Wand des Prosencephalon bleibt dünn, sie wird durch die Lamina terminalis, die das obere Ende des Neuralrohrs markiert, gebildet. Die Hohlräume der Endhirnbläschen (Seitenventrikel) stehen anfangs durch die sehr großen Foramina interventricularia in Verbindung. Die Blutgefäße führende Area choroidea befindet sich anfangs im Dach der Großhirnhemisphären und im Dach des III. Ventrikels. Später verschiebt sie sich an die mediale Wand der Endhirnbläschen. Durch das widderhornförmige Wachstum der Hemisphären entstehen in den Seitenventrikeln zunächst ein Vorder- und ein Unterhorn (21. Woche) und schließlich ein Hinterhorn (32. Woche). In der 13. Woche ist die Oberfläche des Großhirns noch glatt. Ab der 26. Woche treten Gyri und Sulci auf. Zunächst werden der Sulcus centralis und die Fissura lateralis sichtbar. Um die 35. Woche weist das Großhirn eine deutliche Lappengliederung auf.

Diencephalon
Schon in der 7. Woche liegen Hypothalamus, Thalamus, Epithalamus übereinander. Der Thalamus nimmt in der 8. Woche sehr schnell an Größe zu und engt so den III. Ventrikel zu einem spaltförmigen Hohlraum ein. In der 5. Woche entwickelt sich das Infundibulum der Hypophyse und die Neurohypophysenknospe aus dem Boden des Diencephalon. In der 8. Woche verliert die Rathke-Tasche ihre Verbindung mit der Mundhöhle und differenziert sich zur Adenophypophyse.

Mesencephalon
Das Mittelhirnbläschen macht ab der 11. Woche weit weniger gestaltliche Veränderungen durch als die anderen Hirnabschnitte. Wie beim Rückenmark steht der dorsale Bereich mehr im Dienste sensibler, der rostrale mehr im Dienste motorischen Funktionen.

Metencephalon und Myelencephalon

Das Kleinhirn entsteht ab der 5. Woche als paarige Verdickung des dorsalen Flügelplattenabschnitts (Kleinhirnwülste) unterhalb der Vierhügelplatte. Um die 17. Woche sind Wurm und Hemisphären ausgebildet.

Im oberen Teil des Myelencephalon liegen die Kerngebiete zahlreicher Hirnnerven unter dem Boden der Rautengrube. Die motorischen Kerngebiete findet man medial nahe der Medianebene, die sensiblen folgen nach lateral. Wie bei einem „aufgeschlagenen Buch" sind von medial nach lateral folgende motorische und sensible Kerngebiete aufgereiht:

1. Allgemein somatomotorisch: Kerngebiet des N. hypoglossus (N. XII), zuständig für die motorische Innervation der Zungenmuskulatur.
2. Speziell visceromotorisch: Kerngebiete der Kiemenbogennerven Nn. trigeminus (3. Ast), facialis, glossopharyngeus und vagus (Nn. V/3, VII, IX, X), zuständig für die motorische Innervation der Kau- und Gaumenmuskeln, der mimischen Muskulatur, der Pharynx- und Kehlkopfmuskeln sowie der Muskulatur des Oesophagus.
3. Allgemein visceromotorisch: Kerngebiet des N. vagus, vertreten durch den Nucleus dorsalis n. vagi (N. X), zuständig für die motorische Innervation der glatten Muskulatur der Atemwege und des Darmes bis zur linken Colonflexur (Cannon-Böhm-Punkt).
4. Allgemein viscerosensibel: Kerngebiete der Nn. trigeminus, glossopharyngeus und vagus (Nn. V, IX, X), zuständig für die Schleimhautsensibilität der Atemwege und des größten Teils des Darms.
5. Speziell viscerosensibel: Kerngebiete der Nn. facialis, glossopharyngeus und vagus (Nn. VII, IX, X), zuständig für das Geschmacksorgan.
6. Allgemein somatosensibel: Kerngebiet des N. trigeminus (N. V), zuständig für die Hautsensibilität des Gesichts (Scheitel-Ohr-Kinnlinie) sowie für der Tiefensensibilität der Kaumuskeln und der äußeren Augenmuskeln.
7. Speziell somatosensibel: Kerngebiet des N. vestibulocochlearis (N. VIII), zuständig für das Hör- und Gleichgewichtsorgan.

Im unteren Teil des Myelencephalon liegen die zu motorischen Bahnen gehörigen Areale ventral (Pyramiden), die zu sensiblen Bahnen gehörigen Kerngebiete dorsal (Nuclei gracilis und cuneatus).

14.12.2 Entwicklung des Rückenmarks

Schon in der 6. Woche weist das Neuralrohr eine deutliche Gliederung in motorische und sensible Bereiche auf. Die motorischen Funktionen des späteren Vorderhorns des Rückenmarks gehen aus der paarigen ventralen Grundplatte, die sensiblen Funktionen des späteren Hinterhorns aus der paarigen Flügelplatte hervor. Der noch sehr weite Neuralkanal wird ventral von der Bodenplatte und dorsal von der Deckplatte begrenzt. Außerhalb des embryonalen Rückenmarks sind lateral die aus der Neuralleiste hervorgegangenen paarigen, jeweils einem Rückenmarksegment zugeordneten Spinalganglien zu erkennen. Um die 9. Woche sind Vorder- und Hinterhorn deutlich ausgebildet und der ehemals weite Neuralkanal ist zum Zentralkanal eingeengt worden. Im Rückenmarksquerschnitt hat die graue Substanz durch die Ausprägung breiter Vorderhörner und schmaler Hinterhörner eine schmetterlingsförmige Gestalt angenommen. Die graue Substanz wird von der weißen Substanz umhüllt. Die weiße Substanz wird ventral durch die breite Fissura mediana und dorsal durch den schmalen Sulcus medianus eingekerbt. Vordere Wurzelfäden (Fila radicularia anteriora) verlassen zur Leitung efferenter, motorischer und sympathischer Impulse das Vorderhorn. Hintere Wurzelfäden (Fila radicularia posteriora) treten zur Leitung afferenter, sensibler Impulse in das Hinterhorn ein.

Klinik

Die meisten Rückenmarksfehlbildungen werden durch Störungen des Neuralrohrschlusses während der vierten Entwicklungswoche verursacht. Diese **Neuralrohrdefekte oder spinale Dysraphien** treten in unterschiedlichen Schweregraden auf und können neben dem Rückenmark selbst auch die darüberliegenden Gewebe wie Meningen, Wirbelbögen, Muskeln und Haut betreffen. Anomalien mit Beteiligung der Wirbelbögen fallen unter den Oberbegriff der **Spina bifida**.

In seltenen Fällen führt die Spina bifida zu einer krankhaften Anheftung der kaudalen Anteile des Rückenmarks, insbesondere des Filum terminale, im kaudalen Sakralkanal. Dies wird als **Tethered-Cord-Syndrom** (deutsch: angebundene Schnur; Elongation des Filum terminale) bezeichnet. Bei dem relativ stärkeren Längenwachstum der Wirbelsäule werden die Wurzeln der Cauda equina durch Zug geschädigt. Die Patienten klagen später über ziehende Schmerzen in den Beinen, oft auch über Sphinkterschwäche [33].

Zusammenfassung
- Wichtige Blutungen im Bereich des Großhirns (Telencephalon) sind: 1. Epidurale Blutung, tritt meistens nach einer Läsion der A. meningea media auf, 2. Subdurale Blutung, entsteht durch einen Abriss von Brückenvenen, 3. Subarachnoidalblutung, beruht meistens auf einem geplatzten Aneurysma einer Hirnarterie.
- In den Lappen des Großhirns liegen folgende Zentren. Stirnlappen: Motorischer Cortex und motorisches Sprachzentrum, Scheitellappen: Sensibler Cortex, Schläfenlappen: Hörzentrum und sensorisches Sprachzentrum, Hinterhauptslappen: Sehzentrum.
- Die Basalganglien des Großhirns (Nucleus caudatus, Putamen, Globus pallidus) sind bei einigen Erkrankungen betroffen, die durch einen Mangel oder ein Zuviel an Bewegung, einer Veränderung des Muskeltonus oder durch unzweckmäßige Bewegungen gekennzeichnet sind. Hierzu gehört auch der Morbus Parkinson mit den folgenden Symptomen: Akinese, Rigor und Tremor.
- Hippocampus und limbisches System stehen mit Lernprozessen und Gedächtnisbildung in Zusammenhang. Eine degenerative Erkrankung des Großhirns, der Morbus Alzheimer, geht oft von der Hippocampusregion aus.

- Alle aus der Peripherie eintreffenden Empfindungen (sensible, optische, akustische und geruchsbedingte Empfindungen) werden im Thalamus als dem größten Teil des Zwischenhirns (Diencephalon) gesammelt und gefiltert, bevor sie an das Großhirn weitergeleitet werden. Der Thalamus wird daher auch als das „Tor zum Bewusstsein" bezeichnet.
- Der Nucleus mesencephalicus nervi trigemini des Mittelhirns (Mesencephalon) erhält Informationen über Längen- und Spannungsänderungen der Kaumuskulatur von dort lokalisierten Muskelspindeln und über den Kaudruck von Rezeptoren des Desmodonts.
- In der Brücke (Pons) sind unter anderem der Nucleus motorius (Steuerung der Kaumuskulatur) und der Nucleus principalis (epikritische Sensibilität) des N. trigeminus untergebracht. Über einen polysynaptischen Reflexbogen zwischen den Nuclei mesencephalicus, principalis und motorius nervi trigemini werden Kaukraft beim Abbeißen und Tastkontrolle beim Kauen kontrolliert.
- Das verlängerte Mark (Medulla oblongata) enthält unter anderem den Nucleus spinalis nervi trigemini (protopathische Sensibilität).
- Das Vestibulocerebellum (Archicerebellum, phylogenetisch ältester Teil des Kleinhirns) stabilisiert Stand, Gang und Augenstellung. Das Spinocerebellum (Paläocerebellum) kontrolliert Muskeltonus und Zusammenspiel antagonistischer Muskelgruppen. Das Cerebrocerebellum (Neocerebellum, jüngster Abschnitt des Kleinhirns) gewährleistet den präzisen und glatten Ablauf von Bewegungen.
- Beim Eigenreflex sind Reiz- und Erfolgsorgan identisch. Ein Schlag mit dem Reflexhammer auf die Ansatzsehne des M. masseter am Angulus mandibulae bewirkt eine Kontraktion dieses Muskels.
- Die A. cerebri media versorgt neben dem motorischen und sensiblen Cortex auch das motorische und sensorische Sprachzentrum (Broca- bzw. Wernicke-Zentrum) und Teile des primären Hörzentrums.
- Die A. cerebri posterior versorgt nicht nur das Sehzentrum, sondern auch Abschnitte des limbischen Systems, des Thalamus und des Mittelhirns.
- Die drei Kleinhirnarterien versorgen zusätzlich zum Kleinhirn auch Teile des Mittelhirns und der Brücke, das Hör- und Gleichgewichtsorgan sowie Kerngebiete der Medulla oblongata.
- Eine durch eine Blutung in der inneren Kapsel verursachte Läsion der Pyramidenbahn (Tractus corticospinalis) führt zu einer kontralateralen Hemiparese. Die Lähmung ist zunächst schlaff, geht jedoch nach Stunden bis Tagen in eine spastische Hemiparese über.
- Eine therapeutische Veränderung der Okklusion (Brücke, Prothese, Implantat) und eine nachfolgende Reaktion des Kiefergelenks können am Auftreten eines Ohrgeräusches (Tinnitus) beteiligt sein.

Literatur

[10] Brodmann K. Vergleichende Localisationslehre der Großhirnrinde in ihren Prinzipien dargestellt auf Grund des Zellenbaues. Barth, Leipzig, 1909.
[11] Broca P. Rémarques sur le siège de la faculté du langage articulé. Bull Soc Anat Paris. 1891;36:330-357.
[12] Bähr M, Frotscher M. Neurologisch-topische Diagnostik. Thieme, Stuttgart, New York, 2014, 87-97, 71-134, 167-170, 245-260, 262-282, 284-337, 347-359, 361-382, 423-431, 513-518, 530.
[13] Duus P. Neurologisch-topische Diagnostik. Thieme, Stuttgart, New York, 1995, 224, 256-250, 313-330, 388-392.
[14] Wernicke C. Der aphasische Symptomenkomplex, eine psychologische Studie auf anatomischer Basis. Cohn & Weigert, Breslau, 1874.
[15] Amunts K. Sprache. In: Zilles K, Tillmann BN (Hg). Anatomie. Heidelberg: Springer, 2010, 755-757.
[16] Lerche H, Weber Y. Anfallsartige Erkrankungen. In: Sitzer M, Steinmetz H (Hg). Lehrbuch Neurologie. München: Urban & Fischer, Elsevier, 2011, 75-102.
[17] Papez JW. A proposed mechanism of emotion. Neurol Psychiat. 1973;38:725-743.
[18] Schmidtke K. Demenz. In: Sitzer M, Steinmetz H (Hg). Lehrbuch Neurologie. München: Urban & Fischer – Elsevier, 2011, 295-308.
[19] Neuhuber W. Autonomes Nervensystem. In: Drenckhahn D (Hg). Benninghoff-Drenckhahn Anatomie. Bd. 2, 16. Aufl., München: Urban & Fischer – Elsevier, 2004, 606-607.
[20] Leonhardt H, Lange W. Graue und weiße Substanze des Hirnstammes (Rautenhirn). In: Leonhardt H, Töndury G, Zilles K (Hg). Rauber/Kopsch, Anatomie des Menschen, Bd. III, Nervensystem – Sinnesorgane. Stuttgart, New York: Thieme, 1987, 301.
[21] Töndury G, Tillmann B. Rumpf. In: Tillmann B, Töndury G (Hg). Rauber/Kopsch, Anatomie des Menschen, Bd. I, Bewegungsapparat. Stuttgart, New York: Thieme, 1987, 216-220.
[22] Töndury G, Kubik S, Krisch B. Hirnhäute und Hirngefäße. In: Leonhardt H, Töndury G, Zilles K (Hg)., Anatomie des Menschen, Bd. III, Nervensystem – Sinnesorgane. Stuttgart, New York: Thieme, 1987, 175-233.
[23] Claassen H. Arterial and Venous Vascularisation of the Brain. In: Kapapa, T, König R (Hg). Spontaneous Subarachnoid Haemorrhage: Well-Known and New Approaches. New York: Nova Science Publishers, 2016, 9-28.
[24] Lang J. Lanz-Wachsmuth, Praktische Anatomie, Kopf – Teil A: Übergeordnete Systeme, Sonderausgabe 2004 der 1985 erschienenen 1. Auflage. Berlin, Heidelberg, New York et al: Springer, 1985, 438-439.
[25] Zilles K. Graue und weiße Substanz des Hirnmantels. In: Leonhardt H, Töndury G, Zilles K (Hg). Rauber/Kopsch, Anatomie des Menschen, Bd. III, Nervensystem – Sinnesorgane. Stuttgart, New York: Thieme, 1987, 402.
[26] Rickenbacher J, Landolt AM, Theiler K. Rücken. In: Lang J, Wachsmuth W (Hg). Lanz–Wachsmuth: Praktische Anatomie, zweiter Band, siebter Teil. Berlin, Heidelberg, New York: Springer, 1982, 274-278.
[27] Töndury G. In: Leonhardt H, Töndury G, Zilles K (Hg). Anatomie des Menschen, Bd. III, Nervensystem – Sinnesorgane. Stuttgart, New York: Thieme, 1987, 105-117.
[28] Clara M. Das Nervensystem des Menschen. Johann Ambrosius Barth, Leipzig, 1957, 649-657, 674-686.
[29] Deller T, Sebestény T. Fotoatlas Neuroanatomie. Urban & Fischer, München, 2013, 87-96.
[30] Schünke M, Schulte E, Schumacher U. Prometheus. Kopf, Hals und Neuroanatomie. 4. Aufl., Stuttgart, New York: Thieme, 2015, 316-317.

[31] Rager G, Zenker W, Braak H et al. Endhirn. In: Drenckhahn D (Hg). Benninghoff-Drenckhahn Anatomie. Bd. 2, 16. Aufl., München: Urban & Fischer–Elsevier, 2004, 478.
[32] Asan E, Kugler P. Zwischenhirn. In: Drenckhahn D (Hg). Benninghoff-Drenckhahn Anatomie. Bd. 2, 16. Aufl., München: Urban & Fischer–Elsevier, 2004, 425, 440-443.
[33] Neuhuber W. Hirnstamm. In: Drenckhahn D (Hg). Benninghoff-Drenckhahn Anatomie. Bd. 2, 16. Aufl., München: Urban & Fischer–Elsevier, 2004, 337-338.
[34] Raabe A, Steinmetz H. Erkrankungen des Liquorkreislaufs. In: Sitzer M, Steinmetz H (Hg). Lehrbuch Neurologie. München: Urban & Fischer-Elsevier, 2011, 289-294.
[35] Leonhard H, Töndury G, Zilles K. Rauber/Kopsch, Anatomie des Menschen, Bd. III, Nervensystem, Sinnesorgane. Thieme, Stuttgart, New York, 1987.
[36] Drenckhahn D. Benninghoff-Drenckhahn, Anatomie, Bd. 2. Urban & Fischer-Elsevier, München, 2004.
[37] Mumenthaler M, Mattle H. Neurologie. Thieme, Stuttgart, New York, 2008, 54, 107-181, 342, 365, 558.
[38] Hülse M. Die Bedeutung vertebragener Störungen im HNO-Bereich. In: Hülse M, Neuhuber W, Wolff HD (Hg). Die obere Halswirbelsäule. Heidelberg: Springer, 2005, 111-161.
[39] Gerber A. Unsere Frage: Neuralgie infolge Okklusionsstörung, ja oder nein? Schweizer Medizinische Wochenzeitschrift. 1973;83:119-129.
[40] Gudziol H. Ableitung gustatorisch evozierter Potentiale. Symposium medical 1995, 6. Jahrgang, Ausgabe 6, HNO-Suhl, 6.
[41] Moore KL, Persaud TVN, Torchia MG. Embryologie. 6. Aufl., Urban & Fischer, München, 2013, 465-509.
[42] Poeck K, Hacke W. Neurologie. Springer, Heidelberg, 2006, 743.

Allgemeine und weiterführende Literatur

Bauer A, Gutowski A. Gnathologie. Quintessenz Verlags-GmbH, Berlin, Chicago, London etc, 1984.

Bumann A, Lotzmann U. Funktionsdiagnostik und Therapieprinzipien. In: Rateitschak KH, Wolf HF (Hg). Farbatlanten der Zahnmedizin, Bd. 12. Stuttgart, New York: Thieme, 2000.

Claassen H. Der menschliche Schädel aus anatomischer und anthropologischer Sicht. In: Nötzel F, Schultz C, Hartung M (Hg). Fernröntgenseitenbild-Analyse. Köln: Deutscher Zahnärzteverlag, 2007, 53-92.

Claassen H. Gönnen Sie sich einen Grundkurs in Anatomie – Aufbau der Mundhöhle und ihrer Organe. In: Hammerla M (Hg). 100 Tipps zur Mund- und Zahnpflege bei Pflegebedürftigen. Hannover: Brigitte Kunz Verlag, Schlütersche Verlagsgesellschaft mbH & Co. KG, 2014, 10-15.

Falk P. Druckstrukturen im Knochen – Knochen des Gesichtsschädels und Kieferhöhlenbildung im Sinne dieser Theorie. In: Falk P (Hg). Die Form der Druckstruktur in der leblosen und lebenden Materie. Leipzig: Johann Ambrosius Barth, 1940, 88-91.

Fanghänel J. Kopf, Cranium, und Hals, Collum. In: Fanghänel J, Pera F, Anderhuber F, Nitsch R (Hg). Waldeyer – Anatomie des Menschen. 17. Aufl., Berlin, New York: de Gruyter, 2004, 177-353.

Fehrenbach MJ, Herring SW. Illustrated anatomy of the head and neck. W. B. Saunders Company, Philadelphia etc, 1996.

Fick R. Kiefergelenk (Articulus mandibularis). In: Fick R (Hg). Handbuch der Anatomie und Mechanik der Gelenke. Erster Teil: Anatomie der Gelenke. Jena: Fischer, 1904, 46-56.

Fish EW. Principles of full denture prosthesis. London: John Bale, Sons & Danielsson, LTD., 1933, 28 ff.

Gerber A, Steinhardt G. Kiefergelenkstörungen – Diagnostik und Therapie. Quintessenz Verlags-GmbH, Berlin, Chicago, London etc, 1989.

Jüde HD, Kühl W, Roßbach A. Einführung in die zahnärztliche Prothetik. Deutscher Zahnärzteverlag, Köln, 1997.

Kemeny I. Die klinischen Grundlagen der totalen Prothese. Johann Ambrosius Barth Verlag, Leipzig, 1955.

Kohlbach W. Anatomie der Zähne und des kraniofazialen Systems. Quintessenz Verlags-GmbH, Berlin, Chicago, London etc, 2003.

Lehmann KM, Hellwig E, Wenz HJ. Zahnärztliche Propädeutik. Deutscher Zahnärzteverlag, Köln, 2015.

Lightoller GHS. Facial muscles. The modiolus and muscles surrounding the rima oris with some remarks about the panniculus adiposus. Journal of Anatomy 1926, LX, 1-85.

Lindhe J, Karring T, Lang NP. Clinical Periodontology and Implant Dentistry. Third Edition. Munksgaard, Copenhagen, 1998.

Luce CE. The movement of the lower jaw. Boston medical and surgical journal 1889, Vol. CXXI, No. 1, 8-11.

Luce CE. Mandibular movements and the articular question. Ash's monthly (London) 1911, 921-937.

McMillan DR, Tryde G, Stoltze K, Maeda T, Brill N. Age changes in the perception of comfortable mandibular occlusal positions. Journal of oral rehabilitation. 1978;5:365-369.

Moller E. The chewing apparatus. Acta Physiologica Scandinavica. 1966;69, Suppl 280:189-214.

Moore KL, Vidhya T, Persaud N, Torchia MG. Embryologie. 6. Aufl., Urban & Fischer München, 2013.

Nötzel F, Schultz C. Leitfaden der kieferorthopädischen Diagnostik. Deutscher Zahnärzteverlag DÄV-Hanser, Köln, München, 2001, 67-113.

Paulsen F, Tillmann BN. Kopf und Hals. In: Zilles K, Tillmann BN (Hg). Anatomie. Berlin, Heidelberg, New York: Springer, 2010, 95-140.

Paulsen F, Waschke J. Sobotta. Atlas der Anatomie des Menschen. Kopf, Hals und Neuroanatomie. 23. Aufl., Elsevier GmbH, Urban & Fischer, München, 2010.

Rohen JW. Funktionelle Anatomie des Menschen. Schattauer, Stuttgart, New York, 1973.
Rohen JW. Topographische Anatomie. 5. Aufl. Schattauer, Stuttgart, New York, 1975, 3-92.
Rohen JW. Anatomie für Zahnmediziner. Schattauer, Stuttgart, New York, 1988, 133-144.
Rohen JW, Yokochi C, Lütjen-Drecoll E. Anatomie des Menschen. Fotografischer Atlas. 7. Aufl., Schattauer, Stuttgart, 2010.
Rosenbauer KA, Engelhardt JP, Koch H, Stüttgen U. Klinische Anatomie der Kopf- und Halsregion für Zahnmediziner. Thieme, Stuttgart, New York, 1988.
Samandari F, Mai K. Funktionelle Anatomie für Zahnmediziner. Bd. I, Quintessenz, Berlin, Chikago, London etc, 1995.
Schiebler TH, Schmidt W. Anatomie. 4. Aufl., Springer, Berlin, Heidelberg, New York etc., 1987, 397-502.
Schmidt HM. Kopf und Hals. In: Drenckhahn D (Hg). Benninghoff-Drenckhahn Anatomie. Bd. 1, 16. Aufl., Urban & Fischer, München, Jena, 2003, 482-532.
Schroeder HE. Orale Strukturbiologie. 4. Aufl., Thieme, Stuttgart, New York, 1992.
Schünke M, Schulte E, Schumacher U. Prometheus. Kopf, Hals und Neuroanatomie. 2. Aufl., Thieme, Stuttgart, New York, 2009.
Schumacher GH. Funktionelle Morphologie der Kaumuskulatur. VEB Gustav Fischer, Jena, 1961, 210-219.
Schumacher GH, Gente M. Odontographie: Anatomie der Zähne und des Gebisses. 5. Aufl., Hüthig, Heidelberg, 1995.
Schumacher GH, Aumüller G. Topographische Anatomie des Menschen. 7. Aufl., Urban & Fischer, München, Jena, 2004.
Sicher H, Tandler J. Anatomie für Zahnärzte. Springer, Wien, Berlin, 1928.
Sicher H. Oral anatomy. The C. V. Mosby Company, Saint Louis, 1975.
Tillmann B. Farbatlas der Anatomie. Zahnmedizin – Humanmedizin. Thieme, Stuttgart, New York, 1997.
Tillmann B. Atlas der Anatomie. 3. Aufl., Springer, Heidelberg, 2016.
Wetzel G. Lehrbuch der Anatomie für Zahnärzte und Studierende der Zahnheilkunde. Fischer, Jena, 1933.
Zarb GA, Carlsson GE. Temporomandibular joint function and dysfunction. Munksgaard, Copenhagen, The C. V. Mosby Company, St. Louis, Missouri, 1979.

Stichwortverzeichnis

A

Abducenskern 351
Abducensparese 147, 202
Acromion 276
Adenohypophyse 336, 342
- azidophile Zellen 344
- basophile Zellen 344
- chromophobe Zellen 344
Aderhaut 139
Adhaesio interthalamica 336
Aditus laryngis 238
Ageusie 406
Agnosie 335
Akkommodation 140, 347
Akromegalie 345
Akustikusneurinom 202, 207
Ala
- lobuli centralis 356
- major ossis sphenoidalis 13
- minor ossis sphenoidalis 13, 32
Alisphenoidalia
- Os sphenoidale (Entwicklung) 298
Altersschwerhörigkeit (Presbyakusis) 159
Alveolarknochen 48
Alzheimer-Demenz 334
Amaurose 188
Amboss 11, 154
Ameloblasten 60, 62
- resorbierende 68
Ammonshorn 332
Amsler-Gitter 142
amyotrophe Lateralsklerose 216, 259, 319
Analgesie 374
Aneurysma 315
- Arteria basilaris 202, 372
- Arteria carotis interna 202
- Arteria cerebri anterior 369
- Arteria cerebri media 370
- Arteria communicans posterior 166
- Arteria ophthalmica 166
Angina retronasalis 262
Angiotensin 385
Angulus
- frontalis 7
- iridocornealis 140
- mandibulae 23, 98
- mastoideus 7
- occipitalis 7
- sphenoidalis 7
- thyroideus 234
- venosus 179
Anlagerungsgelenk 87
Anosmie 188
Ansa
- cervicalis
-- profunda 101, 228, 253, 257, 274
-- superficialis 204, 254, 266, 271
- subclavia
-- Halssympathicus 269
Anthropologie 34
Antrum
- mastoideum 11, 154, 295
Anulus
- fibrocartilagineus 152
- fibrosus 44, 365
- tendineus communis 146
Aorta 248
- dorsale 296
- ventrale 296
Aortenbogen 163, 267
Apertura
- canaliculi vestibuli (Apertura externa aquaeductus vestibuli) 10, 159
- externa canaliculi cochleae 11
- externa canalis carotici 10, 30
- lateralis ventriculi quarti (Foramen Luschkae) 382
- mediana ventriculi quarti (Foramen Magendii) 382
- piriformis 17
Aphasie 334, 369, 378
- motorische 319
- sensorische 320
Apicale
- inferius (Kieferorthopädie) 39
- superius (Kieferorthopädie) 39
apikal (Wurzelspitzenwärts) 49
Aponeurosis linguae 112
Apoplektischer Insult 216
Apraxie 335

A-Punkt (Kieferorthopädie) 37
Aquaeductus mesencephali 345, 386
Arachnoidea 311, 360
Arbor vitae 356
Archicerebellum 357
Archicortex 315, 330
Arcus
– anterior atlantis 41
– aortae 296
– cartilaginis cricoideae 230
– palatoglossus 222, 249
– palatopharyngeus 222, 249
– posterior atlantis 41
– superciliaris 6
– venosus juguli 261
– vertebrae 40
– zygomaticus 97
Area
– choroidea 408
– entorhinalis 333
– postrema 386
– praetectalis 141, 347
– septalis 401
– subcallosa 324
Arteria(-ae)
– alveolares superiores anteriores 109, 174
– alveolaris inferior 108, 109, 173
– alveolaris superior posterior 109, 174
– angularis 170
– auricularis posterior 81, 101, 118, 157, 171, 256
– auricularis profunda 90, 173
– axillaris 268
– basilaris 372
– buccalis 174
– callosomarginalis 369
– canalis pterygoidei 174
– carotis communis 163, 253, 266, 267, 274, 296
– carotis externa 81, 157, 165, 242, 266, 296
– carotis interna 81, 131, 149, 165, 266, 296, 367
– – Pars cavernosa 165, 175
– – Pars cerebralis 166, 175, 177
– – Pars cervicalis 165
– – Pars petrosa 165
– centrales breves 369
– – Arteria communicans anterior 369
– centralis longa (A. recurrens Heubneri) 369

– centralis retinae 139, 149, 176
– cerebelli
– – inferior anterior 372, 382
– – inferior posterior 314, 371, 382
– – superior 372
– cerebri anterior 178, 368, 385
– – Pars postcommunicalis (A2) 369
– – Pars praecommunicalis (A1) 369
– cerebri media 178, 319, 320, 370
– – Pars insularis (M2) 370
– – Pars sphenoidalis (M1) 370
– cerebri posterior 373
– – Pars postcommunicalis (P2) 373
– – Pars praecommunicalis (P1) 373
– – Pars quadrigemina (P3) 373
– – Pars terminalis (P4) 373
– cervicalis ascendens 168, 268
– cervicalis profunda 168, 268
– cervicalis superficialis 268
– choroidea
– – anterior 177, 381
– – posterior lateralis 373, 381
– – posterior medialis 373, 382
– ciliares
– – anteriores 140, 176
– – posteriores breves 139, 149, 176
– – posteriores longae 139, 149, 176
– circumferentiales breves 373
– communicans anterior 369
– communicans posterior
– – Arteria carotis interna 177
– conjunctivales
– – anteriores 177
– – posteriores 176
– dorsalis nasi 149, 176
– ethmoidalis
– – anterior 129, 149, 176
– – posterior 129, 149, 176
– facialis 81, 118, 122, 169, 224, 263, 266
– fissurae medianae ventralis 372
– gyri angularis 370
– hypophysialis
– – inferior 175, 385
– – superior 175, 385
– infraorbitalis 108, 174
– intercostalis suprema 268
– labialis
– – inferior 170
– – superior 170

- labyrinthi 372, 404
- lacrimalis 149, 176
- laryngea
-- inferior 168, 242, 268
-- superior 168, 242
- lingualis 108, 116, 169, 266
- masseterica 97, 173
- maxillaris 118, 120, 129, 134, 156, 172
-- Pars mandibularis (Pars retromandibularis) 173
-- Pars pterygoidea 173
-- Pars pterygopalatina 174
- meningea
-- anterior 311
-- media 157, 173, 311
-- posterior 169, 311
- musculares
-- Arteria ophthalmica 176
- nasales anteriores laterales
-- Arteria ethmoidalis anterior 176
- nasales posteriores laterales
-- Arteria sphenopalatina 174
- occipitalis 81, 101, 118, 170, 256, 266, 273
-- lateralis 373
-- medialis 373
- ophthalmica 81, 129, 134, 149, 175
- palatina
-- ascendens 170, 224, 227, 251, 263
-- descendens 174, 227, 251
- palatinae minores
-- Arteria palatina descendens 174
- palatina major 108
-- Arteria palatina descendens 174
- palatina minor 108
- palpebrales
-- laterales 176
-- mediales 176
- perforantes interpedunculares (Arteriae centrales posterolaterales) 373
- pericallosa 369
- pharyngea ascendens 157, 169, 224, 251, 266, 275
- profunda linguae 169
- pulmonalis 296
- pyramidales 371
- quadrigemina 373
- radicularis magna (Adamkiewicz) 374
- scapularis dorsalis 268
- sphenopalatina 129, 174
- spinalis
-- anterior 371, 374
-- posterior 371, 374
- stapedia 296
- sternocleidomastoidea 169
- stylomastoidea 157, 171
- subclavia 163, 259, 267, 272, 296
- sublingualis 101, 120, 169, 256, 257
- submentalis 101, 122, 170, 256, 263
- subscapularis 268
- sulci centralis 370
- sulci lateralis posterioris 371
- sulci postcentralis 370
- sulci praecentralis 370
- supramarginalis 370
- supraorbitalis 81, 149, 176
- suprascapularis 168, 268
- supratrochlearis 149, 176
- temporalis
-- profunda anterior 97, 173
-- profunda posterior 97, 173
-- superficialis 81, 89, 118, 122, 171
- temporalis media
-- Arteria temporalis superficialis 172
- temporalis posterior
-- Arteria cerebri media 370
- thalamogeniculata 373
- thoracica interna 267
- thyroidea
-- ima 248
-- inferior 167, 224, 248, 268
-- superior 168, 247, 257, 266
- transversa cervicis (transversa colli) 257, 268
-- Ramus profundus 168
-- Ramus superficialis 168
- transversa faciei 118, 122, 172
- tympanica
-- anterior 156, 173
-- inferior 157, 169
-- posterior 157, 171
-- superior 157
- vertebralis 163, 269, 273, 274, 367
- zygomaticoorbitalis 172
Arteria lusoria 297
Arterie der Hirnhämorrhagie 370
Arterie der Wernickeschen Aphasie 370
Arteriitis temporalis Horton (Riesenzellarteriitis) 172

Articulatio
- acromioclavicularis 262
- atlantoaxialis lateralis 43
- atlantoaxialis mediana 43
- bicondylaris 90
- cricoarytenoidea 232
- cricothyroidea 232
- temporomandibularis 24, 87
Artikulation 50, 90
Aryluxation 233
Assoziationsfasern 325
Assoziationszellen 363
Astereognosis 400
Asterion 27
Astrozyten 363
ataktische Gangstörung 383
Atemzentrum 354
Athetose 328
Atlas 41
Atlasassimilation 288
atriales natriuretische Peptid 385
Atrophie
- Oberkiefer 24, 71
- Unterkiefer 24, 71
Augenkammer
- hintere 140
- vordere 140
Augenkapsel 287
Augenlinse 138
Augenmuskeln
- äußere 189
- gerade 146
- innere 189
- schräge 146
Außenrollung 147
äußere Schädelbasis 29
Australopithecus 318
autochthone Rückenmuskulatur 273
- lateraler Trakt 273
-- intertransversales System 273
-- sakrospinales System 273
-- spinotransversales System 273
- medialer Trakt 273
-- spinales System 273
-- transversospinales System 273
Axis (Epistropheus) 41

B

Babinski-Zeichen 319
Backenzähne
- untere 58
Baillarger-Streifen 325
Balken 323
Basalganglien 316, 327
Basalplatte 287
- chordaler Abschnitt 287
- prächordaler Abschnitt 287
Basilarmembran 157
Basioccipitale
- Os occipitale (Entwicklung) 298
Basion 34
Basion-Bregma-Höhe 36
Basisphenoidale
- Os sphenoidale (Entwicklung) 298
Beckenparasympathicus 367
Bennett-Bewegung 91
Bewußtsein 315
Bezugspunkte
- dentale 39
- konstruierte 39
- skelettale 34, 37
Bichatscher Fettpropf 80
Bielschowsky-Phänomen 191
Binnenzellen 363
bipolare Ganglienzellen 139, 188
Bisshöhe 52
Blutdruck 385
Blutdruckzügler 209
Blut-Hirn-Schranke 380, 384
Blut-Liquor-Schranke 380, 384
Blutvolumen 385
Bochdaleksches Blumenkörbchen 382
Bodenplatte 410
Bogengänge 157, 159
Bowman-Lamelle 138
B-Punkt
- Kieferorthopädie 38
brachykran 34
Bradlaw-Plexus 108
Branchiomerie 289
Brechreflex 208
Brechreiz 386
Brechzentrum 354
Bregma 35
Bronchoskopie 233

Broyl-Sehne (Stimmbandsehne) 232
Bruch'sche Membran 139
Brücke
- Hirnstamm 322
- Zahnärztliche Prothetik 92
Brückenfuß 349
Brückenhaube 349
Brückenvenen 313
Brustmark 363
Bruststimme 243
Bulbus
- olfactorius 187, 323, 330, 401
- venae jugularis inferior 179
- venae jugularis superior 179
Bulla ethmoidalis 17, 132

C

Calamus scriptorius 382
Calcar avis 329
Canaliculolithiasis 405
Canaliculus(-i)
- chordae tympani 157
- cochleae 160
- lacrimalis
-- inferior 143
-- superior 143
- tympanicus 157
Canalis
- caroticus 253
- facialis (Fallopii) 156, 157, 301
- hypoglossi 9, 30
- incisivus 128
- infraorbitalis 18
- mandibulae
-- Topographie Leitungsbahnen 109
- mastoideus 212
- nervi hypoglosssi 253
- nervi petrosi minoris 157
- opticus 26, 146, 149
- palatinus major 174
- palatovaginalis 174
- pterygoideus 14, 29
- semicircularis anterior 301
- semicircularis posterior 301
Cannon-Böhm-Punkt 210, 213
Capsula
- externa 328
- extrema 328

- interna 324, 337, 388, 400, 401
Caput
- mandibulae 12, 24, 87, 303
Caput succedaneum 82
Carotisgabel 266
Cartilago(-ines)
- alaris major 125
- alaris minor 125
- arytenoidea (Gießbecken-, Stellknorpel) 229
- corniculatae (Santorini'sche Knorpel) 229
- cricoidea (Ringknorpel) 229
- cuneiformes (Wrisberg'sche Knorpel) 229
- epiglottica (Kehldeckelknorpel) 229
- nasi lateralis 125
- thyroidea (Schildkorpel) 229, 230, 245
- triticeae (Weizenkorn-Knorpel) 229
- vomeronasalis 125
Caruncula sublingualis 107, 118
Cauda equina 361
Cavitas
- nasi 125
- oris 105
- oris propria 106
Cavum infraglotticum 238
Cellulae
- ethmoidales 130
-- anteriores 17
-- posteriores 17
- mastoideae 11
Centrum
- ciliospinale 142
Cerebrocerebellum 358
Cervicalmark 361
Cervix dentis 48
Chiasma opticum 188, 323, 335, 401
Chievitz-Organ (Organum juxtaorale) 108, 199, 304
Choane 30, 227, 291
Chondrocranium 1
Chorda dorsalis 43, 283, 287
Chorda tympani 115, 116, 120, 156, 204, 205, 305, 307, 405
Chorea Huntington 328
Choroidea 139
Circulus
- arteriosus iridis major 140
- arteriosus (Willisii) 368
- iridis major 176
- venosus cerebri (Hexagon von Trolard) 376

Cisterna
- ambiens 315, 372
- cerebellomedullaris 314
- chiasmatis 315, 370, 372
- corporis callosi 315
- fissurae lateralis 371
- interpeduncularis 315, 372
- laminae terminalis 370
- pericallosa 370
- pontis 314

Claustrum 328
Clavicula 255, 276
Clivus 9, 30, 32
Coccygealmark 361
Cochlea 157, 301
Cochlea-Implantat (CI) 404
Coelom 284
Colliculus
- caudalis 345
- cranialis 345
- inferior 402
  nervi facialis 355

Columna
- intermediolateralis 339

Commissura
- alba 363, 388
- anterior 326, 363
- fornicis 326
- habenularum 326, 336, 381
- posterior (epithalamica) 327, 336

Concha
- nasalis
-- inferior (Entwicklung) 299
-- media 17
-- superior 13, 17

Condylus
- occipitalis 9, 30, 43

Conus elasticus 233
Copula 307
Cornea 138
Cornealreflex 138
Cornu
- ammonis 333
- majus ossis hyoidei 25, 113, 221, 256, 295
- minus ossis hyoidei 25, 221, 294, 301

Cornua
- inferiora
-- Cartilago thyroidea 230
- majora ossis hyoidei 302
- minora ossis hyoidei 302
- superiora
-- Cartilago thyroidea 230

Corona
- dentis 48
- radiata 324, 400

Corpus
- adiposum buccae 77
- adiposum orbitae 148
- amygdaloideum 320, 328, 331, 334, 401
- callosum 323, 326
- ciliare 140
- geniculatum
-- laterale 188, 338, 401
-- mediale 338, 402
- linguae 112, 307
- mamillare 323, 335
- mandibulae 22, 303
- maxillae 18
- ossis hyoidei 113
- ossis sphenoidalis 146
- trapezoideum 351, 402
- vertebrae 40
- vitreum 139

Cortex
- motorischer 318
- praepiriformis 331
- prämotorischer 319
- somatosensibler 321
- visueller 321

Corticoliberin 341, 344
Craniomandibuläre Dysfunktion (CMD) 278
Crista(-ae)
- ampullaris 160, 404
- buccinatoria 77
- galli 16, 187, 299
- lacrimalis anterior maxillae 144
- lacrimalis posterior ossis lacrimalis 76
- occipitalis interna 9
- supramastoidea 11

Crus
- cerebri 323, 345
- longum incudis 154

Culmen cerebelli 356
C-Zellen (parafollikuläre Zellen) 296

D

Dauerzähne 47
Deckplatte 410
Declive cerebelli 356
Decussatio
- pyramidum 352, 388
Demenz 383
Dens axis 41
Dens (Dentes)
- canini decidui 52
- decidui 47
- incisivi 54
- incisivi decidui 52
- molares 57
- permanentes 47
Dens serotinus
- Weisheitszahn 58, 59
Dentin 48
- circumpulpales 63
- intertubuläres 63
- peritubuläres 63
Dentinkanälchen 63
Depressor anguli oris-Risorius 78
Dermatocranium 303
Dermatom 283, 365
Descemet-Membran 138
Desmocranium 1
Desmodont 48
Desorientiertheit 335
Diaphragma oris 100, 102, 105, 257
Diastema (Lückenbildung) 54
Diencephalon 335
Digitationes hippocampi 332
diphyodont 47
Discotemporales Schiebegelenk 90
Discus articularis 87, 89, 98, 306
- bilaminäre Zone 89
- hinteres Band 89
- intermediäre Zone 89
- vorderes Band 89
Diskomandibulares Scharniergelenk 90
dissoziierte Empfindungsstörung 365
distal
- nach hinten zu den Mahlzähnen 48
Distalbiß
- Klasse II nach Angle 57
Dithalamisches Kiefergelenk 87, 90
dolichokran 34

Doppelbilder 190, 191, 202
Dornfortsatz 40
Dorsum
- linguae 115
- sellae 32
Drehschwindel 160
Druckausgleich 226
Ductus
- arteriosus Botalli 296
- cochlearis 157
- lymphaticus 183
- lymphaticus dexter 270
- nasofrontalis 6, 132
- nasolacrimalis 17, 132, 143
- parotideus 77, 108, 118, 304
- semicircularis
-- anterior 159
-- lateralis 159
-- posterior 159
- sublinguales minores 117
- sublingualis major 117
- submandibularis 107, 117, 118, 305
- thoracicus 183, 270
- thyroglossus 245, 308
Dura mater 311, 360
Dysarthrie 354
Dysmetrie 359
Dysphagie 210, 297, 371
Dysphonie 210, 354, 371
Dystonie 328

E

Ebner'sche Linien 64
Eckzähne
- obere 56
- untere 58
Eigenreflex 365
Einzelanästhesie 111
Ektoconchion 35
Ektoderm 406
Eminentia
- arcuata 10, 32, 157
- collateralis 329
- hypobranchialis 295, 307
- mediana 385
Endolymphe 158
Endorhachis 360
Enophthalmus 270

Epidurale Blutung 312
Epidurales Hämatom 8, 173
Epidural-(Peridural)-Anästhesie 360
Epiglottis 295
Epipharynx (Nasopharynx), 219
Epiphyse 336
Epithalamus 336
Epithelansatz
– primärer 70
– sekundärer 70
Epitympanon 154
Erb'scher Punkt 256, 268, 270
Ersatzzahnleiste 47
Euryon 35
Exophthalmus 247
Exterozeption 394
extrapyramidale Motorik 390
Extubation 233

F

Facialiskern 351
Facialisknie
– inneres 202, 355
Facialislähmung
– periphere 206
– zentrale 205
Facies
– anterior maxillae 18
– articularis inferior atlantis 43
– articularis superior axis 43
– buccalis 48
– infratemporalis maxillae 18
– infratemporalis ossis sphenoidalis 98
– interdentalis 48
– labialis 48
– lingualis 48
– nasalis maxillae 18
– occlusalis 48
– orbitalis maxillae 18
– vestibularis 48
Falx cerebri 311
Farbsehen 142
Fascia
– cervicalis
–– Lamina praetrachealis 258, 261
–– Lamina praevertebralis 262
–– Lamina superficialis 261
– endothoracica 262

– masseterica 78
– parotidea 78
– parotideomasseterica 118, 261
– pharyngea 219
– temporalis 80
Fasciculus(-i)
– corticothalamici 337
– cuneatus (Burdach) 399, 400
– gracilis (Goll) 400
– longitudinalis dorsalis (Schütz-Bündel) 342, 348, 394, 405
– longitudinalis inferior 325
– longitudinalis medialis 348, 357, 371, 392, 393, 404
– longitudinalis superior 325
– mamillotegmentalis (Gudden) 342
– mamillothalamicus (Vicq d' Azyr) 342
– telencephalicus medialis 341
– thalomocorticales 337
– uncinatus 325
– verticalis 325
Faserbündel
– periostal-gingivale 68
– zementoalveoläre 49
Fasern
– dentogingivale 49
– periostal-gingivale 49
Felsenbein 157
Felsenbeinpyramide 32
Fenestra
– cochleae 154, 157, 301
– vestibuli 154, 157, 301
Fernröntgenseitenanalyse 34
Fettkompartimente Mittelgesicht
– oberflächliche 83
– tiefe 83
Fettkompartimente Obergesicht
– Orbitagegend
–– oberflächlich 82
–– tief 83
Fibrae
– arcuatae
–– breves 325
–– longae 325
– cerebelloolivares 354
– corticospinales 388
– nigrostriatales 348
– strionigrales 348
Fieber 385

Fila
- olfactoria 401
- radicularia 363
-- anteriora 410
-- posteriora 410
Filum terminale 360
Fimbria hippocampi 332
Finger-Nase-Versuch 358
Fissura
- cerebelli 355
- choroidea 380, 381
- horizontalis 356
- longitudinalis cerebri 316, 323
- mediana anterior 362, 391
- orbitalis
-- inferior 27, 28, 270
-- superior 14, 27, 32, 146, 189, 193
- petrotympanica (Glaser-Spalte) 12, 30, 89, 120, 154, 156, 204
- sphenopetrosa 30
- tympanomastoidea 212
- tympanosquamosa 89
Flexura
- cervicalis (Nackenbeuge) 407
- mesencephalica (Mittelhirnbeuge) 407
- pontina (Brückenbeuge) 407
Flocculus cerebelli 356, 357
Flügelfortsatzpfeiler 99
Flügelgaumenfortsatz 13
Flügelplatte 409
Fluoridierung 65
Folium cerebelli 355, 356
Folliberin 344
Fontanellen
- Verschluss 33
Fonticulus
- anterior 33
- mastoideus 33
- posterior 33
- sphenoidalis 33
Foramen(-mina)
- apicis dentis 48
- caecum 54, 59, 130
- caecum linguae 245, 307
- incisivum 107, 111, 291, 306
- infraorbitale 18, 78, 111
- interventriculare (Monroi) 335, 381, 408
- intervertebrale 40, 268, 361
- jugulare 10, 30, 32, 182, 253

- lacerum 30, 32, 301
- magnum 9, 30, 273
- mandibulae 24, 111
- mentale 23, 78, 109, 111
- ovale 14, 30, 32
- palatina minora 29, 174
- palatinum majus 29, 111, 174
- parietale 34
- rotundum 14, 28, 32, 194
- sphenopalatinum 21, 29, 129
- spinosum 14, 30, 32
- stylomastoideum 10, 30, 156
- transversarium 40, 163, 273
- vertebrale 40
- zygomaticofaciale 196
- zygomaticoorbitale 196
- zygomaticotemporale 196
Forceps
- major 326
- minor 326
Formatio
- reticularis 110, 354
-- Medulla oblongata 392
-- Pons 392
Fornix 323
Fossa
- canina 78
- cranii
-- anterior 31, 32
-- media 31, 32
-- posterior 31, 32
- digastrica 101
- hypophysialis 31, 131
- infraspinata 268
- infratemporalis 27, 172, 182, 275, 276
- interpeduncularis 323
- jugularis 255, 267
- lacrimalis 142
- mandibularis 12, 30, 87
- pterygoidea 30, 98
- pterygopalatina 15, 28, 172, 174, 197, 276
- retromandibularis 118, 165
- retromolaris 24
- rhomboidea 355, 409
- sacci lacrimalis 18
- scaphoidea 14, 156, 225
- subarcuata 10, 301
- supraclavicularis 271
- supratonsillaris 222

– tonsillaris 222, 253, 295, 297
Fossula petrosa 207
Fovea
– articularis superior atlantis 43
– centralis 142
– dentis 41
– oblonga 230
– pterygoidea 24, 91, 98
– triangularis 230
Foveola granularis 30, 383
Fraktur
– vordere Schädelgrube 131
Fremdreflex 365
Frenulum
– anomale 54
– buccale 105
– labii
–– inferioris 105
–– superioris 105
– linguae 107, 305
– tectolabiale 54
Friedrich-Fuß 399
Friedreichsche Ataxie 399
Frontotemporale 35

G

Galea aponeurotica 76, 80
Galen'sche Anastomose 213, 242
Gangataxie 358
Ganglienzellen
– bipolare 401
Ganglion
– cervicale
–– inferius 253, 269, 367
–– medium 247, 253, 269, 367
–– superius 120, 122, 142, 143, 253, 267, 269, 339, 367
– cervicothoracicum (Ganglion stellatum) 253, 269, 270, 367
– ciliare 141, 145
–– Radix nasociliaris 190, 193
–– Radix oculomotoria (parasympathica) 189
–– Radix sympathica 190
– coeliacum 366
– geniculi 116, 120, 156, 204, 405
– inferius nervi glossopharyngei 116, 122, 207, 269, 405
– inferius nervi vagi 116, 210, 405

– oticum 120, 122, 157, 197, 207
– pterygopalatinum 120, 127, 142, 197, 204
– spinale 364
– spirale 159, 206, 402
– submandibulare 118, 120, 197, 205, 264
– superius nervi glossopharyngei 116, 207
– superius nervi vagi (Ganglion jugulare) 210, 269
– trigeminale (Gasseri) 110, 201
– vestibulare 206, 404
Gastrulation 283, 406
Gaumen
– harter 105, 224
– primärer 291, 306
– sekundärer 291, 306
– weicher 106, 224
Gaumenaponeurose 107, 224
Gaumenbein 20
Gaumenbreite 37
Gaumendrüsen 117
Gaumenentwicklung 291
Gaumenerweiterung 19
Gaumenfortsätze 292
Gaumenlänge 37
Gaumenmandel 222, 249
Gaumennahterweiterung (GNE) 22
Gaumensegel 224
Gaumenspalte (Wolfsrachen) 293
Gedächtnis 315
– episodisches 334
– prozedurales 334
– semantisches 334
Gehörgang
– äußerer 152
Gehörknöchelchen
– Entwicklung 302
Gehörknöchelchenkette 290, 294
Genu corporis callosi 323
Geschmacksknospen 115, 242
Geschmackssinn 405
Geschmacksstörungen 206
Gesichtsachsenwinkel
– Kieferorthopädie 40
Gesichtsfeldausfälle 140
Gesichtsfraktur
– Le-Fort I 19
– Le-Fort-II 19
– Le-Fort-III 19
Gesichtshöhe 36

Gesichtskonvexität
– Kieferorthopädie 40
Gesichtsschädel 1
Gingiva 48
– alveolare befestigte 49
– freie marginale 49
Gingivaepithel 68
gingival (Zahnfleischwärts) 49
Gingivitis 120
Glabella 6, 36, 77
Glandula(-ae)
– buccales 107, 117
– labiales 107, 117
– linguales 117
– molares 117
– nasales 126
– palatinae 107, 117
– parathyroideae (Nebenschilddrüsen, Epithelkörperchen) 246, 248, 295, 296
– parotidea 118, 305
– pinealis 386
– sublinguales minores 117
– sublingualis 107, 117, 305
– sublingualis major 117
– submandibularis 107, 118, 263, 305
– thyroidea 245, 308
Glaskörper 139
Glaskörperblutungen 139
Glaskörpertrübungen 139
Glaukom 140
Gleichgewichtsorgan 157
Globus pallidus 328
Glomus
– aorticum 213
– caroticum 163, 209, 253, 266, 354
Glossopharyngeuslähmung 210
Glottis 238
Glottisödem 241
Gnathion 36
Golgi-Mazzoni-Körperchen 99
Gomphosis 62
Gonion 36
Granulationes arachnoidales 383
Gratiolet-Sehstrahlung 401
grauer Star 139
Grenzstrang 366
Grenzzellen
– äußere 157
Griffelfortsatz 10

Griseum centrale mesencephali 348
Großhirn 316
Größte Hirnschädelbreite 36
Größte Hirnschädellänge 36
Grundplatte 409
grüner Star 140
Guided Bone Regeneration 72
Gustatorische Anästhesie 210
Gyrus(-i)
– ambiens 324, 401
– angularis 321
– breves 321
– cinguli 323
– dentatus 332
– fasciolaris 332
– frontalis
–– inferior 318
–– medius 318
–– superior 318
– lingualis 324
– longi 321
– occipitotemporalis
–– lateralis 320
–– medialis 320
– orbitales 318
– parahippocampalis 316, 320, 401
– paraterminalis 323
– postcentralis 110, 116, 321, 396, 405
– praecentralis 318, 388
– rectus 318
– semilunaris 324, 401
– subcallosus 401
– supramarginalis 321
– temporales transversi (Heschl-Querwindungen) 402
– temporalis
–– inferior 320
–– medius 320
–– superior 320

H

Haarzellen
– äußere 157, 402
– innere 158, 402
Habenula 336
Habsburger Kinn 24
Hals (Collum, Cervix) 219

– Halseingeweide 219
– Halsskelett 219
Halsfistel, Fistel
– durchgehende branchiogene 297
– innere branchiogene 297
– laterale 297
Halsgrenzstrang 187
Halsmark 363
Halsmuskulatur 254
– infrahyale Muskulatur 254
– oberflächliche Schicht 254
– praevertebrale Muskulatur 254
– Scalenus-Gruppe 254
– suprahyale Muskulatur 254
Halsnerven 187
Halsrippe 297
Halswirbel 40
– Processus spinosus 40
Halszyste
– laterale branchiogene 297
Hammer 11, 154
Hammer-Amboß-Gelenk 290
Hamulus
– pterygoideus 30, 156, 221, 225
Hängebacken 83
Harninkontinenz 383
Hasner'sche Klappe 143
Haubenkreuzung
– dorsale (Meynert) 345, 391
– ventrale (Forel) 347, 392
Hauptagonist 51
Hauptblickrichtungen 147
Heiserkeit 242
Hell-/Dunkelsehen 142
Hemianästhesie
– kontralaterale 374
Hemianopsie
– bitemporale 188, 345
– heteronyme 166, 402
– homonyme 166, 188, 374, 378, 402
Hemiataxie 339
Hemiballismus 328
Hemiparese 319, 369
– kontralaterale 339, 390
Hemisphäre 315
Hertwigsche Epithelscheide 61
Heschl-Querwindungen 320
Heterodontie 47
H-förmige Fissur 57

Hiatus
– canalis nervi petrosi majoris 32
– canalis nervi petrosi minoris 32
– maxillaris 18
– semilunaris 6, 132
Hinterhauptsbein 8
Hinterhauptsloch 9
Hinterhorn 362
Hinterstrang 362
Hinterstränge 399
Hinterstrangschädigung 400
Hippocampus 316, 320, 332
Hippocampussklerose 320
Hirnbasis 321
Hirnbläschen
– primäre 406
– sekundäre 406
Hirnmantel 315
Hirnnerven 187
Hirnschädel 1
Hirnvenenthrombose 378
Hochstettersche Epithelmauer 291
Hochtonverlust 159
Höcker
– nichttragende 51
– tragende 51
Homo
– erectus 318
– sapiens sapiens 318
Homunculus-Schema 318
Hörbahn 159, 207, 402
– direkte 402
– indirekte 402
Hörgeräte 159
Hornerscher Symptomenkomplex 270
Hornhauttransplantation 138
Hörorgan 157
Hörstörungen 278
Hörsturz 404
Hörverlust 89, 160
Hörverminderung 160
Hörvorgang 158
Hörzentrum 320
Hunter-Schreger-Streifen 65
Hustenreflex 212
Hydrocephalus
– malresorptivus 383
– Normaldruck-Hydrocephalus 383
– occlusus 383

Hyoidbogen (Reichert-Knorpel, 2. Kiemenbogen) 294
Hyperakusis 206
Hyperkinese 328
Hypertonus 328
Hyperzementose 66
Hypoglossuslähmung 216
Hypoglossusläsion 216
Hypognathie 291, 294
Hypokinese 328
Hypomochlion 225
Hypopharynx (Laryngopharynx) 219
Hypophyse 131, 323, 336, 342
Hypophysentumor 188, 190, 345
Hypothalamus 336, 340, 341
– Kerngebiete 340
Hypotonus 328
Hypotympanon 154

I

Immunglobulin-A-Moleküle 110
Implantologie 72
Impressiones digitatae 32
Incisura
– jugularis 261
– jugularis sterni 246
– mastoidea 101, 256
– scapulae 258
– tentorii 175, 372
– thyroidea 233
– vertebralis
–– inferior 40
–– superior 40
Incus 11, 302
Induktion 61
Induseum griseum 332
Inferior Temporal Septum 82
Infiltrationsanästhesie 111
Infundibulum 323, 335, 385
Infundibulum ethmoidale 132
Inkabein 26
Innenohr 157
Innenohrschäden 159
Innenrollung 147
Innere Schädelbasis 30
Inselrinde 405
Insula (Reili) 317
Intentionstremor 339, 359

Interdentalfläche (Approximalfläche) 48
Interglobulardentin 64
Internusschwäche 238
Interparietale
– Os occipitale (Entwicklung) 298
Intertemporalia
– Os sphenoidale (Entwicklung) 298
Intraokularlinse (IOL) 139
Intubation 233
Intumescentia
– cervicalis 363
– lumbalis 363
inzisal (Schneidekantenwärts) 49
Inzision inferius
– Kieferorthopädie 39
Iridozyklitis 141
Iris 141
Iritis 141
Isthmus faucium 105, 113, 219, 227
Isthmus glandulae thyroideae 245

J

Jacobson'sche Anastomose 122, 208
Jochbein 20
Jochbogenbreite 36
Jochbogenpfeiler 99
Jodopsin 142
Juga cerebralia 32
Jugum alveolare 79

K

Kalzitonin 296
Kalziumstoffwechsel 296
Kammerwasser 140
Karotisgabel 164
Karotiskanal 10
Karotisschleife 251
Karotissiphon 165
Katarakt 139
Kauakt 103, 258
– unwillkürlich 103
– willkürlich 103
Kaudruck 346
Kaufläche 48
Kaukraft 99
Kaumuskelspindeln 103

Kauphase 115
Kauvorgang 95, 99, 102
Kehlkopf 125, 219, 228
– Ansatzrohr 244
– Bauchrednerstimme 243
– Descensus laryngis 244
– Flüsterdreieck 235
– Flüstersprache 235
– Jodelstimme 244
– Klangfarbe 244
– Kopfregister 244
– Prominentia laryngea (Adamsapfel) 245
– Schildknorpelwinkel 244
– Stimmband 233
– Stimmbildung 243
– Stimmbruch 245
– Stimmfalte 238
– Stimmritze 243
– Stimmritzenlänge 244
– Taschenfalte 240
– Tonhöhe 243
– Tonstärke 244
Kehlkopfknorpel
– Verknöcherung 231
– – Androgenrezeptoren 231
– – Apoptose 231
– – hypertrophe Chondrozyten 231
– – Vaskularisaton 231
Kehlkopfmuskeln
– äußere 237
– innere 234
Kehlkopfspiegel 240
Keilbein 13
Keilbeinhöhle 130
Kephalhämatom 82
Keratoconjunctivitis sicca 143
Keratokonjunktivitis 206
Kiefergelenk 24, 87
– Arbeitsseite 91
– Balanceseite 91
– Dysfunktion 89, 199
– Frakturen 92
– Funktionsstörungen 103, 204, 278
– Gelenkskapsel 103
– Hypoplasie 92
– Membrana fibrosa 89
– Membrana synovialis 89
– oberes disko-temporales Gelenk 89
– Öffnungs- und Schließungsbewegungen 90

– primäres 294, 303, 306
– Pro- und Retrotrusion 91
– Seitwärts- oder Mahlbewegungen 91
– sekundäres 294, 303, 306
– unteres disko-mandibuläres Gelenk 89
Kiefergelenkköpfchen 12
Kieferhöhle 130
Kieferhöhlenentzündung 17
Kieferorthopädie 34
Kieferorthopädische Behandlung 115
Kieferskelett 18
Kieferspalte 293
Kiefersperre 87
Kiefer- und Zahnstellung 34
Kieferzyste 72
Kiemenbogenarterie 294
Kiemenbogennerv 294
Kiemenbogenskelett 285
Kiemenbogen (Viszeral-, Schlund- oder Branchialbogen) 290
Kiemendarm 304
Kiemenfurchen 293
Kiemenspalten 290
Kiementaschen 290, 293
Killian Dreieck 221
Killianscher Schleudermuskel 221
Kleinhirn 322
Kleinhirnbahn
– direkte sensorische 404
– indirekte sensorische 404
Kleinhirnbrückenwinkel 322
Kleinhirnbrückenwinkeltumor 207
Kleinhirnwülste 409
Kleinste Stirnbreite 36
Kletterfasern 357, 391
Kloakenmembran 283
Knochenaugmentation 72
Kommissurenfasern 326
Kommissurenzellen 363
Konfabulationen 335
Koniotomie 233
Konsensuelle Lichtreaktion 142
Konvergenzreaktion 140
Kopfbiss 51
Kopfdarm 304
Kopfgelenk
– oberes 43, 278
– unteres 43, 278
Kopfmesoderm 59, 284

Kopfschmerz 278
Kopfschwarte 81
Kopfsomitomere 285
Kopfstimme 243
Korff'sche Kollagenfasern 63
koronal (Kronenwärts) 49
Körpertemperatur 384
Kranznaht 7, 33
Kreislaufzentrum 164, 354
Kretinismus 247
Kreuzbiß 307
Kreuzförmige Fissur 58
Kronenflucht 58
Krümmungsmerkmal 49

L

Lächellinie 56
Lagophthalmus 206
Laimer-Dreieck 221
Lambdanaht 8, 34
Lamina
- cartilaginis cricoideae 230
- choroideocapillaris
-- Choroidea 139
- cribrosa 187, 299
- cribrosa ossis ethmoidalis 16, 30, 128
- granularis
-- externa 316
-- interna 316
- horizontalis ossis palatini 20
- lateralis processus pterygoidei 30
- medialis processus pterygoidei 30
- medullaris
-- externa 337
-- interna 336
- membranacea tubae auditivae 156
- modioli 301
- molecularis 316
- multiformis 316
- papyracea ossis ethmoidalis 131, 299
- perpendicularis ossis ethmoidalis 16
- perpendicularis ossis palatini 21
- pyramidalis
-- externa 316
-- interna 316
- spiralis ossea 301
- terminalis 323, 408
- vasculosa

-- Choroidea 139
Längen-Breiten-Index 34
Lärmschwerhörigkeit 159
Laryngektomie 251
Laryngoskopie 233
Larynxassoziiertes lymphatisches Gewebe 241
Larynxkarzinom 185, 242
Larynxödem 254
Laterotrusion 91
Lautbildung 115
Leitungsanästhesie 111
Lemniscus
- lateralis 347, 402
- medialis 110, 116, 347, 351, 400
Lendenmark 363
Lens 138
Leptomeninx 311
Levatorwulst 222
Lidschlußreflex 77, 365
Lidschlußreflex (Cornealreflex) 193
Ligamentum(-a)
- alaria 43
- apicis dentis 43
- arteriosum 213
- cricothyroideum 231, 233
- cricotracheale 232
- cruciforme atlantis 44
- denticulatum 360
- incudis
-- posterius 154
-- superius 154
- laterale 90
- longitudinale posterius 44
- mallei
-- anterius 89, 154
-- laterale 154
-- superius 154
- nuchae 261, 278
- palpebrale
-- laterale 76, 144
-- mediale 76, 144
- sphenomandibulare 90
- stylohyoideum 294, 297
- styloideum 300
- stylomandibulare 90
- tectolabiale persistens 105
- thyroepiglotticum 230
- thyrohyoideum laterale 232
- thyrohyoideum medianum 232

– transversum atlantis 43
– transversum scapulae superius 268, 271
– vestibulare 233, 240
– vocale 232, 233
Liliquist-Membran 372
Linea
– mylohyoidea 24, 100, 221, 256
– nuchae
–– inferior 9, 278
–– superior 9, 30, 255, 274, 276, 277, 278
–– suprema 9, 262
– obliqua
–– Cartilago thyroidea 230, 257
– subarcuata
–– inferior 241
–– superior 241
– temporalis
–– inferior 7, 95
–– superior 7
lingual (Mundhöhlenwärts) 49
Lingula cerebelli 356
Linsenfasern 138
Linsenkapsel 138
Lippe 106
Lippenbändchen 54
– oberes 105, 107
– unteres 105, 107
Lippendrüsen 117
Lippenspalte
– mittlere 292
Liquor cerebrospinalis 360, 382
– externus 314
Liquorvolumen 383
Lobulus
– biventer 356
– centralis 356
– quadrangularis
–– inferior 356
–– superior 356
– semilunaris
–– inferior 356
–– superior 356
Lobus
– frontalis 318, 388
– occipitalis 321
– parietalis 321
– pyramidalis 245, 308
– temporalis 320
Locus caeruleus 351

Locus Kiesselbachi 126, 130, 176
Loge des M. sternocleidomastoideus 274
Luftröhre 125
Luliberin 341, 344
Lumbalmark 361
Lumbalpunktion 361
Lunge 125
lymphatischer Rachenring (Waldeyerscher Rachenring) 249
Lymphatische Seitenstränge 250
Lymphgefäßsystem
– Antikörperbildung 183
– B-Lymphozyten 183
– Filterfunktion 183
– Lymphozytenproduktion 183
– T-Lymphozyten 183

M

Macula(-ae)
– lutea 142
– sacculi 160
– staticae 404
– utriculi 160
Mahlzahndrüsen 117
Mahlzähne
– obere 57
– untere 58
Makuladegeneration 142
Malassezsche Epithelreste 61
Malleus 11, 302
Mandibula 22
– Entwicklung 303
Mandibularbogen (1. Kiemenbogen) 294
Mandibular Ligament 82
Manteldentin 63
Mantelkante 316
Mantelkantensyndrom 319
Manubrium
– mallei 154
– sterni 245, 255, 257
Margo
– infraorbitalis 78
– mandibulae 23
– supraorbitalis 6, 77
Massa lateralis
– Atlas 41
Masseteric Ligaments 82

Masseterreflex 365
Maxilla 18
– Entwicklung 302
Maxillofrontale 36
Maxilloturbinale
– Maxilla (Entwicklung) 302
Meatus
– acusticus externus 11, 154
– acusticus internus 206
Mechanoelektrische Transduktion 158
Mechanorezeptoren 103
Meckel-Knorpel 291, 294, 303
Mediastinitis 254
Mediastinum 245, 275, 276
Mediotrusion 91
Medulla
– oblongata 110, 116, 322, 352, 400
– spinalis 359
Meibom-Drüsen 143
Meissner-Tastkörperchen 364, 399
Melatonin 339, 386
Membrana
– atlanto-occipitalis 273
– – anterior 43
– – posterior 43
– buccopharyngea (Rachenmembran) 304
– fibroelastica laryngis 241
– pharyngobasilaris 219
– praeformativa 61
– quadrangularis 233
– tectoria 44, 158
– thyrohyoidea 230, 232, 234, 258
Mentum 23
Merseburger Trias 247
Mesektoderm 284, 303
Mesencephalon 345
mesial
– nach vorne zu den Schneidezähnen 48
Mesialbiß
– Klasse III nach Angle 57
Mesoderm 283
– intermediäres Mesoderm 284
– kardiogenes Mesoderm 284
– paraxiales Mesoderm 283, 303
– seitliches Mesoderm 284
Mesodermplatten
– somatische 284
– viszerale 284
mesokran 34

Mesopharynx (Oropharynx) 219
Mesotympanon 154
Messpunkte
– kraniometrische anthropologische 34
Meßstrecken
– kraniometrische anthropologische 36
Messverfahren
– anthropologische 37
Metencephalon 349
Mienenspiel 83
Migräne 92
Mikrogenie 24, 92
Mikrogliazellen 363
Mikrognathie 24
Miktionszentrum
– pontines 351
Milcheckzähne
– obere 52
– untere 54
Milchmahlzähne
– obere 52
– untere 54
Milchschneidezähne
– obere 52
– untere 54
Milchzähne 47
Milchzahnleiste 47
mimische Muskeln 75
mimische Muskulatur 83, 295
Miosis 141, 270, 347
Mittelhirn 323, 345
Modiolus 77, 79, 301
Molarisation 52
Moosfasern 357, 389
Morbus
– Alzheimer 188, 332
– Bechterew (ankylosierende Spondylarthritis) 141
– Menière 160, 405
– Parkinson 188, 328, 332, 401
α-Motoneuron 364, 388, 391, 392
γ-Motoneuron 364, 392
mukogingivale Grenzlinie 49, 68
Multiple Sklerose 190, 393
Mundboden 102
Mundbodenmuskulatur 227
Mundhöhle 105, 219
Mundhöhlenschleimhaut 107

Musculus(-i)
- arrector pili 366
- aryepiglotticus 228, 235
- arytenoideus obliquus 235
- arytenoideus transversus 235
- auricularis
-- anterior 80
-- posterior 80
-- superior 80
- buccinator 77, 295, 304
- ciliaris
-- Pars circularis (Müllerscher Muskel) 140
-- Pars meridionalis (Brückescher Muskel) 140
-- Pars radialis (Iwanoff) 140
- constrictor pharyngis 228, 295
- constrictor pharyngis inferior 221, 237
-- Pars cricopharyngea 221
-- Pars thyropharyngea 221
- constrictor pharyngis medius 221
-- Pars ceratopharyngea 221
-- Pars chondropharyngea 221
- constrictor pharyngis superior 219
-- Pars buccopharyngea 221
-- Pars glossopharyngea 221
-- Pars mylopharyngea 221
-- Pars pterygopharyngea 221
- corrugator supercilii 77
- cricoarytaenoideus lateralis (Lateralis) 234, 235
- cricoarytenoideus posterior (Posticus) 234
- cricothyroideus (Anticus)
-- Pars obliqua 237
-- Pars recta 237
- depressor anguli oris (M. triangularis) 78, 79
- depressor labii inferioris 78
- digastricus 101, 256, 263
-- Venter anterior 256, 294
-- Venter posterior 256, 295
- dilatator pupillae 141, 270
- epicranius 76
- genioglossus 113
- geniohyoideus 101, 257
- hyoglossus 113, 227, 253, 264
- infraspinatus 271
- interspinales cervicis 273
- levator
-- anguli oris (M. caninus) 78
-- labii superioris 78
-- labii superioris alaeque nasi 79
-- palpebrae superioris 145
-- scapulae 271
-- veli palatini 226
- longissimus capitis 273
- longitudinalis
-- inferior 113
-- superior 113
- longus
-- capitis 260
-- colli 260
- masseter 97, 263
- mentalis 78
- myloglossus 106
- mylohyoideus 100, 227, 256, 264, 294
- nasalis 79
- obliquus
-- inferior 146
-- superior 146
- obliquus capitis
-- inferior 273, 278
-- superior 273, 278
- occipitofrontalis 76
- omohyoideus 258, 261
-- Venter inferior 258
-- Venter superior 258
- orbicularis oculi 76, 138
- orbicularis oris 77, 106
- orbitalis 270
- palatoglossus 113, 295
- palatopharyngeus 221, 228
- pterygoideus
-- lateralis 91, 98
-- medialis 98
- rectus
-- lateralis 146
-- medialis 146
- rectus capitis
-- anterior 259
-- posterior major 273, 278
-- posterior minor 273, 278
- rhomboideus
-- major 271
-- minor 271
- risorius 78
- salpingopharyngeus 222
- scalenus
-- anterior 258
-- medius 258, 271

-- posterior 258
- semispinalis
-- capitis 270, 273, 277, 278
-- cervicis 273, 278
-- thoracis 278
- serratus anterior 271
- sphincter pupillae 141, 347
- splenius
-- capitis 273, 277
-- cervicis 277
- stapedius 155
- sternocleidomastoideus 255, 271
-- Pars clavicularis 255
-- Pars sternalis 255
- sternohyoideus 257
- sternothyroideus 230, 237, 257
- styloglossus 113, 227, 263
- stylohyoideus 101, 256, 263, 295
- stylopharyngeus 221, 228, 253, 263, 295
- supraspinatus 268, 271
- tarsalis superior 270
- temporalis 95, 99
- temporoparietalis 76
- tensor tympani 155, 157
- tensor veli palatini 225, 294
- thyroarytaenoideus (Externus) 236
- thyroepiglotticus 236
- thyrohyoideus 227, 230, 237, 258
- transversus linguae 113
- trapezius 270, 273, 276
-- Pars ascendens 276
-- Pars descendens 276
-- Pars transversa 276
- uvulae 226, 295
- verticalis linguae 113
- vocalis
-- Typ I-, Typ IIA-Fasern 238
- vocalis (Internus) 236
- zygomaticus
-- major 77
-- minor 77
Muskeln
- äußeres Ohr 80
- Schädeldach 76
Muskelspindel 399
Muskeltonus 393
Muskulatur
- infrahyal 95
- mimische 95

- Mundboden 95, 100
- suprahyal 95, 100
- Zunge 95
Mydriasis 142
Myelencephalon
- Kerngebiete
-- allgemein somatomotorische 409
-- allgemein somatosensible 409
-- allgemein viszeromotorische 409
-- allgemein viszerosensible 409
-- speziell somatosensible 409
-- speziell viszeromotorische 409
-- speziell viszerosensible 409
Myelose
- funikuläre 400
Myotom 283
Myxödem 247

N

Nacken 276
Nahrungsaufnahme 257, 258
Nahtknochen 25
Nase 125
- Nasendrüsen 126
- Nasenflügel (Alae nasi) 125
- Nasengänge
-- oberer, mittlerer, unterer 125
- Nasenhöhle 125
- Nasenlöcher (Nares) 125
- Nasenmuscheln 125
- Nasennebenhöhlenentzündung 133
- Nasenseptum 125
- Nasenvorhof 126
- Vibrissae 126
Nasenbein 17
Nasenbluten 130
Nasenbreite 37
Nasenfortsatz
- lateraler 291
- medialer 291
Nasenhöhe 37
Nasenhöhle 27
Nasenkapsel 287, 299
Nasennebenhöhlen 130
- Öffnungen 132
Nasenseptum 27
Nasenskelett 15
Nasion 36

Nasolabialfalte 24, 71
Nasopharynx 156
Nasospinale 36
Nebenagonist 51
Nebenschilddrüsen 248
- Blutkalziumspiegel 248
- ektope, überzählige 297
- neuromuskuläre Übererregbarkeit 248
- Parathormon 248
- tetanische Muskelkrämpfe 248
Neck-dissection 185, 214, 215, 251
Neocerebellum 358
Neocortex 315, 330
Nervus(-i)
- abducens 202
- accessorius 214, 254, 255, 268, 271, 276
- alveolaris inferior 109, 111, 200
- ampullaris
-- anterior 206
-- lateralis 206
-- posterior 206
- auriculares anteriores 199
- auricularis magnus 151, 271
- auricularis posterior 203
- auriculotemporalis 81, 90, 122, 151, 199
- buccalis 81, 98, 108, 109, 111, 199, 304
- canalis pterygoidei 204, 205
- cardiacus cervicalis inferius
-- Halssympathicus 269
- cardiacus cervicalis medius
-- Halssympathicus 269
- cardiacus cervicalis superior
-- Halssympathicus 269
- carotici externi
-- Halssympathicus 269
- caroticotympanici 157, 208
- caroticus internus
-- Halssympathicus 269
- cervicales 361
- ciliares
-- breves 138, 142, 190
-- longi 138, 142, 190
- coccygei 361
- cochlearis 206
- dorsalis scapulae 268, 271
- ethmoidalis
-- anterior 81, 127, 194
-- posterior 134, 193

- facialis 75, 115, 127, 138, 155, 202, 227, 294, 305, 307
- frontalis 81, 145, 193
- glossopharyngeus 113, 115, 116, 120, 122, 151, 164, 207, 227, 228, 251, 253, 295, 305, 307, 405
- hypoglossus 113, 215, 227, 253, 257, 264, 266, 303, 308
- infraorbitalis 108, 127, 196
- infratrochlearis 81, 194
- intermedius 120, 142, 405. Nervus facialis
- ischiadicus 364
- jugularis
-- Halssympathicus 269
- lacrimalis 81, 142, 145, 193
- laryngeus inferior 213, 242, 247
- laryngeus recurrens 213, 242, 245, 296
- laryngeus superior 212, 247, 266
-- Ramus externus 242
-- Ramus internus 242
- levator veli palatini 212
- lingualis 108, 109, 111, 116, 118, 120, 199, 264, 307, 405
- lumbales 361
- mandibularis 109, 197, 294
- massetericus 97, 198
- maxillaris 127, 194
- meatus acustici externi 199
- medianus 364
- mentalis 108, 109, 200
- musculi tensoris tympani 199
- mylohyoideus 101, 200, 256
- nasociliaris 138, 145, 149, 190, 193
- nasopalatinus 108, 109
-- Ganglion pterygopalatinum 128, 196
- occipitalis
-- major 81, 270, 273, 274
-- mlnor 81, 151, 270
-- tertius 270
- oculomotorius 141, 189
-- Ramus inferior 189
-- Ramus superior 189
- olfactorius 127, 187
- ophthalmicus 127, 145, 193
- opticus 149, 188
- palatini minores 196, 227
- palatinus
-- major 108, 109, 128
-- minor 108

- petrosus
-- major 120, 127, 142, 204, 405
-- minor 122
-- profundus 120, 127, 143, 269
- phrenicus 269
- pterygoideus
-- lateralis 98, 198
-- medialis 98, 198
- saccularis 206
- sacrales 361
- stapedius 202
- sublingualis 200
- submentalis 264
- suboccipitalis 273, 274, 278
- supraclaviculares 271
- supraorbitalis 81, 134, 145, 193
- suprascapularis 271
- supratrochlearis 81, 145, 193
- temporales profundi 95, 198
- tensoris veli palatini 227
- terminalis 187
- thoracales 361
- thoracicus longus 271
- transversus colli 254, 266, 271
- trigeminus 191, 294
- trochlearis 145, 190
- tympanicus 122, 157, 208
- utricularis 206
- utriculoampullaris 206
- vagus 115, 116, 210, 227, 228, 253, 266, 269, 274, 295, 307, 405
- vertebralis
-- Halssympathicus 269
- vestibularis 206
- vestibulocochlearis 206
- zygomaticotemporalis 81
- zygomaticus 142, 196
Neuralleiste 59, 284, 303, 410
Neuralplatte 406
Neuralrohr 283, 406
Neuralrohrdefekte 410
Neurocranium 1
- häutiges 286
- knorpeliges 286
- Regio ethmoidalis 288
- Regio occipitalis 288
- Regio otica 288
- Regio sphenoidalis 288
Neurocranium (Hirnschädel) 285, 303

neurohämale Region 384
Neurohypophyse 336, 342
Neuroporus
- caudalis 406
- cranialis 406
Neurulation 285
Neutralbiß
- Klasse I nach Angle 57
Nodi lymphoidei
- buccales 130
- cervicales
-- anteriores 184, 270
-- laterales 184, 270, 272
-- laterales profundi 267
-- laterales superficiales 267
-- profundi 116, 130, 224, 242
-- superficiales 130
- faciales (buccales) 185
- jugulodigastricus 267
- juguloomohyoideus (Virchow-Drüse) 272
- mastoidei (retroauriculares) 185
- occipitales 185, 274
- parapharyngeales 248
- paratracheales 245
- parotidei 122, 185
- praelaryngeales 184
- praetracheales 248
- retropharyngeales 184
- retropharyngei 224
- submandibulares 116, 120, 122, 130, 185, 264
- submentales 116, 120, 122, 185, 265, 274
- supraclaviculares 272
- tracheobronchiales superiores 242
Nodulus cerebelli 356, 357
Nodulus(-i)
- elastici anteriores 232
- elastici posteriores 232
Nucleus(-i)
- accessorius (Edinger-Westphal) 189, 346
- accumbens 331
- ambiguus 355
- anteriores thalami 338
- anterior hypothalami 340
- basalis Meynert 331
- caudatus 327
- centralis (Perlia-Kern) 346
- centromedianus thalami 338
- cochlearis

– – dorsalis 353, 402
– – ventralis 353, 402
– cuneatus 354, 400
– cuneatus accessorius 399
– Darkschewitsch 348
– dentatus 356, 392
– dorsales thalami 338
– dorsalis nervi vagi 353
– dorsomedialis hypothalami 340
– emboliformis 356, 392
– fastigii 356, 357, 386
– globosus 356
– gracilis 354, 400
– habenularis 336, 339, 401
– infundibularis hypothalami 340
– intermediolateralis 342, 394
– interpeduncularis 348
– interstitialis (Cajal) 348
– lateralis hyothalami (tuberomamillaris) 340
– mamillares hypothalami
– – intercalatus 340
– – mamillaris 340
– – supramamillaris 340
– mediales thalami 338
– mesencephalicus nervi trigemini 346, 398
– motorius nervi trigemini 346, 349, 398
– nervi hypoglossi 354
– nervi oculomotorii 346
– nervi trochlearis 347
– olivaris accessorius
– – medialis 354
– – posterior 354
– olivaris principalis 354
– paraventricularis hypothalami 339, 340, 384
– posterior hypothalami 340
– praeopticus hypothalami 340
– principalis nervi trigemini 349, 398
– pulposus 43, 365
– reticularis thalami 337, 338
– ruber 347, 392
– salivatorius 355
– – inferior 122
– – superior 120, 142
– sensorius principalis nervi trigemini (Nucleus pontinus) 138, 201, 346
– solitarius 116, 353, 386
– spinalis nervi trigemini 201, 354, 397
– subthalamicus (Corpus Luysi) 328, 336, 340

– suprachiasmaticus hypothalami 339, 340, 384
– supraopticus hypothalami 340, 384
– tegmentalis centralis (Gudden) 394
– tegmentalis dorsalis (Gudden) 342, 348
– tractus solitarii 405
– tuberalis hypothalami 340
– ventralis
– – posterolateralis 396, 400
– – posteromedialis 405
– ventrolaterales thalami
– – ventralis anterior (VA) 338
– – ventralis intermedius 338
– – ventralis lateralis (VL) 338
– – ventralis posterolateralis (VPL) 338
– – ventralis posteromedialis (VPM) 338
– ventromedialis hypothalami 340
– vestibularis
– – inferior (Roller) 353, 404
– – lateralis (Deiters) 351, 392
– – medialis (Schwalbe) 353, 392, 404
– – superior (Bechterew) 351, 404
Nuelscher Raum 158
Nystagmus 207, 210, 348, 354, 371, 392, 393

O

obere Nasenmuschel 13
Oberflächliches musculo-aponeurotisches System (Superficial Musculo-Aponeurotic System, SMAS) 82, 83
Obergesichtshöhe 36
Oberkiefer 18
Oberkieferfortsatz 291
Oberkieferprothese 105
Oberkiefertotalprothese 105
Oberkieferwulst 290, 294
Oberlippenspalte
– seitliche (Hasenscharte) 292
Obex 382
Occipitale superius
– Os occipitale (Entwicklung) 298
Occipitalia lateralia
– Os occipitale (Entwicklung) 298
Oculomotoriuslähmung 147, 190
Odontoblasten 60, 62
Oesophagus 219, 228
Ohr
– äußeres 151

- Bogengänge 152
- Gehörgang
-- knorpeliger Teil, knöcherner Teil 151
- Gehörknöchelchen
-- Hammer, Amboß, Steigbügel 152
- Innenohr 151
- Mittelohr 151
- Ohrmuschel 151
- Sacculus 152
- Schnecke 152
- Trommelfell 152
- Utriculus 152
Ohr-Bregma-Höhe 36
Ohrkapsel 287
okklusale Störungen 115
okklusal (Kauflächenwärts) 49
Okklusion 50, 90
Oligodendrozyten 363
Olive
- obere (Hörbahn) 159, 402
- untere 322, 352, 354
Ónodi-Grünwald'sche Zelle 133
Oortsche Anastomose 403
Operculum
- frontale 321
- parietale 321
- temporale 321
Ophthalmoplegie
- internukleäre 393
Opisthokranion 36
Opticusganglienzellen 139, 188, 401
Orale 36
orales Sulcusepithel 67
Orbitadach 145
Orbitalbreite 37
Orbitalhöhe 37
Orbitosphenoidalia
- Os sphenoidale (Entwicklung) 298
Organum
- subcommissurale 386
- subfornicale 384
- vasculosum laminae terminalis 385
Oropharyngealmembran 283
Os
- ethmoidale 16
-- Entwicklung 299
- frontale 6
-- Entwicklung 301
- hyoideum 25

- incisivum 18
- interparietale 26
- interparietale simplex 26
- interparietale tripartitum 26
- intertemporale 299
- lacrimale 18
-- Entwicklung 300
- nasale 17
-- Entwicklung 300
- occipitale 8
-- Entwicklung 298
- palatinum 20
-- Entwicklung 300
- parietale 7
-- Entwicklung 301
- sphenoidale 13
-- Entwicklung 298
- temporale 9
-- Entwicklung 300
- zygomaticum 20
-- Entwicklung 302
Os metopicum 301
Ossa suturarum 26
Ossiculum
- Bertini 299
- Kerckringii 298
Ossifikation
- chondrale 285
- desmale 285
Ostium
- tubae auditivae 250
Otalgie 89, 279
Otitis media 154
otoakustische Emission 158
Otoskopie 152
ovales Fenster 154, 157, 290
Owen'sche Linien 64
Oxytocin 341, 342

P

Pachymeninx 311
Paläocerebellum 358
Paläocortex 315, 329
Paläopathologische Befunde
- Zähne keltischer Skelette 71
- Zähne mittelalterlicher Skelette 72
- Zähne von Römerskeletten 72
palatinal (Gaumenwärts) 49

Palatum
- durum 105, 306
- molle 106, 306
Pallidum 328
Pallium 315
Papez-Kreis 334
Papilla
- filiformis 115, 307
- foliata 115, 307, 405
- fungiformis 115, 307, 405
- incisiva 54, 107
- vallata 115, 307, 405
Parachordalia 287
Parapharyngealabszess 254
Parapharyngealer Raum 219, 223, 251, 275
- Pars cephalica 252
- Pars cervicalis 252
Parapharyngealphlegmone 254
Paraplegie 362
Parathormon 296
Parese 374
- homolaterale 374
Paries
- caroticus (Paukenhöhle) 154
- jugularis (Paukenhöhle) 154
- labyrinthicus (Paukenhöhle) 154
- mastoideus (Paukenhöhle) 154
- membranaceus (Paukenhöhle) 154
- membranaceus (Trachea) 245
- tegmentalis (Paukenhöhle) 154
Parkinsonismus 348
Parodontalspalt
- periodontaler Raum 71
Parodontitis
- apikale 72
- marginale 72
Parodontium (Parodont, Zahnhalteapparat) 48, 67
Parotisloge 118
Parotitis 206
Pars
- alveolaris mandibulae 23
- basilaris ossis occipitalis 32, 259
- orbitalis ossis frontalis 32
Passavant'scher Ringwulst 226
Paukenhöhle 11, 154, 156, 295
Pedunculus
- cerebellaris
-- inferior 354, 355, 356

-- medius 349, 355, 356
-- superior 356
- thalami
-- anterior 337
-- inferior 337
-- posterior 337
-- superior 337
Peptide
- antimikrobielle 241
- muzin-assoziierte 241
Pericranium 81
Perilymphe 157
periodontaler Raum 67
Periodontitis 67, 120
Periodontium (Desmodont, Wurzelhaut) 48, 67
Periorbita 148, 270
Persönlichkeitsveränderungen 320
Pes hippocampi 329
Petiolus 230
Petrosum (Perioticum)
- Os temporale (Entwicklung) 300
Pfahlwurzel 58
Pfeilerzellen
- äußere 158
- innere 158
Pfeilnaht 33
Pflugscharbein 17
Phalangenzellen
- äußere 158
- innere 158
Pharynx (Schlund, Rachen) 219
Philtrum 291
Phonation 127, 226, 228, 233, 237, 243, 258
Pia mater 311, 360
Pinealozyten 386
Planum
- temporale 95
Platysma 75, 80, 254, 295
Platysma-Risorius 78
Pleurakuppel 267
Plexus
- brachialis 259, 272, 364
- cardiacus 269
-- Nervus vagus 212, 213
- caroticus communis
-- Halsympathicus 269
- caroticus externus 120, 122
-- Halssympathicus 242, 269
- caroticus internus 143, 157, 190

-- Halssympathicus 269
- cervicalis 151, 256, 268, 270, 364
- choroideus 379
-- Lamina epithelialis 380
-- Tela choroidea 380
-- ventriculi lateralis 381
-- ventriculi tertii 335, 381
- dentalis
-- inferior 200
-- superior 197
- lumbosacralis 364
- pharyngeus
-- Halssympathicus 269
-- Nervus glossopharyngeus 209, 223
-- Nervus vagus 212, 223
-- Vena jugularis interna 181
- pterygoideus 182
- pulmonalis
-- Nervus vagus 213
- subclavius
-- Halssympathicus 269
- tympanicus 152
-- Halssympathicus 269
- venosus
-- foraminis ovalis 182
-- impar 180
-- pharyngeus 224, 242
-- suboccipitalis 181
- venosus vertebralis
-- externus 379
-- internus 379
- venosus vertebralis internus
-- anterior 379
-- posterior 379
Plica(-ae)
- aryepiglotticae 223, 230, 238
- glossoepiglottica
-- lateralis 239
-- mediana 239
- vestibularis 238, 240
- vocalis 240
Pomus Adami (Adamsapfel) 230
Pons (Varoli) 322
- Pars basilaris 349
- Tegmentum pontis 349
Porion 36
Porus
- acusticus externus 30
- acusticus internus 10, 32

Präameloblasten 60
Prächordalplatte 59
Prädentin 60
Praechordalplatte 283, 284, 303
Praemaxillare
- Maxilla (Entwicklung) 302
Praesphenoidale
- Os sphenoidale (Entwicklung) 298
Presbyakusis 404
primäres Kiefergelenk 290
Processus
- alveolaris maxillae 18, 77
- articularis 40
- ciliaris 140
- clinoideus anterior ossis sphenoidalis 30
- clinoideus posterior ossis sphenoidalis 30
- condylaris mandibulae 23, 87, 88, 98
- coronoideus mandibulae 23, 303
- frontalis maxillae 18, 76, 147
- frontalis ossis zygomatici 20
- lateralis mallei 154
- lenticularis 302
- mastoideus 9, 30, 80, 255, 262, 277, 300
- maxillaris ossis zygomatici 20
- muscularis 230
- orbitalis ossis palatini 21
- palatinus maxillae 18
- postauditorius
-- Os temporale (Entwicklung) 300
- pterygoideus 13, 221
-- Lamina lateralis 98
- pterygoideus ossis sphenoidalis 21
- pyramidalis ossis palatini 21
- sphenoidalis ossis palatini 21
- spinosi
-- Brustwirbel 276, 278
-- Halswirbel 276, 278
- spinosus 40
-- 7. Halswirbel (Vertebra prominens) 262
-- Axis 278
- styloideus 10, 30, 113, 118, 221, 256, 294, 300
- temporalis ossis zygomatici 20
- transversi
-- Brustwirbel 278
- uncinatus 17, 44, 365
- vocalis 230
- zygomaticus maxillae 18
- zygomaticus ossis temporalis 12

Progenie 24, 51
Prognathie 24, 51
Progressive Bulbärparalyse 216
Projektionsfasern 324
Prolactin releasing factor 344
Prolaktinom 345
Promontorium 154, 301
Propriozeption 394
Prothesenplatte 224
Protrusion
– Schneidezähne 40
Protuberantia
– occipitalis externa 9, 262, 274, 276
– occipitalis interna 9
Pterygoidea
– Os sphenoidale (Entwicklung) 298
Ptose 190, 270
Pulpahöhle 48, 66
Pulvinar thalami 338
Punctum
– lacrimale
–– inferius 143
–– superius 143
Pupillenreaktion 140
Pupillenreflex 193
Purkinjezellen 359
Putamen 327
Pyramide 322
Pyramidenbahn 318, 353, 388
Pyramidenzellen
– große (Betz-Riesenzellen) 388
Pyramis cerebelli 356

Q

Querschnittslähmung 362

R

Rachenmandel 222, 250
Radiatio
– optica 188
– thalami 337
Radix(-ices)
– cochlearis 206
– craniales
–– Nervus accessorius 214
– dentis 48

– dorsalis 364
– linguae 112, 307
– spinales
–– Nervus accessorius 214
– ventralis 363
– vestibularis 206
Ramus(-i)
– ad pontem longi
–– Arteria cerebelli inferior anterior 372
– ad pontem mediani
–– Arteria basilaris 372
– alveolares superiores anteriores
–– Nervus infraorbitalis 108, 134, 196
– alveolares superiores posteriores
–– Nervus infraorbitalis 109, 134, 196
– alveolaris medius
–– Nervus infraorbitalis 109, 134, 196
– auriculares anteriores
–– Arteria temporalis superficialis 172
– auricularis
–– Arteria auricularis posterior 171
–– Arteria occipitalis 171
–– Nervus auricularis posterior 203
–– Nervus vagus 152, 212
– auricularis posterior nervi facialis 76, 80
– basalis tentorii
–– Arteria carotis interna 175
– bronchiales
–– Nervus vagus 213
– buccales nervi facialis 77, 204
– calcarinus
–– Arteria cerebri posterior 373
– capsulae internae
–– Arteria choroidea anterior 178
– cardiaci cervicales inferiores
–– Nervus vagus 213, 269
– cardiaci cervicales superiores
–– Nervus vagus 212, 266, 269
– cardiaci thoracici
–– Nervus vagus 213
– caudae nuclei caudati
–– Arteria choroidea anterior 178
–– Arteria communicans posterior 177
– chiasmatis
–– Arteria communicans posterior 177
– choroidei posteriores laterales
–– Arteria cerebri posterior 386
– choroidei posteriores mediales
–– Arteria cerebri posterior 386

- choroidei ventriculi lateralis
-- Arteria choroidea anterior 177
- choroidei ventriculi tertii
-- Arteria choroidea anterior 178
- choroideus ventriculi quarti
-- Arteria cerebelli inferior posterior 371
- clivi
-- Arteria carotis interna 175
- colli nervi facialis 80, 204, 254, 266, 271
- communicans
-- albus 364, 366
-- cochlearis 206
-- (cum chorda tympani) 200
-- (cum ganglio ciliari) 193
-- (cum nervo glossopharyngeo) 212
-- (cum nervo laryngeo inferiori) 213
-- (cum nervo pterygoideo mediali) 198
-- (cum nervo vago) 203
-- (cum plexo tympanico) 204
-- (cum ramo auriculari nervi vagi) 209
-- (cum ramo laryngeo interno) 213
-- griseus 364, 366
- communicans (cum nervo glossopharyngeo) 203
- communicantes
-- (cum nervo faciali) 199
-- (cum nervo hypoglossi) 200
-- (cum nervo linguali) 205
- corporis amygdaloidei
-- Arteria choroidea anterior 178
- corporis geniculati lateralis
-- Arteria choroidea anterior 178
- cricothyroideus
-- Arteria thyroidea superior 168
- dentales inferiores
-- Plexus dentalis inferior 200
- dentales superiores
-- Plexus dentalis superior 197
- descendens
-- Arteria occipitalis 171
- digastricus nervi facialis 101, 203
- dorsales
-- Nervi cervicales 277, 278
-- Nervi thoracales 278
- dorsales linguae
-- Arteria lingualis 169
- dorsalis
-- nervi spinalis 364
- externus
-- Nervus accessorius 214
-- Nervus laryngeus superior 212
- frontalis
-- Arteria temporalis superficialis 172
- ganglionares
-- Ganglion submandibulare 205
-- Nervus lingualis 200
- ganglionares (Nn. pterygopalatini)
-- Ganglion pterygopalatinum 195
- ganglionaris trigemini
-- Arteria carotis interna 175
- gingivales inferiores
-- Plexus dentalis inferior 200
- gingivales superiores
-- Plexus dentalis superior 197
- glandulares
-- Arteria facialis 170
-- Arteria thyroidea inferior 168
-- Arteria thyroidea superior 168
- globi pallidi
-- Arteria choroidea anterior 178
- hypothalamicus
-- Arteria communicans posterior 177
- infrahyoideus
-- Arteria thyroidea superior 168
- internus
-- Nervus accessorius 214
-- Nervus laryngeus superior 212
- isthmi faucium
-- Nervus lingualis 200
- labiales 81
- labiales inferiores
-- Nervus mentalis 200
- labiales superiores
-- Nervus alveolaris inferior 197
- laryngopharyngei
-- Halssympathicus 269
- linguales
-- Nervus glossopharyngeus 209
-- Nervus hypoglossus 215
-- Nervus lingualis 200
- mandibulae 22, 111, 303
- marginalis mandibulae nervi facialis 77, 204, 264
- marginalis tentorii
-- Arteria carotis interna 175
- mastoideus
-- Arteria occipitalis 171
- medullares mediani

—— Arteria fissurae medianae ventralis 372
– membranae tympani
—— Nervus auriculotemporalis 199
– meningeus
—— Arteria carotis interna 175
—— Arteria occipitalis 171
—— Nervus glossopharyngeus 207
—— Nervus mandibularis 198
—— Nervus vagus 212
—— N. mandibularis 134
– meningeus anterior
—— Arteria ethmoidalis anterior 176
– meningeus (medius)
—— Nervus maxillaris 195
– meningeus nervi spinalis 364
– mentales 81
—— Nervus mentalis 200
– musculi stylopharyngei
—— Nervus glossopharyngeus 209
– nasales 81
—— Nervus infraorbitalis 127
– nasales anteriores laterales
—— Arteria ethmoidalis anterior 129
– nasales externi
—— Nervus alveolaris inferior 197
– nasales interni
—— Nervus alveolaris inferior 197
—— Nervus ethmoidalis anterior 194
– nasales laterales
—— Nervus ethmoidalis anterior 194
– nasales laterales et medii
—— Nervus ethmoidalis anterior 127
– nasales medii
—— Nervus ethmoidalis anterior 194
– nasales posteriores inferiores
—— Nervus palatinus major 128, 196
– nasales posteriores laterales
—— Arteria sphenopalatina 129
– nasales posteriores superiores laterales et mediales
—— Ganglion pterygopalatinum 128, 196
– nasales posteriores superiores mediales
—— Ganglion pterygopalatinum 196
– nasalis externus
—— Nervus ethmoidalis anterior 127, 194
– nervi oculomotorii
—— Arteria communicans posterior 177
– nervorum trochlearis et trigeminus
—— Arteria carotis interna 175

– nuclei rubris
—— Arteria choroidea anterior 178
– nucleorum hypothalamicorum
—— Arteria choroidea anterior 178
– occipitales
—— Arteria occipitalis 171
– occipitalis
—— Arteria auricularis posterior 171
—— Nervus auricularis posterior 203
– occipitalis nervi facialis 76
– oesophageales
—— Arteria thyroidea inferior 168
– oesophagei
—— Nervus laryngeus recurrens 213
—— Nervus vagus 213
– orbitales
—— Ganglion pterygopalatinum 134, 196
– palpebrales 81
– palpebralis inferior
—— Nervus alveolaris inferior 197
—— Nervus infratrochlearis 194
– palpebralis superior
—— Nervus infratrochlearis 194
– parietalis
—— Arteria temporalis superficialis 172
– parietooccipitalis
—— Arteria cerebri posterior 373
– parotidei
—— Arteria temporalis superficialis 172
—— Nervus auriculotemporalis 199
– pharyngeales
—— Arteria pharangea ascendens 169
—— Arteria thyroidea inferior 168, 268
– pharyngei
—— Arteria maxillaris 174
—— Nervus glossopharyngeus 209, 223
—— Nervus vagus 212, 223
– pharyngeus
—— Arteria palatina descendens 174
—— Ganglion pterygopalatinum 196
– profundus
—— Arteria transversa cervicis 268
– pterygoidei
—— Arteria maxillaris 98, 173
– Rami ad pontem breves
—— Arteria basilaris 372
– septales anteriores
—— Arteria ethmoidalis anterior 129, 176
– septales posteriores

– – Arteria sphenopalatina 129, 174
– sinus carotici
– – Nervus glossopharyngeus 209, 253, 266
– sinus cavernosi
– – Arteria carotis interna 175
– spinales
– – Arteriae intercostales posteriores 374
– – Arteria thyroidea inferior 268
– – Truncus costocervicalis 374
– – Truncus thyrocervicalis 374
– sternocleidomastoidei
– – Arteria occipitalis 171
– stylohyoideus nervi facialis 101, 203, 256
– substantiae nigrae
– – Arteria choroidea anterior 178
– substantiae perforatae anterioris
– – Arteria choroidea anterior 178
– superficialis
– – Arteria transversa cervicis 268
– suprahyoideus
– – Arteria lingualis 169
– sympathicus
– – (ad ganglion submandibulare) 205
– temporales inferiores anteriores
– – Arteria cerebri posterior 373
– temporales inferiores posteriores
– – Arteria cerebri posterior 373
– temporales nervi facialis 76, 80, 203
– temporales superficiales
– – Nervus auriculotemporalis 199
– tentorius
– – Nervus ophthalmicus 193
– thalamicus
– – Arteria communicans posterior 177
– tonsillares
– – Arteria lingualis 251
– – Nervus glossopharyngeus 209
– tonsillaris
– – Arteria facialis 170
– tracheales
– – Arteria thyroidea inferior 168, 268
– – Nervus laryngeus recurrens 213
– tractus optici
– – Arteria choroidea anterior 178
– tubarius
– – Nervus glossopharyngeus 209
– tuberis cinerii
– – Arteria choroidea anterior 178
– ventrales

– – Nervi cervicales 260
– ventralis
– – N. cervicalis I 259
– – nervi spinalis 364
– zygomatici nervi facialis 76, 77, 203
– zygomaticofacialis 81
– zygomaticotemporalis 81
Raphe
– pharyngis 221
– pterygomandibularis 77, 106, 221
Raphekerne 384
Raschkow-Plexus 63, 66, 108
Rathke'sche Tasche 291, 304, 342
Rautengrube 355
Rautenhirn 322
Recessus
– infundibuli 385
– lateralis ventriculi quarti 382
– pharyngeus (Rosen-Müllersche Grube) 222, 250
– piriformis 223, 239
– sphenoethmoidalis 13, 132
– tubotympanicus 295
Recurrensparese 214
Reduktionstendenz 57
Reduziertes Schmelzepithel 70
Regio
– cervicalis
– – anterior 263
– – lateralis 263, 271
– – posterior 263
– cutanea nasi 126
– olfactoria nasi 126, 400
– periamygdalaris 331
– praepiriformis 331
– respiratoria nasi 126
– retrobulbaris 331
– sternocleidomastoidea 267
– sublingualis 263
Region
– anterolateraler III. Ventrikel (AV3V-Region) 384, 385
Reinke-Ödem 241
Reinke-Raum 241
Reisnersche Membran 157
Relaxin 385
Retrobulbärer Fettkörper 148
Retrobulbärneuritis 402
Retrooesophagealer Spalt 275

Retropharyngealer Raum 262
Retropharyngealer Spalt 275
Retrotrusion 91
Retzius-Streifen 65
Rhinencephalon 315, 330
Rhodopsin 142
Rhombencephalon 322, 349
Ridge Preservation 72
Riechbahn 187, 331, 400
Riechhirn 315
Riechplakode (Riechgrube) 291
Riechvermögen 188
Riechwahrnehmung 127
Rigor 328
Rima glottidis (Stimmritze) 237
Ristows Space
– paranasales Fettkompartiment 83
Rostrum corporis callosi 323
Röteln 207
Rückenmark 359
Rückenschmerzen 278
Ruffini Körperchen 364
Rumpfataxie 358
Rundes Fenster 154

S

Sacculus 157, 404
Sacculus lacrimalis 143
Saccus endolymphaticus 159, 160
Sakralmark 361, 363
Saumepithel 67, 68
Scala
– tympani 157
– vestibuli 157
Scalenuslücke
– hintere 259, 267, 272
– vordere 259, 268
Schädel
– Etrusker 37
– Hallstatt-Kelten 37
Schädelbasis 286
Schädelbasisfraktur 131, 188
Schädelbasislänge 36
Schädeldach 30
Schädelfraktur 30
Schädel-Hirn-Trauma 188
Schädelindices 34
Schädelkapsel 286

Schädelmaße 34
Schallempfindungsschwerhörigkeit 159
Schallleitungsschwerhörigkeit 156
Schallübertragung 290
Schaltzellen 363
Scheitelbein 7
Scheitellappen 110
Scherenbiss (Überbiss) 51
Schiefhals 215
Schilddrüse 246
– Blutkalziumspiegel 247
– Calcitonin 246
– Schilddrüsenunterfunktion 247
– Thyroxin (T4) 246
– Trijodthyronin (T3) 246
– Überfunktion (Merseburger Trias) 247
– Wärmehaushalt 247
– Zahnentwicklung 247
– Zwergwuchs 247
Schläfenbein 9
Schlemm'scher Kanal 140
Schluckakt 102, 113, 222, 226, 237, 243, 257, 258
– Oesophageale Phase 228
– Orale Phase 227
– Pharyngeale Phase 227
Schluckfrequenz 228
Schluckreflex 224, 227
Schlundbogen 249
Schlundenge 105
Schlundheber 221, 228
Schlundschnürer 219, 228
Schmelz 48
– interprismatischer 64
– prismatischer 64
Schmelzepithel
– äußeres 60
– inneres 60
– reduziertes 68
Schmelzglocke (Schmelzorgan) 60, 61
Schmelzkappe 61
Schmerzempfindung 394
Schnecke 157
Schneidezähne
– obere 54
– untere 58
Schulter-Arm-Syndrom 215
Schulterblattarkade 268

Schwerhörigkeit
- Rezeptionsschwerhörigkeit 207
- Schallleitungsschwerhörigkeit 207
Schwindel 89, 278
- gerichteter Schwindel 405
- paroxysmaler Lagerungsschwindel 405
- ungerichteter Schwankschwindel 405
Sehbahn 139, 188, 401
Sehnenspiegel 97
Sehnenspindel 398
Sehzentrum 324
Seitenhorn 363
Seitenstrang 362
Seitenventrikel 328
Sekundärdentin 64, 70
Sekundäres Kiefergelenk 290
Sekundärknorpel 87
Sekundärzement 71
Sella turcica 13, 31
Semicanalis
- musculi tensoris tympani 155, 156
- tubae auditivae 156
Sensibilität
- epikritische Sensibilität 394, 399
- Oberflächensensibilität 394
- protopathische Sensibilität 396
- Tiefensensiblität 394
Septum
- linguae 112
- orbitale 144, 148
- pellucidum 323, 331
Septumdeviation 125, 133
Sharpey-Fasern 49, 62
Sialolithiasis 120
Siebbein 16
Siebbeinzellen 130
Sinus
- caroticus 163, 209, 266, 354
- cavernosus 129, 149, 175, 182, 189, 191, 312
- cervicalis 295, 297
- durae matris 182, 312
- frontalis 6, 130
- intercavernosus
-- anterior 312
-- posterior 312
- maxillaris 18, 130
- petrosus
-- inferior 312
-- superior 312
- rectus 312
- sagittalis
-- inferior 312
-- superior 312
- sigmoideus 312
- sphenoidalis 13, 130
- sphenoparietalis 312
- transversus 312
Sinusitis maxillaris 17, 131
Sinusthrombose 378
Sklera 138
Sklerotome 283
- okzipitale 288
Skotom 140
Socket Preservation 72
Somatoliberin 343
Somatostatin 385
Somite 283, 303
Somitomere 285, 303
- dermatome Bereiche 285
- myotome Bereiche 285
- sklerotome Bereiche 285
Spatium
- lateropharyngeum 223, 253, 275, 276
- leptomeningicum 314
- pterygomandibulare 275
- retromolare 106
- retrooesophageum 275
- retropharyngeum 275
- sternocleidomastoideum 274
- sublinguale 275
- submandibulare 275
- submentale 274
- suprasternale 261
Spee-Kurve 51
Speichelamylase 118
Speicheldrüsen
- große 117
- kleine 117
Speichelfluss 119
Speichelproduktion 119
Sphenion 27
Spina
- bifida 410
- mentalis 101, 113, 257
- nasalis posterior 226
- scapulae 262, 276
- sphenoidalis 156, 225
- trochlearis (Fovea trochlearis) 146

Spinalanästhesie 360
Spinale Dysraphie 410
Spinocerebellum 358, 398
Splanchnocranium 1
Splenium corporis callosi 323
Sprache 115
Sprachzentrum
– motorisches (Broca-Zentrum) 319
– sensorisches (Wernicke-Zentrum) 320
Sprechvorgang (Phonation) 102, 257
Squama frontalis 6
Squamosum
– Os temporale (Entwicklung) 300
Stäbchen 139, 188, 401
Stabkranzfaserung 337
Stammganglien 316
Standataxie 358
Stapes 11, 294, 300, 302
Staphylion 36
Statolithen 161, 405
Statolithenmembran 161
Stauungspapille
– Papilla nervi optici 383
Steigbügel 11, 155, 290
Steuerhormone
– hypothalamische 385
Stilling-Clarke-Säule 399
Stimmlippenlähmung 214
Stimmlippenschluss 233
Stimmqualität 233
Stimmritze
– Pars intercartilaginea 235, 240
– Pars intermembranacea 235, 240
Stimmritzenerweiterer 234
Stimmritzenverengerer 235
Stirnbein 6
Stirnfortsatz 291
Stirnhöhle 6, 130
Stirnnasenpfeiler 99
Stomatitis 110
Stomatodeum (Mundbucht) 291, 304
Strangzellen 363, 397
Stratum
– ganglionare 357
– granulosum 357
– moleculare 357
– reticulare 61
Stria(-ae)
– medullares ventriculi quarti 355

– medullaris thalami 339, 381, 401
– olfactoria
–– lateralis 330, 401
–– medialis 330, 401
– terminalis 331, 342
– vascularis 159
Striatum 327
Struma (Kropf) 247
Strumektomie 214
Stylohyale
– Os temporale (Entwicklung) 300
Subarachnoidalblutung 202, 314, 315, 370
Subarachnoidalraum 314, 360
Subcommissuralorgan 386
Subdurale Blutung 313
Subfornicalorgan 384
Subgaleales Hämatom 82
Subiculum 332
Sublingualloge 274
Submandibularloge 274
Submentalloge 274
Substantia
– nigra 347
– perforata anterior 323
– perforata posterior 323
Substanz
– graue 362
– weiße 362
Subthalamus 336, 340
Sulcus(-i)
– arteriae subclaviae 258
– calcarinus 321
– centralis (Rolandi) 317, 321
– cinguli 323
– collateralis 320
– dorsolateralis 352, 362
– hypothalamicus 323, 336
– intermediodorsalis 362
– intermedius dorsalis 352
– lacrimalis 18
– lateralis 321
– lateralis cerebri (Sylvii) 317
– medianus dorsalis 352, 362
– medianus linguae 307
– occipitotemporalis 320
– olfactorius 318
– parietooccipitalis 317
– posterolateralis 322
– sinus petrosi

– – inferioris 32
– – superioris 32
– sinus sagittalis superioris 9, 30
– sinus sigmoidei 32
– sinus transversi 9, 32
– temporalis
– – inferior 320
– – medius 320
– – superior 320
– terminalis 307
– tympanicus 152
– ventrolateralis 352, 362
Superior Temporal Septum 82
Surfactant-Proteine 110
Sutura
– coronalis 7, 33
– frontalis 6
– frontalis persistens 6
– frontomaxillaris 18, 77
– frontonasalis 17
– frontozygomatica 20
– internasalis 17
– lambdoidea 8, 34
– metopica 6
– occipitomastoidea 9, 27
– palatina
– – mediana 18
– – transversa 21
– parietomastoidea 9
– sagittalis 33
– sphenoethmoidalis 196
– sphenofrontalis 14
– sphenosquamosa 14
– squamosa 9
– temporozygomatica 20
– zygomaticomaxillaris 18
– zygomaticotemporalis 77
Synchondrosis
– intraoccipitalis
– – anterior 9, 33
– – posterior 9, 33
– sphenooccipitalis 9, 32, 33, 298
Syndrome
– Anosmie-Ageusie-Syndrom 406
– Anton-Syndrom 321
– Arteria-calcarina-Syndrom 188
– Brown-Sequard-Syndrom 365
– Carotis-interna-Syndrom 188
– Carpaltunnelsyndrom 364

– Cushing-Syndrom 345
– Korsakow-Syndrom 335
– pedunculäres Syndrom 374
– Syndrom der kaudalen Brückenhaube 351
– Syndrom der oralen Brückenhaube 351
– Syndrom des kaudalen Brückenfußes 349
– Tethered-Cord-Syndrom 410
– Wallenberg-Syndrom 210, 354, 371
Synechie 141
Syringomyelie 365
System
– aszendierendes retikuläres aktivierendes System 347
– extrapyramidalmotorisches System 319, 347, 355, 390
– Hinterstrangsystem 396
– Kleinhirn-Seitenstrangsystem 396
– limbisches System 315, 332
– Lymphgefäßsystem 183
– respiratorisches System 125
– stomatognathes System 103
– Urogenitalsystem 284
– Vorderseitenstrangsystem 396

T

Taenia
– choroidea 381, 382
– fimbriae 381
– fornicis 381
– thalami 381
Tanyzyten 384, 385
Tapetum 326
Tarsus
– palpebrae
– – inferior 144
– – superior 144
Taubheit 207
Tectum mesencephali 345
Tegmentum mesencephali 345
Tela
– choroidea 381
– choroidea ventriculi quarti 382
Temperaturwahrnehmung 394
Temporal Adhesion 82
Temporallappenepilepsie 320
Tentorium cerebelli 311
Tentoriumeinklemmung 378

Tentoriumschlitz 175
Tertiärdentin (Reizdentin) 64, 71
Tetraparese 362
Thalamus 323
- Erkrankungen 339
- Kerngebiete 338
Thalamus dorsalis 335
Thermanästhesie 374
Thoracalmark 361
Thoraxapertur
- obere 262
Thymusanlage 295
Thyroliberin 344
Tic douloureux 201
Tiefe Hirnstimulation 340
Tinnitus 89, 159, 278, 279, 404
Tomes'sche Faser 62
Tomes'sche Körnerschicht 64
Tomes'schen Fortsatz 62
Tonaudiogramm 159
Tonsilla
- cerebelli 356
- lingualis 250
- palatina 222, 249, 295
- pharyngea 222, 250
- tubaria 250
Tonsillektomie 170, 223, 250, 251
Tonsillitis 262
Torticollis spasticus 328
Torus
- levatorius 222
- mandibularis 24
- palatinus 21
- tubarius 222
Totalprothese 92
- Ober-/Unterkiefer 67
Trabeculae 287
Trachea (Luftröhre) 245
Tractus
- cerebellorubralis 389, 390
- corticonuclearis 348, 388
- corticopontini 348, 359, 389
-- Tractus frontopontinus 348
- cortico-ponto-cerebellares 388
- corticospinalis 318, 348, 388
-- anterior 388
-- lateralis 388
- frontopontinus 388
- longitudinalis dorsalis 341

- mamillothalamicus
  (Vicq' d' Azyr-Bündel) 334, 338
- nigroreticularis 390
- occipito-temporo-pontinus 348, 388
- olfactorius 323, 330, 401
- olivocerebellaris 354, 390
- olivocochlearis 403
- olivospinalis (Helwegsche Dreikantenbahn) 391
- opticus 188, 335
- pallidonigralis 390
- pallidorubralis 390
- perforans 333
- pontocerebellaris 359, 389
- reticulospinalis 357
-- lateralis 347, 392
-- medialis 392
-- ventralis 347
- retinothalamicus 339
- rubroolivaris 390
- rubrospinalis (Monakow'sches Bündel) 347,
  392
- spinocerebellaris
-- anterior (Gower) 358, 398
-- posterior (Flechsig) 358, 399
- spinothalamicus
-- anterior 396
-- lateralis 397
- striatopallidalis 390
- tectospinalis 345, 391
- tegmentalis centralis (zentrale Haubenbahn) 354, 391
- trigeminothalamicus anterior 397
- vestibulospinalis 347, 357
-- lateralis 392, 404
-- medialis 392, 404
Tränenbein 18
Tränendrüse 142
Tränenfilm 143
Tränennasengang 132
Transversusschwäche 238
Trapeziuslähmung 215
Tremor 328
Trigeminusneuralgie 201
Trigonum
- caroticum 118, 165, 168, 169, 263, 265
- colli laterale 261
- musculare 263, 267
- olfactorium 323

- omoclaviculare 263, 271
- omotrapezium 263
- retromolare 24
- submandibulare 118, 170, 263
- submentale 263, 265
- suboccipitale 263, 274

Trinkmuskel 78
Trochlea 146
Trochlearisparese 147, 191
Trommelfell 296
- Inzision 153
- Pars flaccida (Shrapnell-Membran) 152
- Pars tensa 152
- Quadranten 152

Trompetermuskel 77
Truncus
- arteriosus spinalis anterior 374
- brachiocephalicus 163, 248, 267
- bronchomediastinalis 270
- costocervicalis 163, 168, 268
- jugularis 183, 270
- pulmonalis 296
- subclavius 183, 270
- sympathicus 245, 253, 266, 269, 359, 366
- thyrocervicalis 163, 167, 242, 268
- vagalis
-- anterior 213
-- posterior 213

Tuba auditiva (Eustachii) 154, 222
- Pars cartilaginea 156, 222, 226
- Pars membranacea 225
- Pars ossea 156

Tubenbelüftungsstörung 156
Tubenmandel 250
Tubenwulst 222
Tuber
- cerebelli 356
- cinereum 323
- frontale 6
- maxillare 18, 111
- parietale 7, 301

Tuberculum
- alveolare mandibulae 106
- anterius
-- Atlas 41
-- Halswirbel 40, 258
- articulare 87, 306
- Carabelli (anomale Carabelli) 52, 57, 58
- caroticum 165

-- 6. Halswirbel 41, 266
- corniculatum (Santorini) 240
- cuneatum 352
- cuneiforme (Wrisbergi) 240
- dentis 52, 54
- graciles 352
- impar 307, 308
- laterale 305, 307
- mandibulae 97
- mentale 23
- musculi scaleni (Lisfranc'scher Höcker)
-- erste Rippe 258
- pharyngeum 30
- posterius
-- Atlas 41, 278
-- Halswirbel 40, 258
- sellae ossis sphenoidalis 31

Tunica
- oculi externa 137
- oculi interna 137
- oculi media 137

Tunnel
- äußerer 158
- innerer (Cortischer Tunnel) 158

Türkensattel 13, 31
Tympanicum
- Os temporale (Entwicklung) 300
Tympanohyale
- Os temporale (Entwicklung) 300

U

Überaugenbrauenbögen 6
Ultimobranchialer Körper 296
Uncovertebralgelenk 45, 365
Uncus 324
Untere Totalprothese 106
Unterkiefer 22
Unterkieferdrüse 107
Unterkieferfortsatz 291
Unterkieferprothese
- Retentionsmöglichkeiten 97
Unterkieferwulst 290, 294
Unterzungendrüse 107
Utriculus 157, 404
Uvula 224
Uvula cerebelli 356

V

Vagina
- bulbi (Tenonsche Kapsel) 149
- carotica 261, 267, 269, 274

Vaguslähmung 214
Valleculae epiglotticae 239
Vasomotorische Rhinitis 278
Vasopressin (Adiuretin) 341, 342
Vater-Pacini-Körperchen 99, 364, 399
Velum
- interpositum 381
- medullare
-- inferius 382
-- superius 382
- palatinum 224

Vena(-ae)
- anastomotica
-- inferior (Labbésche Vene) 376
-- superior (Trolardsche Vene) 376
- angularis 181
- auricularis
-- anterior 182
-- posterior 181
- basalis (Rosenthal) 376, 381
- brachiocephalica 181, 270
- canalis pterygoidei 182
- centrales 375
- cerebelli lateralis
-- inferior 377
-- superior 377
- cerebelli medialis
-- inferior 377
-- superior 377
- cerebri interna 376, 382, 386
- cerebri magna (Galeni) 376
- cerebri media
-- profunda 376
-- superficialis 376
- cervicalis profunda 181
- choroidea
-- inferior 381
-- superior 382
- choroidea superior 376
- communicans
-- anterior 376
-- posterior 376
- corporis callosi dorsalis
    (limbica posterior) 376
- diploicae 182
- dorsales linguae 181
- emissariae 182
- facialis 118, 122, 129, 149, 181, 264
- frontales 375
- frontales mediales
-- anteriores 376
-- posteriores 376
- frontoparietales (Rolandicae) 375
- frontopolaris 376
- interpedunculares 376
- intervertebrales 379
- jugularis
-- anterior 181, 266, 270
-- externa 179, 266, 268, 270
-- interna 179, 181, 242, 248, 253, 258, 266, 268, 270, 274
- laryngea inferior 180
- lingualis 122, 181
- meningeae mediae 182
- occipitales 375
-- inferiores 376
-- mediales 376
- occipitalis
-- Vena jugularis externa 181
- oesophageales 180
- ophthalmica
-- inferior 149
-- superior 149
- ophthalmicae 182
- orbitalis
-- inferior 129
-- superior 129
- paracentralis 376
- parietales 375
- parotideae 182
- petrosa superior (Dandysche Vene) 377, 382
- pharyngeae 181, 275
- postcentrales 375
- praecentrales 375
- praecunea 376
- profunda linguae 181
- radiculares 379
- retromandibularis 118, 122, 181
- septi pellucidi 376
- spinalis
-- anterior 378
-- posterior 378
- sternocleidomastoidea 181

- stylomastoidea 182
- subclavia 259, 268
- subependymales cornus
-- inferioris 377
-- posterioris 377
- sublingualis 120
- submentalis 264
- temporales
-- inferiores 376
-- profundae 182
- temporomandibulares 182
- thalami superior 377
- thalamostriata 376
- thyroidea
-- ima 248
-- inferior 180, 248
-- superior 181, 248
- tracheales 180
- tympanicae 182
- V. cerebri anterior (limbica anterior) 376
- vertebralis 181
- vorticosae 139
Venenwinkel 179
Ventriculus(-i)
- laryngis 238
- lateralis 408
-- Cornu anterius 329
-- Cornu posterius 329
-- Pars centralis 329
- quartus 353, 382
- tertius 335, 381
Vergeßlichkeit 335
Vermis cerebelli 356
Verschluss
- Schädelnähte 33
- Schädelsynchondrosen 33
Verschlussmembran 293
Vertebra prominens 41
Vertigo 371
vestibulär (Vorhofwärts) 49
Vestibulocerebellum 357, 404
Vestibulum
- laryngis 238
- nasi 126
- oris 105
Vibrationsempfindung 394
Vinculum lingulae 356
Virchow-Drüse 273

Viszerocranium (Gesichtsschädel) 285, 289, 303
Vitamin B12-Mangel 400
Vitroretinale Erkrankungen 139
Vogelgesicht 92
Vomer 17
- Entwicklung 300
Vorderdarm 304
Vorderhirn
- basales 331
Vorderhirnbündel
- mediales 340, 341
Vorderhorn 362
Vorderstrang 362

W

Wach-Schlaf-Rhythmus 347
Wachstumshormon 341
Wangendrüsen 117
Wangenfettpropf 80
Warzenfortsatz 9
Wernicke-Zentrum 321, 402
Westphal-Edinger-Kerne 141
Wilson-Kurve 51
Winkelbreite des Unterkiefers 37
Winkelmerkmal 49
Wirbelbogen 40
Wirbelkörper 40
Worm'sche Knochen 301
Wurzelfraktur 70
Wurzelhaut 48
Wurzelkanal 48, 66
Wurzelmerkmal 49
Wurzelzellen
- somatomotorische 363
- viszeromotorische 363
Wurzelzement 48

Z

Zahn
- anorganische Substanzen 50
- Durchbruch 61
- Durchbruchszeiten 50
- Hals 48
- Krone 48
- Kronenbildung 50
- Lagebezeichnungen 49

- organische Substanzen 50
- Wassergehalt 50
- Wurzel 48
- Wurzelbildung 50
- Zahnwurzel 61
Zahndurchbruch 49
Zähneknirschen 103
Zahnentwicklung 61
Zahnfehlstellungen 40, 50, 115
Zahnfleisch 49
Zahnfleischtasche 49
- gingivaler Sulcus 67
Zahnhalteapparat 48
Zahnkaries 71
Zahnkronenbildung 49
Zahnpapille 61
Zahnsäckchen 61
- Lamina cementoblastica 62
- Lamina osteoblastica 62
- Lamina periodontoblastica 62
Zahnschema
- zweiziffrig 47
Zahnstein
- subgingivaler 119
- supragingivaler 119
Zahnstellungsänderungen 70
Zahnverfärbungen 70
Zäpfchen 224
Zapfen 139, 188, 401
Zement 48, 62
- azellulärer afibrillärer Zement 66
- azellulärer Fremdfaserzement 65
- zellulärer Eigenfaserzement 65
- zellulärer Gemischtfaserzement 65

Zementoblasten 62, 71
Zenker'sches Divertikel 221
Zentrales Höhlengrau 348
Zentralkanal
- Rückenmark 353, 410
zervikal (Zahnhalswärts) 49
Ziliarkörper 140
Zirbeldrüse 336, 339, 386
Zirkumventrikuläre Organe 384
Zisterne 314
Zonulafasern 140
Zunge
- Vergrößerung 115
Zungenbein 25
- Entwicklung 302
Zungendrüsen 117
Zungenkörper 112
Zungenlähmung 216
Zungenmandel 250
Zungenmuskeln
- äußere 113
- innere 113
Zungenmuskulatur
- Hypertrophie 115
Zungenschleimhaut 115
Zungenwurzel 112
Zuwachszähne 47
Zwischenhirn 316, 335
Zwischenkiefer 306
Zwischenkieferknochen 18
Zygion 36
Zygomatic Ligament 82
Zygomaticus major-Risorius 78
Zyklitis 141

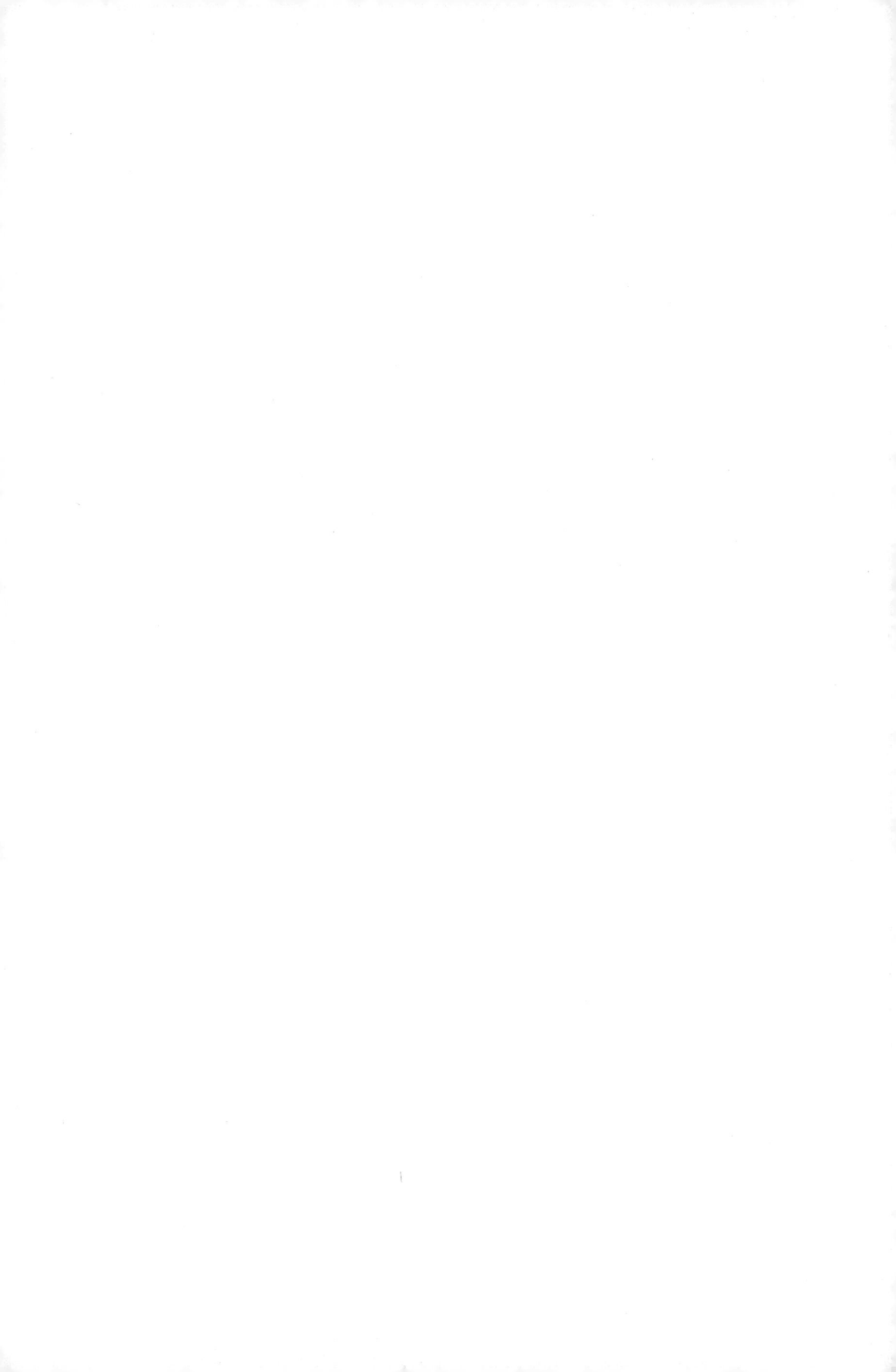